PNF
基本的手技と機能的訓練
PNF-Grundverfahren und funktionelles Training

Susanne Hedin
●監訳　市川繁之　●訳　野澤絵奈

原著第2版

医歯薬出版株式会社

Zuschriften und Kritik an:
Urban & Fischer, Lektorat Fachberufe, Karlstraße 45, 80333 München

Wie allgemein üblich wurden Warenzeichen bzw. Namen (z.B. bei Pharmapräparaten) nicht besonders gekennzeichnet.

Wichtiger Hinweis für die Benutzer
Die Erkenntnisse in der Medizin unterliegen laufendem Wandel durch Forschung und klinische Erfahrungen. Die Autorin hat große Sorgfalt darauf verwendet, dass die in diesem Werk gemachten therapeutischen Angaben (insbesondere hinsichtlich Indikation, Dosierung und unerwünschten Wirkungen) dem derzeitigen Wissensstand entsprechen. Das entbindet die Nutzer dieses Werkes aber nicht von der Verpflichtung, ihre therapeutischen Entscheidungen in eigener Verantwortung zu treffen.

Die Deutsche Bibliothek – CIP-Einheitsaufnahme
Ein Titeldatensatz für diese Publikation ist bei
Der Deutschen Bibliothek erhältlich.

1. Auflage 1994, Gustav Fischer Verlag · Stuttgart · Jena · New York
Alle Rechte vorbehalten
2. Auflage 2002
© Urban & Fischer Verlag · München · Jena

02 03 04 05 06   5 4 3 2 1

Das Werk einschließlich aller seiner Teile ist urheberrechtlich geschützt. Jede Verwertung außerhalb der engen Grenzen des Urheberrechtsgesetzes ist ohne Zustimmung des Verlages unzulässig und strafbar. Das gilt insbesondere für Vervielfältigungen, Übersetzungen, Mikroverfilmungen und die Einspeicherung und Verarbeitung in elektronischen Systemen.

Um den Textfluss nicht zu stören, wurde bei Patienten und Berufsbezeichnungen die grammatikalisch maskuline Form gewählt. Selbstverständlich sind in diesen Fällen immer Frauen und Männer gemeint.

Lektorat: Ines Mergenhagen
Zeichnungen: Zara Höglund
　　　　　　　Eva Bergkvist (Kap. 4, 5, 6.6, 6.7, 10, 11)
Satz: Typodata GmbH, München
Druck: Druckerei Appl, Wemding
Umschlaggestaltung: prepress ulm GmbH, Ulm

ISBN 3-437-46510-4
This edition of *PNF-Grundverfahren & funktionelles Training* by Susanne Hedin is published by arrangement with Elsevier GmbH, Urban & Fischer München

Aktuelle Informationen finden Sie im Internet unter:
http://www.urbanfischer.de

日本語版への序文

"Även en stor utmaning
kan man klara genom att ta ett steg
i taget"

（千里の道も一歩から）

　PNFは神経生理学に基づいている．
　本教本はPNF（固有受容器神経筋促通法）について，基礎的な手技・パターンと機能的な訓練方法を編纂したものである．
　本書は，目で見てわかりやすいようにイラストと説明をふんだんに織り込み，最初にドイツで出版された．版を重ねるごとに新しい学術的な知識や「社会的な発展との関係について（例：コンピューター使用状況による弊害）」などの追加を加えてきた．
　最初の版からこれまでの間に，神経生理学分野や神経系機能についての新しい見解が発表され，それらがリハビリテーションの新しい知識として加わった．それに伴い，PNFも治療や機能訓練の分析や評価が行われ，必要に伴い変更されてきた．
　運動コントロールや運動学習，脳の可逆性，脳の適応性についての見解の広がりによって，ゴールを意識し，意味のある課題を含み，また環境を考慮した訓練を行うという新しいリハビリテーションが可能となった．
　私たちの動作は，筋・骨格と神経系以外に，精神的または高次脳機能の影響も受けている．患者の意欲や一緒に行おうという精神的努力は，治療にとってとても重要な要素であり，治療効果に大きな影響を与える．

　PNFでは，可動性や筋収縮と協調性を伴う，機能的また日常生活動作に近い運動をとおして触覚・視覚・聴覚・前庭と固有受容器に刺激を与え，再学習，促通することを目的としている．
　口頭刺激（口頭による説明と指示）を使用し，患者の意識を集中させ，潜在能力を引き出し，促通する訓練を繰り返し行うことによって，運動の再学習が可能となる．口頭でのフィードバックにより，課題実施への患者の意欲を高めることも可能である．患者の機能レベルや目的に最適な訓練を行うために，様々なテクニックを使用することや，また必要に応じて抵抗を加えることも可能である．また，訓練は"Hands on（治療者の手が患者の身体に触れている状態）"や"Hands off（治療者が患者の身体から手を離している状態）"で行う方法もある．
　今日の世界保健機関（WHO 2001）による［国際生活機能分類―国際障害分類改訂版―（ICF）］では，リハビリテーション領域における共通認識と言語の統一化を目指している．このICFによる分類では，個々またはグループの健康状態を国内・国際的に同じレベルで比較することを試みている．
　ICFでは機能状態と機能障害を分析し，以下の2つの領域に大きくわけている．
・身体機能と構造レベル　つまり生活機能障害と身体構造の変化

・活動と参加レベル　つまり参加の抑制と制限
　　さらにICFの第2領域では，それを取り巻く
・環境要因
・個人要因
に分けられる．

　以上の定義を踏まえ，患者のリハビリテーションのどこに重点を置いて，短期または長期目標に到達するように治療を進めていくのか計画を立てる必要がある．
　日常生活や労働のための機能訓練は，患者の日常生活における自立度を高めるものとなるよう可能な限り患者の生活に即したものにする．
　ICFとPNFコンセプトを歩行機能訓練に取り入れると以下のようになる．
　すなわち観察をし，構造レベルにおける歩行分析を行って，歩行訓練の進め方，目標をどこに置くか…などの計画を立てる．
　なお歩行分析には以下のような特別な評価方法や機能測定方法を利用することも可能である．
・身体機能レベル：　関節可動域，様々な運動時の下肢筋力または協調性（足部・膝・股関節，骨盤．体幹や両上肢も観察分析する．），感覚，状態，意欲，高次脳機能
　訓練は歩行周期を細分化し，部分的に行うことも可能である（例：立脚期，遊脚期に対する準備など）．
・活動と参加レベル：様々な日常生活・社会・労働場面での歩行訓練など．

　PNFでは，患者を主体に訓練を進めていく．ICFでは，患者が機能障害・問題を説明できるように構造レベルを加えている．それをとおし，患者の全体像を把握し，患者の機能全体，日常生活全般を改善することを目標にする．

　私個人の希望は，本書が日本の理学療法科学生または有資格者の教育に活用されること，そして日々の患者の治療に役立てられることである．
　本書には，卒後のPNF研修や授業で長年にわたり使用されてきたPNFの基礎・基本的なコンセプトが含まれている．

　オリジナルのドイツ語から日本語への翻訳をした野澤絵奈氏に感謝の意を示したい．
　そして，IPNFA（国際PNF協会）の仲間であり，アジアで最初のIPNFA公認インストラクターである市川繁之氏には，翻訳内容について専門的な校正と日本の出版社との架け橋になるために多大なる協力をしてくれたことに対し，大きな感謝の意を表したい．

　最後に，この本を日本で出版することを可能にしてくれた医歯薬出版株式会社に対し，感謝を述べたい．

2011年12月　Göteborgにて

IPNFAシニアインストラクター
元IPNFA会長
Susanne Hedin

監訳者の序文

　私がPNFに出会ったのは，1985年の7月のことでした．当時，本物のPNFを学ぶには，PNF発祥の地であるアメリカに行くしかありませんでした．私は本物のPNFを求めて，アメリカ，カリフォルニア州バレーホーにあるカイザー・ファウンデーション・リハビリテーション・センターを訪れました．

　当時，PNFの研修は講習を中心とした3カ月コースと，講習と患者を担当し，実際のスタッフと同様に働く6カ月コースがあり，私は6カ月コースの研修に参加しました．様々な国から研修生が集まってきていました．研修は，6人の研修生からなり，ドイツから2人の女性，スエーデンの女性，スイスの女性，男性は私と現在，カイザー病院でPNFのカリキュラムディレクターとなっている療法士だけでした．研修は，厳しい中でも和気あいあいとした雰囲気があり，とても有意義で貴重な時間を過ごすことができました．あのときのアメリカでの経験が私のPNFの礎となっています．

　本書の著者であるスザンヌとの出会いは，1994年のドイツ，ギーセンでの国際PNF協会（IPNFA）のミーティングでした．そのとき私は日本人で初めての国際PNF協会の会員となり，ミーティングに参加しました．スザンヌは，スウェーデンの出身で，国際PNF協会では，シニアインストラクターであり，国際PNF協会の会長（1999～2002年）を務めたこともあります．

　PNFの創始者である，マギーノット女史の愛弟子であり，PNFを世界的に継承してきたインストラクターのひとりでもあります．私が初めてミーティングに参加したとき，スザンヌは自分が書いたPNFの本を私に見せてくれて，「これを将来，日本語に翻訳して出版していただきたい」と依頼されました．それが本書です．マギーノットと過ごした日々のことを淡々と語ってくれ，PNFの歴史背景を感じることができました．1999年に私が，アジアで初めての国際PNF協会認定インストラクターになったときに，再度この翻訳の依頼を受け，このたび実現に至りました．

　本書は，多くのイラストを用いて，PNFをわかりやすく，丁寧に説明しています．理学療法士，作業療法士はもとより，理学療法士・作業療法士養成校の学生をはじめ，PNFに興味をもつセラピストやトレーナーなどに対する，とてもわかりやすい入門書です．そして現在，臨床現場で活躍している方々にも有用な，実践的な参考書です．

　本書の翻訳にあたり，ドイツ語からの翻訳を担当した野澤絵奈さんには，多大な努力と協力をいただきました．野澤絵奈さんは，アメリカ，カイザー病院にてPNFの6カ月コースを受講しており，ドイツ人の医師のご主人と長年ドイツにてPTとして働き，最近では，ご主人のお仕事の関係でイギリスに居住し，PTとして働いています．そのためにドイツ語はもちろんのこと，英語にも堪能で，世界的視野でものごとをみることができるPTです．

　本書が理学療法士，作業療法士，トレーナー，をはじめ医療に携わる臨床現場の人々に少しでもお役にたてていただければさいわいです．

2011年12月

市川　繁之

目次　PNF 基本的手技と機能的訓練

日本語版への序文　iii
監訳者の序文　v

第1章　固有受容性神経筋促通手技　1

1.1　**歴史**　3
　　年表　4
1.2　**定義**　6
1.3　**基本的な考え方（Philosophy）**　8
　　ポジティブ アプローチ　8
　　潜在能力を引き出す　8
　　原始的 / 粗大な運動　9
　　イラディエーション（放散）　9
　　抵抗を用いた機能的訓練　10
　　集中的な訓練プログラム　11

第2章　基本的原理（Basic Principles）　13

2.1　**外受容性刺激**　15
　　触覚刺激—マニュアル・コンタクト　15
　　　虫様筋握り　16
　　視覚刺激　16
　　聴覚刺激（口頭指示）　16
　　　準備に対する指示　18　　活動に対する指示　18
2.2　**固有受容性刺激**　19
　　伸張刺激（ストレッチ）　19
　　関節刺激　20
　　　牽引　21　　圧縮　21
　　最適な抵抗　22
　　　ボディ メカニズム　23　　筋活動の種類　24　　動的筋活動　26　　静的筋活動　27
2.3　**対角線の運動**　29
　　対角線運動と運動パターン　31
　　　パターンの名称　31　　回旋　31　　"タイミング"　32　　ノーマル タイミング　32
　　　強調のタイミング（Timing for emphasis）　32　　四肢の対角線運動の実施　35
2.4　**刺激の加重**　36
2.5　**イラディエーション（Irradiation）**　37

第 3 章　テクニックと治療方法　　　　　　　　　　　39

3.1　テクニックと治療方法のまとめ　40

3.2　テクニック　42

　リズミック イニシエーション（Rhythmic Initiation）　42

　リピーティッド ストレッチ（Repeated Stretch）　43

　　a）リピーティッド ストレッチ フロム ビギニング オブ レンジ（Repeated Stretch from beginning of range）　開始肢位から伸張されている筋に対しての刺激（ストレッチ）　44

　　b）リピーティッド ストレッチ スルー レンジ（Repeated Stretch through range）収縮している筋に対する伸張刺激（ストレッチ）　保持をする場合／保持をしない場合　45

　ダイナミック リバーサル（スロー リバーサルも含む）（Dynamic Reversals）　47

　リズミック スタビリゼーション（Rhythmic Stabilisation）　49

　コントラクト-リラックス（Contract-Relax）　51

　ホールド-リラックス（Hold-Relax）　54

　"ホールド-リラックス"の,"コントラクト-リラックス"との相違は？　56

　痛みの治療の観点から　56

3.3　治療方法　58

　スタビリゼーション（Stabilization）　58

　スタビライジング リバーサル（Stabilizing Reversals）　59

　コンビネーション オブ アイソトニック（Combination of Isotonics）　60

　タイミング フォー エンファシス（Timing for Emphasis 強調のタイミング）　62

　　別法：チェンジ オブ ピボット（Change of pivots）　64

第 4 章　四肢の運動パターン　　　　　　　　　　　65

4.1　四肢の運動パターンの分類（下肢と上肢）　66

4.2　下肢の運動パターン　68

　下肢の運動パターンの成り立ち　68

　下肢の運動パターンのまとめ　71

屈曲―内転―外旋（膝を伸ばしたまま）　73	膝を屈曲しながらの屈曲―内転―外旋　76
膝を伸展しながらの屈曲―内転―外旋　78	伸展―外転―内旋（膝を伸展したまま）　80
伸展―外転―内旋（膝を伸ばしながら）　82	伸展―外転―内旋（膝を屈曲しながら）　84
屈曲―外転―内旋（膝を伸展したまま）　86	屈曲―外転―内旋（膝を屈曲しながら）　88
屈曲―外転―内旋（膝を伸展しながら）　91	伸展―内転―外旋（膝を伸展しながら）　93
伸展―内転―外旋（膝を伸展しながら）　95	伸展―内転―外旋（膝を屈曲しながら）　97

4.3　上肢の運動パターン　99

　上肢の運動パターン　100

　上肢の運動パターンの一覧　102

屈曲―内転―外旋（肘を伸展したまま）　103	屈曲―内転―外旋（肘を屈曲しながら）　107
屈曲―内転―外旋（肘を伸展しながら）　109	伸展―外転―内旋（肘を伸展したまま）　111
伸展―外転―内旋（肘を伸展しながら）　114	伸展―外転―内旋（肘を屈曲しながら）　117
屈曲―外転―外旋（肘を伸展したまま）　120	屈曲―外転―外旋（肘を屈曲しながら）　123
屈曲―外転―外旋（肘を伸展しながら）　127	伸展―内転―内旋（肘を伸展したまま）　130
伸展―内転―内旋（肘を伸展しながら）　133	伸展―内転―内旋（肘を屈曲しながら）　136

第5章　頭部／頸部のパターン　　　　139

- 5.1　頭部／頸部パターン　140
- 5.2　頭部／頸部のための運動パターン　141
  - 頭部／頸部パターンの構成　142　　頸部運動パターンの一覧　143　　左への屈曲　144
  - 右方向への伸展　147　　右への屈曲　149　　左への伸展　149

第6章　体幹のパターン　　　　151

- 6.1　体幹パターン　152
- 6.2　肩甲帯の運動パターン　153
  - 肩甲帯の運動パターンの構成　154　　肩甲帯の運動パターンの一覧　156
  - 前方挙上　158　　後方下制　160　　後方挙上　162　　前方下制　164
- 6.3　骨盤帯の運動パターン　167
  - 骨盤帯の運動パターンの構成　167　　骨盤の運動パターンの一覧　169
  - 前方挙上　170　　後方下制　172　　後方挙上　174　　前方下制　176
- 6.4　肩甲帯と骨盤帯の組み合わせ　179
  - 機能評価　179
  - 基礎的な運動パターン—マスムーブメント：屈曲と伸展　180
    - マス・フレクション（全身的屈曲）肩甲帯—骨盤帯の非対称的な組み合わせ　182
    - マス・エクステンション（全身的伸展）肩甲帯—骨盤帯の非対称的な組み合わせ　184
  - 一側の肩甲帯または骨盤帯の運動を保持しながらの，他側の肩甲帯または骨盤帯の単独運動　186
    - 他の部位の固定を伴う肩甲帯の単独運動　186　　他の部位の固定を伴う骨盤帯の単独運動　188
  - 肩甲骨と骨盤の相反性運動　189
    - 肩甲骨と骨盤の相反運動の一覧　189　　肩甲帯：後方下制　骨盤帯：前方挙上　190
    - 肩甲帯：前方挙上　骨盤帯：後方下制　192　　肩甲帯：前方下制　骨盤帯：後方挙上　194
    - 肩甲帯：後方挙上　骨盤帯：前方下制　196
- 6.5　坐位での体幹の活動　198
  - 静的筋活動の促通／安定性　198
  - 体幹の動的活動の促通　202
    - 体幹の動的筋活動の運動　202　　右回旋を伴う屈曲　204　　左回旋を伴う屈曲　204
    - 左回旋を伴う伸展　208　　右回旋を伴う伸展　208
  - 体幹回旋の促通（＝相反性体幹運動）と股関節屈曲—伸展　211
    - 右回旋を伴う体幹屈曲と相反的な股関節屈曲　211
    - 左回旋を伴う体幹伸展と相反的な股関節伸展　214
- 6.6　上部体幹パターン—両上肢と頸部のパターンの組み合わせ—"チョッピング" "リフティング"　216
  - "チョッピング"／"リフティング"の運動パターンの構成　217
  - 上部体幹パターンの一覧　218　　右への"チョッピング"　219　　左への"チョッピング"　220
  - 左への"リフティング"　221　　右への"リフティング"　222
- 6.7　下部体幹パターン—両側性非対称性の両下肢パターンとの組み合わせ　223
  - 下部体幹のための運動パターンの構成　224　　下部体幹の運動パターンの一覧　225
  - 下部体幹の左方向への屈曲パターン　226　　下部体幹の右方向への伸展パターン　228
  - 下部体幹の右方向への屈曲パターン　230　　下部体幹の左方向への伸展パターン　230

第7章　マット トレーニング　　231

7.1　なぜマットを用いて訓練するのか？　233
　　安全性　233　　自由な運動が可能　233
　　発達に沿った運動の流れ（運動学習を伴った段階的な学習）　233
　　イラディエーション（オーバー フロー）　234　　運動発達に沿った過程　234
　　セルフケア プログラム　234　　グループワークの助長　235

7.2　マット上での治療の重点　236
　運動学習：発達に沿った運動の流れ　236
　マット訓練の組み立てと難易度を高くする方法　237
　マット訓練の実施方法　240

7.3　臨床的な実施方法　242
　　治療者の姿勢保持　242　　機能分析　242
　寝返り　243
　　寝返りを誘発する身体部位　245　　寝返り訓練方法　245
　　背臥位から側臥位となり腹臥位へ　246　　腹臥位から側臥位となり背臥位へ　251
　腹臥位から坐位へ　256
　　"腹臥位から坐位"への誘導方法　256
　　1. 腹臥位→両肘立て位　258　　2. 両肘立て位→膝立て位　264　　3. 四つ這い位　265
　　4. 四つ這い位→横座り　274　　5. 横座り→長坐位　276　　6. 腹臥位→長坐位　278
　背臥位から坐位へ　280
　　"背臥位から坐位へ"訓練方法　280
　　1. 膝立てした背臥位　282　　2. 前腕支持を伴う側臥位　288
　　3. 前腕支持を伴う側臥位→横座り　290　　4. 横座り→長坐位　292　　5. 背臥位→長坐位　294
　坐位から立位へ　296
　　坐位　296　　"坐位から立位への"動作の一覧　296
　　1. 横座り　298　　2. 正座　300　　3. 長坐位　302　　4. 膝立ち位　307
　　5. 片膝立ち位　314　　6. 立位　317

第8章　歩行訓練　　323

8.1　歩行―正常歩行の理論　325
　歩行周期　325
　歩行相の分類　325
　　立脚相　325　　遊脚相　326
　歩行時の各身体部位の主な動き　327
　正常歩行時に重要な要素　329

8.2　歩行訓練：理論的な解釈　330
　アプロキシメーション（圧縮）　331
　骨盤＝コントロール ポイント　333
　誇張した歩行　333
　　骨盤の運動　333　　ステップ（高さ）　334

　　　　ポジティブ アプローチ　334
　　　　　イラディエーション（放散）　334
8.3　歩行訓練：臨床における実施　335
　　観察　335
　　　機能的分析　335　　歩行訓練のための準備　335　　安定性—可動性　335
　　実施　339
　　坐位での訓練方法　340
　　　1. 体幹の姿勢を正す（動的）　341
　　　2. その姿勢を保持する／安定性（静的）　341　　3. 車椅子での活動　346
　　　　a）ブレーキを外す，かける　346
　　　　b）フットレストの引き上げと押し下げをする　348
　　　　c）車椅子の前後への駆動と方向転換　349
　　立ち上がりへの準備　350
　　　1. 椅子上で，殿部を交互に使い前方移動する（スクーティング scooting）　350
　　　2. 手すりを握る　353
　　　3. 体重を前に移動する　353
　　坐位から立位へ　356
　　　1. 骨盤の前傾とアライメントを整えた姿勢　356
　　　2. 立位への立ち上がり（および座るまでの動作）　358
　　　1と2の組み合わせ：骨盤前傾と立ち上がり　361
　　立位での訓練方法　362
　　　1. 立位もしくは一歩前に出した状態での安定性訓練　362
　　　2. 遊脚への準備（立位での骨盤運動の促通）　367
　　　3. 立脚（と遊脚）への準備（片脚立ちでの骨盤運動の安定性訓練と促通）　368
　　歩行時の訓練方法　372
　　　1. 前歩き　372　　2. 後ろ歩き　377
　　　3. 横歩き　380
　　　　足を揃える横歩き　380　　前または後ろへ足を交差させた横歩き（交差性歩行）　386
　　　4. 自助具（杖）を使った歩行　388　　5. 階段昇降　392
8.4　患者の分類　395
　　一側に障害のある患者　395
　　　義足患者の課題　395　　人工関節の患者　396
　　両側に障害のある患者　396
　　固縮のある患者　397
　　失調のある患者　399
　　（歩行時に）痛みを伴う患者　402
8.5　歩行のための自助具　404
　　歩行介助具　404
　　装具　405
　　　足装具　405　　膝装具　405　　長下肢装具　405
　　　立位訓練時の補助：平行棒へのベルト　406　　踵への補高　406
　　　踵と靴底の補高　406　　それ以外の靴底と整形靴　407

第 9 章　セルフケア トレーニング /"ADL"　　　　409

9.1　セルフケア トレーニング /"ADL" に対する治療の重要点　411
セルフケア トレーニング準備のための訓練　411
機能分析　413

9.2　セルフケア トレーニングのための臨床的な例　414
ベッドでの動作　415
　ベッド上での衣服の着脱　419
移乗動作　420
　車椅子からベッドやハイ マットへ　420　　車椅子からトイレ　425
車椅子動作　427
口腔, 顔面機能の促通　427

第 10 章　顔面と呼吸　　　　429

10.1　顔面筋の促通　431
顔面のための運動の促通　432　　顔面のための運動の一覧　433　　前頭筋　434
皺眉筋　434　　眼輪筋眼窩部　435　　鼻根筋　436　　上唇挙筋　436　　笑筋　436
頬骨筋　437　　口輪筋　437　　口角下制筋　437　　舌骨下筋 / 上筋　438
咬筋 / 側頭筋　439　　頬筋　439　　舌の運動　440

10.2　呼吸運動の促通　441

第 11 章　PNF とコンピュータ作業時の人間工学　　　　445

11.1　基礎　447

11.2　原因とリスク　448
非生理学的な負荷と労働環境問題　448
コンピューター作業時のリスク要因　448

11.3　コンピュータ作業時の人間工学的な抑制　450

11.4　訓練 / トレーニング プログラム　451
　まとめ　457　　参考文献（第 11 章）　458

用語の解説　459

文献　463

索引　469

第 1 章
固有受容性神経筋促通手技

1.1 **歴史**
　　年表

1.2 **定義**

1.3 **基本的な考え方（Philosophy）**
　　ポジティブ アプローチ
　　潜在能力を引き出す
　　原始的/粗大な運動
　　放散
　　抵抗を用いた機能的訓練
　　集中的な訓練プログラム

1.1　歴史

　　固有受容性神経筋促通手技-PNF-は1946〜1951年に，アメリカ・ワシントンD.C.にあるKabat Kaiser Instituteで発展した．このメソッドは神経生理学者であり医師でもあるHermann Kabatと理学療法士Margaret（Maggie）Knottにより基礎が築かれた．工場経営者であるHenry Kaiserが，この研究所の経済的支援を行った．

　　1946〜1954年，Dr. KabatはMargaret Knottとともに，この手技を臨床の場面で実際に患者の治療に用いた．1954年以後1978年に亡くなるまで，Margaret Knottは，一人でVallejo（カリフォルニア）にてこの仕事を継続した．

　　PNFの理論的な基礎の一部は，その時代までに解明されていた神経生理学に基づいてつくられ，また一部は動作分析や運動学習に基づいて構成されている．いくつかの治療テクニックが，神経生理学者Serringtonの研究に基づいていることが，非常に興味深い（第3章「テクニックと治療方法」参照）．

　　Margaret Knottは，その時代の理学療法を評価することから始めた．そして，Dr.Kabatの助けを得て，神経生理学的に理学療法を歴史的観点から，分析し始めた．

　　最大抵抗と伸張（ストレッチ）が必要であるということが判明した．つまり弱い筋群に筋収縮またイラディエーション（放散：神経刺激の拡がり）を起こすためには，最初に筋群を伸張し，最適な抵抗を与える必要があるということであった．

　　対角線の運動は，筋を伸張（ストレッチ）するためだけではなく，いくつかのスポーツでも行われている動きである（第2章「基本的原理」参照）．

　　Dr. Kabatは神経生理学者としてこの主義の理論的な基礎部分に大きく貢献し，それがPNFの特徴となっているため，PNFはヨーロッパではKabat法と呼ばれることもある．

　　今日，"PNF"（固有受容性神経筋促通手技）という名前は一般的によく知られている．Dr.Kabatは元々，ベッドを用いて，この手技を行っていたが，Vallejoに移りマットトレーニング，立位/歩行そして日常生活動作のトレーニングとしてさらなる開発を行った．

　　臨床では，この神経筋促通手技のコンセプトは中枢神経障害，多発性硬化症と脊髄損傷などの患者に用いられていた．また，50年代にはポリオ患者と脊髄損傷の治療にも用いられ，数多くの経験を重ねた．

　　脳性麻痺の子どもの治療をとおして，正常発達を考慮した訓練内容となるよう"マットプログラム"や"歩行訓練""セルフケア/日常生活動作訓練"，"移乗動作"のプログラムがつくられた．

　　次第に，その他の疾患，例えば整形外科の患者などにもPNFが使われるようになった．

　　今日では様々な疾患，症状，分野の患者にPNFが用いられている．

　　しかし，外科，整形外科の患者，リウマチなど病理的な軟部組織の変性がある場合の治療の際には，関節にかかる負担やバイオメカニズムを考え行う必要がある．

　　またスポーツ外傷予防のためにPNFを用いる場合は，"ストレッチ"や"Hold-relax（ホールド-リラックス）"，"Contract-Relax（コントラクト-リラックス）"という2つのテクニックを用いることができる．

第1章　固有受容性神経筋促通手技

年表

1946	ワシントン D.C.（アメリカ）にて PNF の開発が始まる．
1948	Vallejo に Kaiser Foundation Rehabilitation Center（KFRC：カリフォルニア州・アメリカ）が開設される．
1952	理学療法士 Dorothy Voss が Margaret Knott の助手として，Vallejo に着任する．以後 60 年代まで Margaret Knott との共同研究により臨床経験に基づいた PNF のコンセプトが発展を遂げる．Voss は運動発達のためにマット，歩行とセルフケア／日常生活動作（ADL）が必要だと提唱する．
1952/53 以降	Vallejo にて 3〜6 カ月間のコースが行われるようになる．コースには，理論的また臨床的に PNF を基礎から学ぶため，世界中から参加者が集まった．このコースをとおし，PNF のコンセプトが世界中に知られるようになった．
1954	Dr.Kabat が Vallejo を去る．
1956	初めての PNF についての書籍『固有受容性神経筋促通法（Proprioceptive Neuromuscular Facilitation）』が Margaret Knott と Dorothy Voss により出版される．その前に Voss は Vallejo を離れ，1975 年までイリノイ州シカゴにある Northwestern 大学メディカルセンターに勤務した．Margaret Knott は Vallejo のリハビリセンター理学療法科科長として，死去するまでその任務を遂行した．
1968	上記書籍の第 2 版が出版され，新しく「マット」，「歩行」そして「セルフケア・トレーニング／日常生活動作（ADL）」の章が追加される．
1973	Vallejo の病院に新しい機能が備わり，リハビリテーション科のベッドは今日までに 48 床となる．活動的な雰囲気で患者ができるだけ自立するようなつくりになっている．治療プログラムは集中的で，一日の大半を計画された活動をして過ごすようになっている．患者は退院しても困らないだけの体力と自信をつけるため，できる限り自立し，他の人に頼らないように訓練することを義務付けられている．
1978	Margaret Knott が死去する．理学療法の分野の損失だけでなく，一人の人として大きな喪失となる．彼女は理学療法のそれまでの枠にとらわれず，リハビリテーションの可能性を広げる開拓者であった．
1978〜1979	KFRC のリハビリテーション科科長に，現在ノルウェーのオスロにいる理学療法士 Carolyn Oei-Hvistendahl が就任した．彼女は 10 年以上 Margaret Knott の下で働いていた．
1979〜1998	理学療法士 Marie-Louise（Hink）Mangold が Vallejo の PNF カリキュラムのディレクターとなった．その後 Tim Josten が，その仕事を引き継ぐ．
1985	Margaret Knott と Dorothy Voss による『固有受容性神経筋促通法（Proprioceptive Neuromuscular Facilitation）』第 3 版が出版される．新たな共著者として，Dorothy Voss と親しかった，理学療法士 M.Inota と作業療法士 B.Myers が加わった．

Margaret Knott には多くの，やり残していたことがあった．Margaret Knott の死後，彼女と長年一緒に仕事をしてきた Susanne（Sue）Adler（カリフォルニア州・アメリカ）が，その後を継ぎ，特に"PNF インストラクター・コースシステム"を発展させた．

　長い間，このコースはスイスの Bad Ragaz のみで行われていた．このコースは PNF ベーシックコースとして理学療法士に授業することを目的につくられている．現在，ベーシックとアドバンス・コースは，ヨーロッパ内外の IPNFA（国際 PNF 協会）認定インストラクターによって様々な場所で行われるようになった．

　1985 年以降，PNF コンセプト（M. Knott 法）をヨーロッパに広め，更なる発展のため，国際的なインストラクター・グループが活動している．このグループの活動によって 1990 年，国際 PNF 協会（IPNFA）が設立された．この組織には，多くの理学療法士が加入しており，継続的な質の高いコース，臨床と研究を可能にしている．

　アメリカ国内では Margaret Knott を記念し，"Margaret Knott Memorial Found（Margaret Knott 記念基金）"がつくられた．この組織の目的は，コース・セミナー開催，PNF 発展のための研究へ経済的な援助，患者の自助具購入時の援助などである．

　開拓者である Margaret Knott と患者のために，さらなる研究を続けることで，PNF の将来的発展がある．

　Margaret Knott による PNF コンセプトが，臨床で生かされることが重要である！

1.2 定義

"固有受容性神経筋促通手技（Proprioceptive Neuromusclar Facilitation-PNF-）"は，コンセプトとその要素を，1つ1つの言葉の中に含ませている．

P： 軟部組織に存在する固有受容器の意味を示し，与えられた刺激に対し反応する．例えば，筋紡錘であり，これが筋収縮に反応する．
固有受容器は，筋，腱そして関節包内などに存在する．

主な固有受容器
筋受容器：
— 筋紡錘
— 自由神経終末繊維

腱受容器：
— ゴルジ腱器官／腱紡錘

関節受容器：
— パチニ小体
— ルフィニ小体
— 自由神経終末繊維

PNFの治療では固有受容器だけでなく，外受容器も使われる．外受容器は，触覚，視覚，聴覚そして，平衡反応器官である．

固有そして外受容器は，PNFの基本的な原理（第2章）を使って，様々な方法で活性化される．それをとおし，筋は刺激（され）収縮する，あるいは抑制にも用いられる．

N： **神経筋**とは，神経と筋の共同作用を示している．運動の関連（＝前角細胞＋軸索／分枝＋それに支配される筋繊維）は，神経筋のつながりを表わしている．治療時にはできるだけ多くの動的なつながりが強調されるべきである．

F： **促通**とは，刺激をとおしてその効果をさらに助長していくということである．前角細胞の放電をさらに助長していく．神経細胞を刺激することをとおして，様々な方向へ多くの刺激を与えることが可能になる．そのため，患者の治療時には最大限の動的な動きと最適な末梢運動効果を得るように，様々な刺激をしていくべきである．

固有受容性神経筋促通手技-PNF-は，KnottとVossによる成書（1968）で定義されているように"Methods of promoting or hastening the response of the neuromuscular mechanism through stimulation of proprioceptors"すなわち"固有感覚器の刺激によって神経筋のメカニズムの反応を促進したり高めたり（早めたり）する方法"である．

　PNFは"テクニック"ではない．
（しかしPNFのなかでは，多くの促通と抑制に対する治療テクニックがある．）

　PNFは"力まかせ"に行うものではない．
（PNFを使って患者を治療できるようになるために，治療者は必ずしも筋力がなければいけないというわけではない．また患者はPNFでの治療を受けるために，必ずしも筋力の弱い人が適応となるものでもない．）

　PNFは特定の診断を受けた患者のみに，使われる治療方法ではない．

PNFとは？
PNFは**身体の機能的な障害を治療するコンセプト**である．
PNFでは**患者を機能的な観点**で理解すること．
PNFは，機能障害に対する**ある特定の考え方**，**観察方法**であり，**治療方法**でもある（次項「基本的な考え方（Philosophy）」参照）．

1.3　基本的な考え方 (Philosophy)

　PNFを用いて患者の日常生活での機能を改善するために，治療に対する基本的な考え方がある．それには，治療者の患者に対する心構え，治療の組み立てと治療に対する意義が含まれている．それらは，──

- ポジティブ アプローチ
- 潜在能力を引き出す
- 原始的／粗大な運動
- イラディエーション（Irradiation）：放散
  > 放散，発散，拡散などと日本語訳にされているが，ここではあえて原語を用いてカタカナ表示にしてある．
- 抵抗を用いた機能的訓練
- 集中的な訓練プログラム

ポジティブ アプローチ

　すべての人々は，現状からよくなることを望んでいるが，いつも訓練に対し意欲的であるとは限らない．

　治療者が患者とどのように接するかは，非常に大事である．患者が意欲的になれるように，治療者は治療状況に対し前向きな考えをもつべきである．

　人として患者の全体を診るべきである．そして，体の一部"膝関節""股関節"だけを治療するのではない．機能的関連を含め，全体的な身体部位を診るようにする．

潜在能力を引き出す

　人間は，中枢神経の潜在能力すべてを使っているわけではないと考えられている．PNFでは，それを"未開発の潜在能力"と表現している．そしてPNFで，それらを意識的な状況下で活性化し，"発展"させることができる．

　運動能力を改善するため，患者の身体的そして精神的な潜在能力を引き出し，可動することを目的に，われわれは治療している．

　例えば，緊急時には，その状況から抜け出すため，未開発の潜在能力が活性化される．また，プロになって日の浅いテニス選手は，もっている潜在能力をトレーニングと繰り返しによって引き出し，運動能力をさらに発展させていかなければならない．

原始的／粗大な運動

必要に応じて，ある意味で簡単な―原始的な運動を利用する．特に，正常運動の流れに適した運動を使用する．

患者の運動能力と訓練レベルに適した運動と開始肢位から開始する．運動発達は，学習過程としてみることができる．

学習順序は簡単な，原始的な運動から，例えば寝返り訓練や肘立て位での腹臥位での訓練等が含まれる．様々な開始肢位と運動は，例えば，座位と膝立て位，片膝立て位までの肢位変化などである．

始めに安定性と運動をトレーニングし，後から動的な活動を改善するための筋力訓練などを行う．

イラディエーション（放散）

イラディエーション（放散）は，"オーバーフロー（Overflow；溢れ出し）"とも呼ばれることも多い，入ってきた刺激の拡がりである．

筋収縮，特に抵抗に抗した静的な収縮時，筋を支配している前角細胞と感覚器からの影響だけでなく，広汎性に体全体へ効果が拡がる．

イラディエーションは以下のように生じる．
— 筋と筋連鎖が起こる
— 頭から足部まで．頭側から尾側へ，またはその反対
— 一側から反対側へ

その理由は
— 強い筋が弱い筋に働きかける
— 筋の共同作用（＝筋連鎖）を使っている
— 両側性対称性／非対称性作用，相互作用が働いている

筋連鎖のなかの弱い筋は，強い筋が最大限の活動をしているときのみ，活動する．弱い筋に作用を起こすためには，強い筋は最適な状態でなければいけない．例えば，抵抗を増したり，何回か繰り返すことによって，その最適な状態にすることができる．強い筋が最大限に収縮できない場合，弱い筋の筋活動を起こさなければいけない．筋が弱い状況であっても，"オーバーフロー"は可能である．

イラディエーションは痛みのある患者（それ以外は，正常な状態）にも，例えばリラックスなどの目的で（第3章「テクニックと治療方法」参照）前準備として用いることができる．痛み治療の原則として，緊張と痛みの緩和のため，痛みから遠い部分から始め，筋を活性化し，その周辺の血流をよくしてから，痛みの部分に近づいていく．

第1章　固有受容性神経筋促通手技

注意　　— 強い筋が最適な抵抗で筋収縮しているときに，イラディエーションは起こる．
　　　　— イラディエーションを起こすため，大きな動きと組み合わせた動きを利用する！
　　　　— イラディエーションを使って，障害のある身体部位を間接的に治療できる．

　例えば，骨折，関節炎，火傷などは，他の身体部位／反対側の四肢などを使用することにより可能となる．

抵抗を用いた機能的訓練

　基本的な考え方としては，機能的な訓練をすることである．つまり，患者の日常生活に適しているべきであるということである．患者の体の一部ではなく，患者全体を治療するべきである！　重要なことは，身体部位の治療は，機能面との関係を考慮するべきである！
　抵抗は，運動刺激として使われ，また刺激を与えることによって患者が動きやすいようになる．

　目標は，以下のことをとおして，患者の自立度を高めることである．
— 運動認識の改善
— 可動域の拡大
— 筋力増強
— 協調性の改善
— 平衡反応の改善

　これらをとおし，例えば患者が1人で，ベッドから起きられるようになることである．

　ほとんどの活動で，必要に応じて与える抵抗は徐々に強くしていく．抵抗は，目的によっては徐々に弱くすることも必要である．つまり，抵抗を少なくすることで，自分で運動をコントロールするようになる．これらの抵抗の方法と適応は，ベッドサイドから開始するPNFの治療全体にとって重要である．例えば，立ち上がり，横になるなどの動作はセルフ・ケアトレーニングの一部であり，人によっては"移乗動作"や車椅子駆動などの能力が必要な場合もある．
　様々な開始肢位と，マット上での静的と動的動作なども機能的訓練の一部である．腹臥位，場合によっては背臥位から立位，歩行運動に移行する場合は，正常の運動発達では，重力に対応して行われる．
　ベッドを使っての個々の徒手的な抵抗訓練は，機能的訓練の前準備として使われる．
　抵抗は，患者の能力に適した強弱をつけることも必要であるということを留意すべきである．患者の筋力が低下している場合は，最小の抵抗であっても，患者にとっては最大筋力で抗しているということもある（第2章の「最適な抵抗」(22頁) 参照）．

集中的な訓練プログラム

　最適な潜在能力の引き出しをするために，可動域を正確に把握し，訓練内容が最適であるのかどうかを考えることが大事である．

　早い時期での筋，身体的，あるいは精神的な疲労を避けるため，治療時に活動や開始肢位を変化させる．

　運動認識のため，一日のうち数時間訓練をするような場合は，訓練をベッド，マット上，あるいは平行棒などに変化させる．

　最大限の効果を引き出すため，1人の患者を数人で担当することも必要であろう．

第 2 章
基本的原理（Basic Principles）

2.1 **外受容性刺激**
　　触覚刺激—マニュアル・コンタクト
　　視覚刺激
　　聴覚刺激（口頭指示）

2.2 **固有受容性刺激**
　　伸張刺激（ストレッチ）
　　関節刺激（牽引と圧縮）
　　最適な抵抗

2.3 **対角線の運動**
　　対角線運動と運動パターン

2.4 **刺激の加重**

2.5 **イラディエーション（Irradiation）**

以下に挙げる原理は，刺激の加重としてイラディエーションを促すことが可能である．

外受容性刺激
- 触覚刺激
- 視覚刺激
- 聴覚刺激（口頭指示）

固有受容性刺激
- 伸張刺激（ストレッチ）
- 関節刺激（牽引と圧縮）
- 最適な抵抗

＋対角線の運動
―――――――――――――――――――――――――――――――――
＝刺激の加重

イラディエーション

2.1 外受容性刺激

治療中の患者との身体的なコミュニケーションは，**外受容性刺激**と呼ばれる感覚刺激によって，成り立っている．
それらには以下のものが含まれる．
- **触覚刺激**：治療者が患者の皮膚上に徒手により接触（マニュアル・コンタクト）をする
- **視覚刺激**：可能であれば，患者は動きながら，それを眼で追う
- **聴覚刺激**：何をしたらよいのか，患者は指示される

触覚刺激―マニュアル・コンタクト

マニュアル・コンタクトは圧を用いて，促通するものである．
皮膚と触覚の受容器は共同作用している．
圧とその圧の保持は外受容器を刺激する．運動方向に対して反対方向に圧を加える．
その圧は患者に対し，どの方向に
― 保つべきなのか（静的）
― 動くべきなのか（動的）　　を示す．
治療者はグリップを介して圧を与える（活動するべき筋と身体部位が最も効率よく働くところを接触させる）．グリップはしっかりと，しかし痛みがあってはいけない．患者はそのグリップによって緊張をつくり出し，場合によって運動が誘発される．

| グリップの目的 |
- 目的とする運動方向もしくは，目的とする身体部位の活動を促通する
- 必要に応じて（身体部位の）重さを免荷する
- 運動の感覚を促進する
- 抵抗を与える

注意　グリップの際に痛みを起こしてはならない！

| 訓練の例 |
― 患者およびパートナーは，座位で上肢を肘伸展位のまま腕を上げる（屈曲）．
― 同時に，治療者は片手で前腕遠位側から運動に対する抵抗を加える練習をする．
― もう一度同じことを行い，反対側の手で肩甲骨に対し持続的な圧を加える．
これによって活動は，容易に行えるようになる．

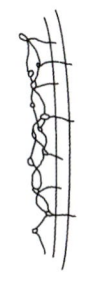

虫様筋握り

基本的なグリップは"虫様筋握り"と呼ばれている（図2-1）．このグリップの外観は，その名称（"虫様筋握り"）に直接由来し，中手指節関節（英語の略語：MCP関節）屈曲，近位と遠位指節関節（英語の略語：PIPとDIP関節）の伸展である．

このグリップによって，回旋に対する最適な抵抗を加えることができる．

このグリップには，開いた状態と閉じた状態がある（図2-2, 2-3）．これによってグリップは，身体部位に応じて（例えば，体幹，四肢，指），"広く"または"狭く"することが可能である．

このグリップの利点

患者の皮膚上に，治療の"非目的"側の身体部位に触れることなく，よいマニュアル・コンタクトをすることができる．

注意　体幹への虫様筋握りは，拇指を四指と一緒にくっつけて行う（拇指内転させる）とよい．

訓練の例

治療者は，患者が上肢を屈曲している間，前腕遠位部に正しい虫様筋握りで抵抗を加え，肩甲骨に圧を加える．

視覚刺激

感覚が低下している場合は特に，患者に眼で追わせることにより運動をコントロールできる．

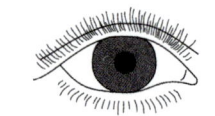

視覚刺激は，訓練の位置と方向の重要なコントロールの組み合わせである．

例えば訓練の修正や自主トレのために，鏡が付加的に使われることがあるが，鏡の利用は，活動している身体部位への直接的な視覚入力とはならず，左右を取り違えることが多い．

訓練の例

上に記載された訓練例を，開眼，または閉眼して行う（開眼では多くの刺激が入り，筋活動が大きくなる）．

聴覚刺激（口頭指示）

口頭刺激は指示として使われ，場合によっては実施中に短い情報として与えられる．患者が最適に追従できるよう，状況に応じてバリエーションを加える．治療者は明確な，短い口頭指示を声の高さ

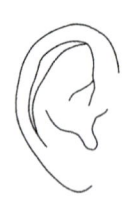

2.1 外受容性刺激

図 2-1
虫様筋握りと呼ばれるマニュアル・コンタクトの基本的なグリップ

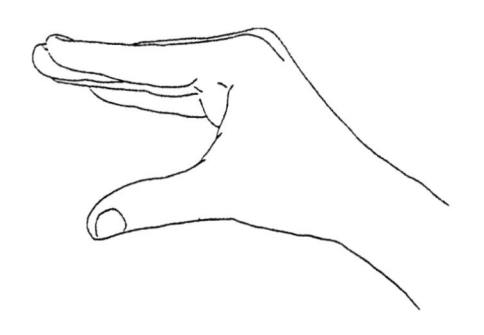

図 2-2
虫様筋握りと呼ばれるマニュアル・コンタクトの基本的なグリップ
手を開くことによって"広く"している

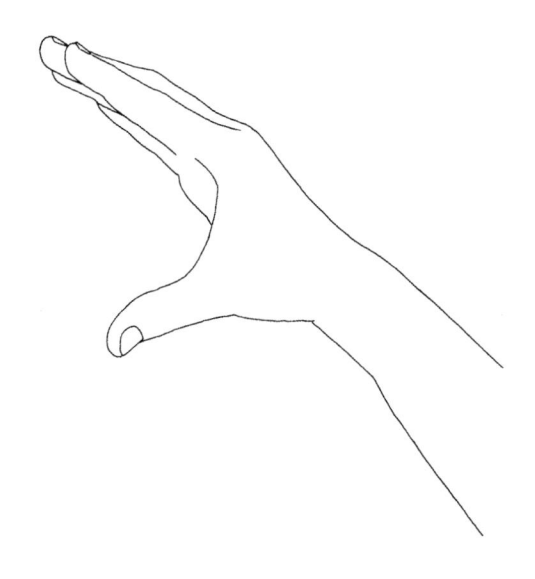

図 2-3
虫様筋握りと呼ばれるマニュアル・コンタクトの基本的なグリップ
手を閉じることによって"狭く"している

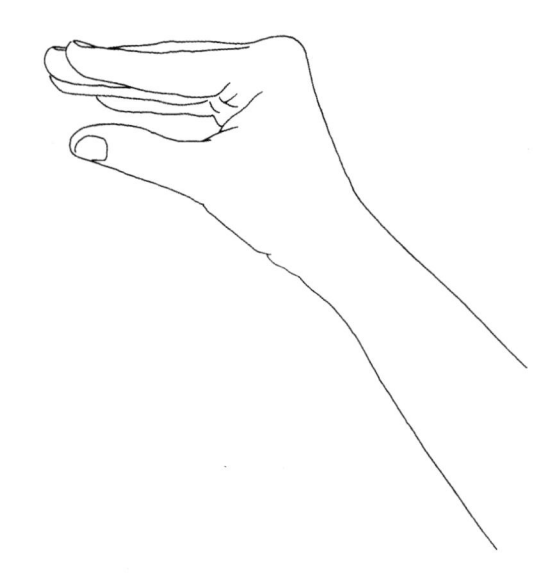

や声量を変えて与える．それによって，患者は運動のリズムや筋活動の強さなどを促される．

準備に対する指示

準備に対する指示は，優しく，そして明確に指導するような方法で与えられる．
行われる運動の流れを，身体部位がどのように実施するべきなのか，下準備として口頭指示を与えることも多い．

注意　説明に費やす時間が長すぎないようにし，患者が理解できているかどうか確認する！

活動に対する指示

活動に対する指示は，簡単でわかりやすい運動や筋活動についての"口頭指示"である．
活動に対する指示の場合，指示と運動が上手く調和できるように注意する（"タイミング"）．

口頭指示の特徴
— 簡単に
— 短く，明確に
— 聞きとりやすい
— 活気がある
— 追従できる
— 暗示する
— 1方向に対してのみ

まとめ
声の調子は強くしたり弱くしたり，筋収縮の種類や運動に適応すべきである．
口頭指示は，目的とする活動の方法，運動，筋収縮に適しているべきである．
- 静的な筋活動のためには，"止めて""そのまま"など
- 動的な筋活動のためには，"下に押して""上に持ち上げて"など
- リラックスさせるときには，"力を抜いて""楽にして"など

訓練の例
上肢の屈曲を"腕を上に挙げて"などのように，的確な口頭指示と組み合わせる．

2.2　固有受容性刺激

　外受容性刺激（触覚，視覚，聴覚）以外に，固有受容性刺激と呼ばれる軟部組織への刺激も利用する．
- **伸張**：伸張刺激によって筋活動を促通する
- **牽引や圧縮**：関節周辺の組織を引き離したり（＝牽引），または押し付けたりする（＝圧縮）
- **最適な抵抗**：適切な抵抗を加え，随意的な，静的あるいは動的な筋活動を得る

伸張刺激（ストレッチ）

　伸張後，筋収縮を増大させることができる．この原理を利用し，伸張刺激（ストレッチ）として治療に用いることができる．
　伸張刺激（ストレッチ）では，筋の反射と呼ばれる伸張反射，脊髄単シナプス反射を利用することもできる．
　ほぼすべての骨格筋に，この反射は見られる．

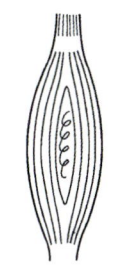

ゴール
a) 筋収縮の促通および助長，また筋収縮をより容易にできるようにする
b) 収縮可能かどうか"潜在能力"を促すことができる
c) 筋収縮の抑制をする
d) 収縮の強調
e) 筋疲労の減少

a)のために
　伸張刺激（ストレッチ）は，筋の運動開始肢位にて実施される．
　随意的な運動を獲得するため，伸張刺激は筋を完全にリラックスさせ，運動開始肢位にて行われる．＝開始肢位からの伸張刺激（イニシャル・ストレッチ）
　運動を"イニシャル・ストレッチ"とともに開始し，可能であれば，随意的な筋収縮に抵抗を加える．

b)のために
　随意的な収縮の潜在能力を促すため，運動開始肢位にて行う．

注意　弛緩性の麻痺の場合には筋を伸張しすぎないこと

c)のために
2つの抑制方法がある．

1. 運動開始肢位にて伸張（ストレッチ）を繰り返すと，自己抑制が起こり，筋を弛緩させることができる．また必要に応じて，そのうえに筋収縮を起こすことも可能である．
2. 拮抗筋に伸張刺激（ストレッチ）を加えることで，筋緊張が高くなっている筋の抑制をすることができる．相反抑制と呼ばれる．

d)とe)のために

反復的伸張刺激（リ・ストレッチ）として，収縮している筋にストレッチを行うこともできる．
"Repeated Contraction（リピーティッド コントラクション）"として第3章「テクニックと治療方法」で説明する．

a)からc)の実施方法

— 患者はリラックスしている．
— 伸張を必要とする四肢もしくは身体部位の筋群すべてを伸張していく．
— 3次元の運動要素に留意する．特に回旋の要素を引き出すようにする（第2章3「対角線の運動」（29頁）参照）．
— 伸張位から，筋の反射を起こす．このとき筋は伸張された位置から，運動要素に注意しながら，さらに短くすばやく伸張される．
— それと同時に，口頭指示を加え，可能であれば筋収縮を強調するために適切な抵抗を与える．

注意 — 筋を伸張するということは，伸張刺激（ストレッチ）の前提条件であり，筋の伸張反射を引き起こすことにつながる．
— 筋を伸張位で長く保持すると，筋の抑制と弛緩に繋がる．

禁忌

— 痛みがある場合
— 骨癒合していない骨折部位

訓練例

上肢の屈曲に伸張刺激を与え反応を引き出す．

関節刺激

関節やその周辺組織には，刺激を受ける固有受容器がある．
— 関節周囲にある組織をそれぞれ引き離すこと：**牽引**
— 関節面を押し付けるようにすること：**圧縮**

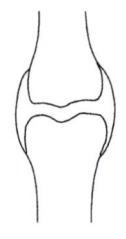

牽引

牽引時に
— 関節周囲組織が引き離される．
— 関節受容器が刺激される．
— 運動が助長され，容易になる．
— 抗重力に対する運動が容易になる．

適応
— 重力に抗する運動のとき
— 痛みがあるとき

禁忌
— 骨癒合していない骨折部位
— 亜脱臼している関節
— 牽引時に痛みがある場合
— 人工関節

訓練例
上肢の屈曲時に，抗重力の場合，上肢の長軸方向に牽引を加えると効果的である．

圧縮

圧縮時に
— それぞれの関節面は押し付けられる．
— 関節受容器は刺激される．
— 安定性を助長する．
— 抗重力運動に実施すると効果的である．
— 姿勢反射を刺激する．

圧縮は目的に応じて2つの方法がある．
- **す早い圧縮（クイック アプロキシメーション）**
- **持続的圧縮（メインテインド アプロキシメーション）**

す早い圧縮
姿勢反射を起こすことが必要な場合に利用する．例えば，立位や歩行時など．伸展を改善するため，あるいは抗重力筋の収縮を刺激する，または安定性をさらに高めるために用いる．

安定性を強調し，上肢の屈曲や伸展，下肢の伸展運動で安定性を得ながら運動を行う場

合，す早い圧縮を四肢の運動時に実施すると効果的である．

す早い圧縮の繰り返し
活動の状態によって，必要に応じて圧縮を繰り返し行うことも効果的である．

注意　圧縮は常に，四肢の長軸方向に向かって与える．

持続的圧縮
圧縮を持続する場合は，関節を押し付けるようにし，その状態を保ちながら運動をさせる．持続的圧縮は立脚期の歩行訓練などに用いることができる．

す早い圧縮と持続的圧縮
この2つを組み合わせて行うことも可能である．す早い圧縮で得られた反応を，そのまま持続的に保持する．これは，歩行訓練時に多く用いられる（第6章「体幹のパターン」参照）．

禁忌
— 痛みがあるとき（ただし痛みが生じる寸前まで，圧縮を試みることもある）
— 関節の障害（リウマチ性の関節炎，その他の関節炎，関節症）
— 人工関節
— 骨折部位（骨折部位に負荷をかけてよい場合は，医師と相談のうえ，慎重に圧縮を加えること）

最適な抵抗

抵抗はPNFによる治療において，以前は"最大抵抗"と呼ばれていた．しかし例えば，患者を治療できるようになるために，治療者が強くなければいけないと理解されるなど，この命名は，その解釈に難しさがあった．このような意味ではなく，"最大"というのは，患者の最大筋力という意味である．筋をPNFによって促通する場合，筋力が弱いことが多く，その患者に"適した抵抗"という表現が使われるようになっている．

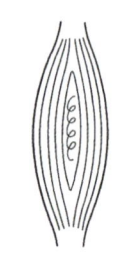

筋力は，運動過程による違いも大きいため，運動が実施できるように抵抗は常に変えていく必要がある．

また同じ理由から，抵抗についての表現は"最適な抵抗"に変えられている．

"最適な抵抗"の定義
— 運動がすべての方向に対し，円滑にそして協調して行える程度の筋活動のための抵抗量
— 患者が姿勢を崩さずに静的筋活動を行える程度の抵抗量

注意　― 患者の状況に応じて，抵抗が微少であることもある
　　　― 微少の抵抗は，どちらかというと運動コントロール，場合によってはその筋活動を誘導する程度である．筋力や筋活動の耐久性を強調する場合の抵抗量は増大される．

| 訓練例 |

治療者は，上肢の屈曲に対し，抵抗を与える．

ボディ メカニズム

抵抗に抗し，最適な訓練をするために，ボディ メカニズムは重要である．身体を利用し，抵抗は虫様筋握りをとおし，患者に伝えられる．

― 治療者は可能であれば，幅を広げた，もしくは一歩前に出した状態で，対角線運動の延長線上に立つ．
― 対角線の延長線上か，運動線に対し水平に立つ．
― 背中は真っ直ぐに保ち，脊柱は中間位にする．＝生理学的な姿肢
― 骨盤は中間位にする．
― 肩は過剰に挙げない（患者の位置や身体の大きさに適応させる）．

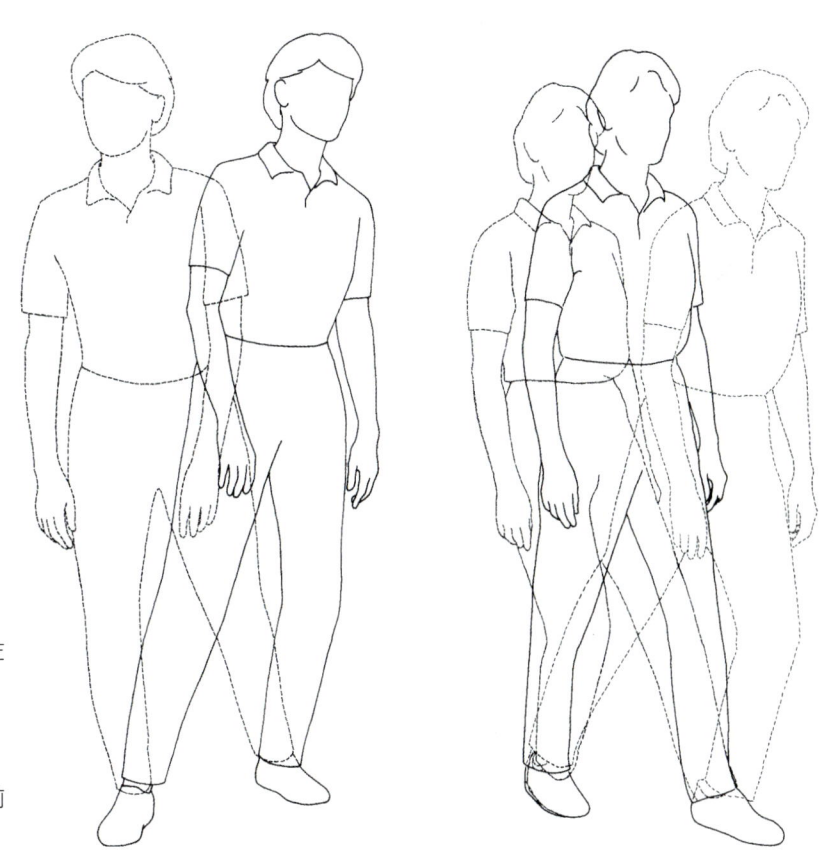

図 2-4
（左）：ボディ メカニズム：左右への体重移動

図 2-5
（右）：ボディ メカニズム　前後への体重移動

― 歩行訓練時，抵抗を与えるときは上肢で運動の方向を示すようにする（患者の位置や身体の大きさに適応させる）．
― 治療者の体重は，押したり引いたりする力として，利用する．
それをとおし，治療者の重心は運動中に前後，左右に移動する．
― 必要に応じて，小さなステップを踏む．

身体を最適に利用すれば，筋力はそれほど必要ではない！

訓練例

"上肢屈曲"の訓練を足を一歩前に出した状態で行い，体重移動を練習する．

筋活動の種類

筋活動には2つの種類があり，それに適した抵抗を与える．

- **動的筋活動**
- **静的筋活動**

古典的なPNFや文献では，等尺性収縮・等張性収縮と呼んでいる場合もある．
この2つの筋収縮の定義は，神経生理学的な人間の動きには適しておらず，バイオメカニクスとしての筋活動を表現している．

[等張性収縮の定義]
緊張が一定に保たれ，筋が短縮される．

[等尺性収縮の定義]
筋の長さが変化しないで筋収縮が起こる．

動的な動きは筋の一定の緊張を保って筋が短縮されるというのではなく，IPNFA（国際PNF協会）は共通理解のもと専門用語を使用している．例えば等尺性収縮については「静的な筋活動」，等張性収縮については「動的求心（または遠心）性収縮」という言葉を用いている．

それには以下の理由がある．

等張には"緊張が同じ"という意味がある．
この定義，"緊張が同じ"という表現は研究室での人工的な実験上のことで，人間の動作には当てはまらない．人間は運動時に筋の緊張を運動軸の長さや運動速度などによって変えなければならず，筋緊張は一定ではない！

― 筋長が変化する．
― 運動速度が存在する．

バイオメカニクスの定義では**"動的"**（＝運動速度は同じではない）とは，筋緊張の変化があるということを意味している．
この定義によって，運動軸長や運動速度の変化による運動時の緊張の変化も，説明することができる．

等尺には"同じ長さ"という意味があり，筋の長さが変わらないということである．
この定義は正確ではなく，関節角度は変わらなくても，収縮の開始時には筋繊維の短縮が起こる．

― 筋緊張は変化する．
― 運動速度は0である．

静的には，筋緊張が変化しても関節運動は起こらないという意味がある．
等尺という定義も容認し，古典的定義と新しい定義などを組み合わせて使っている場合もある．本書では"静的筋活動"や"動的筋活動"という言葉を使用する．

"収縮"のバイオメカニック的な定義は，筋の短縮をすることであり，筋の起始と停止が近づくことである．そのため，筋が短縮するか伸張されるかにかかわらず使うことのできる"筋活動"，英語での表現「筋の仕事，または筋のアクション」という言葉を利用している．

この本書では以下の専門用語を使用している．
・**動的求心性筋活動**
・**動的遠心性筋活動**
・**静的筋活動**

動的筋活動

行うことが比較的容易にできる筋活動である．
この収縮によって運動を起こすことができる．
筋緊張が変化する．
筋長が変化する．

動的筋活動は，2つのグループに分けることができる．
― 動的求心性筋収縮
― 動的遠心性筋収縮

動的求心性筋収縮
　筋が短縮していくときに筋の緊張が変化する．この筋活動時では活動している動筋の起始と停止が近づく．

動的求心性筋活動に適した抵抗

実施
― 抵抗は運動方向に適し，運動が容易に協調して行えるように，運動軸と運動速度も適合していなければいけない．かつ運動は，円滑でなければいけない．
― 口頭指示：例えば，"上に上げて！"あるいは，"下に押し下げて！"
― 運動の最終肢位まで到達したら，患者は意識しながらリラックスすることも学習する．

適応
― 筋力低下
― 筋持久力の低下
― 協調性の低下
― 運動コントロールの低下
― 運動障害

動的遠心性筋活動
　筋が伸張しながら筋の緊張が変化する．この筋活動時には活動している動筋の起始と停止が離れる状態となり拮抗筋は近づくようになる．

動的遠心性筋活動に適した筋活動

実施
― 抵抗は運動方向に適し，運動が容易に協調して行えるように，運動軸と運動速度も適合していなければいけない．かつ運動は円滑でなければいけない．
― 口頭指示："ゆっくり戻って！"とする．

― 運動の最終肢位まで到達したら，患者は意識しながらリラックスすることも学習する．

適応
― 筋力低下
― 筋持久力の低下
― 協調性の低下
― 運動コントロールの低下
― 運動障害

　動的求心性と遠心性収縮の組み合わせ*は，各々異なる筋作用であるということからエネルギー効率の改善のためにも多く用いられる．さらに，これらの筋活動は機能的であるために，日常生活でよく使われる．

静的筋活動

　静的筋活動は，難易度が高い筋活動である．筋が正しく活動できるようになるためには，治療者と患者が共同作業をする必要がある．抵抗を加えることも動的筋活動と比較すると難しく，このタイプの筋活動は，その抵抗を加える感覚を養う必要がある．
　この活動では，関節運動は伴わず，関節の位置や肢位を保たれる．
　筋長はほぼ同じ長さを保ち，筋の緊張が高くなる．

静的筋活動に適した筋活動

実施
― 抵抗はゆっくり，徐々に増やしていく．患者がそれ以上の支持性を保てなくなる直前まで緊張を高めていく．関節運動が起こってはいけない！
― 口頭指示："止めて！　動かないで！"
― 徐々に抵抗を減らしていく．
― 運動の最終域まで到達したら，患者は意識しながらリラックスすることも学習する．

注意　― ゆっくり筋活動を高めていく，またゆっくりと減らしていく．そのための十分な時間を患者に与えること．
　　　　　― 口頭指示："動かないで！"とする．そして完全に筋活動が終了したら意識的に筋を弛緩させるようにする．

---

*　第3章の「コンビネーション オブ アイソニックス（Combination of Isonics）（60頁）」参照

第 2 章　基本的原理

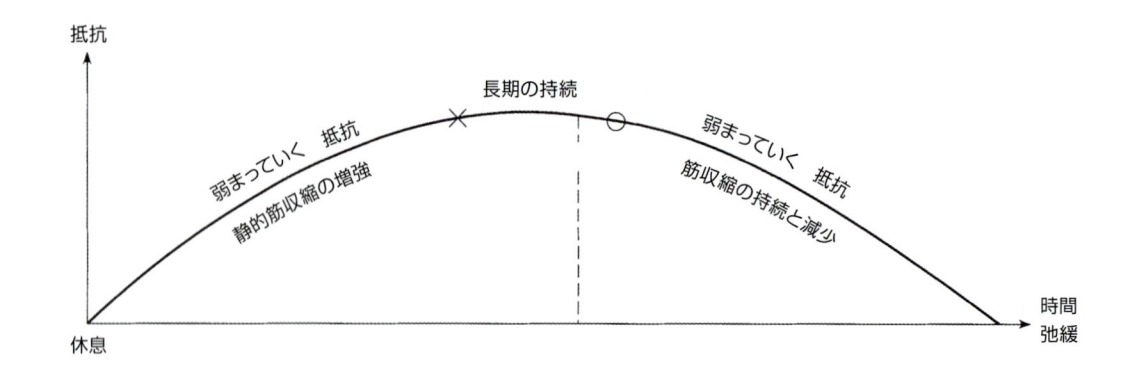

図 2-6
静的筋活動のイラスト
×：最適な筋活動状態．「○」の直前まで保持し，ゆっくり抵抗を減らして行く．
○：患者がこれ以上の静止状態を保てなくなる点．抵抗をすばやく外すと，平衡反応が出現する．

　適応
— 協調性低下
— 平衡反応障害
— 痛み
— 過可動性または安定性の低下

注意　静的筋活動は，中枢神経疾患，子どもや老人の患者にとっては困難である．

2.3 対角線の運動

　外受容器と固有受容器は，最適な筋肉の反応や活動を得るため，**対角線の運動**によって刺激される．

　健常人の日常生活やスポーツ場面で見られる運動は対角線的—らせん的機能的—動きを利用している．

　それぞれの動きには，腱や筋繊維に適した運動方向があり，同じことが筋肉にもいえる．

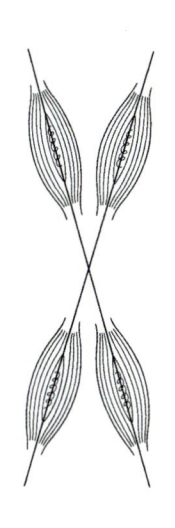

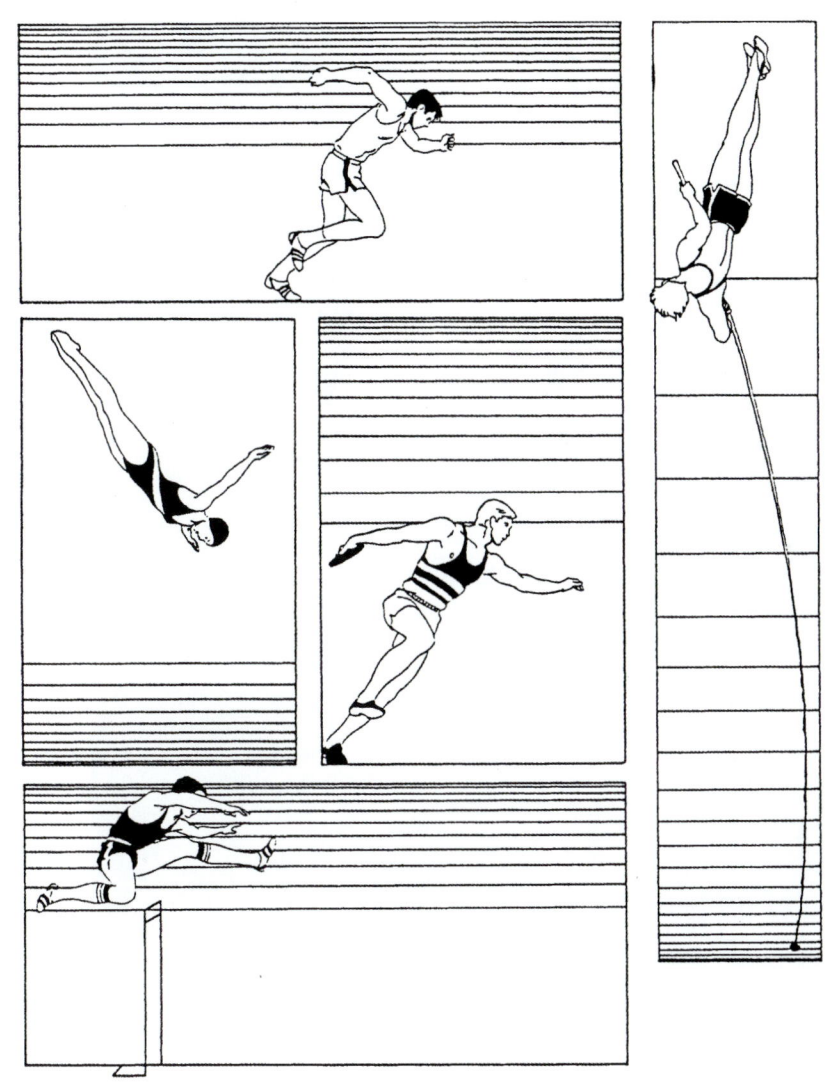

図 2-7
スポーツ　（T.Tierney　学校と教育イラスト　Dover 出版社より　1987）

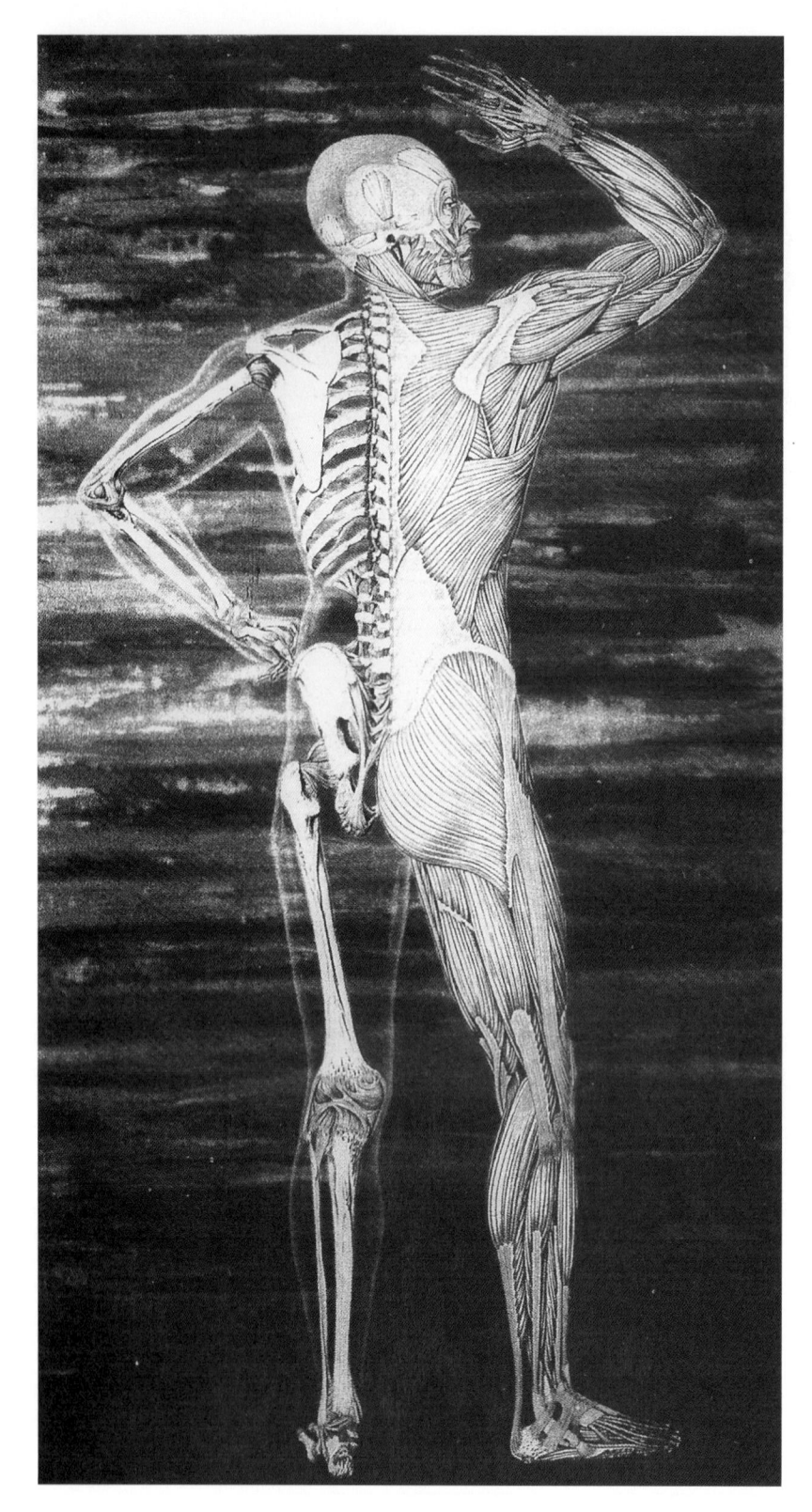

図 2-8
筋は対角線的，らせん的に，骨に付着している．ほとんどの動作は，直線方向には行われない
(Rehband Anatomiska AB, Sollentuna, Sweden より友情による掲載許可).

対角線運動と運動パターン

PNFでは基本的な2つの対角線的運動があり，それは3次元的運動要素から成っている．それぞれの対角線の運動は，伸展と屈曲の対称的な運動となっている．

それぞれ，**4つの部位**の運動が存在する．
― 下肢または上肢
― 体幹．体幹は，上部体幹と下部体幹に分かれる．
― 頭部／頸部

四肢の運動には，異なる**3つの主な運動要素**が含まれている．
― 屈曲―伸展
― 外転―内転
― 内旋―外旋

この3つの主な運動要素は，近位部の関節運動によって名付けられている．つまり，肩関節や股関節である．

注意 対角線により運動方向が決まる．パターンの名称は，動く関節または身体部位のすべての運動方向を表している．

パターンの名称

運動方向は近位部関節の終了肢位により名付けられている．

回旋

以下の理由により，回旋は非常に大事な運動要素である．
― 回旋により最もよい伸張ができる．
― 回旋により安定性が高まる（回旋により，小さな関節付近の筋群の回旋が起こる）．
― 筋肉は，関節の回旋軸上を回旋するのではなく，回旋の要素を伴う対角線の動きである（身体長軸や四肢長軸は保たれる）．

"グルーブ（Groove）上にいること"（「用語解説」459頁参照）―（この場合は）**対角線上にいること**
これは，Margaret Knottが口癖のように使っていた表現で，いくつかの意味がある．
― 対角線によって，すべての運動要素を保持できる．
― 治療者は，運動を行う際に対角線上に立つべきである．それによって，治療者も筋力を発揮しやすく，効率的である．
― 対角線（運動の軌跡）は，体の中心線によって決定され，対角線の運動ではその線を越える．対角線の運動によって，筋はより強化されやすくなる．

> 訓練例

　上肢の屈曲運動を行う際，終了肢位は，握りこぶし１つ分，耳から離れた位置にする．

"タイミング"

　"タイミング"は，すべての運動要素を活性化するための方法である．２つの方法がある．
- ノーマル タイミング
- 強調のタイミング

ノーマル タイミング

― 遠位部から近位部へ
― 近位部から遠位部へ

　子どもや成人，または治療目的に応じて，ノーマル タイミングは異なってくる．成人の患者の場合，運動学習のために両方の方法を使うことも可能である．
　ゴールは，動作が遠位部から近位部に起こることである．四肢の運動が直接的に遠位部から近位部に起こせない場合は，始めに近位部の安定性に働きかけをし，遠位部の動きを可能にしなければいけない．
　PNFでの**タイミング**は，まず遠部の筋，上肢の手指―手と下肢の足指―足関節）が働き，そして近位部の運動要素（肩と股関節）が働き，その結果，運動要素に含まれるすべての筋群が活性化されることになる．

強調のタイミング（Timing for emphasis）

　機能的問題がある場合の治療に，この方法を用いることができる．
　その目的は，強い身体部位からの放散（Irradiation）を使って，弱い部位を活性化することである．例えば，強い股関節の筋群を使って運動を保持し，膝関節屈曲を繰り返し，膝関節の運動を強調することができる．その際のグリップは，他の運動のときにも書かれているような，基本的な足背部と大腿部前面部である．
　弱い腹筋を強調し，寝返りや体幹の収縮を獲得するために，より強い要素の肩関節からの放散を利用することもできる．
　"強調のタイミング（Timing for emphasis）"の実施方法は，第３章「テクニックと治療方法」で詳解する．

> 訓練例

　上肢の屈曲運動を，正しく３つの運動要素（屈曲―伸展，外転―内転，外旋―内旋）を

2.3 対角線の運動

含めて行う.
その際に外受容性刺激を組み合わせる.

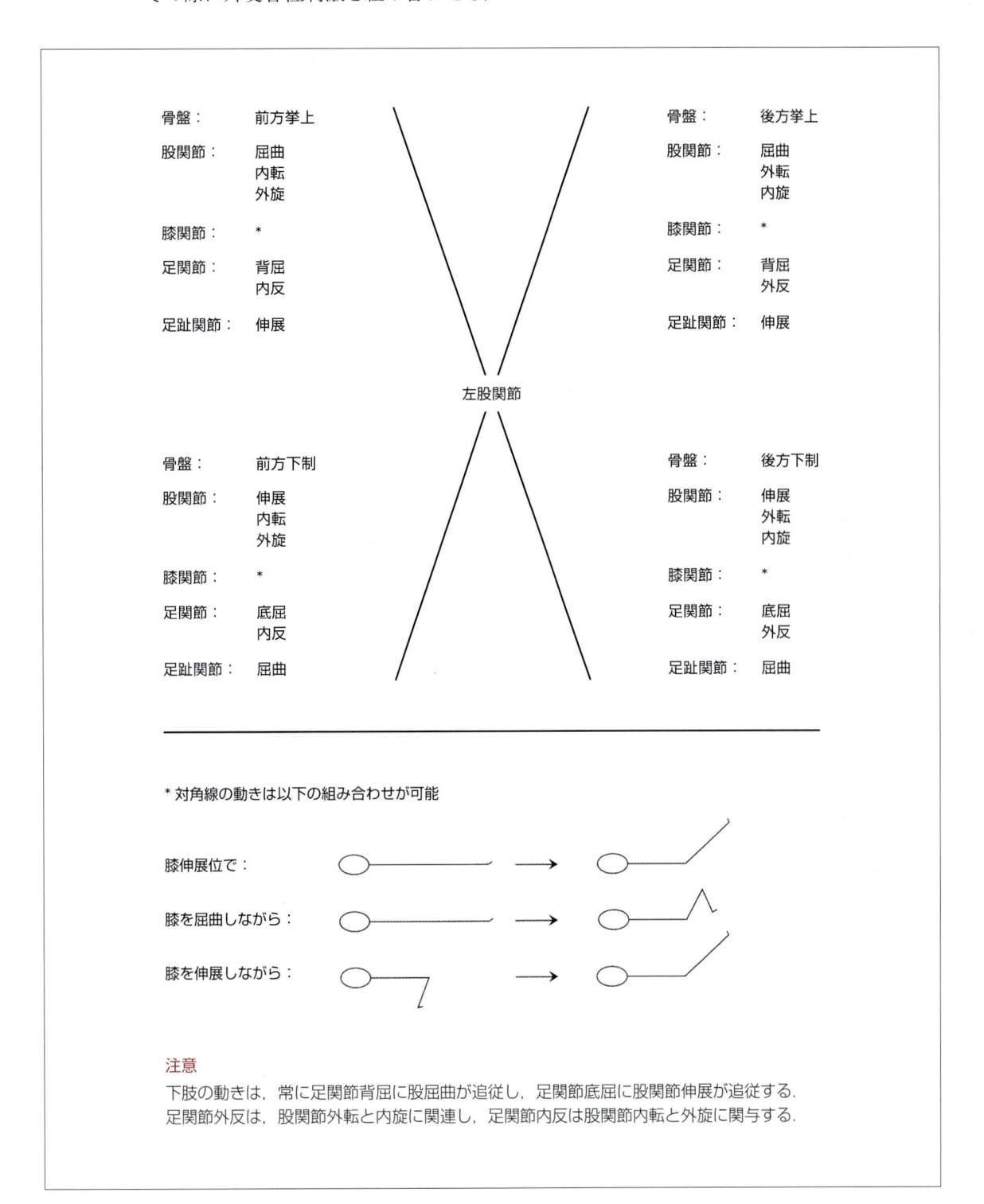

骨盤：	前方挙上		骨盤：	後方挙上
股関節：	屈曲 内転 外旋		股関節：	屈曲 外転 内旋
膝関節：	*		膝関節：	*
足関節：	背屈 内反		足関節：	背屈 外反
足趾関節：	伸展		足趾関節：	伸展

左股関節

骨盤：	前方下制		骨盤：	後方下制
股関節：	伸展 内転 外旋		股関節：	伸展 外転 内旋
膝関節：	*		膝関節：	*
足関節：	底屈 内反		足関節：	底屈 外反
足趾関節：	屈曲		足趾関節：	屈曲

* 対角線の動きは以下の組み合わせが可能

膝伸展位で：

膝を屈曲しながら：

膝を伸展しながら：

注意
下肢の動きは，常に足関節背屈に股屈曲が追従し，足関節底屈に股関節伸展が追従する.
足関節外反は，股関節外転と内旋に関連し，足関節内反は股関節内転と外旋に関与する.

図2-9
左下肢の運動パターンの一覧

第 2 章　基本的原理

肩甲骨：	前方挙上		肩甲骨：	後方挙上
肩関節：	屈曲 内転 外旋		肩関節：	屈曲 外転 外旋
肘関節：	＊		肘関節：	＊
前腕：	回外		前腕：	回外
手関節：	掌屈 橈屈		手関節：	背屈 橈屈
手指関節：	屈曲（橈側）		手指関節：	伸展（橈側）
母指：	内転		母指：	外転

左肩関節

肩甲骨：	前方下制		肩甲骨：	後方下制
肩関節：	伸展 内転 内旋		肩関節：	伸展 外転 内旋
肘関節：	＊		肘関節：	＊
前腕：	回内		前腕：	回内
手関節：	掌屈		手関節：	背屈
指：	屈曲（尺側）		手指関節：	伸展（尺側）
母指：	内転		母指：	外転

＊ 対角線の動きは以下の組み合わせが可能

　　1. 肘伸展位で　　　　2. 肘を屈曲しながら　　　　3. 肘を伸展しながら

注意
上肢の動きは常に肩関節屈曲に外旋と前腕の回外が伴う．また肩関節伸展に肩関節内旋と前腕の回内が伴う．

図 2-10
左上肢の運動パターンの一覧

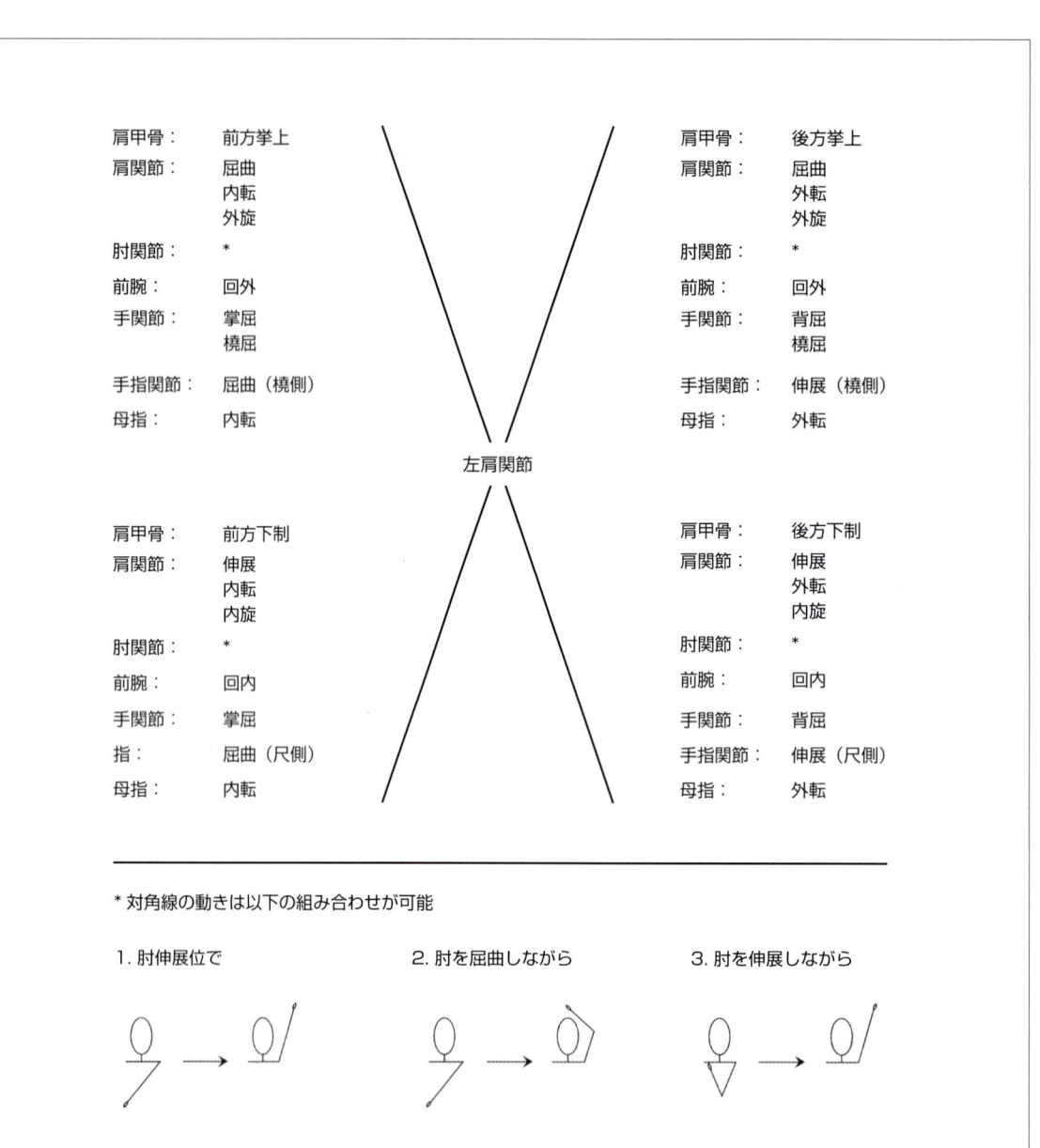

四肢の対角線運動の実施

- **一側性（一側だけ行う）**：四肢のうち，一側のみの運動.
- **両側性（両方の運動）**：
  — a）対称性：両上または下肢を，同時に同じ方向へ動かす．　例：上—外側
  — b）非対称性：両上または下肢を同時に同じ側へ動かす．　例：上—右側
  — c）相反性：両上または下肢を同時に反対方向へ動かす．　例：上—外側と下—外側

両側相反性の運動は，対称性と非対称性がある．

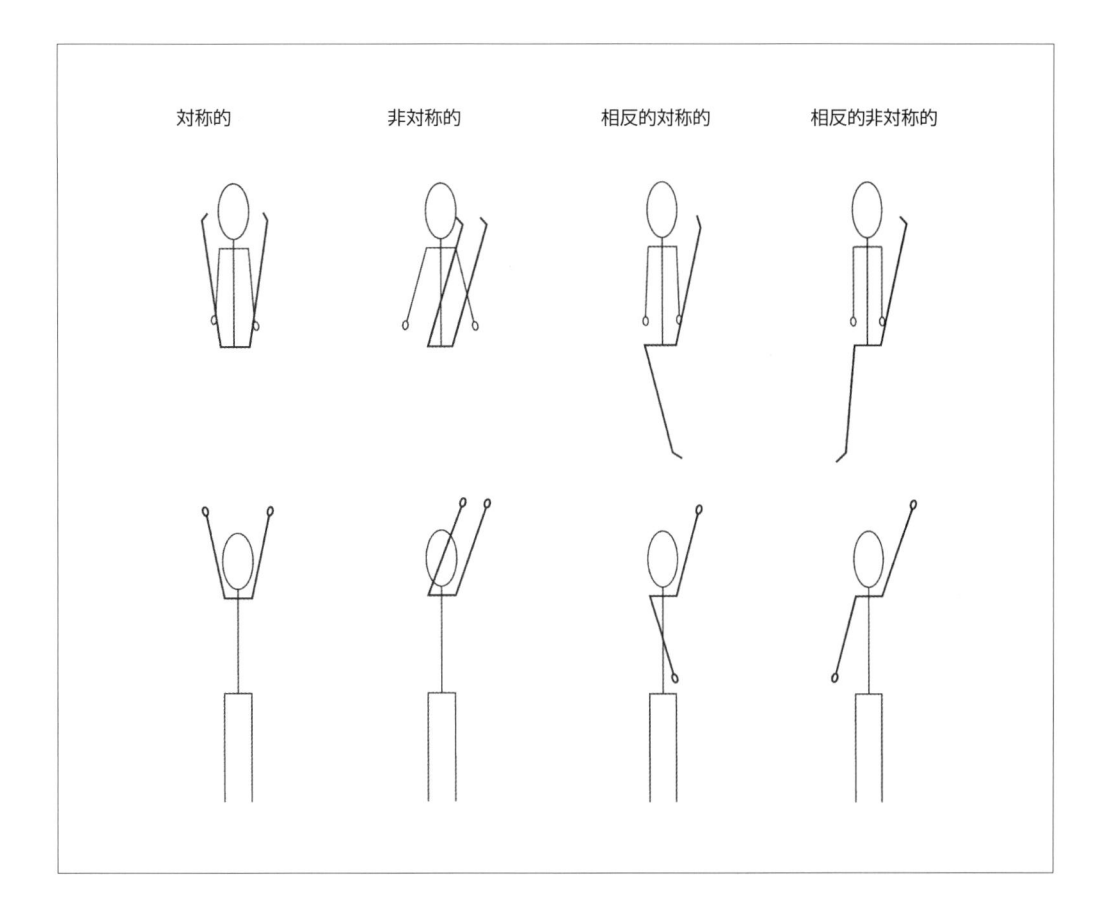

図 2-11
両側性の対角線運動 (D.E.Voss, ノースウエスタン大学メディカルセンター, シカゴ, イリノイ州, アメリカ)

2.4 刺激の加重

　ベーシック プリンシプル（基本原理）では，刺激の加重はイラディエーション（放散 Irradiation）に含まれている．
加重現象：
- **空間的加重**
　刺激の方法は様々であり，異なる神経線維が同時に刺激されることにより，そこにかかわる運動ニューロンの作用が変化する．
- **時間的加重**
　ある特定の神経線維に繰り返しの刺激を与えることによって，運動ニューロンへの付加的な刺激が加えられた場合に生ずる．

　この両方の刺激は，同時に行うことも可能である．その結果，刺激の加重は大きくなり，より大きな活動が得られる．
　以上の理由から，治療時には異なる肢位で，治療部位に対しできるだけ多くの刺激を与える．そして，運動の潜在能力を引き出し，最適な反応を得ることが，目標である．

刺激の加重が PNF の基本である！

2.5 イラディエーション (Irradiation)

　内・外受容器への様々な刺激を伴い，対角線運動へ抵抗を加えることによって，イラディエーション現象が起こる（第1章3「基本的な考え方（Philosophy）」(8頁) 参照）．このイラディエーションによって，機能的な活動を改善し，場合によっては筋活動を増強させることもできる．この筋活動が高まることによって，過緊張の筋肉をリラックスさせ，痛みの緩和につながることもある．

第 3 章
テクニックと治療方法

3.1 テクニックと治療方法のまとめ

3.2 テクニック
  リズミック イニシエーション（Rhythmic Initiation）
  リピーティッド ストレッチ（Repeated Stretch）
  リピーティッド コントラクション（Repeated Contraction）
  ダイナミック リバーサル（スロー リバーサルも含む）
    （Dynamic Reversals）
  リズミック スタビリゼーション（Rhythmic Stabilisation）
  コントラクト-リラックス（Contract-Relax）
  ホールド-リラックス（Hold-Relax）
  "ホールド-リラックス"と"コントラクト-リラックス"との相違は？
  痛みの治療の観点から

3.3 治療方法
  スタビリゼーション（Stabilization）
  スタビライジング リバーサル（Stabilizing Reversals）
  コンビネーション オブ アイソトニック（Combination of Isotonics）
  タイミング フォー エンファシス（Timing for Emphasis 強調のタイミング）

第3章　テクニックと治療方法

3.1　テクニックと治療方法のまとめ

　PNFには，筋群を促通（活性化）もしくは抑制（筋緊張を抑える）するテクニックがある．

　古くからのPNFテクニック以外に，運動パターンに機能的訓練として使用されるものもある．

　運動方法の定義は，"いくつかの基本的概念や古典的なテクニックを使ったり，場合によってはそれらを組み合わせることもある"．

　治療方法は，本章の「3.2 テクニック」（42頁）の項目で見つけることができる．

　テクニックの選択や治療の流れは，各々のゴールによって異なる．

　筋は活動や運動方向などによって，収縮する部分が決まる．そのため，筋力を最適に改善するために，筋は様々な関節の位置や肢位でトレーニングされることが重要である．

　このような理由から，様々なテクニックや筋収縮の種類は組み合わされ，異なる肢位でトレーニングされるべきである．また患者が，自分で行うことができれば最良である．

テクニックのまとめ

リズミック イニシエーション（Rhythmic Initiation）

リピーティッド ストレッチ：Repeated Stretch（リピーティッド コントラクション：Repeated Contraction）

- リピーティッド ストレッチ フロム ビギニング オブ レンジ（Repeated Stretch from beginning of range）
（エロンゲーションされている筋に対するストレッチ/ROMの開始時から）
- リピーティッド ストレッチ スルー レンジ（Repeated Stretch through range）
（収縮している筋に対するストレッチ/ROMを通して）

ダイナミック リバーサル（Dynamic Reversals）
（動的）

リズミック スタビリゼーション（Rhythmic Stabilization）
（静的）

コントラクト-リラックス（Contract-Relax）
（動的）

ホールド-リラックス（Hold-Relax）
（静的）

治療方法のまとめ

スタビリゼーション（Stabilization）
（安定性を高める，または保持する）（静的）

スタビライジング リバーサル（Stabilizing Reversals）
（静的，または動的）

コンビネーション オブ アイソトニック（Combination of Isotonics）

タイミング フォー エンファシス（Timing for Emphasis）
（強調のタイミング）

3.2 テクニック

リズミック イニシエーション
(Rhythmic Initiation)

一般的に

このテクニックは，動筋を用いる運動方向に対してのみ使われる．

定義

可能な範囲内でリズミカルな運動を繰り返す．（動筋の）運動方向のみ，教える．

目的
— 動的な筋活動を刺激する．
— 自ら運動ができない場合，運動能力を改善し促進する．
— 随意的な運動の改善
— リラックス
— 運動範囲の拡大

適応
— 筋緊張亢進（例えば，固縮，痙性）
— 代償的に筋緊張が高くなっている状態のとき
— 感覚障害（例えば，固有感覚受容器の反応の低下が問題の場合）
— 運動を開始することが困難な状態のとき
— 患者が運動を学習するときや再学習するとき

実施方法
1. 始めは他動的に運動を行う．
　　　口頭指示　　　"私に動かさせてください"
　　　目的　　　　　例 — 随意的なリラックス
　　　　　　　　　　　 — ある特定の運動に対する理解
2. その後，自動運動を介助し，ゆっくり抵抗を増やす．
　　　口頭指示　　　"少し手伝ってください"
　　　目的　　　　　例 — 筋活動に対する感覚
　　　　　　　　　　　 — 抵抗に抗して行う運動介助
3. 最後に抵抗に抗して自動運動を行う．
　　　口頭指示　　　"もう少し手伝ってください！"（例えば"引いて！"）
　　　目的　　　　　例 — 目的とする運動中の最適な筋活動
　　　　　　　　　　　 — 最適な抵抗に抗しての自動運動

注意　　— 自動介助や自動運動の前に，他動運動で行うときのリズムは，リラックスのため非常に重要である．
　　　　— 上記の方法で拮抗筋の運動を学習することも可能である．
　　　　— 拮抗筋と動筋に対する運動の組み合わせは可能であるが，その運動を一方向のみ行う！
　　　　— "リズミック イニシエーション"は，患者に新しい活動や運動パターンを教えるときなどにも使用できる．

リピーティッド ストレッチ
(Repeated Stretch/Repeated Contractions)

a) リピーティッド ストレッチ フロム ビギニング オブ レンジ（Repeated Stretch from beginning of range）
開始肢位から伸張されている筋に対する伸張刺激（ストレッチ）

b) リピーティッド ストレッチ スルー レンジ（Repeated Stretch through range）
収縮している筋に対する伸張刺激（ストレッチ）

- 保持をする場合
- 保持をしない場合

伸張刺激（ストレッチ）に対する基本的な考え方は，すでに第2章2で述べている．ここでは，"ストレッチ"を治療テクニックとしてのみ説明する．

一般的に
伸張刺激（ストレッチ）は，脊髄伸張反射を利用している．
筋自体の反射と"ストレッチ"は，以下のものに使用することができる．

a) **伸張されている筋に対して行われる．**
b) **収縮している筋に対して行われる．**

ひとつの運動を学習するためには，繰り返すことが効果的である．伸張反射を利用し，収縮している筋の筋力が最大となり，筋疲労しにくくなる．

神経生理学的潜在能力を引き出すためにこのテクニックは用いられる．つまり，最大筋収縮の後にインパルスが流れやすくなるということを利用している．

禁忌
— 痛み
— 治癒していない骨折
— 亜脱臼

注意　　弛緩性の麻痺の場合，筋を伸張しすぎてはいけない．
　　　　以下は伸張刺激（ストレッチ）の重要事項のまとめである．
　　　　"テンション"　＝緊張（筋肉内）

第3章 テクニックと治療方法

牽引や他動的に筋の起始と停止部を引き離すことによって，行う．

"タイトネス" ＝硬さ（筋肉）
（Tightness） すべての運動方向，特に回旋方向に対し，緊張のある状態で，伸張する．

"発火（タップ）"＝伸張刺激
すべての運動方向に対し，伸張していた位置からさらに引き伸ばすような，すばやく，短い伸張刺激．

a) リピーティッド ストレッチ フロム ビギニング オブ レンジ
(Repeated Stretch from beginning of range)
開始肢位から伸張されている筋に対しての刺激（ストレッチ）

定義
伸張されている筋に対するさらなる伸張刺激は"リピーティッド イニシャル ストレッチ"と呼ばれ，運動開始時に運動を引き起こす目的で行う．
運動開始時から伸張反射を起こす．

目的
— 運動の誘導
  運動開始時に更なる伸張刺激を加えることで，運動の誘導が可能になる．
— 潜在能力を引き出すことも可能である．
  運動パターン以外に運動開始時から"ストレッチ"を行うことによって，随意的なコントロールを評価することができる．また，これによって反応を引き起こす．
— リラックス
  — 運動開始時に同じ位置で，伸張刺激が繰り返し加えられることによって，筋疲労を最小限にすることができる．自己抑制と呼ばれ，筋緊張の高い筋のリラックスのために利用される．
  — 伸張刺激を拮抗筋に対し繰り返し行う方法やそれに続く筋活動に抵抗を加えることで，筋緊張が亢進している筋を抑制することができる．

実施方法
開始肢位：筋は他動的に，治療者によって伸張される．
— 筋はリラックスしている状態にする．
— その四肢や身体部位は牽引を使い，目的とするすべての筋が伸張される肢位へ他動的にもっていく．
— すべての運動要素を伸ばすよう考慮する．特に回旋に留意し，すべての緊張は保たれていること．
— この伸張した肢位で，対象となる四肢や身体部位に対し，さらに運動に参加するすべ

ての筋肉が伸張されるような，すばやく，短い動きで更なる刺激を加える．この"ストレッチ"を"リピーティッド イニシャル ストレッチ"と呼ぶ．
— 可能であれば，この後に続く自動の筋活動に対し，適切な抵抗と，口頭指示を同時に加える．
— そして最初の肢位に戻り，また始めから行う．

b) リピーティッド ストレッチ スルー レンジ (Repeated Stretch through range)
収縮している筋に対する伸張刺激 (ストレッチ)
保持をする場合／保持をしない場合

定義
動的筋活動によって運動パターンを行っている運動域内で，繰り返し伸張刺激（"リ（再）・ストレッチ"）を加える．

この"ストレッチ"は，運動中に数回繰り返し行われる．

この"ストレッチ"は，"リ（再）・ストレッチ"と呼ばれ"イニシャル ストレッチ"（"開始位置（肢位）からのストレッチ"）と比較し，再度繰り返しストレッチを加えることになる．

目的
— 筋収縮の強調
— 筋力強化
— 筋疲労の減少
— 筋持久力の改善
— 運動可動域の拡大

保持をしない場合

実施方法
開始肢位：自動＝筋は収縮している．

この伸張刺激は筋の緊張があり，収縮が減弱した状態の際に行う．

"イニシャル ストレッチ"後に動的筋活動が起こった状態で，運動パターンを行っている間に，繰り返しストレッチを加える．

"ストレッチ"（"リ（再）・ストレッチ"）は，運動中に患者に応じて，早さや強さを変えて組み合わせることができる！

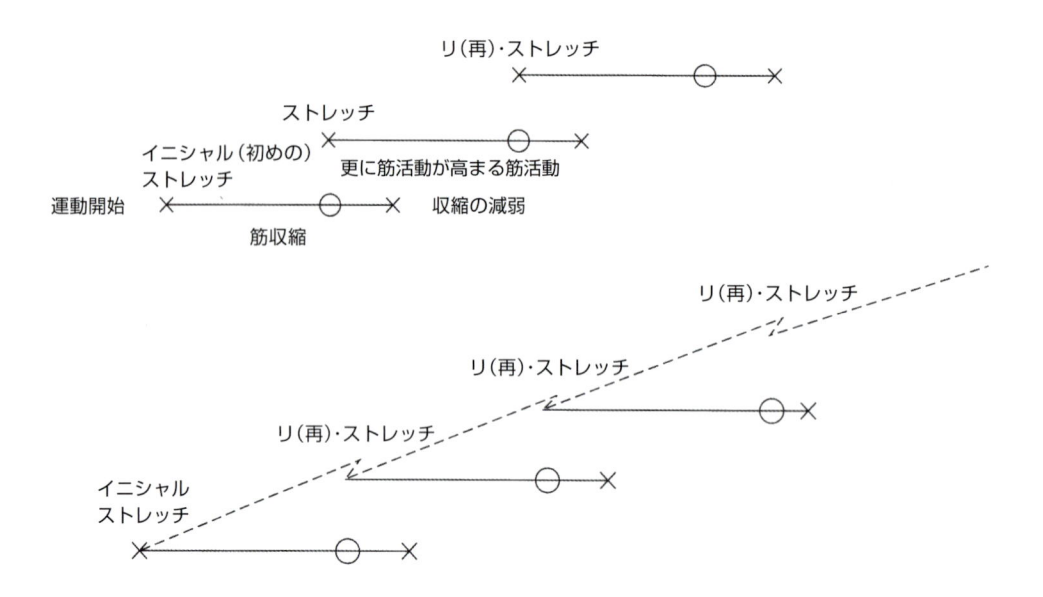

図 3-1　組み合わせの図式 "イニシャル・ストレッチ—リ（再）・ストレッチ"
×：収縮／活動の限界
○：収縮の減弱時（×），筋緊張を獲得するため運動を戻す．その後，更なる／強い筋収縮を支持するため再 "ストレッチ" ＝ ("リ（再）・ストレッチ") する．
---：それぞれの "再ストレッチ" 後，さらに可動域が拡がる．

注意
— 伸張と口頭指示は同時に行う．
— 患者は "リ（再）・ストレッチ" 中にリラックスしてはいけない．
— 口頭指示："もっと，引いて！"
　伸張刺激に対する自動での反応を待ち，運動を介助しない．
— 患者が，それぞれの "リ（再）・ストレッチ" 後にさらなる運動を起こせるようにするため，抵抗で運動を妨害してしまわないようにする！
— 伸張刺激の回数は，患者の能力により判断していく．

保持をする場合

保持を伴うリピーティッド コントラクション（反復的収縮）
（Repeated contractions with hold）

　これは，動的筋活動に静的筋活動を組み合わせたもので，"リピーティッド コントラクション（反復的収縮：Repeated Contraction）" を，さらに難易度を高めた方法である．

定義
　動的筋活動の運動パターンのなかで，伸張刺激を繰り返す．運動パターンのなかで保持（Hold）し，静的な筋活動を獲得する場合は，動的筋活動のなかで伸張刺激を繰り返し，

その可動域のなかで保持する．

目的
強い部分の運動をし，保持させ筋活動を高めることにより弱い部分にイラディエーション（放散）を起こさせる．「リピーティッド ストレッチ（コントラクション）」（43頁）参照．

実施方法
— "イニシャル ストレッチ"後に，動的筋活動が起こる．この運動パターンの全要素に対し，伸張を繰り返す．
— 収縮が減弱するのを感じた場合，"ホールド（保持）"し，静的な筋活動を行う．
— そしてさらなる動的筋活動を起こすため，伸張刺激を繰り返し運動をさせていく．

注意
— 静的な筋活動を行う場合，患者が十分に反応する時間を待つ．
— 患者は随意的に，保持活動から動的筋活動を起こすようにする．
— この方法は，動的／静的筋活動の組み合わせを行うために，静的な筋活動が困難な場合，用いることは効果的ではない．
— 患者は，始めに静的筋活動を学習するべきである．それを通し，"保持"することも治療の一部となる．
— 弛緩性麻痺の筋は伸張しすぎないようにする．
— "保持しない場合"の注意の部分も参照すること．

ダイナミック リバーサル（スロー リバーサルも含む）
（Dynamic Reversals）

この"ダイナミック リバーサル"というテクニックの名称は，Margaret Knottによって命名された．理学療法士であるSusan Adler, Gregory Johnsonと Vicky Saliba（Calif. USA）などは，「運動は速度のバリエーションも大切である」として，例えばスポーツ選手の場合，運動の速さ，協調性などを学習する必要性があるので，"緩徐な反復（Slow Reversals）"も含めて"ダイナミック リバーサル"と呼んでいる．

一般的に
このテクニックでは動筋と拮抗筋運動パターンが使われる．それを，リバーサルテクニックと呼んでいる．

日常生活の多くの動作は拮抗筋を用い，動筋を伸張位へもっていくことにより，最良に筋活動を発揮できるように誘導している（例えば，投げる，歩行と走行など）．

このテクニックは神経生理学者Sherringtonの"動筋の最適な収縮は，拮抗筋の最大収縮の直後に起こる."という"継時誘導（Successive Induction）"の理論に基づいている．

この"継時誘導"以外に"相反抑制"を起こすことも可能である．

また，このテクニックはダイナミック（動的）である．そのため多くの患者に適用することが可能である．絶えず動筋と拮抗筋を交互に収縮させているため，疲労は起こしにくくなる．

定義

動的筋活動に対する抵抗は，動筋と拮抗筋に交互に行い，変換の際はリラックスはさせないようにする．

目的

― 自動運動の促通/刺激
― 筋力強化
― 持久力訓練
― 協調性の学習
― 運動範囲の拡大
― リラクセーションと抑制（相反抑制）

実施方法

- ゆっくり行う方法
- すばやく行う方法

― 強い運動パターンのほうから開始する（より大きな能力）．
― その後，弱いパターンに変える．
― 動筋と拮抗筋の運動を交互に行い，徐々に抵抗を増やし，最大限まで増やす．
― 弱いパターンで運動を終了する．

グリップ

― 下肢：変換時に近位部のグリップで筋収縮を持続し，遠位部のグリップを速やかに変える．
― 上肢：遠位部のグリップを変換する際，始めに近位部の手を離す．そうすることにより，運動切り替え時に筋緊張を低下することなく行える．

注意
― 場合によっては"イニシャル ストレッチ"から運動を開始してもよい．または，患者自身によって運動を開始する．
― 変換時に"ストレッチ"は行わない．
― 抵抗は，患者が収縮を強められるような適量とする．このテクニックが最適に行われるようにするため，動的抵抗はゆっくり増やす．（例外として，スポーツ選手のような早い，運動の反復が必要な場合は，抵抗も早く増やすと効果的である）

— 運動の変換時に，近位部のグリップで軽い牽引や圧縮をかけて，筋収縮を保持することも可能である．
— 運動方向変換時に収縮している筋力を保持するためには，口頭指示も大事である．これによって，患者は適した運動を行うことができるようになる．例えば，運動変換前に，変換する手が準備できたら"つま先をさらに引き上げて！"など．強調するために，"そーしーて（声をゆっくり伸ばすようにして）"を，変換中は変換する前に，もう一度口頭指示を与え，最後に"つま先を下げる！"のような口頭指示で終了する．

リズミック スタビリゼーション (Ryhthmic Stabilisation)

一般的に
"リズミック スタビリゼーション"では，同時収縮（動筋と拮抗筋が同時に収縮する）による微細な静的筋活動によって，安定性を獲得することを目的としている．

このテクニックは，静的な筋活動を行える患者にのみ適している．例えば，脳挫傷あるいは脳障害による機能的障害のある患者には，困難であることが多い．

"ダイナミック リバーサル"同様，この"リズミック スタビリゼーション"も拮抗筋の活動を伴うリバーサルのテクニックであるが，この場合は静的である．これは拮抗筋の強い収縮直後に動筋が収縮しやすくなるという，神経生理学者 Sherrington の Successive Induction（"継時誘導"）の原則に基づいている．

定義
（変換する際に）リラックスさせることなく抵抗を動筋と拮抗筋に交互に与えた状態での静的筋活動．

目的
— 筋力強化
— 筋の抑制／弛緩　例えば，痛みの緩和や運動範囲の拡大（相反抑制）
— 同時収縮による安定性の改善（関節と体の位置を学習）

適応
— 中枢神経疾患による安定性の低下（末梢神経損傷による運動の部分的な障害など．例えば，ポリオ，多発性神経炎，弛緩性不全麻痺）
— 整形外科的な機能障害（例えば，関節症，肩の痛み，膝・股関節術後）
— リウマチのような不安定な関節
— 失調（症）
— 痛み

実施方法

弱い筋に対して，どの部位に，どのような肢位で最適な促通ができるかということを考えなくてはならない．そのため，ここでは促通をするための，いくつかの異なる方法を紹介する．

促通／筋力強化のため

1. バリエーション
— 弱いパターンの動的筋活動を伴う運動から開始する＝動的動作作用
— 弱いパターンの中でより強い運動要素に静的筋活動をさせる．
— 強い運動パターンに変換する＝静的拮抗作用
— 静的に動筋と拮抗筋を交互に作用させる．変換させるたびに抵抗を少しずつ増やし，最適な最大抵抗まで増やしていく．
— 最後の動筋による静的筋活動後に，必要に応じて動作筋の動的筋活動を行い終了する．

2. バリエーション
— 強い運動パターンの静的筋活動から始める＝静的拮抗作用（必要に応じて，その前に動的な筋活動を行う）
— 弱い運動パターンに変換する＝静的動作作用
— 静的に動筋と拮抗筋を交互に作用させる．変換させるたびに抵抗を少しずつ増やし，最適な最大抵抗まで増やしていく．
— 最後に動筋による静的筋活動後で終わるか，必要に応じて動筋の動的筋活動を行い終了してもよい．
— 筋収縮を強め，運動の変換時に収縮を保持するためには，口頭指示も重要である．静的な活動では"止めて"のような単調な指示になりがちであるため，口頭指示の強さ（場合によっては，長さ）も大事である．特に運動変換時は，声を伸ばして"とーめーて"と強くすると筋活動を得やすい．

これらは静的筋活動を伴っているが動的筋活動でもある"ダイナミック リバーサル"（スロー リバーサルも含む）にもいえることである．

抑制／リラクゼーションのため

— 四肢を最終可動域まで，他動的に動かす．短縮した状態で，もしくは緊張の高い状態で，静的な筋活動をつくり出す（＝拮抗作用）．
— 動筋—拮抗筋の活動を交互に行う．
— 最後に動筋による静的筋活動をして終了するか，必要に応じて動筋運動範囲が拡大するような動的筋活動を行い終了してもよい．
— 口頭指示も筋収縮を保つために役立つ．"止めて"という口頭指示を運動の変換時には（声の調子も含め）強調する．

この実施方法は，部分的にではあるがリラクゼーションテクニックである"ホールド-リラックス（Hold-relax）"と同様である．

促通と抑制の違いはどこにあるのか？

抑制が目的の場合には，始めの動的な収縮を行わせない．四肢は他動的に最終可動域まで移動するようにする．

グリップ

促通と抑制のため
- 下肢：変換時に近位部で，収縮を保持できるように，遠位部のグリップを始めに行う．
- 上肢：遠位部のグリップを変換させられるようにするため，始めに近位部の手を離す．それによって，運動の変換時に緊張が低下することを防ぐことができる．
- 遠位部の運動要素（足部，場合によっては手）は，静的筋活動のための正しい肢位に設定する．上肢とともに運動を行う場合は，手を握り，筋活動を低下させることなくマニュアル・コンタクト（グリップ）の切り替えがスムーズに行えるようにする．

注意
- 抵抗はゆっくりと，少しずつ増やしていく．
- 運動パターンの変換時に休憩させない（＝収縮が失われることのないように）．
- 筋活動は常に同時収縮が起こるようにする（＝動筋と拮抗筋の静的な同時収縮）．

リズミック スタビリゼーションは体幹と四肢を用いて機能的活動の獲得のために用いられることが多い．主に"スタビライジング リバーサル"の利点とともに"安定性訓練"に用いられる（「3.3 治療方法」〈58頁〉参照）．

股関節の安定性を伴う体幹の訓練は，"リズミック スタビリゼーション"の簡単な形で行う方法が適している．これは，静的な筋活動を導く"リズミック スタビリゼーション"の促通の原則に基づいている（前頁の「促通／筋力強化のため 2.バリエーション」参照）．
静的な筋活動を行える強い筋群から開始する．そして休憩することなく，弱い拮抗筋に変換する．抵抗を徐々に増やしながら，何回か変換した後，弱い筋の静的筋活動で終了する．

注意 他のすべての訓練と同様に，アライメントを整えた姿勢で，肩や股関節への圧縮（アプロキシメーション；Approximation）を組み合わせて行うとさらに効果的である．

コントラクト-リラックス（Contract-Relax）

一般的に
- "コントラクト-リラックス"は，わずかな限局された動きの中で行われる動的なテクニックである．

— このテクニックは，短縮または収縮している拮抗筋を改編させ，その後の拮抗筋のリラクセーションを得ることを目的としている．
— 拮抗筋のリラクセーションが得られた後，動筋の活動を用いて可動域を拡大させることも可能である．可動域を拡大するため，拮抗筋の筋活動を利用する．

例
肘関節の伸展制限＝動筋の運動パターン
筋緊張が亢進している筋：肘関節屈筋群＝拮抗筋の運動パターン
肘関節伸展を改善するためには，この筋群が伸張され，そして弛緩しなければならない．

定義
過緊張あるいは短縮している筋(拮抗筋)の最適な動的筋活動の後に，筋のリラクセーションが起こり，以下のことが得られる．
- 自動可動域拡大
- 他動可動域拡大

目的
以下のための，過緊張，あるいは短縮している筋の弛緩
— 可動域の拡大
— 筋緊張の正常化

実施方法
— 目的とする身体部位を最終可動域まで，自動もしくは他動で動かす．
— 患者に過緊張もしくは短縮している拮抗筋を最適な動的筋収縮させる（目的とする運動パターンの運動が若干起こるかもしれない．その際に，すべての運動要素，特に回旋に注意する）．可能な限り，その他の運動要素は保持させ，回旋の運動のみ許す．
口頭指示により，運動が調整されるべきである！
— その後，適切な口頭指示により，完全にリラックスするよう指示する．
— リラックスの後，可動域を拡大するが，その方法は次の2通りある．
- **自動運動により可動域を拡大**
- **他動運動により可動域を拡大**

自動で可動域を拡大
リラックスした後，動筋の運動が行えるように，マニュアル・コンタクトは切り替える．
グリップ（マニュアル・コンタクト）は，遠位から切り替えることが多い．患者は，新しく獲得された最終可動域のところまで，動筋の運動を行う（ここでは，必要に応じて適切な抵抗，牽引あるいは圧縮を注意深く与える）．

他動で可動域を拡大
リラックス後，その身体部位を治療者によって，新しい可動域まで動かす．その際に，

すべての運動要素，特に回旋に留意する．可動域を拡大するとき牽引を与えると効果的である．

— 以上の手順（自動，他動での拡大）を，目的とする可動域を新たに獲得するように何回か繰り返す．
— 新しい可動域を得ることができたら，動筋の筋活動で終了する．必要に応じて，"リピーティッド コントラクション"や"スロー リバーサル"のようなテクニックと組み合わせることも可能である．

自動で可動域を拡大した場合と他動で行う場合の比較
— 患者が自動運動で動筋の運動を行うことによって，拮抗筋の相反抑制が働くため，自動での手順のほうが合理的でかつ効果的である．
— 他動の場合は以下の利点がある．
  — 筋が弛緩している場合，牽引を使うことができる．そうすることで，その後，新しい最終可動域にもっていくことができる．
  — 治療者が，新しい最終可動域での"エンド フィーリング（最大限に伸ばされた状態）"を感じやすい．
  — 協調性に問題のある患者にとっては容易になり，最終域で自動での同時収縮することも可能である．
  — 動筋の持久力に問題のある患者の場合，拮抗筋の運動なので動筋の動きが容易となることが多い．

注意
— このテクニックは，筋の最終可動域で実施されるが，痛みのない領域で行う．
— このテクニックは，短縮，過緊張である筋をリラクセーションさせるために用いられる．
— 必要であれば，牽引とともに行うことができる（上項の「自動で可動域を拡大した場合と他動で行う場合の比較」参照）．
— リラックスのため，患者には十分な時間を与える．つまり治療者が，そのリラックスした状態を感じられること．それぞれの患者によって異なり，秒数は測れない．
— 新しい可動域での運動コントロールを獲得するため，筋のリラクセーション後，弱い動筋の自動運動をさせ，筋力強化で終了することもある．
— このテクニックは，痛みがある場合はあまり使用しない．その場合は"ホールド-リラックス（Hold-Relax）"を行う．
— このテクニックは，寒冷療法（氷など）と組み合わせて実施することも可能である．

ホールド-リラックス
(Hold-Relax)

一般的に
- "ホールド-リラックス"は，最適な拮抗筋の静的筋活動を用いるテクニックである．
- 治療者と患者は，お互いに筋の緊張をつくっていくようにする．このテクニックは，患者にとって難しく，治療者との共同作業が必要となる．そのため，このテクニックは，大脳の障害がある患者や子どもには適していない．
- このテクニックは，過緊張あるいは短縮している拮抗筋に対する自己抑制の現象を利用している．
- 拮抗筋のリラクセーションを促し，可動域を拡大する．

例
痛みを伴う肘関節の伸展制限には動筋の運動パターンを使用する．
緊張が亢進している筋が肘関節屈筋群の場合，拮抗筋の運動パターンを使用する．
拮抗筋が動筋の運動を阻害しているため，肘関節伸展の可動域拡大のためには，これらの拮抗筋は抑制され，弛緩されなければいけない．

定義
過緊張もしくは短縮している（拮抗）筋の最適な静的筋活動の後に，リラクセーションが起こる．
- 自動可動域拡大
- 他動可動域拡大

目的
以下のための過緊張または短縮している筋の抑制／弛緩
- 痛みの緩和
- 可動域拡大
- 筋緊張の正常化

実施方法
- 対象となる身体部位を自動もしくは他動で，最終可動域または痛みの起こる手前まで移動する．
 （相反抑制を望んでいる場合は自動で，痛みのある場合は他動で行い，痛みの起こる手前で止めると患者が痛みを感じる場合より可動域が拡大しやすい）
- 遠位部の運動要素（足部，場合によっては手指）は，静的筋活動に適した肢位にする．
- 患者に過緊張／短縮している拮抗筋を静的に収縮させる．
 抵抗はゆっくりと徐々に増大し，特に回旋を強調する！
 口頭指示：保持する活動を刺激するように"止めて"や"そのままで！"などのような指示を出す．

— 最後に口頭指示を出し，随意的なリラックスをさせる．
— リラックスさせた後，可動域を拡大するには次の2通りの方法がある．
- **自動で可動域を拡大**
- **他動で可動域を拡大**

自動で可動域を拡大

　リラックスの後，動筋の運動が練習できるように，マニュアル・コンタクトは動筋に切り替える．

　グリップ（マニュアル・コンタクト）は，遠位から切り替えるようにする．

　患者は，新しく獲得した最終可動域のところまで，動筋の運動で動かす（ここでは，最適な抵抗，牽引あるいは圧縮に注意する）．

他動で可動域を拡大

　リラックスの後，その身体部位を治療者によって，新しい最終域まで動かす．その際に，すべての運動要素，特に回旋と牽引に留意する．

— 以上の手順（自動，他動での拡大）を，新しく獲得した可動域に達するまで繰り返す．
— 新しい可動域を確実なものにするため，動筋の筋活動で終了する．必要に応じて，"リピーティッド コントラクション"や"スロー リバーサル"のようなテクニックと組み合わせることも可能である．

自動で可動域を拡大した場合と他動で行う場合の比較

— 患者が自動運動で動筋の運動を行うことによって，拮抗筋に相反抑制が働くため，自動での手順を行ったほうが合理的で，効果的である．
— 他動の場合は以下の利点がある．
　— 筋肉が弛緩している場合，牽引を使うことができる．そうすることで，その後，新しい可動域にもっていくことができる．
　— 治療者が，新しい最終可動域での"エンド フィーリング（最大限に伸張された状態）"を感じやすい．
　— 協調性に問題のある患者にとっては容易になり，最終域で自動的に同時収縮を行うこともできる．
　— 拮抗筋の運動を用いるので，持久力に問題のある患者の場合は容易に行うことができる．

注意 — このテクニックは，最終可動域で実施されるが，状況に応じ，痛みのない領域で行う．
— このテクニックは，短縮，過緊張である筋をリラックスさせるために使用する．
— 可能であれば，牽引とともに行うことができる（上項の「自動で可動域を拡大した場合と他動で行う場合の比較」参照）．
— リラックスのため，患者には十分な時間を与える．つまり治療者が，そのリラッ

クスした状態を感じられること．それぞれの患者によって異なり，秒数は測れない．
— 新しい可動域での運動コンロールを獲得するため，弱い動筋の自動運動と筋力強化で終了することが多い．
— 静的筋活動によって，痛みの範囲をよりコントロールしやすくなるため，このテクニックは主に関節可動域制限を伴う場合や，痛みがあり静的筋活動が可能な場合に用いられる．
— このテクニックは，寒冷療法（氷など）と組み合わせて実施すると効果的な場合がある．
— このテクニックは，セラピストが非力で患者の筋力が強い場合（スポーツ選手など）や"コントラクト-リラックス"が最適な状態で実施できない場合にも，十分使用することができる．

"ホールド-リラックス"の，"コントラクト-リラックス"との相違は？

— 静的な筋活動である．
— 痛みに対して効果的で最終域近くで痛みが生じる手前で行われる．
— 可動域制限を伴う，または伴わない痛みに対して非常に効果的である．
— 静的収縮を伴うため，筋力増大にもつながる．

痛みの治療の観点から

　痛みを伴う患者の治療については，PNFの治療のなかでもいくつかの見解があり，考慮しなければいけないことがある．
— 痛みから遠い部分から，治療を始める（例えば，腰痛の場合に足部や頸部などから．もしくは一側に痛みがある場合，反対側の四肢から始める）．
— 患者が痛みなく，心地よい肢位で開始する．
— 痛みのある部位の負荷を免荷する．
— 痛みがある場合，寒冷療法や温熱療法を前処置として行うことも必要である．
— テクニックの選択："ホールド-リラックス"は場合によっては寒冷療法や氷の使用と組み合わせる*．

---

*　KabatとKnottの開発した寒冷療法は，水と氷の粒（Ice-Chips）を混ぜたものが基本となっている．この氷水の中に2枚のタオルを入れ，そのタオルに氷の粒が付いたものを取り出す．その取り出したタオルを，目的とする身体部位に当て，頻回に取り替える．この方法での寒冷療法は，筋全体（起始から停止まで）を氷の付いたタオルで覆うことができるなど，いくつかの利点がある．それ以外に，PNFの治療テクニックとの組み合わせも容易である．タオルを頻回に変えることによって，寒冷の効果を持続させることができる．

Margaret Knott は，
"ホールド-リラックス"は"痛みが問題である場合の一番目の選択"と考えていた．

このテクニックは，痛みのない範囲で動的な筋活動に移行していくことも可能である．
"ホールド-リラックス"は，その動きの方向で様々な肢位にゆっくり移行し，痛みの境界線に近づいていく．それをとおして，痛みの境界線が変化していく．つまり痛みが減少したり，可動域が拡大することにつながる（図3-2）．

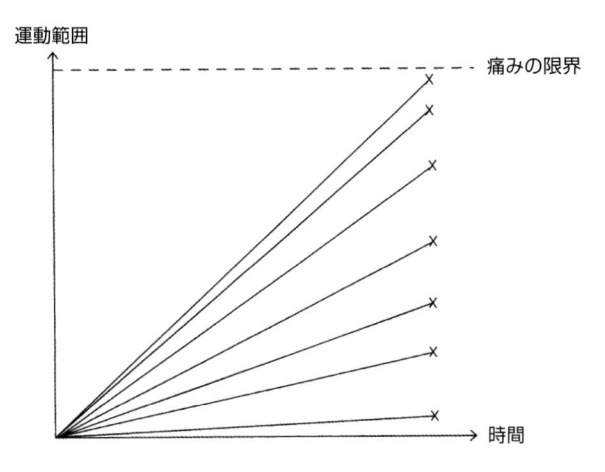

図 3-2
"Hold-relax"を使った痛みの伴わない可動域の拡大
ホールド-リラックス
×＝"Hold-relax" ホールド-リラックス

3.3　治療方法

　身体部位や関節の安定性改善の訓練には、古典的なテクニック"リズミック スタビリゼーション"以外に2つの方法がある.
　その2つの方法とは静的筋活動：
- スタビリゼーション / 保持
- スタビライジング リバーサル（"静的"／"動的"筋活動；静的筋活動に近い、最小限の動きを伴う）

スタビリゼーション
(Stabilization)

一般的に
肢位を保持するために安定性は、重要である.

定義
静的な抵抗（強くしたり弱くしたり、調整する）をそれぞれ動筋と拮抗筋に与える.

目的
— 関節周辺または身体部位の安定性改善
— 筋力強化
— 姿勢コントロールの改善
— 協調性の学習

実施方法
— 姿勢反射や伸張反射を用いる場合、すばやい圧縮で反射を誘発する.
— その後ゆっくり抵抗を増やし、筋活動をつくり出し、その姿勢を圧縮と静的筋活動によって保持する. 最適な抵抗を長く保持し、その後徐々に減らしていく（第2章2参照）.
　　— 静的筋活動のため抵抗は、対角方向に与える.
　　— 前方から後方へ（前方—後方向）
　　— 後方から前方へ（後方—前方向へ）
　　— 回旋方向へ
　　例外：頚椎に過大なストレスを与えないように、頭部には回旋単独での抵抗を与えず、回旋を伴う対角方向、前方から後方、後方から前方に抵抗をかける.
治療者は常に対角線の延長線上に立つ！

— 口頭指示：例えば、"止めて！""立ったまま動かないで！"

3.3 治療方法

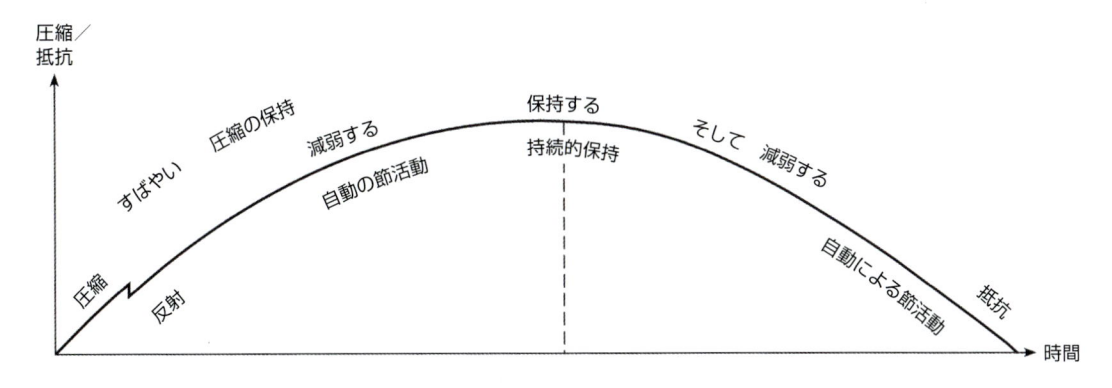

図3-3
安定性
抵抗をすぐに止めてしまうと，平衡反応が出現する

第6章「坐位での体幹の活動」(198頁) 参照

注意　訓練の難易度を上げるために，スタビリゼーションを圧縮（アプロキシメーション）なしで，行うことも可能である．それをとおして，患者はその肢位を外的刺激なしで，保持することを学習する．

圧縮の方向

関節に圧がかかるように，［前―下］方向もしくは［後―下］方向に行う．立位での圧縮は肩の上から，もしくは骨盤に対し同じことを行う（股関節の促通）．

注意　圧縮は，立位以外にも様々な肢位で行うことができる．第8，9章参照．

スタビライジング リバーサル
(Stabilizing Reversal)

一般的に

様々な肢位を保てるということは，非常に重要である．例えば，四肢の運動には，体幹の安定性を持続できるということが前提条件となる．

アライメントを整えた立位姿勢は，完全な静的姿勢ではなく，若干の揺れが生じる．つまり，若干の動的運動は正常だということである（特に，足関節に観察されやすい）．この立位姿勢を保つための重力に抗する筋活動は，ほぼ静的である．しかし，（常時）若干の筋緊張の変化は生じ，動的筋活動の要素は存在する．"スタビライジング リバーサル"は，準備として行われるような治療テクニックである．動筋と拮抗筋の静的筋活動と最小限の動的筋活動をゆっくり繰り返すことをとおして，安定性また同時収縮訓練を行う．そのため"スタビライジング リバーサル"は"純粋な"静的筋活動ではない．

59

定義
患者が開始肢位で安定性を維持している間に，圧と抵抗を変換する．抵抗とグリップが一方向から他の方向へ移ることに対し，患者は安定するための筋活動を保つ．

目的
― 筋力強化
― 関節周囲と身体部位の安定性改善
― 姿勢コントロールの改善
― 運動範囲の拡大
― 協調性の改善

実施方法
― 安定性訓練のようにすばやい圧縮を用いて，運動を誘発することが可能である．そして，その圧縮を保持する．抵抗は徐々に増やす．（必要に応じて減少させることもある）
抵抗の方向は，徐々に前方―後方，後方―前方と対角線の両方向の回旋に切り替える．
― マニュアル・コンタクトは肩甲骨，骨盤または頭部で変換できる．しかし，途中でリラックスせず，同時収縮をつくり出すように，始めは片手を，前方もしくは後方に残しておく．回旋の抵抗を両手で加えて，回旋の"同時収縮"がすでに学習されている場合のみ，両手を同時に，切り替えることに移行してもよい．
― 口頭指示："私に押されてしまわないように，立っている姿勢を保って！"

注意 ― 抵抗は，筋力が追従してきているときのみ，増やすことが可能である．そして，コントロールや安定性を目的としている場合には，抵抗を減少させる．
― グリップは抵抗の方向に応じて，対角線上で変換する．

コンビネーション オブ アイソトニック (Combination of Isotonics)

〔目的とする筋群（動筋）の動的―求心性，求心性筋収縮の保持（静的筋収縮）と遠心性筋収縮のことである．〕

この治療テクニックは，Institute of Physical Art, San Anselmo, Calif. U.S.A. の Gregory Johnson と Vicky Saliba の両氏によってつくられ，"コンビネーション オブ アイソトニック (Combination of Isotonics)" と名付けられた（ヨーロッパでは，"Agonistic Reversals" と呼ばれることもある）．

PNF でも従来よりこのテクニックと同じように，様々な筋活動の組み合わせを治療方法として使用してきたが，そのような名前を付けていなかった．

一般的に

このテクニックでは，運動の協調性と機能性を同時に高めるために，動筋群の収縮を利用している．

定義

動筋における異なる筋収縮の組み合わせ．
a) 求心性収縮
b) 求心性収縮に対し保持する（患者は常に意識的に運動をしようとしている）．
c) 遠心性収縮
筋が収縮しながら伸ばされていく運動で，その間はリラックスさせないこと．

目的

下記の目的による求心性の動的収縮，求心性収縮の保持と遠心性収縮の学習．
— 運動コントロール（協調性）
— 筋力強化
— 持久力の改善
— ADLにおける機能的訓練

実施方法

運動中はリラックスさせず，a) または，a) と b)，c) を組み合わせて行う．
— 最適な抵抗に抗する運動から開始する．
　　= a) 動的求心性収縮
— 〔運動（パターン中）の任意の位置で〕患者は，その動的な運動を常に続けようとし，セラピストは，その運動を保持する．
　　= b) 動的求心性収縮の保持
— グリップを変えることなく開始肢位の方向にゆっくり戻る．このとき患者は，力を抜かないように，筋が伸ばされながら運動されていることを感じる．
　　= c) 動的遠心性収縮

治療者は，口頭指示と筋活動の種類が変化しても，マニュアル・コンタクトの位置は変えないこと．

注意　— 同時収縮，協調性と機能的な動作を簡単に行えるようになるために，患者が何を必要としているのか，a) または，a) と b)，c) の組み合わせと手順に注意する．
　　　　— 最適に伸張（エロンゲーション）されたもしくは収縮している筋肉に対する"ストレッチ"も可能である．

例

— 座位からの立ち上がりと座り（第8章「歩行訓練」も参照）

開始肢位
　　患者：座位　両足は床についている（立位のための前準備）．
　　治療者：患者の前に立っている．
　マニュアル・コンタクト：骨盤　両（上前）腸骨稜上に虫様筋握り

実施方法
― 患者は立ち上がり動作を開始する．
　　＝a）動的求心性収縮
― 治療者は，動的筋活動を保持したまま，動作の途中，任意の位置でその動作を止める．
　　＝b）動的求心性収縮の保持（静的筋収縮）
― 患者は，収縮を保ちつつ，ゆっくりと座る動作を行う．
　　＝c）動的遠心性収縮

注意　　a），b），c）の間，グリップは変えない！

タイミング フォー エンファシス
(Timing for emphasis　強調のタイミング)

一般的に
　強調のタイミングはPNFの基本原理に含まれる（第2章「基本的原理」参照）が，運動パターン内のひとつの運動要素を強調するための治療テクニックでもある．また，"リピーティッド・コントラクション（Repeated Contraction）"などで，ひとつの関節や身体部位に限局して強調する，特別な方法として行われることもある．この方法を使って治療する目的は，イラディエーション（放散）を利用することである．強い筋要素を用い弱い筋要素を促通する．

　近位部から遠位部へ，または遠位部から近位部への実施が可能である．

　PNFにおける正常なタイミング（Normal Timing）は，遠位部から近位部である．その反対が治療ゴールとなることもあるが，その際には近位部の安定性が得られていることが前提となる．

定義
　静的筋活動もしくは動的求心性筋活動を伴う，動筋の収縮の繰り返しである．ひとつの関節もしくは身体部位に限局し，同時収縮や動筋の収縮保持などを組み合わせて行う．

　3つのパートに分け，1つの運動を強調することができる．
1．運動軸（Pivot ピボット）：目的とする身体部位の要素，または運動を行う部分．運動軸は，患者が最小限の筋力しかもっていない部位である．

2. 安定性の部分（安定性を保つ部位）：強い運動パターンを用い，弱い部分への放散を起こす．—運動を保持すること（ブロッキング）によって，放散が起こってくる．

保持すること（ブロッキング）には2通りのやり方がある．
— 静的保持
— 動的保持．求心性の筋活動を保持し，それ以上運動をさせないこと．
　保持すること（ブロッキング）にどの方法を用いるかということは，患者の状態によって決められる．患者の筋力がある場合には，静的な保持（ブロッキング）が好まれるかもしれない．

3. グリップ〔"ハンドル"（どこをもって操作するのかということ）〕：静的もしくは保持に対する抵抗が与えられる身体部位．

目的
— 特定の筋群に対する，限局した筋力強化
— 特定の運動の改善

実施方法
— 動的筋活動，場合によっては"イニシャル ストレッチ"によって，運動パターン中で最適な筋力が発揮できる肢位もしくは機能的な肢位での運動を誘発する．
— その肢位で，強い要素筋群に静的もしくは動的に保持させる．上項の"安定性の部分"参照（定義2）．
— 弱い運動要素は動的筋活動，場合によっては運動パターン内での"リ・ストレッチ"などを繰り返し，強調される．
— 最後に運動パターン全体に対し"リ・ストレッチ"とリピーティッド コントラクションを行い終了する．全可動域を運動させたほうが学習効果が高まる．
— 強調された筋を弛緩（相反抑制）させるために，場合によっては開始肢位までの戻り拮抗筋の運動パターンを行うことも可能である．
　その他，"継時誘導（Successive Induction）"を利用し，その後の筋活動を改善することもできる．

注意　— 安定性のための強い要素は保持しなければいけない！
　　　　— 運動軸の運動は，近位部から関節に対する抵抗が増える，もしくは放散によって起こることがある．

別法：チェンジ オブ ピボット
（Change of pivots）

　四肢のトレーニングの際には，肢全体の協調性を改善するため，異なる関節の運動を組み合わせることができる．

目的
— 特定の筋群の筋力強化
— 異なる運動レベルでの特定の運動の改善
— 異なる運動レベルまたは関節での協調運動の改善

実施方法
　運動軸の変換．例えば，肢の関節を各々変換していく．
　ひとつの運動軸から，他の運動軸へ優しく，注意深く，途中でリラックスすることなく，運動を変換していく．

例
上肢：
— 肘，肩関節の運動を保持し，手関節の運動軸から開始する．
— その後，運動軸を変換する．例えば，手関節を保持し，肩関節を動かし，肘関節の保持をする．
— 最後に，運動軸を肘関節とし，肩関節を保持し，手関節の保持を継続する．

　この方法で，最後に目的に到達するように，筋力のバリエーションを加えながら運動軸を変換していくことができる．協調運動は，遠位部から近位部である．つまり，最初に手関節，その後，肘関節と肩関節である．
　詳細については前出のタイミング フォー エンファシス（強調のタイミング）も参照すること．

注意　大事なことは，運動軸の強調を行う前に，十分に運動の保持ができるようになっていることである．

第 4 章
四肢の運動パターン

4.1 　四肢の運動パターンの分類（下肢と上肢）
4.2 　下肢の運動パターン
4.3 　上肢の運動パターン

4.1　四肢の運動パターンの分類（下肢と上肢）

　個々に，またはそれぞれを組み合わせて異なる運動パターン（対角線の運動）を使用することで，目的に沿った四肢の訓練が可能となる．ひとつの治療方法として強い筋の要素を使った"強調のタイミング（Timing for emphasis）"を用いて，問題のある関節および運動要素に限局してトレーニングすることも可能である．

　体幹は，場合によっては両側性下肢の運動を組み合わせて（"下部体幹パターン"と呼ばれることもある），もしくは上肢と頸部の運動を組み合わせて（上部体幹パターン／"チョッピング"や"リフティング"など），訓練することができる．

　この章では，四肢の運動パターンのみ紹介する．体幹との組み合わせについては，第6章「体幹のパターン」で説明する．

下肢のパターン：
— 屈曲−内転−外旋
— 伸展−外転−内旋
— 屈曲−外転−内旋
— 伸展−内転−外旋

運動パターンは，以下のことと組み合わせて実施することが可能である．
a) 膝伸展位で
b) 膝を屈曲しながら
c) 膝を伸展しながら

2つの対角線の運動が，それぞれに対し反対方向となり，相反する運動として対になっている．
屈曲−内転−外旋　　−伸展−外転−内旋
屈曲−外転−内旋　　−伸展−内転−外旋

上肢のパターン
— 屈曲−内転−外旋
— 伸展−外転−内旋
— 屈曲−外転−外旋
— 伸展−内転−内旋

運動パターンは，以下と組み合わせて実施することが可能である．
a) 肘伸展位で
b) 肘を屈曲しながら
c) 肘を伸展しながら

2つの対角線の運動が，それぞれに対し反対方向となり，相反する運動として対になっている．

屈曲−内転−外旋─伸展−外転−内旋
屈曲−外転−外旋─伸展−内転−内旋

4.2　下肢の運動パターン

下肢の運動パターンは，治療にとって以下の理由で重要である．
1. 下肢は機能的な課題のために訓練される．例えば，歩行，"ADL"，"移乗動作"など
2. 下部体幹のために下肢の両側性の運動を用いて訓練することも可能である．
3. 以下の目的のために，下肢の運動パターンを使用することができる．
   a) 促通：
   ― 関節周囲筋の同時収縮による関節の安定性
   ― 体幹機能
   ― 関節の可動性：股関節，膝関節，足関節
   ― 筋の活性化と強化：腹筋，骨盤，股関節，膝関節と足/足趾関節
   b) 抑制／弛緩：
   ― 下肢筋の過緊張
   ― 股関節，膝関節と足関節の筋群の筋緊張亢進（痙性，固縮）

目的
― 関節の安定性
― 骨盤／腹筋，股関節，膝関節と足／足趾関節の筋力と持久力
― 筋緊張の亢進，過緊張の抑制／弛緩．例えば，痛みの緩和と可動性の改善．
― 協調性の学習
― 弱い筋群へのイラディエーション
― 歩行のような機能的訓練のための準備

適応
― 筋緊張亢進（弱い部分の過緊張，痙性，固縮）
― 弱い下肢，体幹筋群
― 股関節，膝関節や足関節の運動障害
― 下肢の関節の安定性低下
― 協調性の低下
― 痛み
― 歩行困難

下肢の運動パターンの成り立ち

　股関節上に仮説の"交差する点"を設定し，2つの対角線をつくる．
　伸張刺激（ストレッチ）を行う場合，その対角線は，筋を伸張（エロンゲーション）できるような角度であるべきである（図 4-1 参照）．

4.2 下肢の運動パターン

骨盤：	前方挙上		骨盤：	後方挙上	
股関節：	屈曲 内転 外旋		股関節：	屈曲 外転 内旋	
膝関節：	*		膝関節：	*	
足関節：	背屈 内反		足関節：	背屈 外反	
足趾関節：	伸展		足趾関節：	伸展	

左股関節

骨盤：	前方下制		骨盤：	後方挙上	
股関節：	伸展 内転 外旋		股関節：	伸展 外転 内旋	
膝関節：	*		膝関節：	*	
足関節：	底屈 内反		足関節：	底屈 外反	
足趾関節：	屈曲		足趾関節：	屈曲	

* 対角線の動きは以下の組み合わせが可能である．

膝伸展位で：

膝を屈曲しながら：

膝を伸展しながら：

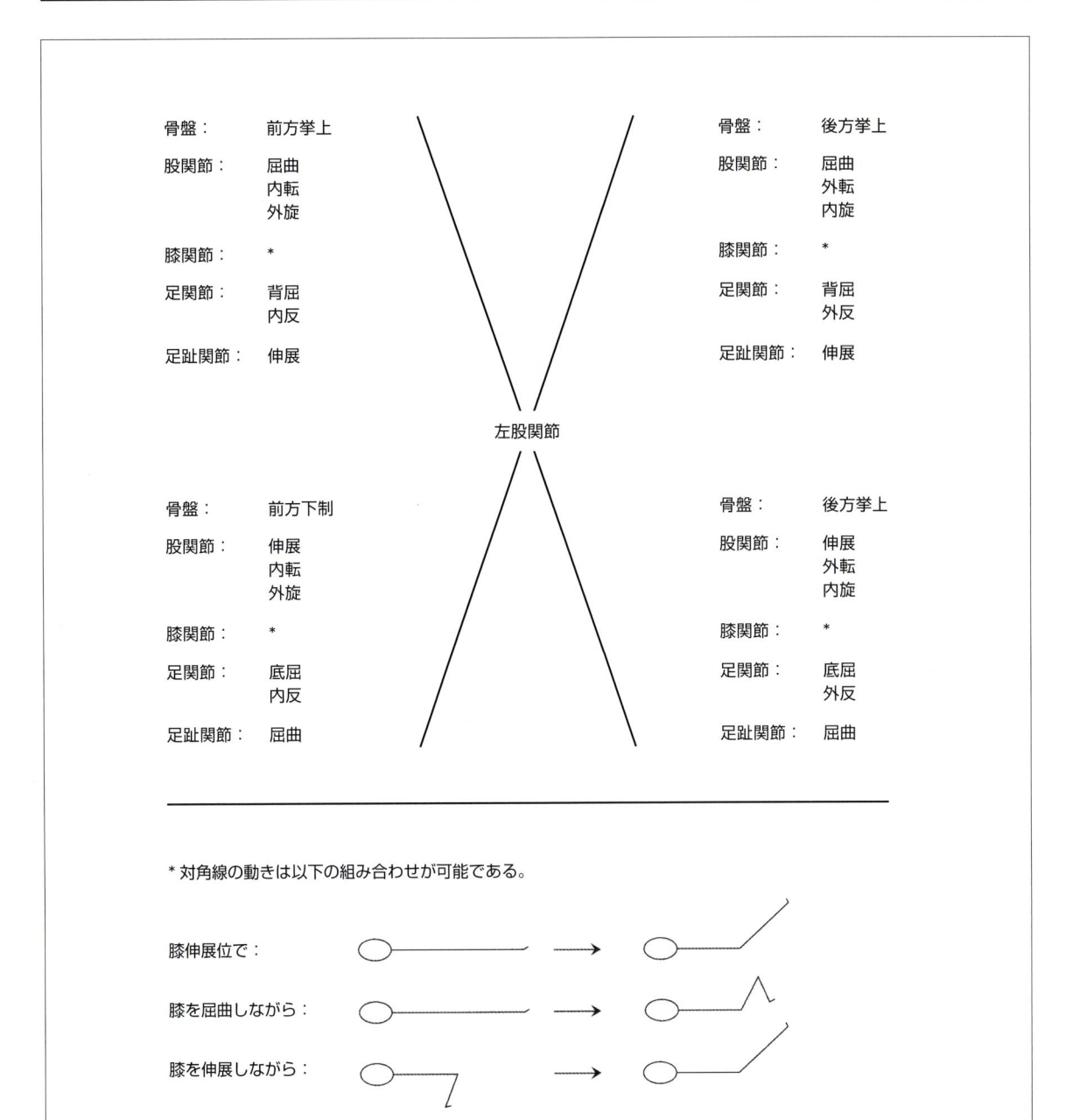

注意
下肢の運動は，足関節の背屈に股関節の屈曲，足関節の底屈に股関節の伸展が追従する．
足関節の外反は，股関節外転と内旋，足関節の内反は，股関節内転と外旋が組み合わされている．

図 4-1
左下肢の運動パターンのまとめ

第 4 章　四肢の運動パターン

開始肢位
― 背臥位
― 側臥位
― 腹臥位
― 座位

実施方法
― 一側性：一側のみに働きかける．
― 両側性：両下肢を動かす．
　a）対称的に
　b）非対称的に
　c）相反性：対称的／非対称的
　　（図 4-2 参照）

　運動パターンの学習では，治療者が自分自身の体重を最適に使用することが重要である．自身の体重を有効活用するために，治療者は運動パターンの対角線上，もしくは平行になる位置に立つべきである．

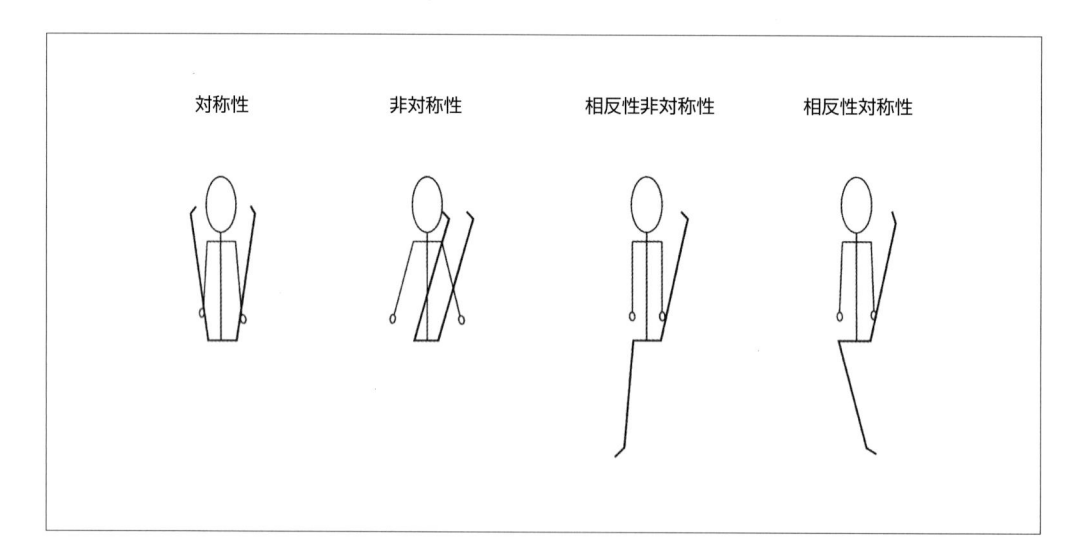

図 4-2
両下肢の対角線の運動パターンのイラスト
（D.E.Voss，ノースウェスタン大学メディカルセンター，イリノイ，アメリカ．より）

注意
— 運動の対角線は，股関節と反対側の肩を結んだ線を基準としている！
— 治療者の操作が容易となるように，患者は治療台の端になるような開始肢位とする．よりよいイラディエーションが起こるように，患者はベッド端を掴むことも可能である．
— 抵抗を与えるときは，患者の個々の筋力に適していること．
— 特に膝関節を強調したい場合は，足関節をグリップすることも可能である．

下肢の運動パターンのまとめ

- 屈曲―内転―外旋
- 伸展―外転―内旋
- 屈曲―外転―内旋
- 伸展―内転―外旋

a) 膝伸展位で
b) 膝を屈曲しながら
c) 膝を伸展しながら

下肢の基本パターンは，パターンを学習するためには背臥位が都合のよい開始肢位であるため，基本的に背臥位での説明となっている．この姿勢で学習したパターンは，後から他の開始肢位でも，容易に行うことができる．

異なる運動要素や身体部位を強調または介助するために，下肢パターンの実施方法には，幾つかのバリエーションがある．例えば，膝関節の強調をするために，両側のマニュアル・コンタクトを遠位部の足にすることも可能である．そのときには，例えば足の背側／底側と踵にすることもある．

治療ベッド上での訓練時の治療テクニックと治療方法

目的	テクニック/治療方法(第3章を参照)
― ひとつの肢位もしくは関節の安定性	― 安定性訓練 ― スタビライジング リバーサル ― リズミック スタビリゼーション
― 活性化 〔その身体部位を意図している活動が行われるようにする．場合によっては，その際に介助や伸張刺激（ストレッチ）などで誘導する〕	― リズミック イニシエーション ― リピーティッド ストレッチ 　a) リピーティッド ストレッチ フロム ビギニング オブ レンジ（Repeated stretch from beginning of range） 　b) リピーティッド ストレッチ スルーレンジ（Repeated stretch through range）
― 筋力強化/反復 （筋力強化を目的としている．目的としている活動に抵抗を加える） （運動の俊敏性，協調性と円滑さを向上させ，自動的な"運動プログラム"を再獲得するため，運動を繰り返す）	― コンビネーション オブ アイソトニックス（COI） ― ダイナミック リバーサル ― リピーティッド ストレッチ 　a) リピーティッド ストレッチ フロム ビギニング オブ レンジ（Repeated stretch from beginning of range） 　b) リピーティッド ストレッチ スルーレンジ（Repeated stretch through range） ― 強調のタイミング ― リズミックスタビリゼーション
― 筋リラクセーション （筋活動によって過緊張や筋緊張が亢進している．筋に対する抑制が起こる）	― コントラクト リラックス ― ホールド リラックス

屈曲―内転―外旋（膝を伸ばしたまま）

開始肢位
患者：　両下肢を伸展し，背臥位にし，治療ベッドの端に来る．一方の下肢は，治療台から垂らし股関節伸展にし，伸展―外転―内旋パターンの終了肢位とする．場合によっては，その下肢を治療台上や治療者の下肢で介助しながら，内旋の準備をし，その後，外側―下方に移動させる．

治療者：対角線上に位置し，両下肢は前後にステップした状態で立つ．

マニュアル・コンタクト
遠位グリップ：虫様筋握りで足の背側中間辺りで，可能な限り遠位部，足根中足関節の近位部付近を握る．拇指は足の外側に添える．

近位グリップ：虫様筋握りで，大腿前面内側をグリップする．拇指は，大腿の外側に添える．

伸張（エロンゲーション）
伸展―外転―内旋方向に，内側への回旋を伴いながら下―外側方向へ．

口頭指示
"足を上・内側に引き上げて！　踵は内側に回転して引き上げて！"

動作に対する指示
"足を上げて．足全体を回転させて，引き上げて！" "踵を内側にし，引き上げて！"

注意
― 動作は，遠位部から近位部に起こるようにする．つまり，最初に足部を動かし，次に下肢を反体側の肩の方向へ引き上げる．
― 抵抗は，患者に最適な状況を与える．抵抗量は足部と大腿部で異なることもある．
― 必要に応じて運動範囲全体に両手で牽引をする．
― 足部外側に置いている拇指で，足部をつねらないようにすること．足底には，コンタクトしないようにする！　大腿部への間違った刺激が入らないように，近位部の拇指は運動時に離すようにする．
― 内転をより多く出したい場合には，回旋を減らす．
― ボディメカニクス：
エロンゲーションのとき：対角線上に立ち，自重を後方の足部にかけるようにする．
動作時：体重を，前の足に移動させる．場合によっては，後方の下肢を一歩前へ踏み出す．

第4章 四肢の運動パターン

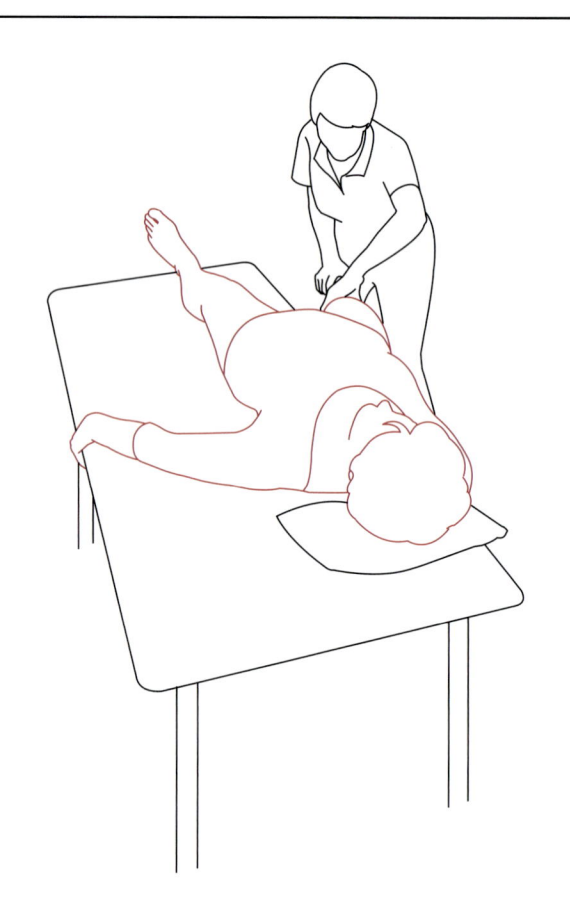

図 4-3a
下肢:膝伸展位での屈曲―内転―外旋の開始肢位

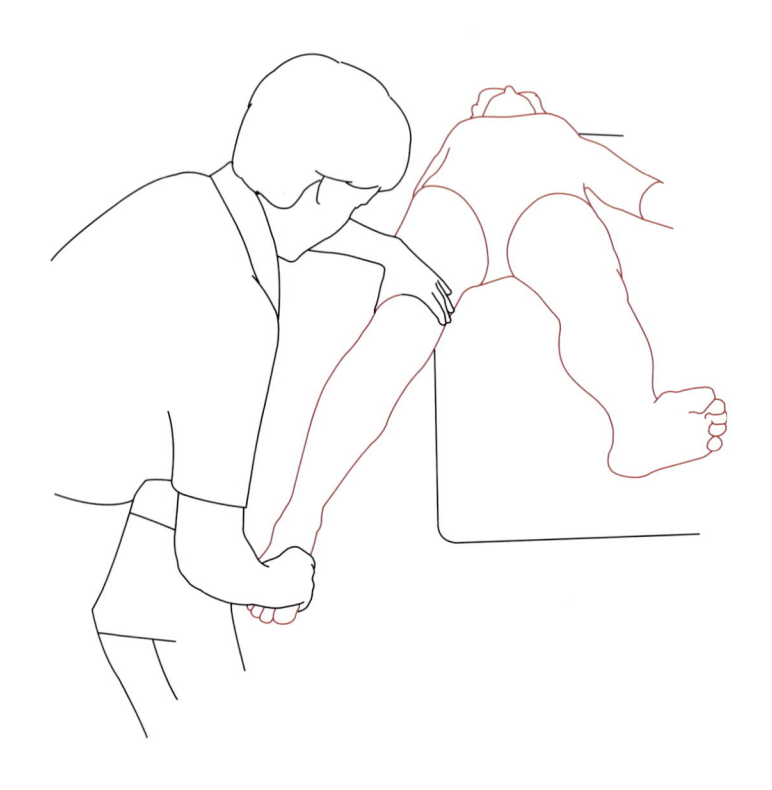

図 4-3b
下肢:膝伸展位での屈曲―内転―外旋の開始肢位. マニュアル・コンタクトの詳細

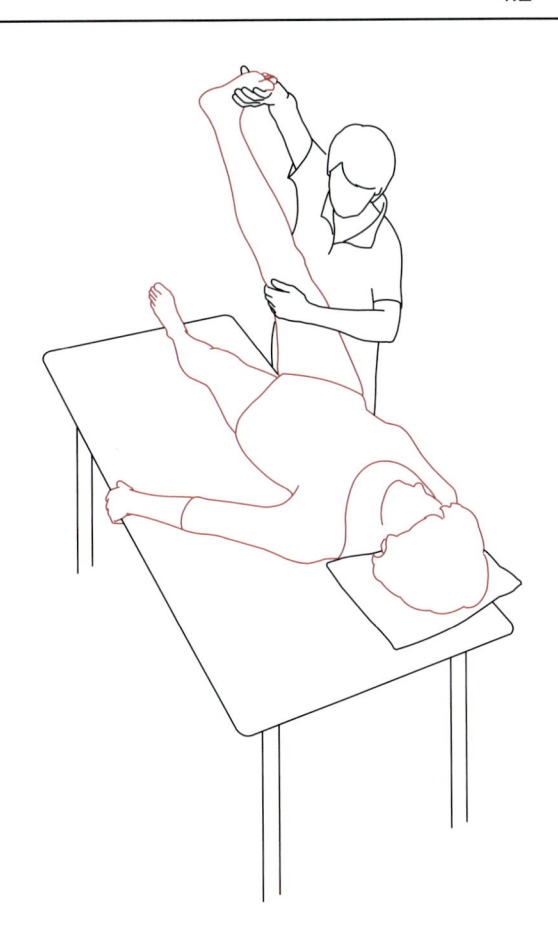

4.2 下肢の運動パターン

図 4-4
下肢：膝伸展位での
屈曲—内転—外旋
の終了肢位

膝を屈曲しながらの屈曲―内転―外旋

開始肢位
患者： 両下肢を伸展し，背臥位でベッドの端に来る．一方の下肢は，ベッドから垂らし股関節伸展にし，伸展―外転―内旋パターンの終了肢位とする．場合によっては，その下肢をベッド上や治療者の下肢で介助しながら，内旋をし，その後，外側―下方に移動させることにより開始肢位にもっていく．
治療者：患者の体に対し治療者の体の中心が対角線上に向くように立つ．

マニュアル・コンタクト
遠位グリップ：虫様筋握りで足背側部で，足根中足関節の近位部付近を握る．拇指は足の外側に添える．
近位グリップ：虫様筋握りで，大腿前面の内側で握る．拇指は，大腿の外側に添える．
（別法：下肢が弱い場合や，伸張刺激（ストレッチ）の際により回旋を望む場合，大腿後面から大腿の前面―内側に手を置くことも可能である．）

伸張（エロンゲーション）
伸展―外転―内旋方向に，内側への回旋をさせながら下―外側方向へ．

口頭指示
"足を上・内側に引き上げて!!　踵は内側に捻り，膝を曲げながら足全体を持ち上げて！"

動作に対する指示
"足を上げて" "(膝を) 曲げて！"

注意
— 動作は，遠位部から近位部に起こるようにする．つまり，最初に足部を動かし，次に下肢を反体側の肩の方向へ押し上げる．内転させること！
— 抵抗は，患者にとって最適でなければならない．足部と大腿部に与える抵抗は，ときには異なることもある．重要なのは，踵の屈筋群に対する抵抗で，膝の屈曲に対し抵抗を与える．最初の5~10度は歩行の遊脚相のため，特に機能的である．
— 必要に応じて運動範囲全体に両手で牽引をする．
— 足部外側に置いている拇指で，足部をつねらないようにすること．足底には，コンタクトしないようにする！　大腿部への間違った刺激が入らないように，近位部の拇指は運動時に離すようにする．
— 内転をより多く出したい場合には，回旋を減らす．
— ボディメカニクス：
　エロンゲーションのとき：対角線上に立ち，自重を後方の足部にかけるようにする．
　動作時：体重を，前の足に移動させる．場合によっては，後方の下肢で一歩

4.2 下肢の運動パターン

前へ踏み出す.

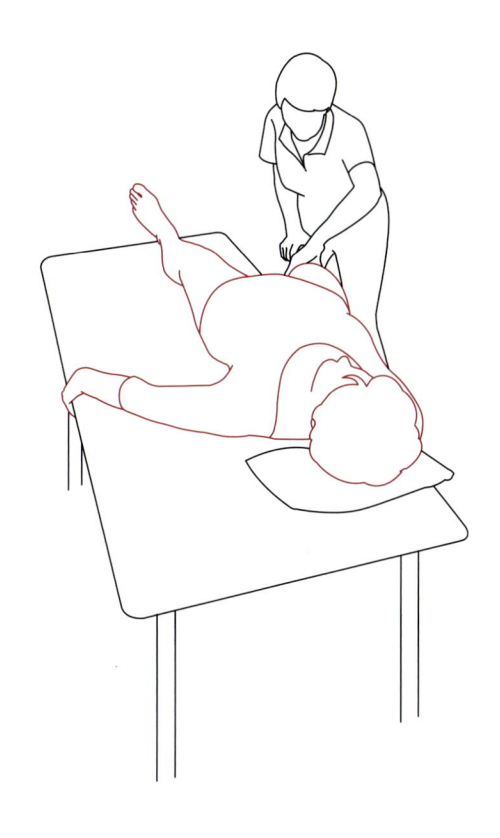

図 4-5
下肢:膝の屈曲を伴う屈曲―内転―外旋の開始肢位

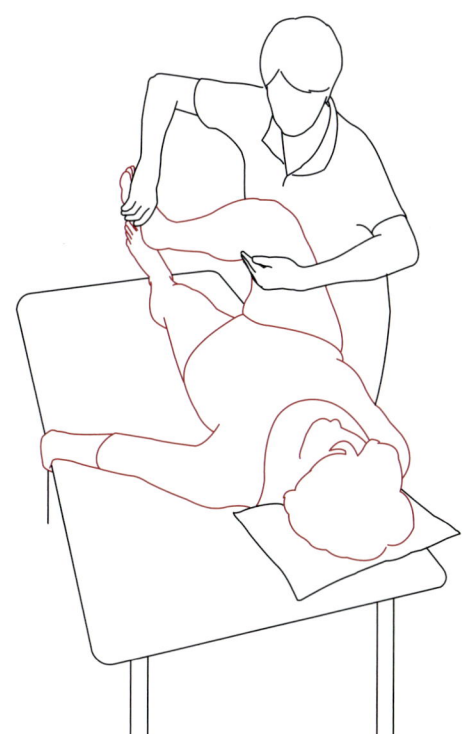

図 4-6
下肢:膝の屈曲を伴う屈曲―内転―外旋の終了肢位

膝を伸展しながらの屈曲―内転―外旋

開始肢位
患者：　背臥位でベッドの端に来る．両下肢を伸展し，一方の下肢は，ベッドから垂らし股関節伸展にし，膝屈曲を伴う伸展―外転―内旋パターンの終了肢位とする．場合によっては，その下肢をベッド上や治療者の下肢で介助しながら，内旋をし，その後，外側―下側に移動させることにより，開始肢位としてもっていくことも可能である．

治療者：患者の体に対し治療者の体の中心が対角線上に向くように立つ．

マニュアル・コンタクト
遠位グリップ：虫様筋握りで足背側部で，足根中足関節の近位部付近を握る．拇指は足の外側に添える．

近位グリップ：虫様筋握りで，大腿前面の内側で握る．拇指は，大腿の外側に添える．
（別法：下肢が弱い場合や，伸張刺激（ストレッチ）の際により回旋を望む場合，大腿後面から大腿の前面―内側に手を置くことも可能である．）

伸張（エロンゲーション）
伸展―外転―内旋方向に，内側への回旋をさせながら下―外側方向へ．

口頭指示
"足を上・内側に引き上げて！！　踵は内側に捻り，膝を曲げながら足全体を持ち上げて！"

動作に対する指示
"足を上げて" "（膝を）曲げて！"

注意
— 動作は，遠位部から近位部に起こるようにする．つまり，最初に足部を動かし，次に下肢を反体側の肩の方向へ引き上げる．
— 抵抗は，患者にとって最適でなければならない．足部と大腿部に与える抵抗は，ときには異なることもある．
— 必要に応じて運動範囲全体に両手で牽引をする．（特に膝関節）
— 足部外側に置いている拇指で，足部に圧迫をかけすぎて痛みを出さないよう気をつけること！
— 内転を強調したい場合は，回旋の要素を少なくすることで可能となる．
— ボディメカニクス：
　エロンゲーションのとき：対角線上に立ち，自重を後方の足部にかけるようにする．
　動作時：膝の伸展に伴い，体を回転し，体重を前の足に移動させる．場合によっては，後方の下肢で一歩前へ踏み出す．
— ベッドの端に座ってなど，座位で訓練することも可能である．

4.2 下肢の運動パターン

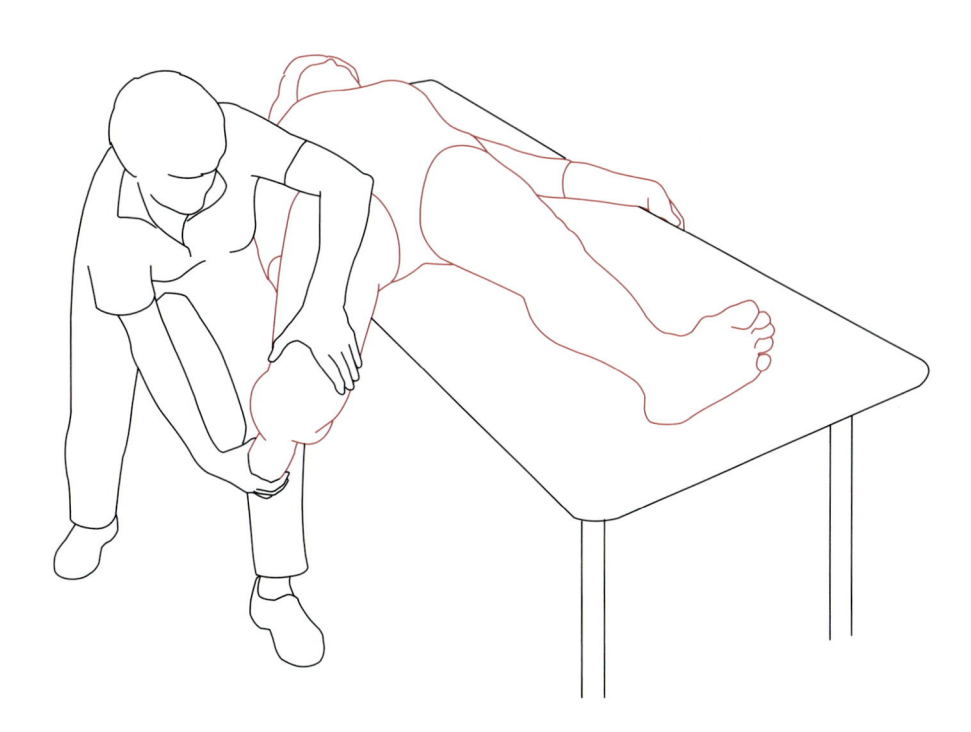

図 4-7
下肢：膝の伸展を伴う
屈曲―内転―外旋の
開始肢位

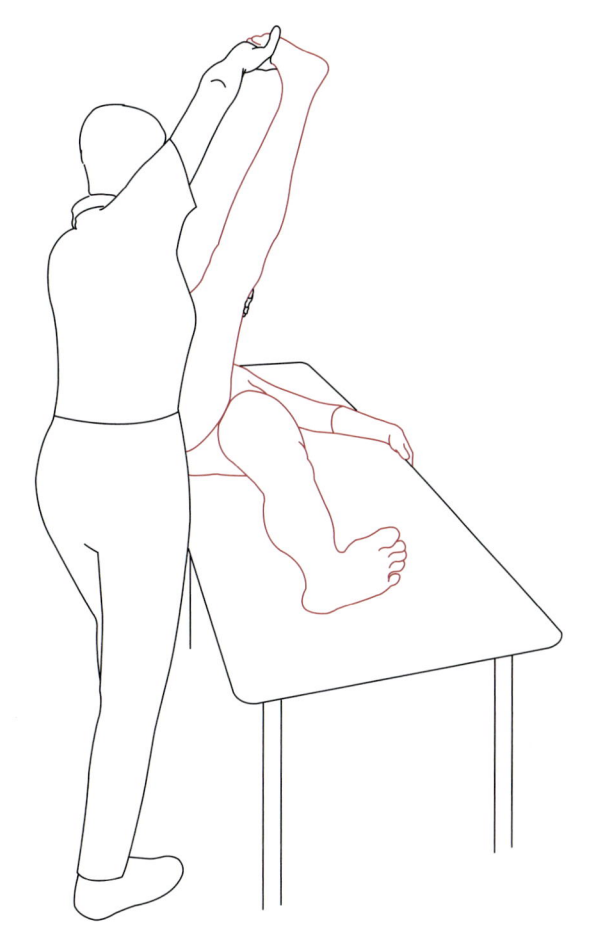

図 4-8
下肢：膝の伸展を伴う
屈曲―内転―外旋の
終了肢位

79

伸展―外転―内旋（膝を伸展したまま）

開始肢位
患者：　　背臥位でベッドの端に来る．両下肢を伸展し，一方の下肢は，屈曲―内転―外旋パターンの終了肢位とする．
治療者：ベッドの近くで，足を前後にステップし，患者に顔を向け立つ．

マニュアル・コンタクト
遠位グリップ：虫様筋握りで，治療者の拇指球を足趾底部に置く．拇指は足根中足関節の下に来るようにする．
近位グリップ：手掌面を大腿後面外側に置き，握る．拇指は外転させる．

エロンゲーション
屈曲―内転―外旋方向にもっていく．

口頭指示
"足を下げて．踵は外に，足全体で下―外側に押して！" "下に押し下げて！"

動作に対する指示
"足を下げて，踵を外に向けて，足全体を下―外側へ押し下げて！"

注意
— 運動は，遠位部から近位部に起こるようにする．つまり，最初に足部を動かし，次いで下肢を押し下げる．
— 抵抗は，患者にとって最適でなければいけない．足部と大腿部に与える抵抗は，ときには異なることもある．ボディ メカニクスを使い，下肢と体重が有効利用できるように，治療者の肘は体側で保持する．
— 運動範囲全体に両手でアプロキシメーション（圧縮）をかける．特に，安定性を強調するときは，必要に応じてパターンの最後にクイック アプロキシメーション（す早い圧縮）をかけると効果的である．
— ボディ メカニクス：
エロンゲーションのとき：対角線上に立ち，体重が前足部にかかるように立つ．
動作時：体重を後ろの足に移動させ，圧縮をするために体重を利用する．場合によっては，治療者の前側の下肢を一歩後ろへステップすることも必要である．

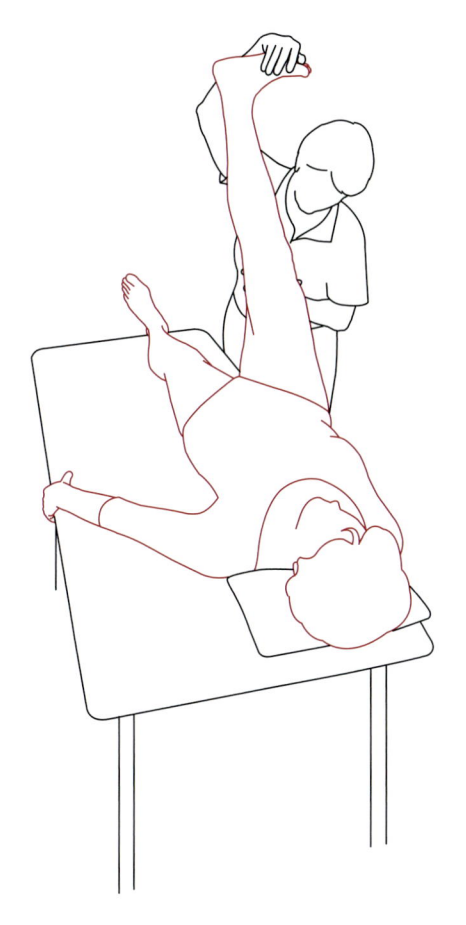

4.2 下肢の運動パターン

図 4-9
下肢：膝伸展位での
伸展―外転―内旋の
開始肢位

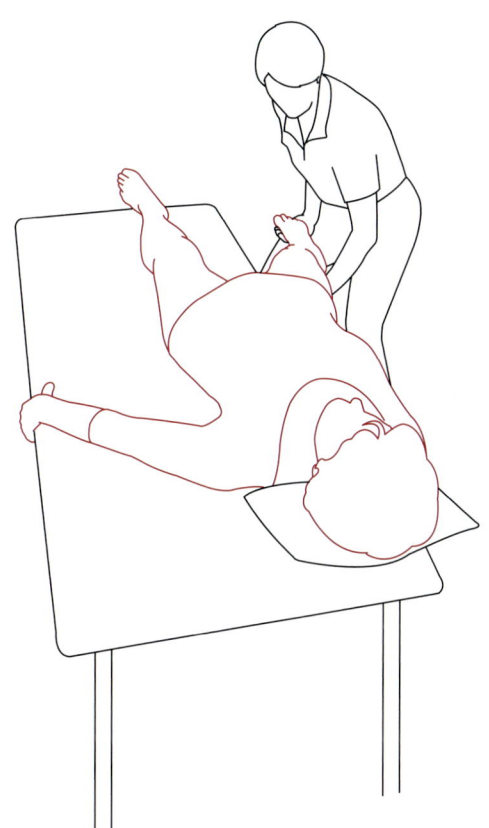

図 4-10
下肢：膝伸展位での
伸展―外転―内旋の
終了肢位

伸展―外転―内旋（膝を伸ばしながら）

開始肢位
患者：　背臥位でベッドの端に来る．両下肢を伸展し，一方の下肢は，膝の屈曲を伴う屈曲―内転―外旋パターンの終了肢位とする．
治療者：患者の体に対し治療者の体の中心が対角線上に向くように立つ．

マニュアル・コンタクト
遠位グリップ：虫様筋握りで，治療者の拇指球を足趾底部に置く．拇指は足根中足関節の下に来るようにする．
近位グリップ：手掌面を大腿後面外側に置き，握る．拇指は外転させる．

エロンゲーション
膝を屈曲しながら屈曲―内転―外旋方向にもっていく．

口頭指示
"足を下げて．踵は外に，膝を伸ばして！"

動作に対する指示
"踵を外に，足全体を下―外へ伸ばして！"

注意
— 運動は，遠位部から近位部に起こるようにする．つまり，最初に足部を動かし，次いで下肢を動かす．
— 抵抗は，患者にとって最適でなければいけない．足部と大腿部に与える抵抗は，ときには異なることもある．
— 運動範囲全体に両手でアプロキシメーション（圧縮）をかける．特に，安定性を強調ときには，必要に応じてパターンの最後にクイック アプロキシメーション（す早い圧縮）をかけることも可能である．
— 大事なことは，軌道が逸脱するのを避けるため，足部の動きの後すぐに，膝を外側に伸展することである！　足部へのアプロキシメーションを与えることによって，膝が早く伸展してしまうことを避ける．
— ボディ メカニクス：
エロンゲーションのとき：治療者は，対角線上に立ち，体重が前足部にかかるように立つ．
動作時：体重を後ろの足に移動させ，圧縮をするために体重を利用する．場合によっては，治療者の前側の下肢を一歩後ろへステップすることも必要である．

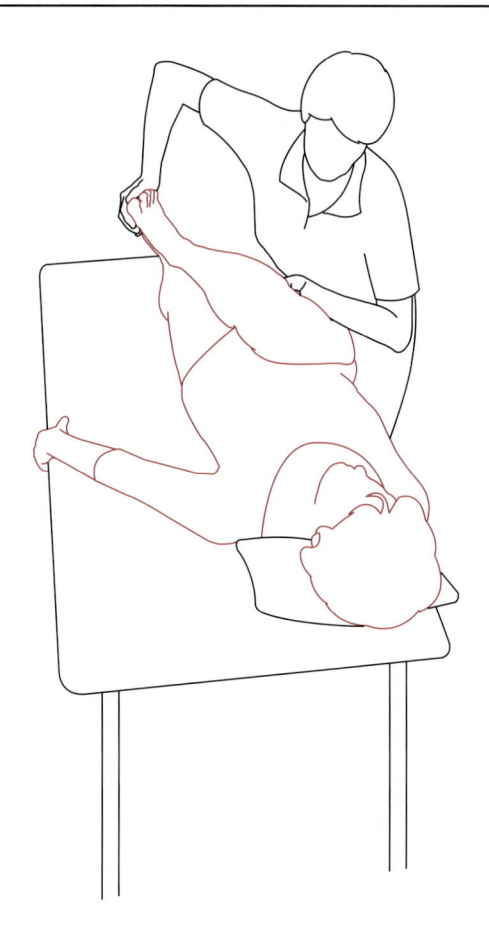

4.2 下肢の運動パターン

図4-11
下肢：膝の伸展を伴う
伸展―外転―内旋の
開始肢位

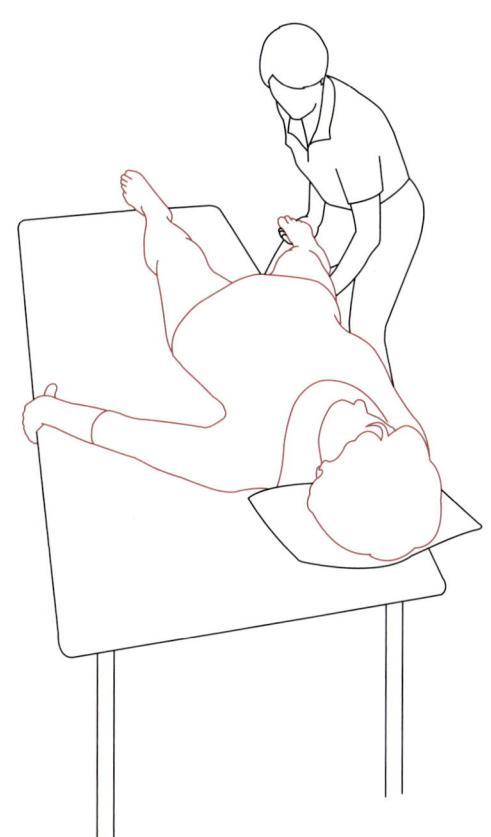

図4-12
下肢：膝の伸展を伴う
伸展―外転―内旋の
終了肢位

83

伸展―外転―内旋（膝を屈曲しながら）

開始肢位
患者： 背臥位でベッドの端に来る．両下肢を伸展し，一方の下肢は，屈曲―内転―外旋パターンの終了肢位とする．
治療者：患者の体に対し治療者の体の中心が対角線上に向くように立つ．

マニュアル・コンタクト
遠位グリップ：虫様筋握りで，治療者の拇指球が足外側に来るように足底部を握る．拇指は足根中足関節の下に来るようにする．
近位グリップ：大腿後面やや外側付近，膝窩より近位部を，手掌が上を向くように握る．拇指は外転させる．

エロンゲーション
膝伸展位で屈曲―内転―外旋方向にもっていく．場合によっては，遠位部の前腕で外果を持ち，牽引しながらのエロンゲーションを強調することも可能である．

口頭指示
"足を下げて．踵は外に，膝を曲げて！"

動作に対する指示
"足を下げて，曲げて！"

注意
— 運動は，遠位部から近位部に起こるようにする．つまり，最初に足部を動かし，次に下肢を動かす．
— 抵抗は患者にとって最適でなければいけない．足部と大腿部に与える抵抗は，ときには異なることもある．
— 運動範囲全体に両手でアプロキシメーション（圧縮）を与える．
— ボディメカニクス：
　エロンゲーションのとき：患者の股関節の高さで，対角線上に立ち，体重が前足部にかかるように立つ．
　動作時：体重を後ろの足に移動させ，圧縮し，同時に膝の屈曲をするために体重を利用する．場合によっては，終了肢位へ到達するために前側の下肢を一歩後ろへ戻し，体を若干回転させることも必要である．
— 例えば，下肢をベッドから垂らした座位での訓練も可能である．

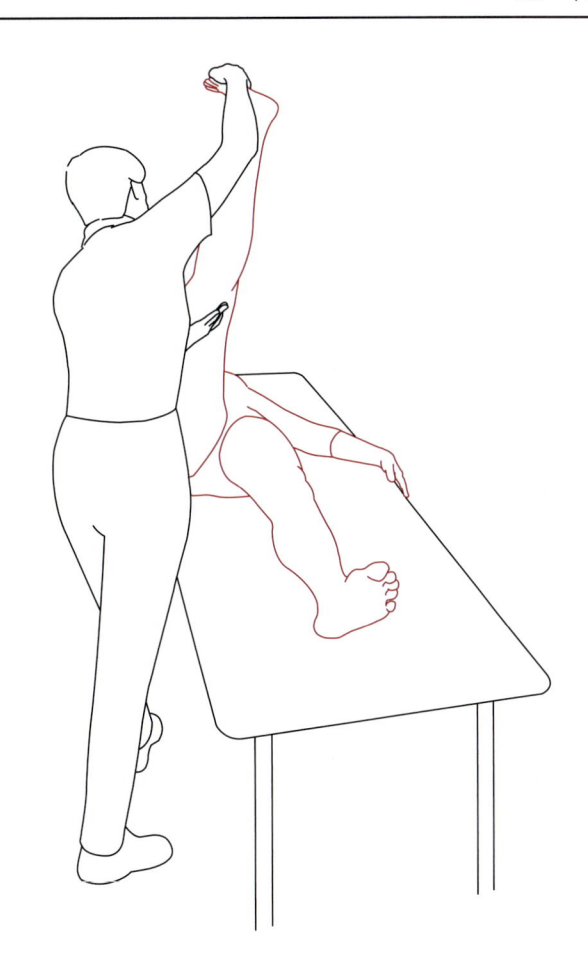

4.2 下肢の運動パターン

図 4-13
下肢：膝の屈曲を伴う
伸展―外転―内旋の
開始肢位

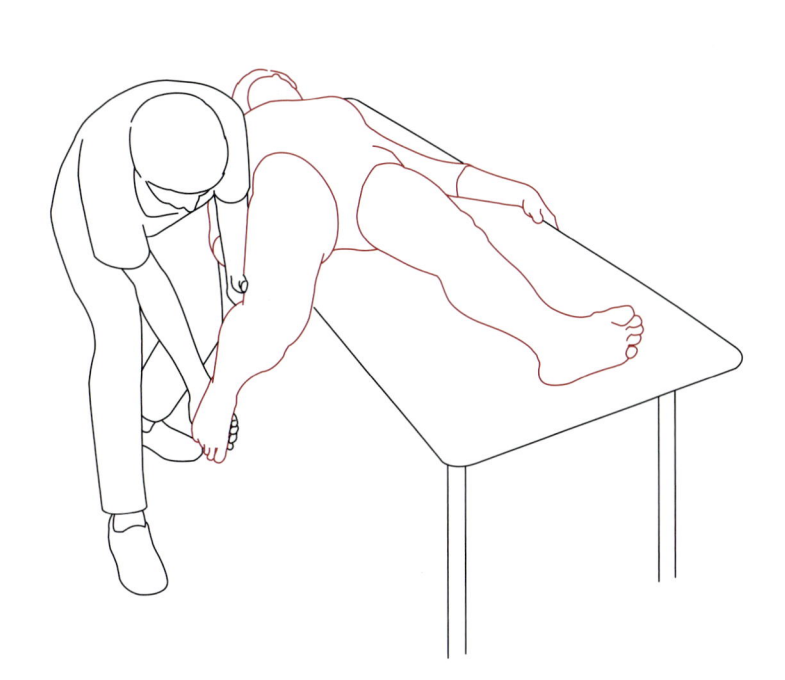

図 4-14
下肢：膝の屈曲を伴う
伸展―外転―内旋の
終了肢位

85

屈曲―外転―内旋（膝を伸展したまま）

開始肢位
患者： ベッド端に背臥位となる．両下肢伸展位で反対側の下肢は外転し，訓練する下肢は内転し，伸展―内転―外旋パターンの終了肢位をとる．
治療者：患者の体に対し治療者の体の中心が対角線の延長線上，足を前後にステップした状態で立つ．

マニュアル・コンタクト
遠位グリップ：虫様筋握りで，足の背（甲）側で，できる限り遠位部，足根中足関節近位部付近をグリップする．拇指は足の内側に置く．
近位グリップ：虫様筋握りで，大腿前面―外側をグリップする．拇指は大腿の外側に置く．

エロンゲーション
伸展―内転―外旋方向にもっていく．

口頭指示
"足首を上へ上げて．踵は外へ向け，足全体を上へ持ち上げて！"

動作に対する口頭指示
"足を上げて！""踵を外へ，そして持ち上げて！"

注意
— 運動は，遠位部から近位部に起こるようにする．つまり，まず足部を動かし，そして下肢を治療者のほうに持ち上げる．
— 患者にとって最適な抵抗を与える．足部と大腿部に与える抵抗は，ときには異なることもある．
— 必要に応じて運動範囲全体に両手で牽引をかける．抗重力運動の場合，抵抗よりも牽引を多く与えるほうが，より運動しやすくなる！
— ボディメカニクス：
　エロンゲーションのとき：体重が前足部にかかるように立つ．
　動作時：体重は後ろの足にかかるようにする．

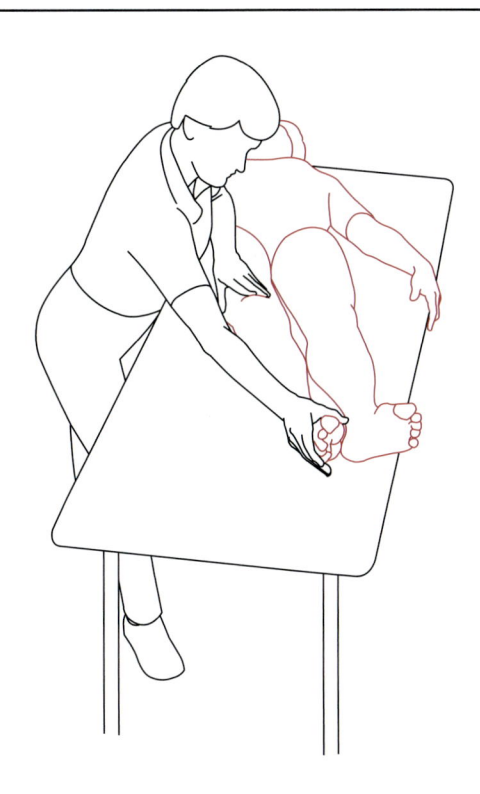

4.2 下肢の運動パターン

図 4-15
下肢：膝伸展位での
屈曲―外転―内旋の
開始肢位

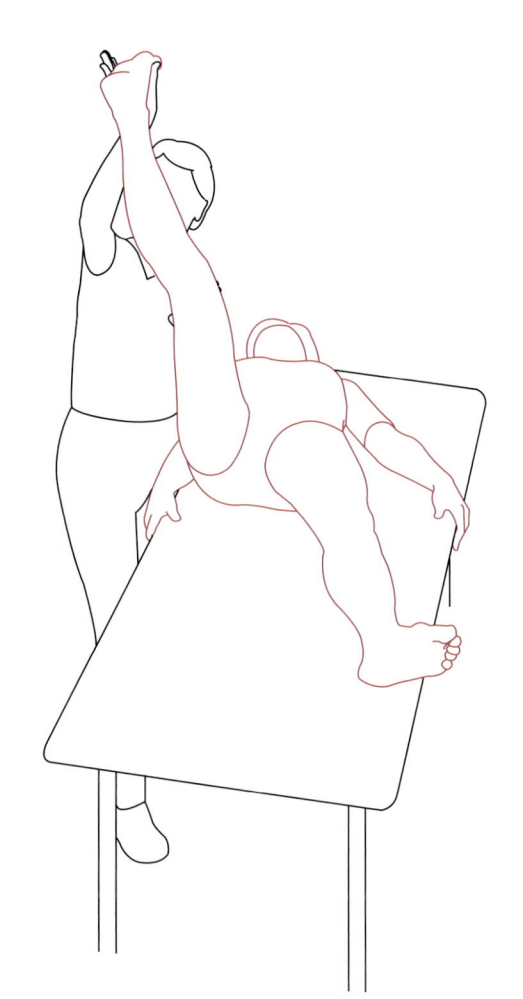

図 4-16
下肢：膝伸展位での
屈曲―外転―内旋の
終了肢位

屈曲―外転―内旋（膝を屈曲しながら）

開始肢位
患者： ベッド端に背臥位となる．両下肢伸展位で反対側の下肢は外転し，訓練する下肢は内転し，伸展―内転―外旋パターンの終了肢位をとる．
治療者： 患者の体に対し治療者の体の中心が対角線の延長線上，足を前後にステップした状態でベッド近位部端に立つ．
（別法：伸張刺激（ストレッチ）を強調したい場合などは，反対側に立つことも可能である．）

マニュアル・コンタクト
遠位グリップ： 虫様筋握りで，足の背（甲）側で，できる限り遠位部，足根中足関節近位部付近をグリップする．拇指は足の内側に置く．
〔別法：治療者が反対側に立つ場合⇒虫様筋握りを上記のように足背側に置くが，手は反対側の手に変わる（右手の場合は左手に変わる）．〕
近位グリップ： 虫様筋握りで，大腿前面―外側，膝蓋骨の近位部をグリップする．拇指は大腿の外側に置く．
〔別法：治療者が反対側に立つ場合⇒虫様筋握りを上記のように足背側に置くが，手は反対側の手に変わる（右手の場合は左手に変わる）．〕

エロンゲーション
膝伸展位で伸展―内転―外旋方向にもっていく．

口頭指示
"足首を上へ，そして外へ引き上げて．踵は外へ向け，膝を曲げて！"

動作に対する口頭指示
"足を上げて！" "踵を外へ，そして曲げて！"

注意
— 運動は，遠位部から近位部に起こるようにする．つまり，足部を背側に動かし，そして下肢を曲げる．重要なのは，踵が治療台に近い状態にあるうちに，足部を動かし，膝も早い時期から屈曲することである．
— 患者にとって最適な抵抗を与える．足部と大腿部に与える抵抗は，ときには異なることもある．膝の屈曲を早くから促通するために，坐骨周囲筋群に早いうちから抵抗をかけることが重要である．
— 必要に応じて運動範囲全体に両手で牽引をかける．抗重力運動の場合，抵抗よりも牽引を多く与えるほうがより運動しやすくなる．
— ボディメカニクス：
エロンゲーションのとき：治療者の体重が前足部にかかるように立つ．
動作時：体重は後ろの足にかかるようにする．

4.2 下肢の運動パターン

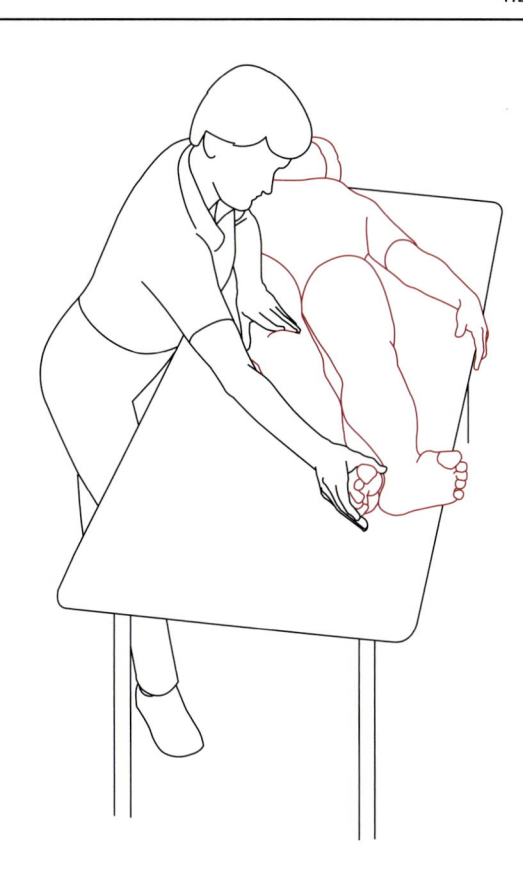

図 4-17
下肢：膝屈曲を伴う
屈曲―外転―内旋の
開始肢位

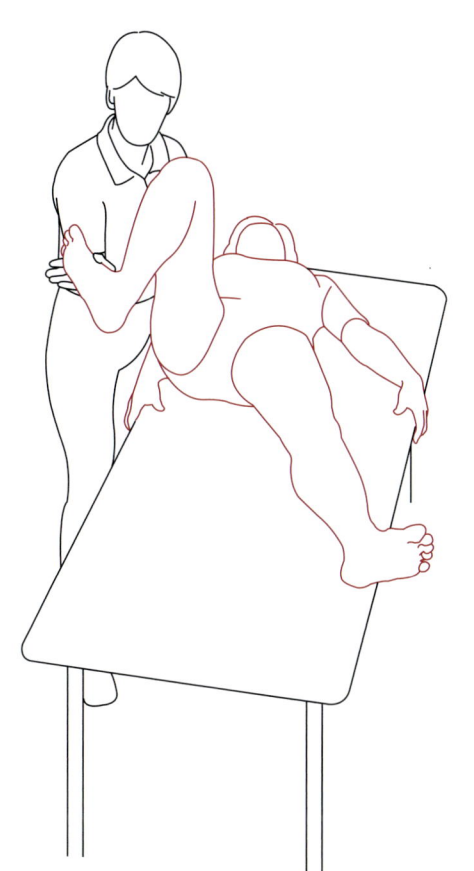

図 4-18
下肢：膝屈曲を伴う
屈曲―外転―内旋の
終了肢位

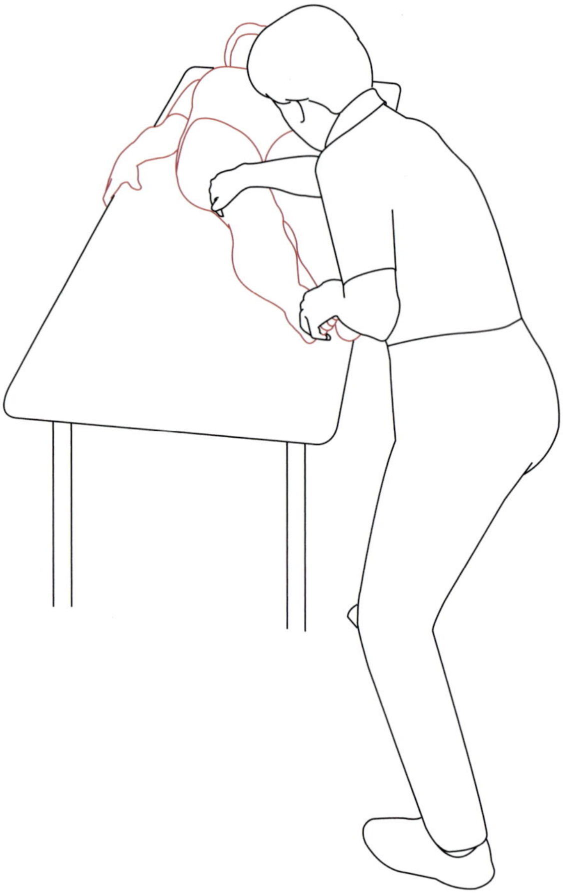

第4章　四肢の運動パターン

図4-19
下肢：膝屈曲を伴う屈曲―外転―内旋の開始肢位
よりよい伸張刺激（ストレッチ）のため反対側に立った場合のマニュアル・コンタクト

屈曲—外転—内旋（膝を伸展しながら）

開始肢位
患者： ベッド端に背臥位となる．両下肢伸展位で反対側の下肢は外転し，訓練する下肢は内転し，腰椎の安定性を保った状態にする．訓練する下肢は，ベッドの端で下方に下げ，伸展—内転し，可能な限り膝を屈曲する．膝屈曲を伴う伸展—内転—外旋パターンの終了肢位をとる．

治療者： 患者の体に対し，治療者の体の中心が対角線の延長線上，足を前後にステップした状態でベッドの端に立つ．
〔別法：伸張刺激（ストレッチ）を強調したい場合は，反対側に立つことも可能である．〕

マニュアル・コンタクト
遠位グリップ： 虫様筋握りで，足の背（甲）側で，できる限り遠位部，足根中足関節近位部付近を握る．拇指は足の内側に置く．
（別法：治療者が反対側に立つ場合⇒虫様筋握りを上のように行うが，手が反対向きとなる．）

近位グリップ： 虫様筋握りで，大腿前面の外側をグリップする．拇指は大腿の外側に置く．
（別法：治療者が反対側に立つ場合⇒虫様筋握りを上のように行うが，手は反対向きとなる．）

エロンゲーション
膝屈曲位で伸展—内転—外旋方向にもっていく．

口頭指示
"足首を上方外側へ上げて．踵は外へ，そして足全体を引き上げ，膝を伸ばして！"

動作に対する口頭指示
"足を上げて！""踵を外へ，そして膝を伸ばして！"

注意
— 運動は，遠位部から近位部に起こるようにする．つまり，足部を動かしてから，下肢を動かす．
— 抵抗は，患者にとって最適でなければいけない．足部と大腿部に与える抵抗は，ときには異なることもある．膝の伸展は保持する！
— 必要に応じて運動範囲全体に両手で牽引をかける．
— ボディメカニクス：
エロンゲーションのとき：体重が前の足にかかるように立つ．
動作時：体重は後ろの足にかかるようにし，場合によっては，後ろの足で一歩，後ろにステップしてもよい．
— 治療台から足を垂らした座位などで，訓練することも可能である．

第 4 章　四肢の運動パターン

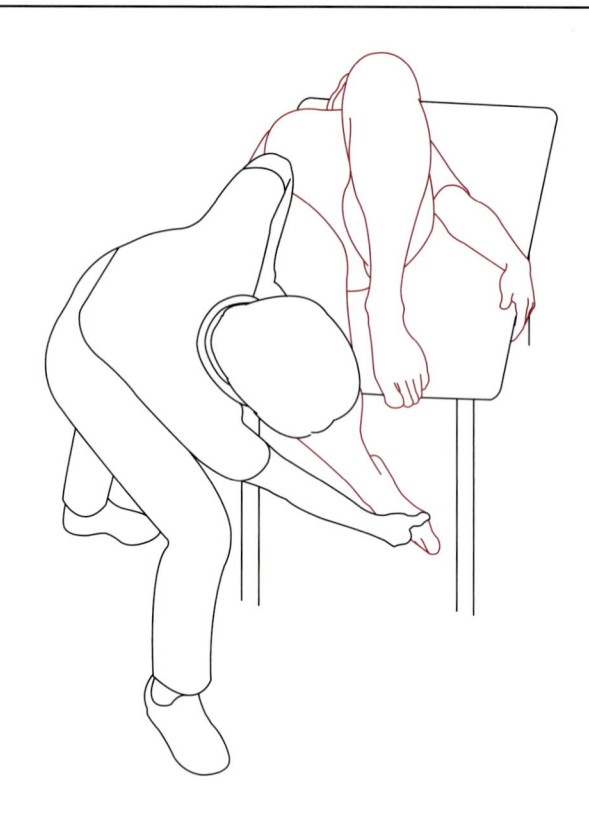

図 4-20
下肢：膝伸展を伴う
屈曲―外転―内旋の
開始肢位

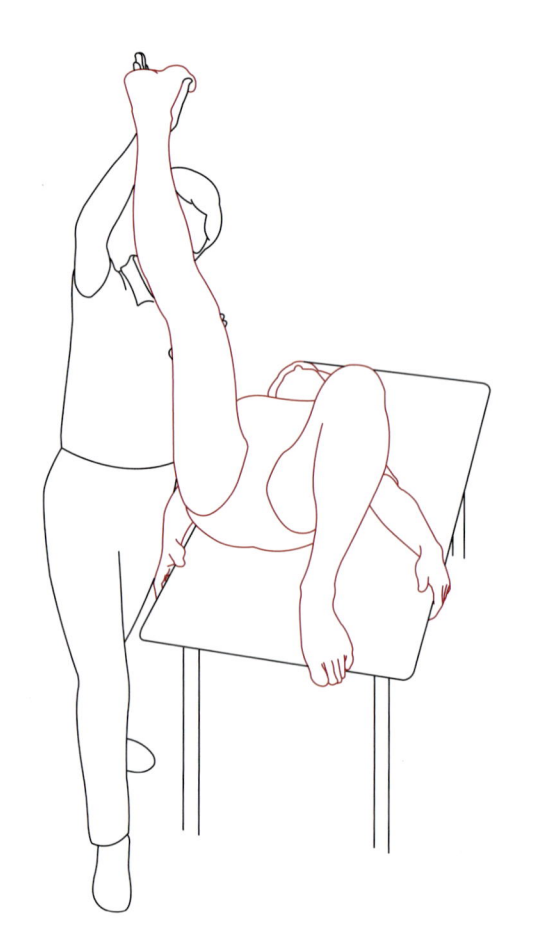

図 4-21
下肢：膝伸展を伴う
屈曲―外転―内旋の
終了肢位

伸展―内転―外旋（膝を伸展したまま）

開始肢位
患者：　　背臥位でベッドの端に来る．下肢は屈曲―外転―内旋パターンの終了肢をとる．
治療者：患者に背を向け，足を前後にステップした状態で対角線の延長線上に立つ．

マニュアル・コンタクト
遠位グリップ：虫様筋握りで，足底をグリップする．足指をエロンゲーションするため，
　　　　　　　　拇指は足根中足関節の遠位部に置く．
近位グリップ：虫様筋握りで，大腿後面内側をグリップする．

エロンゲーション
屈曲―外転―内旋方向にもっていく．

口頭指示
"足趾を下げて，踵は内側へ，そして足全体は下方―内側へ押し下げて！"

動作に対する口頭指示
"足首を下げて踵を内側へ捻って！" "足を押し下げて！"

注意
— 運動は，遠位部から近位部に起こるようにする．つまり，足部を動かしてから，下肢を押し下げるようにする．
— 抵抗は，患者にとって最適でなければいけない．足部と大腿部に与える抵抗は，ときには異なることもある．
— 弧を描くような動きを避けるため，内転がすぐに起こるようにする．
— 必要に応じて，運動中，全可動域を通じて両手でアプロキシメーション（圧縮）をかけることにより，より安定したなかで運動を起こすことが可能である．場合によっては，安定性を強調するため，運動の最終域周辺でクイックアプロキシメーションを加えることもある．
— ボディメカニクス：
　　エロンゲーションのとき：体重を後ろの下肢にかける．
　　動作時：アプロキシメーションをかけるため，体重を後方に残しながら，後ろの下肢で一歩前にステップする．

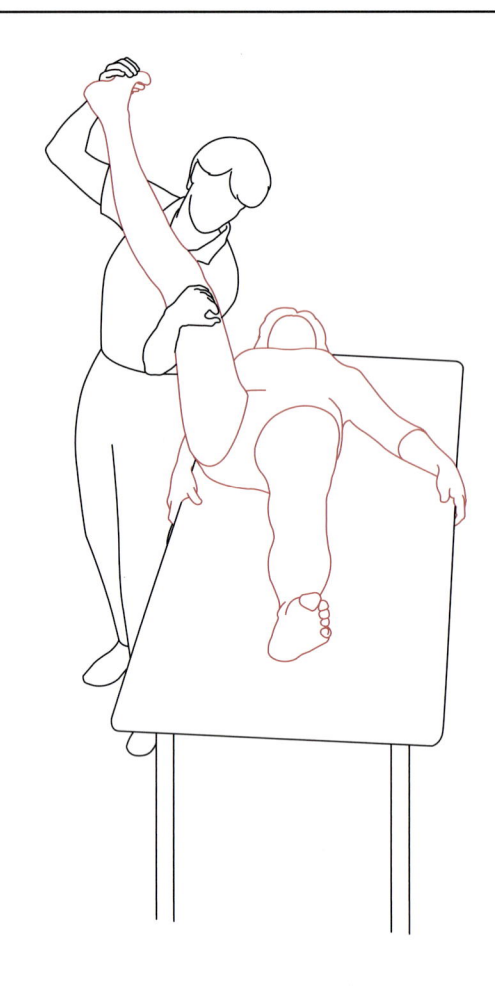

第4章　四肢の運動パターン

図4-22
下肢：膝伸展位での
伸展―内転―外旋の
開始肢位

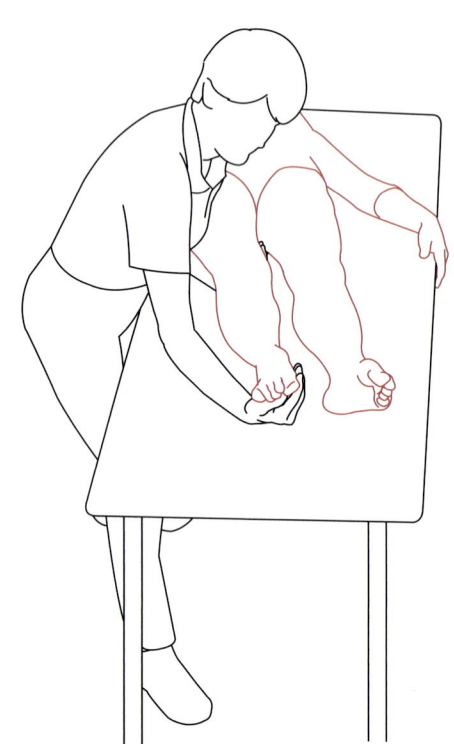

図4-23
下肢：膝伸展位での
伸展―内転―外旋の
終了肢位

伸展―内転―外旋（膜を伸展しながら）

開始肢位
患者：　　背臥位でベッドの端に来る．下肢は膝屈曲を伴う屈曲―外転―内旋パターンの終了肢をとる．
治療者：患者に背を向け，足を前後にステップした状態で対角線と平行に立つ．

マニュアル・コンタクト
遠位グリップ：虫様筋握りで，足底遠位部にコンタクトする．足指をエロンゲーションするため，拇指は足根中足関節の遠位部に置く．
近位グリップ：虫様筋握りで，大腿後面内側をグリップする．

エロンゲーション
膝屈曲を伴う屈曲―外転―内旋方向にもっていく．

準備に対する口頭指示
"足（部）を下げて，踵は内側へ，そして膝を伸ばして！"

口頭指示
"足を下げて，踵を内側へ！""下へ伸ばして！"

注意
— 運動は，遠位部から近位部に起こるようにする．つまり，足部を先に下へ押し下げてから，下肢を動かすようにする．弧を描くような動作は避ける．膝のコントロールのため，早い時期から大腿四頭筋が活動していることが重要である．その際に，膝の伸展とともに，股関節からの伸展を起こすようにする！
— 抵抗は，患者にとって最適でなければいけない．足部と大腿部に与える抵抗は，ときには異なることもある．
— 必要に応じて運動中，全可動域も通じて両手でアプロキシメーション（圧縮）をかけることにより，安定したなかで運動を起こすことが可能である．
— ボディメカニクス：
　　エロンゲーションのとき：体重を後ろの下肢にかける．
　　動作時：アプロキシメーションをかけるため，体重を後方に残し，そして後ろの下肢を一歩前にステップする！

第4章　四肢の運動パターン

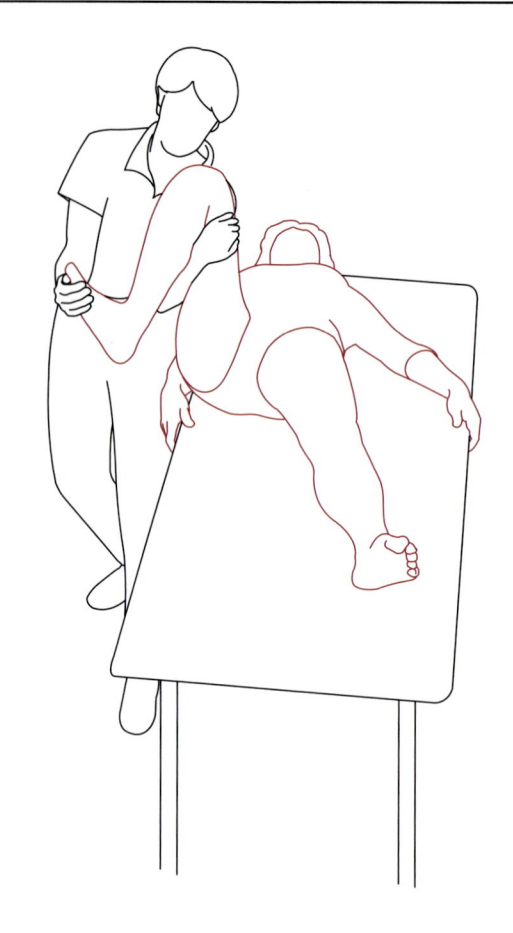

図 4-24
下肢：膝伸展を伴う
伸展―内転―外旋の
開始肢位

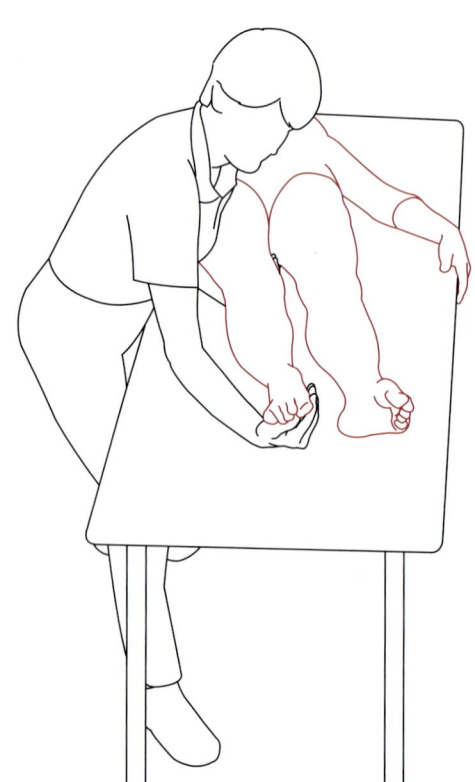

図 4-25
下肢：膝伸展を伴う
伸展―内転―外旋の
終了肢位

96

伸展―内転―外旋（膝を屈曲しながら）

開始肢位
患者：　背臥位でベッドの下側で端に来る．下肢は屈曲―外転―内旋パターンの終了肢をとる．
治療者：患者に背を向け，足を前後にステップした状態で対角線上に立つ．

マニュアル・コンタクト
遠位グリップ：虫様筋握りで，足底遠位部にコンタクトする．足指をエロンゲーションするため，拇指は足根中足関節の遠位部に置く．
近位グリップ：虫様筋握りで，大腿後面内側に置く．

エロンゲーション
屈曲―外転―内旋方向にもっていく．

準備に対する口頭指示
"足（部）を下げて，踵は下・内側へ，膝を曲げて，そして脚全体を押し下げて！"

動作に対する口頭指示
"足を下げて！　踵を内側へ，膝を曲げて！　下げて！"

注意
- 運動は，遠位部から近位部に起こるようにする．つまり，足部を先に下へ押してから，下肢を動かすようにする．弧を描くような動作は避ける．
- 膝が完全に屈曲するように坐骨周囲筋の活動が早くから起こっていることが重要である．股関節伸展と膝関節の屈曲は同時に起こり，機能的な歩行パターンと類似している．
- 抵抗は，患者にとって最適でなければいけない．足部と大腿部に与える抵抗は，ときには異なることもある．
- 必要に応じて運動中，全可動域を通じて両手でアプロキシメーション（圧縮）をかけることにより，安定したなかで運動を起こすことが可能である．
- ボディ メカニクス：
　エロンゲーションのとき：体重を後ろの下肢にかける．
　動作時：膝を屈曲するのと同時に，後ろの下肢で一歩前にステップすることにより，最終肢位周辺の操作を容易にできる．
- 足を垂らした座位などでも訓練することができる．

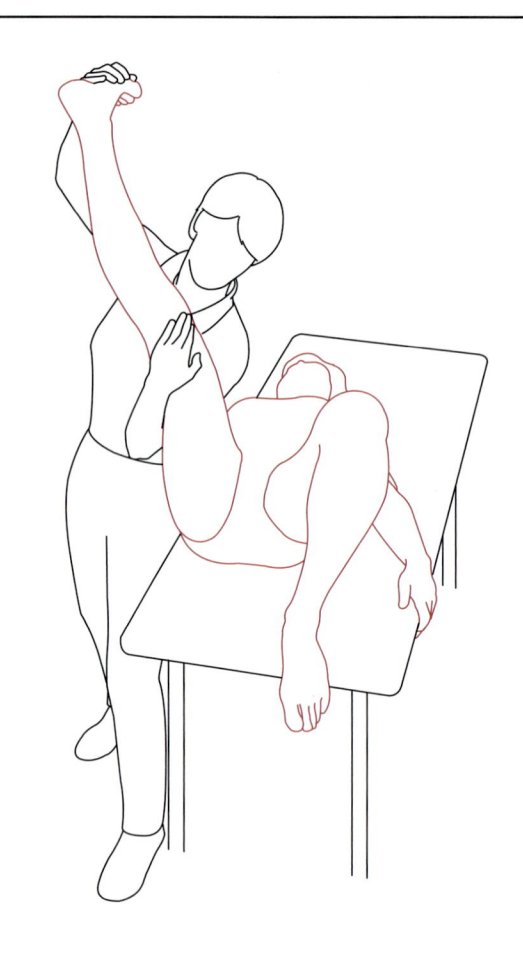

第4章　四肢の運動パターン

図 4-26
下肢：膝屈曲を伴う
伸展―内転―外旋の
開始肢位

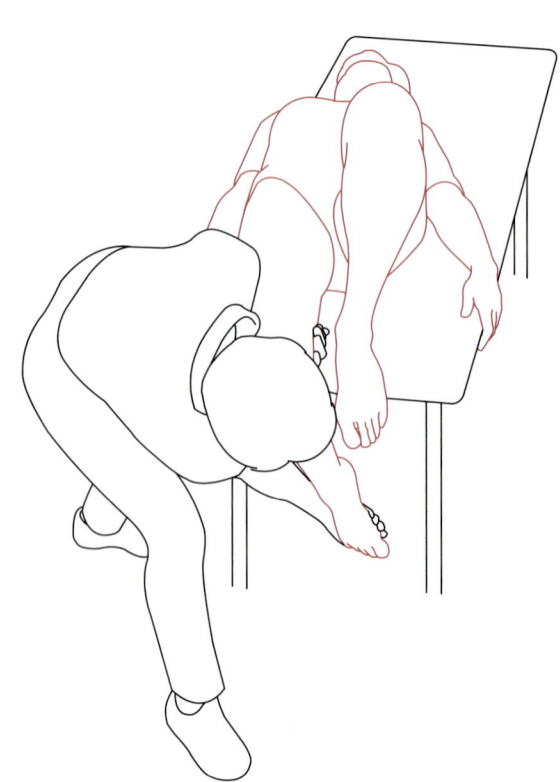

図 4-27
下肢：膝屈曲を伴う
伸展―内転―外旋の
終了肢位

4.3　上肢の運動パターン

上肢の運動パターンは以下の理由で重要である．

1. 上肢は，機能的な活動のために訓練される．例，食事動作，更衣動作
2. 上肢は，両側上肢と頸部を組み合わせることにより上部体幹を強化することも可能である．
3. 上肢の運動パターンは以下の治療のために利用することが可能である．
    a）促通：
    — 関節周囲筋群の収縮による関節の安定性
    — 体幹の活動（場合によっては，頸部と肩甲骨を組み合わせる）
    — 肩，肘と手指関節の可動性
    — 肩，肘と手指の筋の活性化と強化
    b）抑制：
    — 上肢筋群の過剰努力
    — 肩，肘と手指筋の筋緊張の亢進（痙性，固縮）

目的
— 関節の安定性
— 肩，肘と手指関節筋群の筋力の強化
— 筋緊張の亢進を抑制およびリラックス．
— 痛みの緩和と可動性の改善
— 協調性の学習
— 弱い筋群へのイラディエーション（放散）
— 機能的訓練の準備．例えば，食事動作，"移乗動作"，車椅子操作

適応
— 筋緊張の亢進（弱い筋の過緊張，痙性，固縮）
— 弱い上肢筋群の強化
— 肩，肘，や手関節の運動障害
— 上肢の関節安定性
— 痛み
— 日常生活動作"ADL"の能力低下

第4章　四肢の運動パターン

上肢の運動パターン

仮想の"交差"を肩関節に置き，2つの対角線をつくる．
これらの運動要素パターンは，筋活動が起こりやすい要素となっている（図4-28参照）．

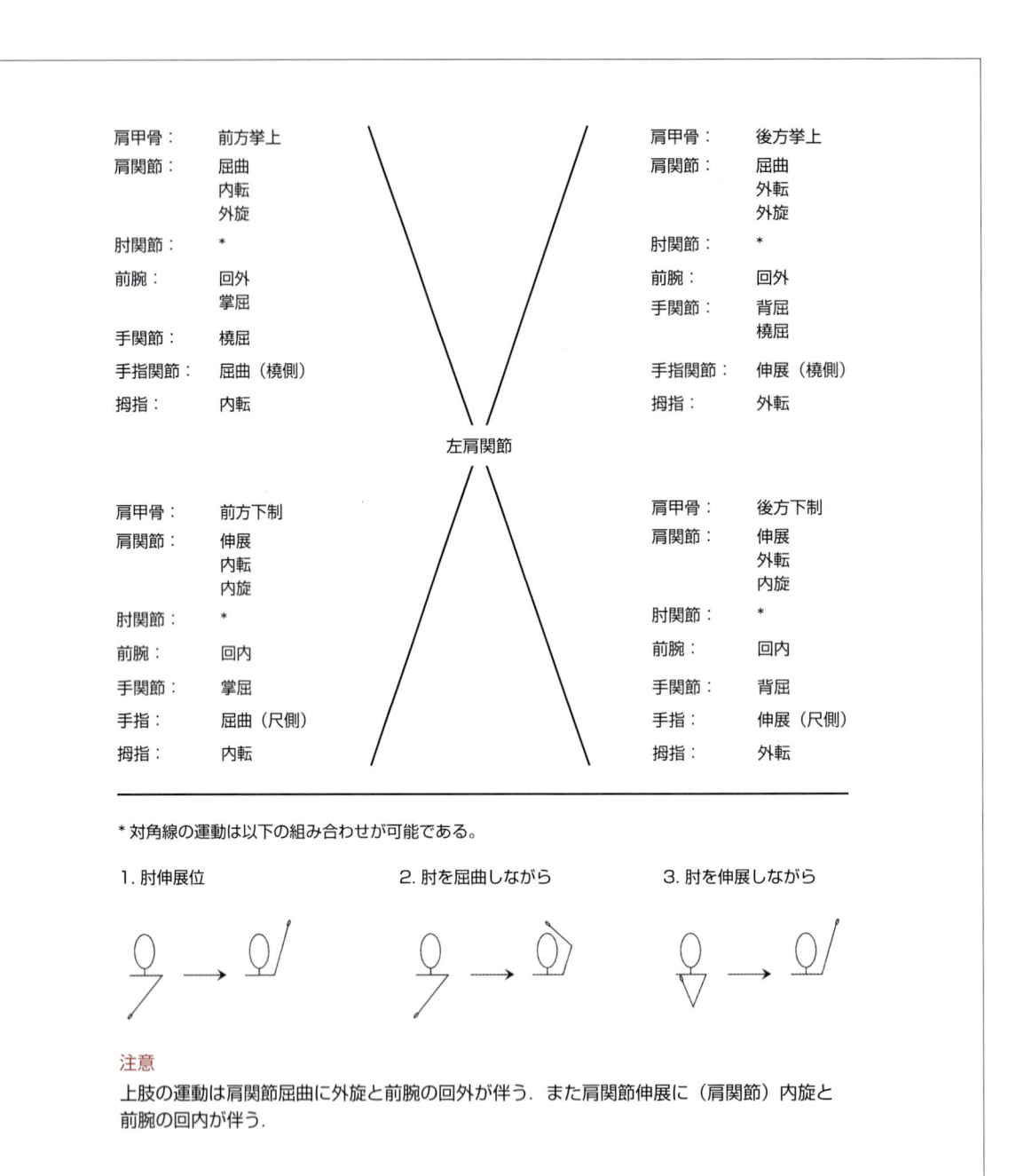

肩甲骨：	前方挙上		肩甲骨：	後方挙上
肩関節：	屈曲 内転 外旋		肩関節：	屈曲 外転 外旋
肘関節：	＊		肘関節：	＊
前腕：	回外 掌屈		前腕：	回外
手関節：	橈屈		手関節：	背屈 橈屈
手指関節：	屈曲（橈側）		手指関節：	伸展（橈側）
拇指：	内転		拇指：	外転

左肩関節

肩甲骨：	前方下制		肩甲骨：	後方下制
肩関節：	伸展 内転 内旋		肩関節：	伸展 外転 内旋
肘関節：	＊		肘関節：	＊
前腕：	回内		前腕：	回内
手関節：	掌屈		手関節：	背屈
手指：	屈曲（尺側）		手指：	伸展（尺側）
拇指：	内転		拇指：	外転

＊対角線の運動は以下の組み合わせが可能である．

1. 肘伸展位　　　　2. 肘を屈曲しながら　　　　3. 肘を伸展しながら

注意
上肢の運動は肩関節屈曲に外旋と前腕の回外が伴う．また肩関節伸展に（肩関節）内旋と前腕の回内が伴う．

図4-28
左上肢の運動パターンのまとめ

4.3 上肢の運動パターン

開始肢位
— 背臥位
— 側臥位
— 腹臥位
— 座位

実施方法
— 一側性：片方だけ行う
— 両側性：両上肢を動かす．
　a）対称性
　b）非対称性
　c）相反性：対称性／非対称性（**図4-29参照**）

　パターン学習時には，治療者が自分の体重を最適に利用することが大事である．治療者は体重を利用できるように，対角線の延長線上か平行に立つように心がける．

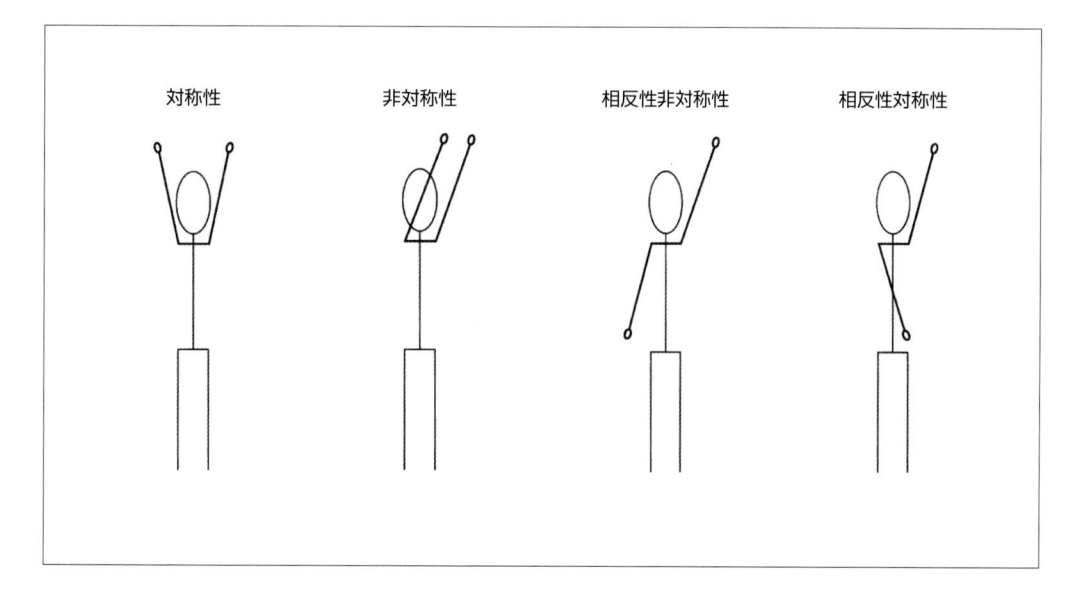

図4-29
上肢の両側性対角線の運動
(D.E.Voss　ノースウエスタン大学　メディカル・センター，シカゴ，イリノイ州，アメリカ)

第4章　四肢の運動パターン

注意
— 運動の対角線は，肩関節と反対側の股関節のラインを基準とする！
— 治療者が最適に動きやすいようにするために，患者はベッドの端になるような開始肢位とする．よりよい安定性をつくるために，患者はベッド端を掴むようにしてもよい．
— 開始肢位はいつもリラックスし，心地よい状態であるべきで，その姿勢からエロンゲーションを行うようにする．
— 患者の筋力に応じて抵抗を与えていくことが大切である．

上肢の運動パターンの一覧

- 屈曲—内転—外旋
- 伸展—外転—内旋
- 屈曲—外転—外旋
- 伸展—内転—内旋

a) 肘関節を伸ばしたまま
b) 肘を屈曲しながら
c) 肘を伸展しながら

上肢の基本パターンは，パターンを学習するためには背臥位がよい肢位であるため，基本的に背臥位での説明となっている．この姿勢で学習したパターンは，後から他の肢位でも，容易に行うことができる．

以下の上肢パターンは，すべて患者の右上肢という設定である．

上肢のパターン実施方法には，身体部位や運動要素の強調をするために，目的に応じて様々なバリエーションがある．

近位グリップのバリエーション．
— 前腕コントロールのため前腕を触る．
— 肩関節コントロールのため上腕を触る．
— 肩甲骨コントロールのため肩甲骨を触る．

遠位グリップも，代替案として拇指のコントロールや手指の集団屈曲／伸展のために拇指や手指にグリップすることもある．

近位グリップと遠位グリップは，それぞれ異なった方法で行うこともある．"1つの運動要素"を強調する場合（第3章「テクニックと治療方法」参照）は，どこを強調するかによって近位グリップを変えることもある．

上肢パターンの図では，遠位グリップを紹介している．

4.3 上肢の運動パターン

テクニックと治療方法
第3章「テクニックと治療方法」参照

屈曲―内転―外旋（肘を伸展したまま）

開始肢位
患者：　　背臥位となりベッドの端に来る．上肢は伸展―外転―内旋パターンの終了肢位をとる．
治療者：足を前後にステップし，対角線の延長線上に立つ．

マニュアル・コンタクト
遠位グリップ：虫様筋握りで，治療者の左手掌面で患者の右手掌面をグリップする．第2~5指は尺側に添える．拇指は第2中手骨の橈側，第1指と第2指の間に置く．

近位グリップ：治療者の手は虫様筋握りをする．強調する部位によりコンタクトの位置を変える．

遠位部の強調：前腕の屈側に遠位で置く．第2~5指は橈側，拇指は尺側．回外と近位部のコントロールを行う．

近位部（肩関節）の強調：前―中間部の上腕を内側から．前面中間部（上腕二頭筋）に置く．拇指は四指に添える．外旋と近位部のコントロールを行う．

近位部（肩甲骨）の強調：内側から，肩関節の前側，肩峰の周辺部をコンタクトし，拇指は四指に添える．肩甲骨前方挙上のコントロールを行う．

エロンゲーション
伸展―外転―内旋の方向にもっていく（近位部の牽引と遠位部の牽引が行えるように，手は背屈位を保持する）．

口頭指示
"私の手を握って，内側に捻り，そして腕を顔の前に来るように引き上げて！" "肘は真っ直ぐ保って！"

動作に対する口頭指示
"握って，捻って，そして引き上げて！"

注意
— 運動は遠位部から起こり，近位部が動く．つまり，始めに手の握りが起こり，次に上肢が顔の方向に引き上げられる．大胸筋が早い時期から活性化するように，回旋は早く誘導し，それを通して内転を強調する．
— 抵抗は患者に適していなければいけない．近位グリップと遠位グリップで抵抗が異なることもある．
— 必要に応じて全運動域をとおして牽引を行うと，運動がしやすくなる．
— ボディメカニクス：

第4章　四肢の運動パターン

エロンゲーションのとき：患者の肩の高さで，患者に背を向けて立つ．体重は前にある足にかける．

動作時：上肢の外旋に伴い，両足部で方向転換し，同時に体重を前足になる側の足にかけるようにする．

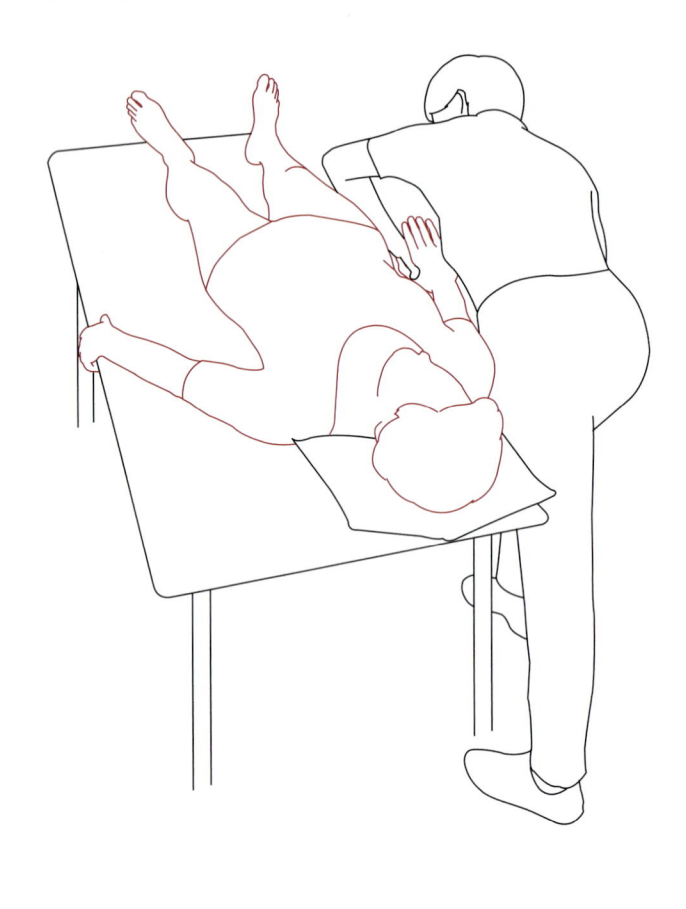

図 4-30a
上肢：肘伸展位での屈曲―内転―外旋の開始肢位

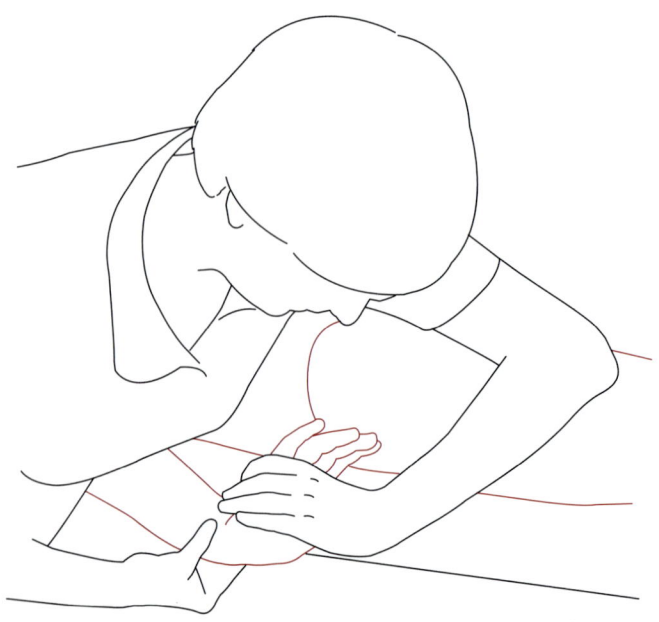

図 4-30b
上肢：肘伸展位での屈曲―内転―外旋の開始肢位
マニュアル・コンタクトの詳細

4.3 上肢の運動パターン

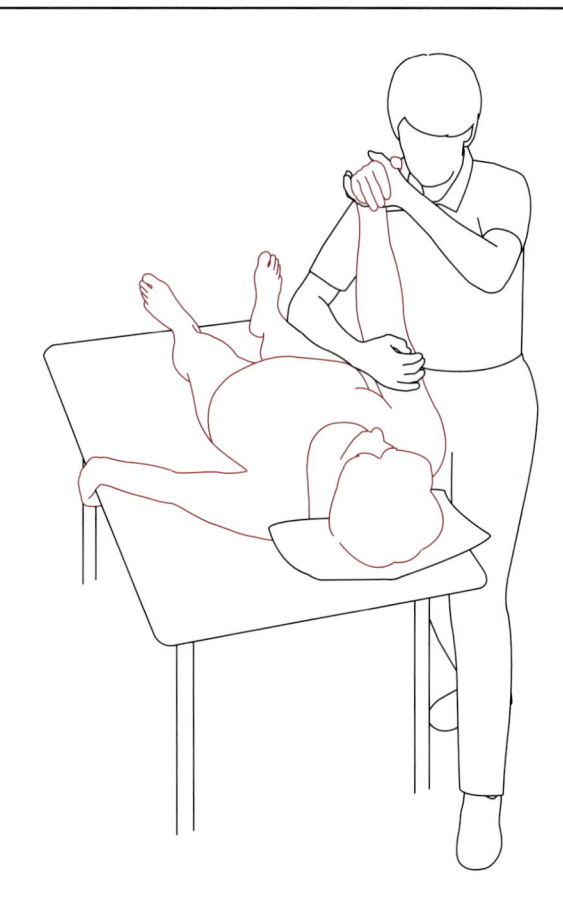

図 4-31
上肢：肘伸展位での
屈曲―内転―外旋の
中間肢位

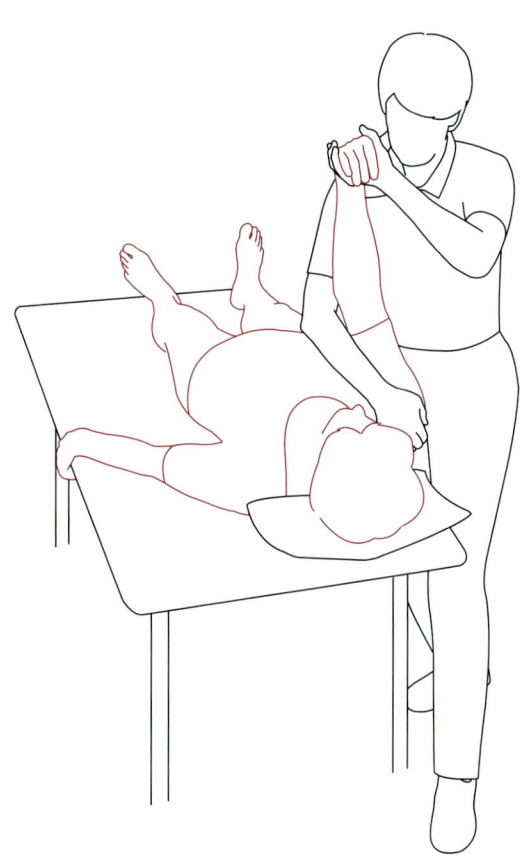

図 4-32
上肢：肘伸展位での
屈曲―内転―外旋の
中間肢位

第4章　四肢の運動パターン

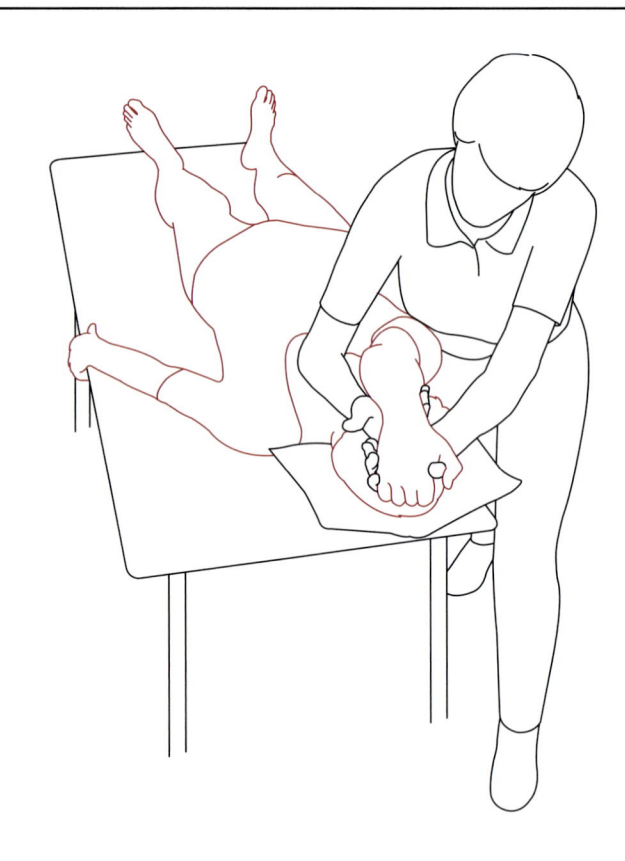

図4-33
上肢：肘伸展位での
屈曲―内転―外旋の
終了肢位

屈曲―内転―外旋（肘を屈曲しながら）

開始肢位
患者：　　上肢伸展位でベッドの端に背臥位となる．上肢は伸展―外転―内旋パターンの終了肢位をとる．手は背屈，尺屈位にする．
治療者：足を前後にステップし，対角線の延長線上に立つ．

マニュアル・コンタクト
遠位グリップ：虫様筋握りで，治療者の左手掌面で患者の右手掌面を握る．第2~5指は尺側に添える．拇指は第2中手骨の橈側，第1指と第2指の間に置く．
近位グリップ：治療者の手は虫様筋握りをする．強調する部位によりコンタクトの位置を変える．
遠位部の強調：前腕の屈側に遠位で置く．第2~5指は橈側，拇指は尺側．回外と近位部のコントロールを行う．
近位部（肩関節）の強調：前―中間部の上腕を内側から，前面中間部（上腕二頭筋）に置く．拇指は四指に添える．外旋と近位部のコントロールを行う．
近位部（肩甲骨）の強調：内側から，肩関節の前側，肩峰の周辺部をコンタクトし，拇指は四指（4本の指）に添える．肩甲骨前方挙上のコントロールを行う．

エロンゲーション
伸展―外転―内旋の方向にもっていく．

口頭指示
"私の手を握って，内側に捻り，そして腕を顔の方向に曲げて！"

動作に対する口頭指示
"握って，捻って，そして曲げて！"

注意
― 運動は遠位部から起こり，近位部が動く．つまり，始めに手の握りが起こり，次に上肢が顔の方向に引き上げられる．大胸筋が早い時期から活性化するように，回旋は早く誘導し，それを通して内転を強調する．
― 抵抗は患者に適していなければいけない．近位グリップと遠位グリップで抵抗が異なることもある．
― 必要に応じて全運動域をとおして牽引を行うと，運動がしやすくなる．
― ボディ メカニクス：
　　エロンゲーションのとき：患者の肩の高さで，患者に背を向けて立つ．体重は前にある足にかける．
　　動作時：上肢の外旋に伴い，両足部で方向転換し，同時に体重を前足になる側の足にかけるようにする．

第4章　四肢の運動パターン

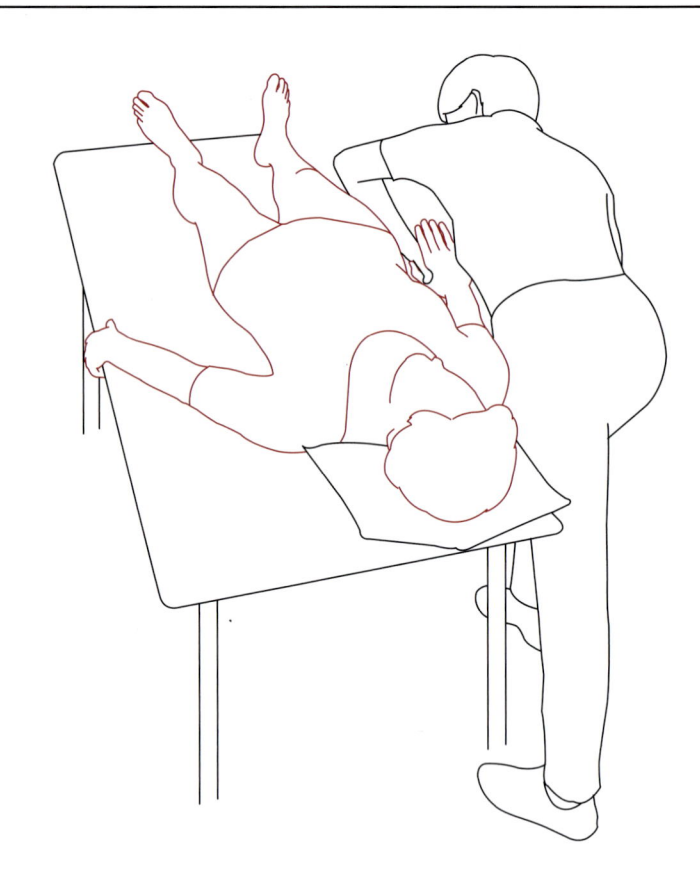

図4-34
上肢：肘屈曲を伴う屈曲―内転―外旋の開始肢位

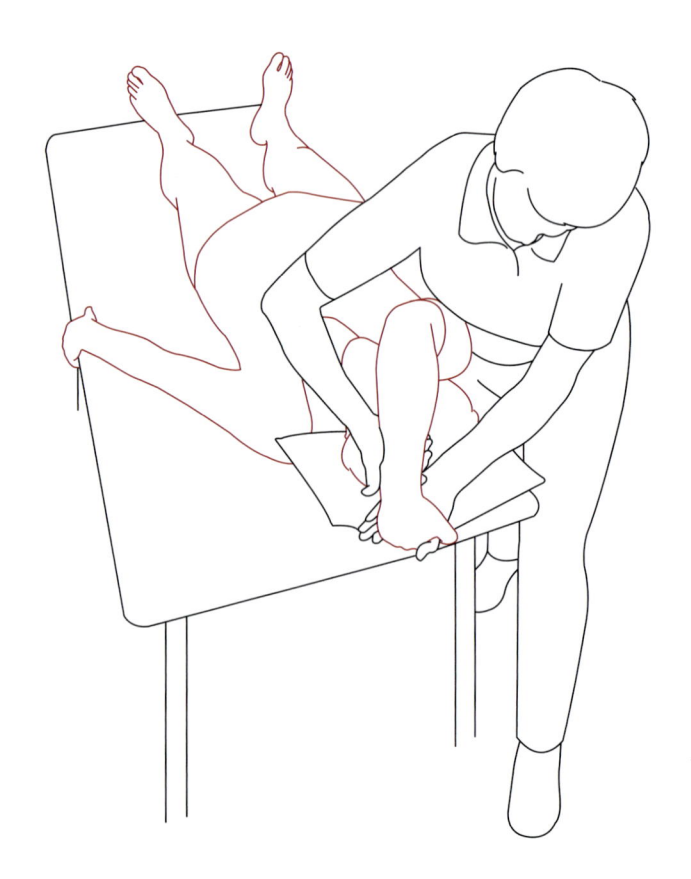

図4-35
上肢：肘屈曲を伴う屈曲―内転―外旋の終了肢位

屈曲―内転―外旋（肘を伸展しながら）

開始肢位
患者：　　上肢伸展位でベッドの端に背臥位となる．上肢は肘屈曲を伴う伸展―外転―内旋パターンの終了肢位をとる．手は背屈，尺屈位にする．
治療者：足を前後にステップし，対角線の延長線上に立つ．

マニュアル・コンタクト
遠位グリップ：虫様筋握りで，治療者の左手掌面で患者の右手掌面を握る．第2~5指は尺側に添える．拇指は第2中手骨の橈側，第1指と第2指の間に置く．
近位グリップ：治療者の手は虫様筋握りをする．強調する部位によりコンタクトの位置を変える．
遠位部の強調：前腕の屈側に遠位で置く．第2~5指は橈側，拇指は尺側．回外と近位部のコントロールを行う．
近位部（肩関節）の強調：前―中間部の上腕を内側から．前面中間部（上腕二頭筋）に置く．拇指は四指に添える．外旋と近位部のコントロールを行う．
近位部（肩甲骨）の強調：内側から，肩関節の前側，肩峰の周辺部をコンタクトし，拇指は四指に添える．肩甲骨前方挙上のコントロールを行う．

エロンゲーション
肘関節屈曲を伴う伸展―外転―内旋の方向にもっていく．

口頭指示
"握って，内側に捻り，そして顔の方向に腕を伸ばして！"

動作に対する口頭指示
"握って，捻って，そして伸ばして！"

注意　　— 運動は遠位部から起こり，近位部が動く．つまり，始めに手の握りが起こり，次に上肢が顔の方向に引き上げられる．大胸筋が早い時期から活性化するように，回旋は早く誘導し，それを通して内転を強調する．
　　　　— 抵抗は患者に適していなければいけない．近位グリップと遠位グリップで抵抗が異なることもある．
　　　　— 必要に応じて全運動域をとおして牽引を行うと，運動がしやすくなる．
　　　　— ボディメカニクス：
　　　　　エロンゲーションのとき：患者の肩の高さで，患者に背を向けて立つ．体重は前にある足にかける．
　　　　　動作時：上肢の外旋に伴い，両足部で方向転換し，同時に体重を前足になる側の足にかけるようにする．

第4章　四肢の運動パターン

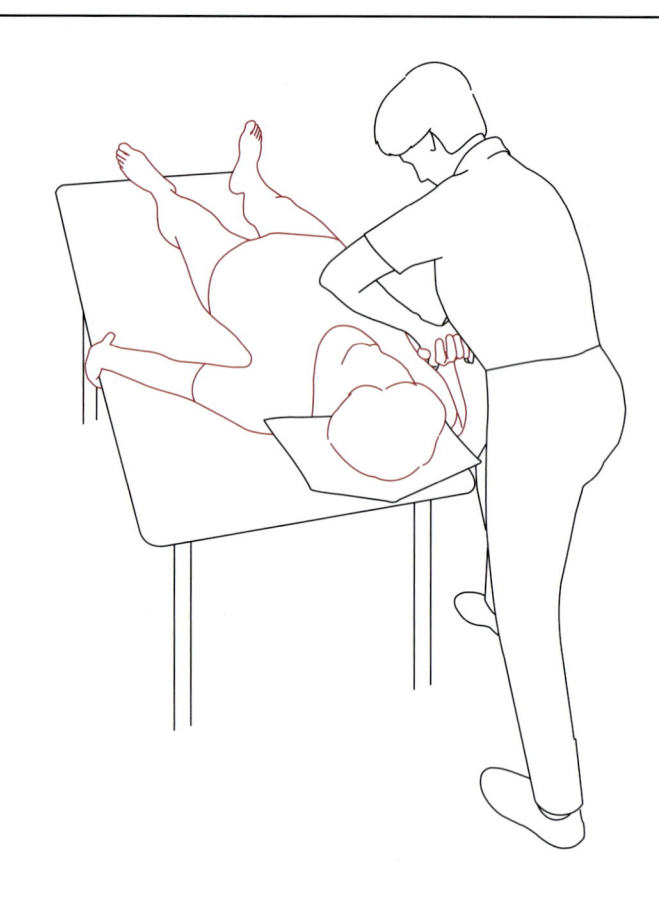

図4-36
上肢：肘伸展を伴う
屈曲―内転―外旋の
開始肢位

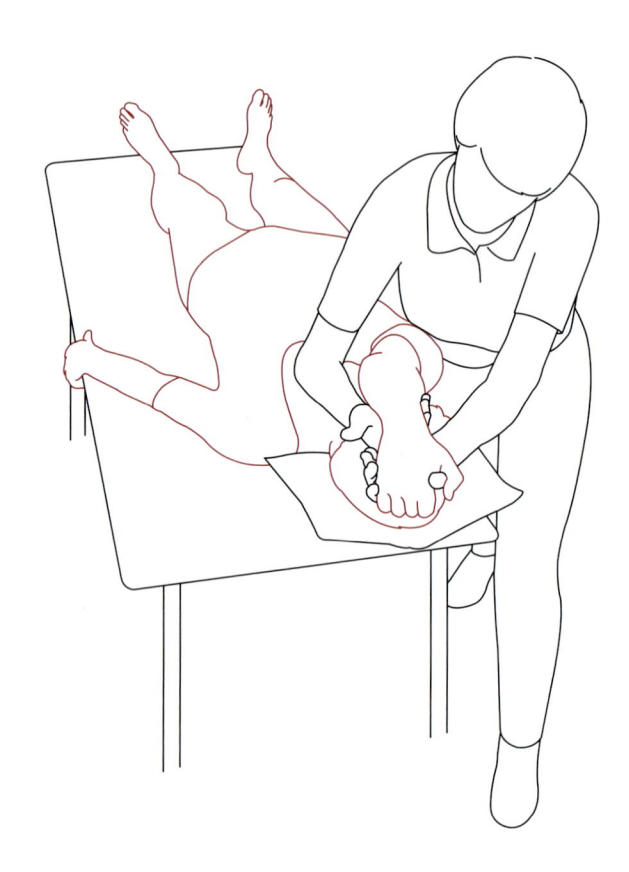

図4-37
上肢：肘伸展を伴う
屈曲―内転―外旋の
終了肢位

伸展―外転―内旋（肘を伸展したまま）

開始肢位
患者：　　ベッドの端で背臥位になる．上肢は顔の前で，屈曲―内転―外旋の終了肢位をとる．手関節は掌屈，橈屈する．
治療者：対角線の延長線上で，足を前後にステップし，患者の近くに立つ．

マニュアル・コンタクト
遠位グリップ：治療者の右手は虫様筋握りで，第2~5指を使い，患者の手の背―尺側を握る．拇指は第2中手骨の尺側に添える．
近位グリップ：治療者の左手は虫様筋握りで以下のようにグリップする．
遠位部の強調：第2~5指で前腕の背側，遠位部は拇指で橈側を触る．回内と近位部のコントロールをする．
近位部（肩関節）の強調：上腕の後方―外側；拇指は四指とともに添えるようにする．内旋と近位部のコントロールをする．
近位部（肩甲骨）の強調：肩甲棘と肩甲骨内側縁の間；拇指は四指とともに添える．肩甲骨後方下制のコントロールをする．

エロンゲーション
屈曲―内転―外旋方向にもっていく．

準備に対する口頭指示
"手を開いて，捻って"そして"肘を真っ直ぐのまま！""腕を引き下げて！"

動作に対する口頭指示
"手を開いて，捻って，引き下げて！"

注意　　― 運動は遠位部から近位部に起こるようにする．始めに手を開き，そして腕を下に押し下げる．
　　　　― 抵抗は，患者に適していなければいけない．つまり，近位グリップと遠位グリップの抵抗が異なることもある．
　　　　― 運動の始めに，重力に抗するように両手で牽引し，従動で動いている範囲で，安定性を重視する場合には，アプロキシメーション（圧縮）を与える．例えば，関節の問題や痛みのある場合，必要に応じて，運動の間中，牽引を与えると運動がしやすくなることもある．
　　　　― ボディメカニクス：
　　　　　エロンゲーションのとき：一方の股関節が近くになるよう，ベッドの近くに立ち，体重は前足にかかるようにする．
　　　　　運動時：上肢の回旋に伴い前足部を軸にして回転させ（ピボット），体重を反対下肢に移動させる．

終了肢位では，治療者の反対側の股関節がベッドの近くに来るように立ち，足部のほうを見るようにする．

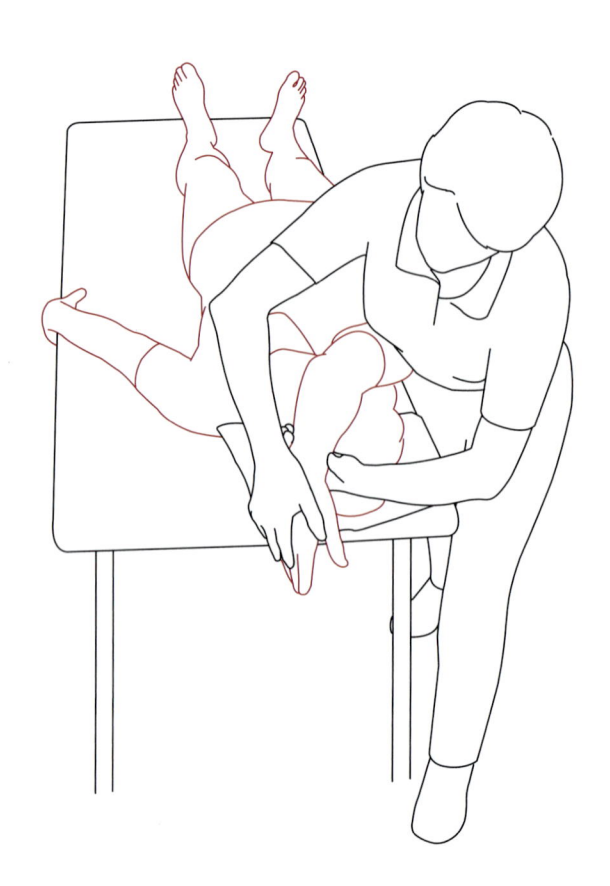

図 4-38
上肢：肘伸展位での伸展─外転─内旋の開始肢位

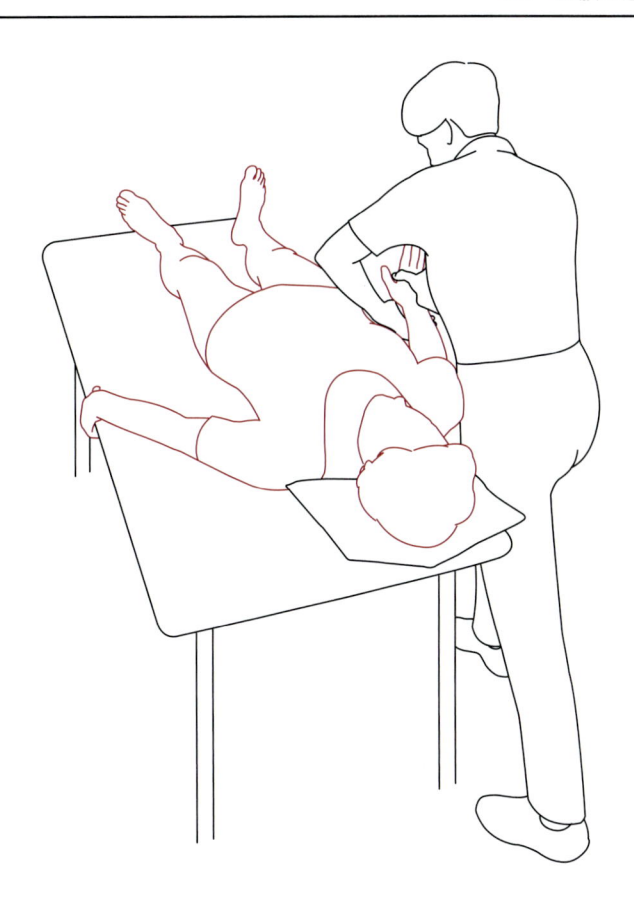

4.3 上肢の運動パターン

図4-39a
上肢：肘伸展位での
伸展—外転—内旋の
終了肢位

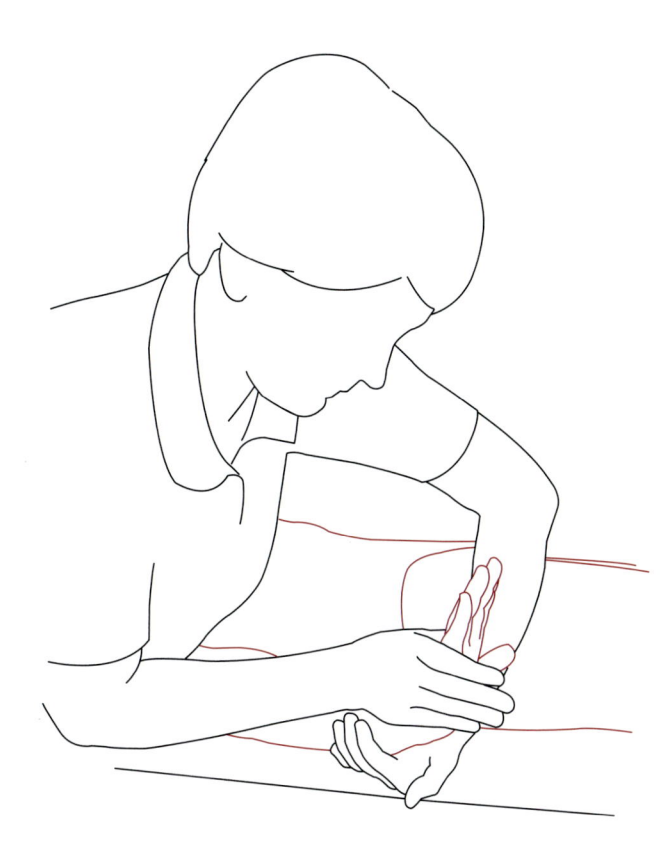

図4-39b
上肢：肘伸展位での
伸展—外転—内旋の
終了肢位
マニュアル・コンタク
トの詳細

113

伸展―外転―内旋（肘を伸展しながら）

開始肢位
患者： ベッドの端で背臥位になる．上肢は顔の前で，肘屈曲を伴う屈曲―内転―外旋の終了肢位をとる．手関節は掌屈，橈屈する．
治療者：対角線の延長線上で，足を前後にステップし，患者の近くに立つ．

マニュアル・コンタクト
遠位グリップ：治療者の右手は虫様筋握りで，第2～5指を使い，患者の手の背―尺側を握る．拇指は第2中手骨の尺側に添える．
近位グリップ：治療者の左手は虫様筋握りで以下のようにグリップする．
遠位部の強調：第2～5指で前腕の背側，拇指で橈側をグリップし，回内と近位部のコントロールをする．
近位部（肩関節）の強調：上腕の後方―外側を内側から；拇指は四指とともに添えるようにする．内旋と近位部のコントロールをする．
近位部（肩甲骨）の強調：肩甲棘と肩甲骨内側縁の間；拇指は四指とともに添える．肩甲骨後方下制のコントロールをする．

エロンゲーション
屈曲―内転―外旋方向にもっていく．

準備に対する口頭指示
"手を開いて，捻って，肘を伸ばして，そして腕を引き下げて！"

動作に対する口頭指示
"手を開いて，捻って，そして伸ばして，引き下げて！"

注意
— 運動は遠位部から近位部に起こるようにする．始めに手を開き，そして腕を下に引き下げる．対角線を保ち，回旋が多すぎないようにする．
— 抵抗は，患者に適していなければいけない．つまり，近位グリップと遠位グリップの抵抗が異なることもある．
— 運動の始めに，重力に抗するような場合は両手で牽引し，従重力で動いている範囲で安定性を強調する場合には，アプロキシメーション（圧縮）を与える．例えば，関節の問題や痛みのある場合，必要に応じて，運動の間中，牽引を続けることも可能である．
— ボディメカニクス：
エロンゲーションのとき：ベッドの近くに立ち，体重は前足にかかるようにする．
運動時：上肢の回旋に伴い前足部を軸にして回転させ（ピボットターン），体重を反対下肢に移動させる．終了肢位では，治療者の反対側の股関節がベッ

ドの近くに来るように立ち，足部のほうを見るようにする．

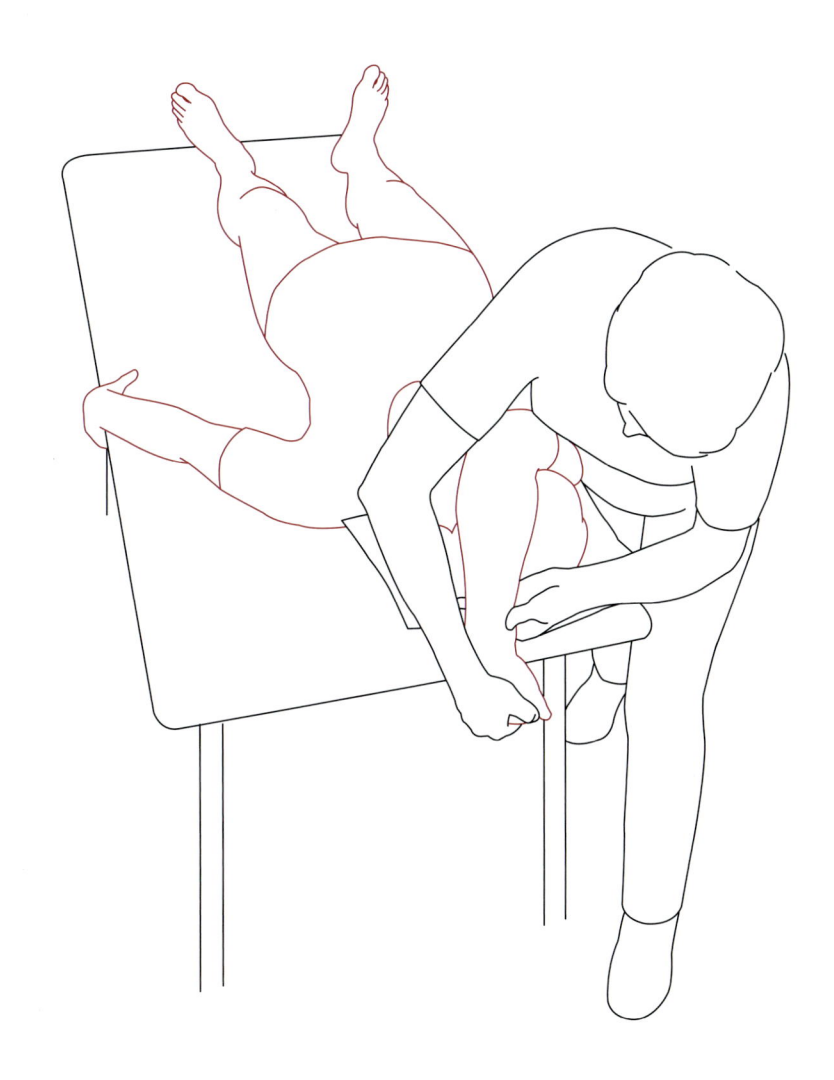

図 4-40
上肢：肘伸展を伴う
伸展─外転─内旋の
開始肢位

第4章 四肢の運動パターン

図4-41
上肢：肘伸展を伴う伸展—外転—内旋の開始肢位
近位部を上腕にしたマニュアル・コンタクトの別法
より肩関節の運動コントロールと特に回旋のコントロールが可能である．

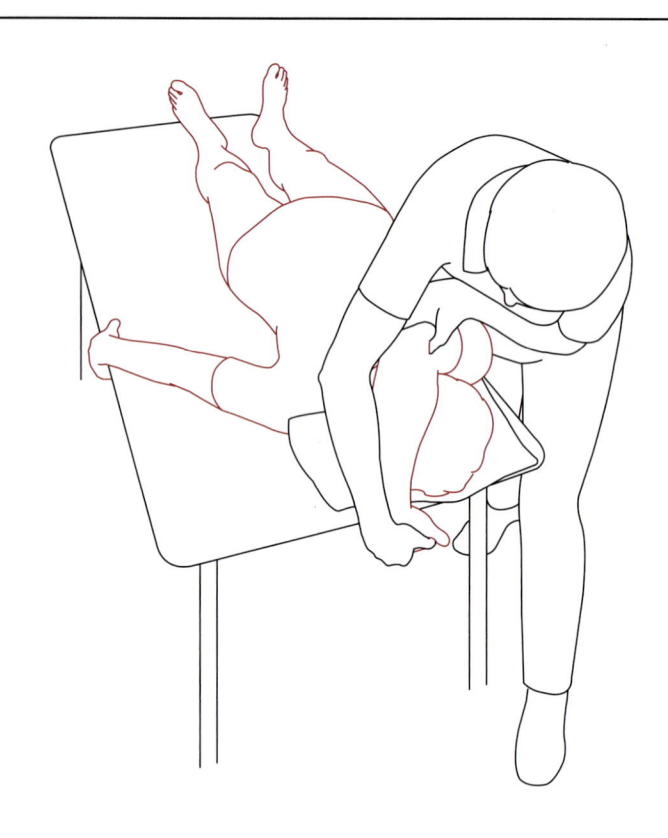

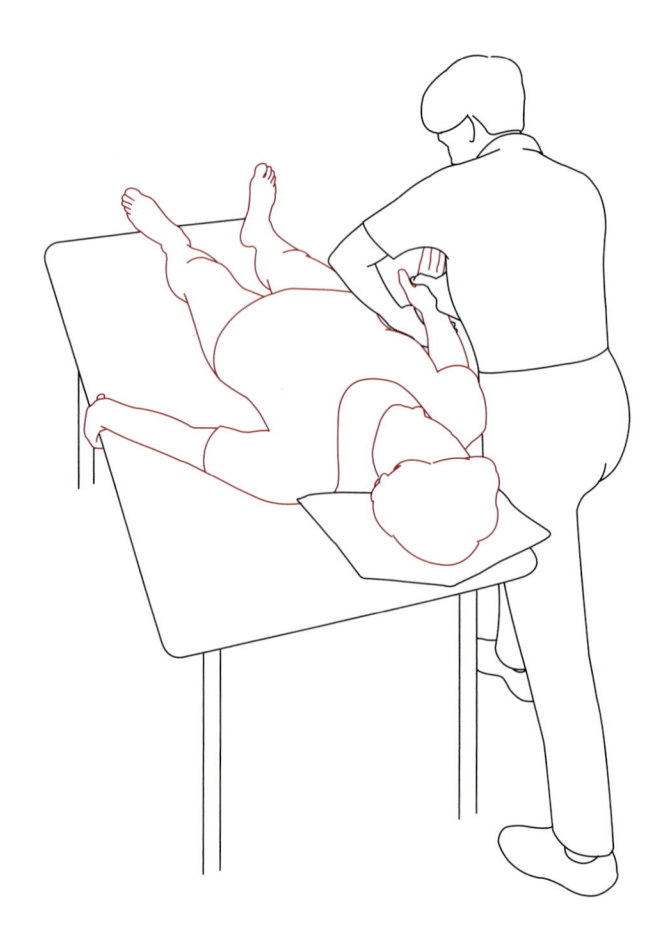

図4-42
上肢：肘伸展を伴う伸展—外転—内旋の終了肢位

4.3 上肢の運動パターン

伸展―外転―内旋 (肘を屈曲しながら)

開始肢位
患者：　　ベッドの端で背臥位になる．上肢は顔の前で，肘伸展を伴う屈曲―内転―外旋の終了肢位をとる．手関節は掌屈，橈屈する．
治療者：対角線の延長線上で，足を前後にステップし，患者の近くに立つ．
　　　　（別法：顔は対角線のほうを向いて，ベッドの頭側に立つ．）

マニュアル・コンタクト
遠位グリップ：治療者の右手は虫様筋握りで，第2~5指を使い，患者の手の背―尺側を握る．拇指は第2中手骨の尺側に添える．
近位グリップ：治療者の左手は虫様筋握りで以下のようにグリップする．
遠位部の強調：第2~5指で前腕の背側，遠位部は拇指で橈側をグリップする．回内と近位部のコントロールをする．
近位部（肩関節）の強調：上腕の後方―外側を内側から；拇指は四指とともに添えるようにする．内旋と近位部のコントロールをする．
近位部（肩甲骨）の強調：肩甲棘と肩甲骨内側縁の間；拇指は四指とともに添える．肩甲骨後方下制のコントロールをする．

エロンゲーション
屈曲―内転―外旋方向にもっていく．

準備に対する口頭指示
"手を開いて，捻って，肘を曲げて，そして腕を引き下げて！"

動作に対する口頭指示
"手を開いて，捻って，そして曲げて，引き下げて！" "曲げて！"

注意
— 運動は遠位部から近位部に起こるようにする．始めに手を開き，そして腕を下に引き下げる．対角線を保ち，回旋が多すぎないようにする．
— 抵抗は，患者に適していなければいけない．つまり，近位グリップと遠位グリップの抵抗が異なることもある．
— 運動の始めに，重力に抗するような場合は両手で牽引し，従重力で動いている範囲で安定性を強調する場合には，アプロキシメーション（圧縮）を与える．例えば，関節の問題や痛みのある場合，必要に応じて，運動の間中，牽引を続けることも可能である．
— ボディメカニクス：
エロンゲーションのとき：ベッドの近くに立ち，体重は前足にかかるようにする．
運動時：上肢の回旋に伴い前足部を軸にして回転させ（ピボットターン），体

117

第4章 四肢の運動パターン

重を反対下肢に移動させる.終了肢位では,治療者の反対側の股関節がベッドの近くに来るように立ち,足部のほうを見るようにする.

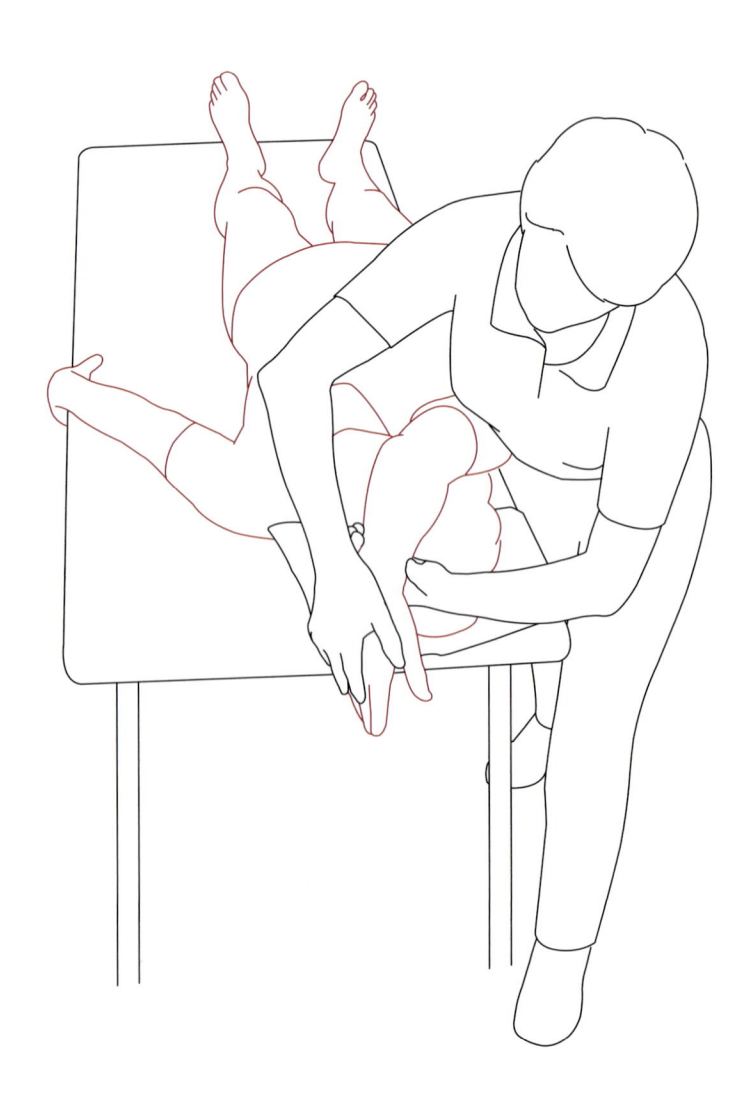

図4-43
上肢:肘屈曲を伴う伸展—外転—内旋の開始肢位

4.3 上肢の運動パターン

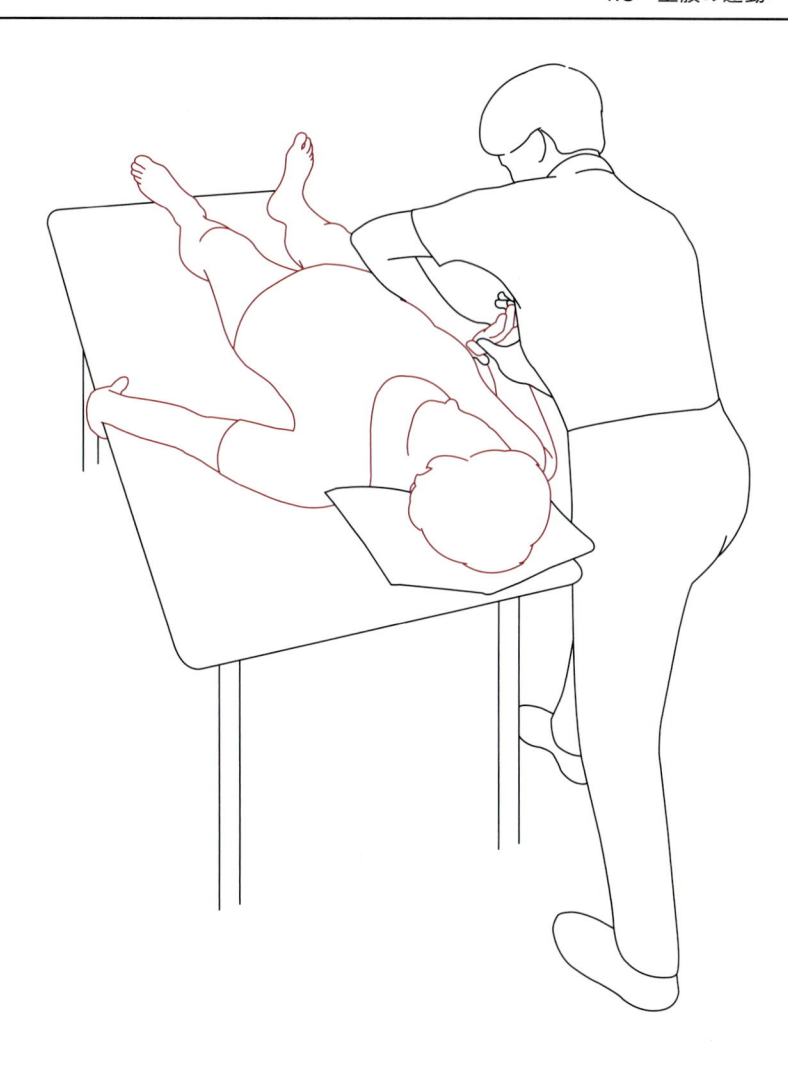

図 4-44
上肢：肘屈曲を伴う
伸展―外転―内旋の
終了肢位

屈曲―外転―外旋（肘を伸展したまま）

開始肢位
患者：　　　上肢は伸展位で，ベッドの端に背臥位となる．上肢は，伸展―内転―内旋回パターンの終了肢位で中間線を越えた位置にする．手は掌屈，尺屈位にする．尺骨の茎状突起は若干上を向いている．

治療者：　　対角線の延長線上で，足を前後にステップし，ベッドの近位部に立つ．

マニュアル・コンタクト
遠位グリップ：治療者の左手を虫様筋握りで，患者の右手の背側面をグリップする．拇指は中手骨の尺側に添える．

近位グリップ：治療者の右手を虫様筋握りで，以下のようにグリップする．

<u>遠位部の強調</u>：第2~5指で前腕の背側，遠位部をグリップし，拇指は尺側をグリップする．回外と近位部の運動コントロールを行う．

<u>近位部（肩関節）の強調</u>：上腕の前―外側を内側から．拇指は四指と一緒に添えるようにする．外旋と外転のコントロールを行う．

<u>近位部（肩甲骨）の強調</u>：手掌を肩甲棘の上へ．拇指は四指と一緒に添える．肩甲骨後方挙上のコントロールを行う．

エロンゲーション
伸展―内転―内旋方向にもっていく．

準備に対する口頭指示
"手を開いて，手首を反って，そして腕を持ち上げて！" "肘は伸ばしたままを保って！"

動作に対する口頭指示
"手を開いて，手首を反って，持ち上げて！"

注意
— 運動は遠位部から近位部に起こるようにする．始めに手を開き，その後，上肢を上げる．対角線を保持し，特に開始肢位で回旋しすぎないようにする！
— 抵抗は患者に適していなければいけない．近位グリップと遠位グリップで抵抗が異なることもある．
— 必要に応じて全可動域を通じて，両手で牽引を加えると運動しやすくなる．また運動域内で安定性を強調したい場合には，アプロキシメーション（圧縮）を与えると安定性を得たなかでの運動が可能となる．さらに最終運動域周辺でクイック アプロキシメーション（す早い圧縮）を与えることで，より安定性を得ることができる．
— ボディ メカニクス：
　エロンゲーションのとき：頭側に立ち，体重は前にある下肢にかける．
　動作時：上肢の外旋とともに，前足部で回転し，体重を反対側の下肢にかけ

る．場合によっては，一歩前に出る．終了肢位で治療者は，患者の上肢と平行に立つようになる．

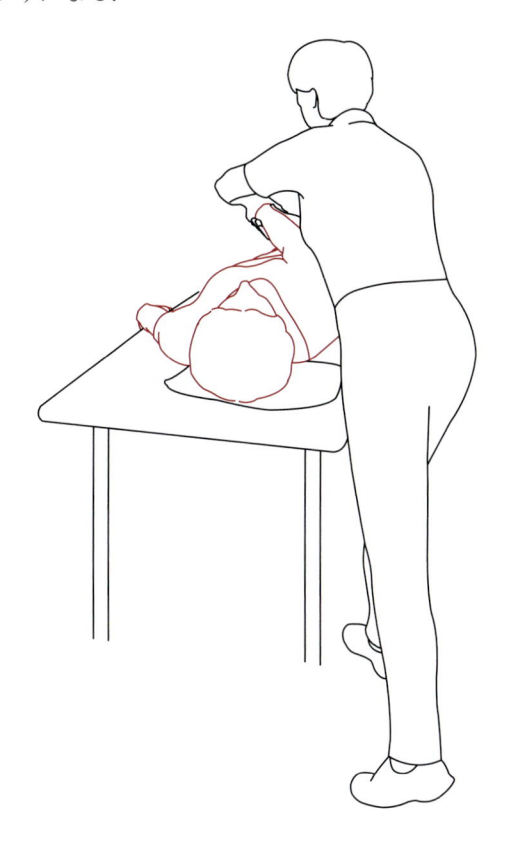

図4-45a
上肢：肘伸展位での屈曲—外転—外旋の開始肢位

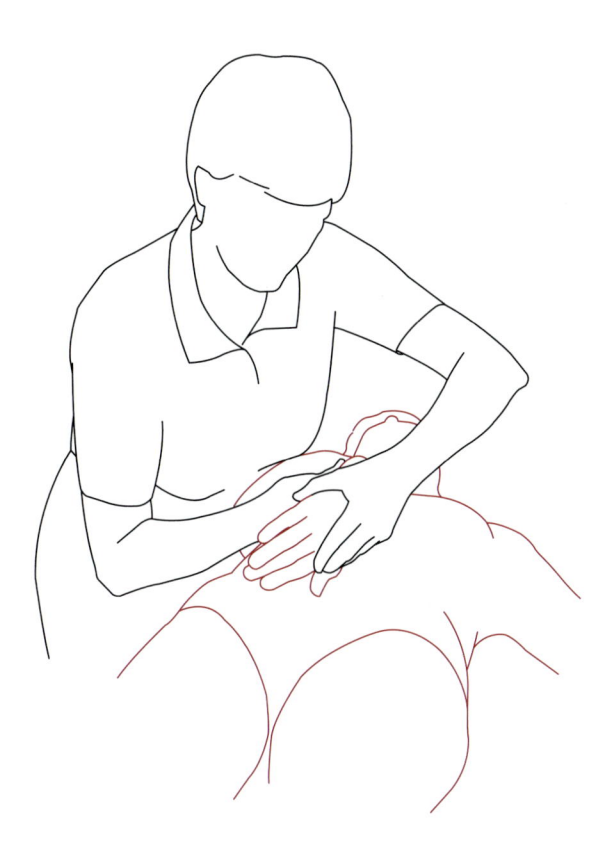

図4-45b
上肢：肘伸展位での屈曲—外転—外旋の開始肢位
マニュアル・コンタクトの詳細

第4章 四肢の運動パターン

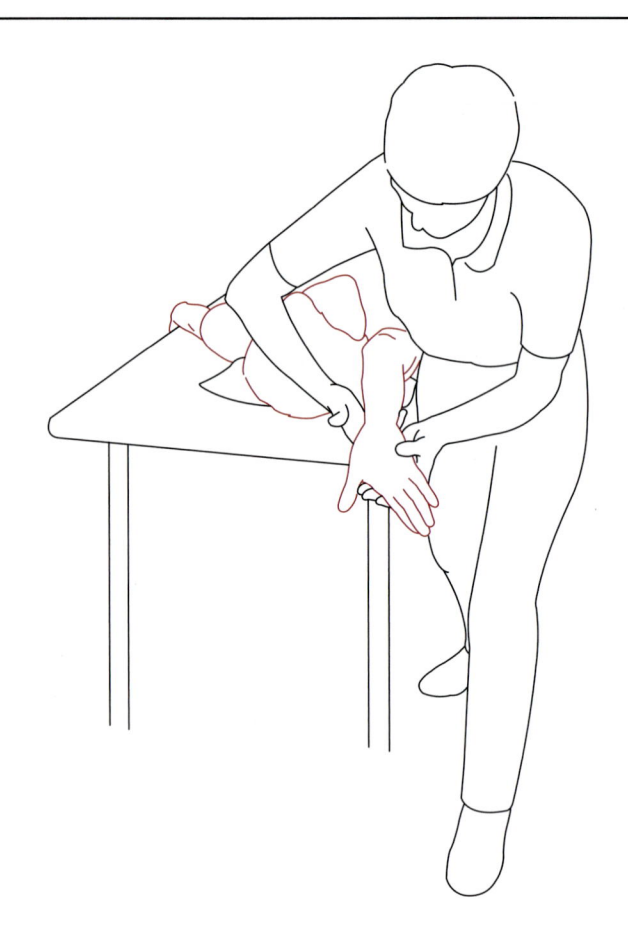

図4-46
上肢：肘伸展位での
屈曲―外転―外旋の
終了肢位

屈曲―外転―外旋（肘を屈曲しながら）

開始肢位
患者： 上肢は伸展位で，ベッドの端に背臥位となる．上肢は，肘伸展を伴う伸展―内転―内旋パターンの終了肢位で中間線を越えた位置にする．手は掌屈，尺屈位にする．尺骨の茎状突起は若干上を向いている．
治療者：対角線の延長線上で，足を前後にステップし，ベッドの近位部に立つ．
（別法：よりよい伸張刺激（ストレッチ）が必要な場合は，反対側に立つ．）

マニュアル・コンタクト
遠位グリップ：治療者の左手を虫様筋握りで，患者の右手の背側面をグリップする．拇指は中手骨の尺側に添える．
近位グリップ：治療者の右手を虫様筋握りで，以下のようにグリップする．
遠位部の強調：第2～5指で前腕の背側，遠位部をグリップし，拇指は尺側をグリップする．回外と近位部の運動コントロールを行う．
近位部（肩関節）の強調：上腕の前―外側を内側から．拇指は四指と一緒に添えるようにする．外旋と外転のコントロールを行う．
近位部（肩甲骨）の強調：手掌を肩甲棘の上へ．拇指は四指と一緒に添える．肩甲骨後方挙上のコントロールを行う．

エロンゲーション
伸展―内転―内旋方向にもっていく．

準備に対する口頭指示
"手/指を伸ばして，捻って，肘を曲げて，そして腕を持ち上げて！"

動作に対する口頭指示
"手を開いて，捻って，肘を曲げて！" "持ち上げて！"

注意
― 運動は遠位部から近位部に起こるようにする．始めに手を開き，その後，上肢を上げる．対角線を保持し，特に開始肢位で回旋しすぎないようにする！
― 抵抗は患者に適していなければいけない．近位グリップと遠位グリップで抵抗が異なることもある．
― 必要に応じて全可動域を通じて，両手で牽引を加えると運動しやすくなる．また運動域内で安定性を強調したい場合には，アプロキシメーション（圧縮）を与えると安定性を得たなかでの運動が可能となる．さらに最終運動域周辺でクイック アプロキシメーション（す早い圧縮）を与えることで，さらに安定性を得ることができる．
― ボディ メカニクス：
エロンゲーションのとき：頭側に立ち，体重は前にある下肢にかける．

第4章　四肢の運動パターン

動作時：上肢の外旋とともに，前足部で回転し，体重を反対側の下肢にかける．場合によっては，一歩前に出る．終了肢位で治療者は，患者の上肢と平行に立つようになる．

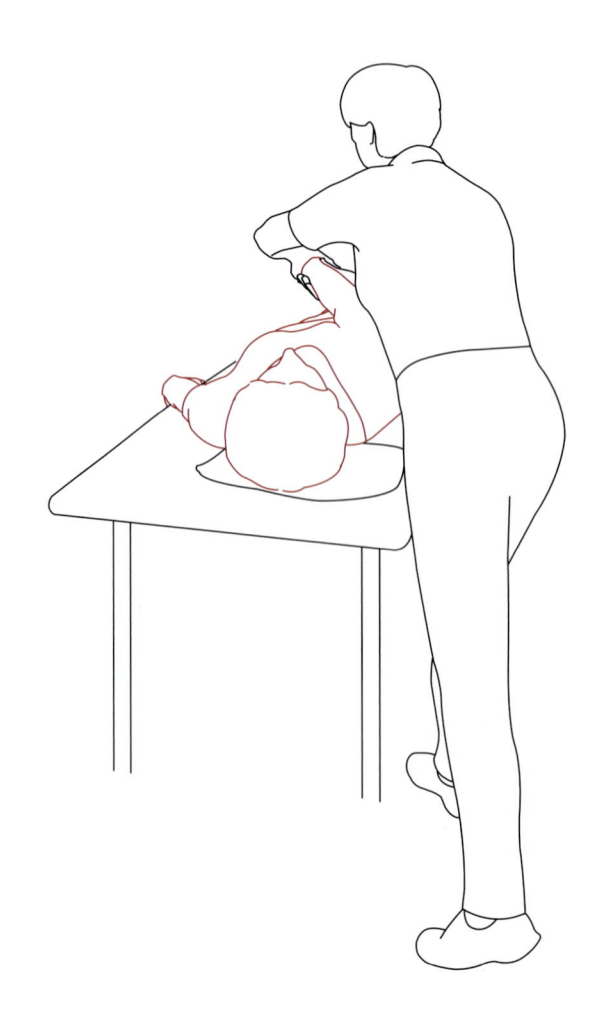

図4-47
上肢：肘屈曲を伴う屈曲—外転—外旋の開始肢位

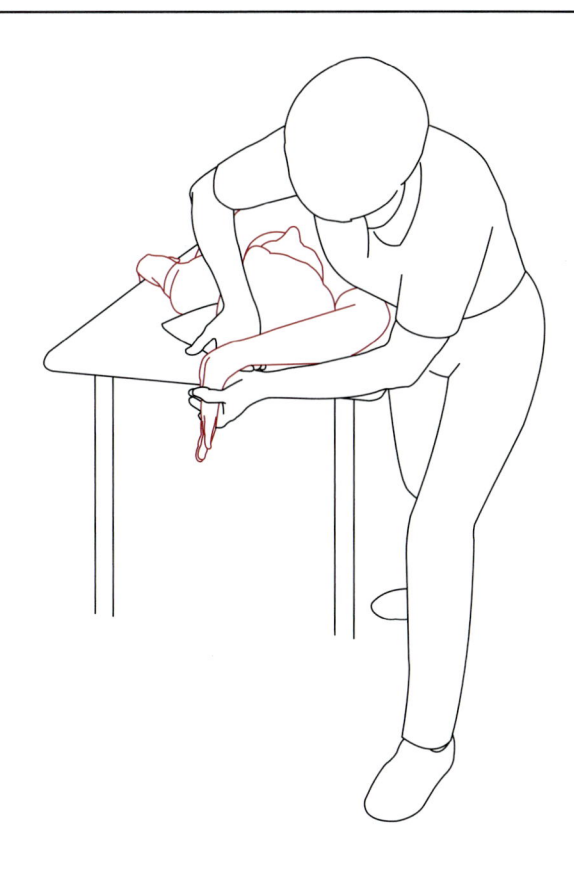

4.3 上肢の運動パターン

図 4-48
上肢：肘屈曲を伴う屈曲—外転—外旋の終了肢位

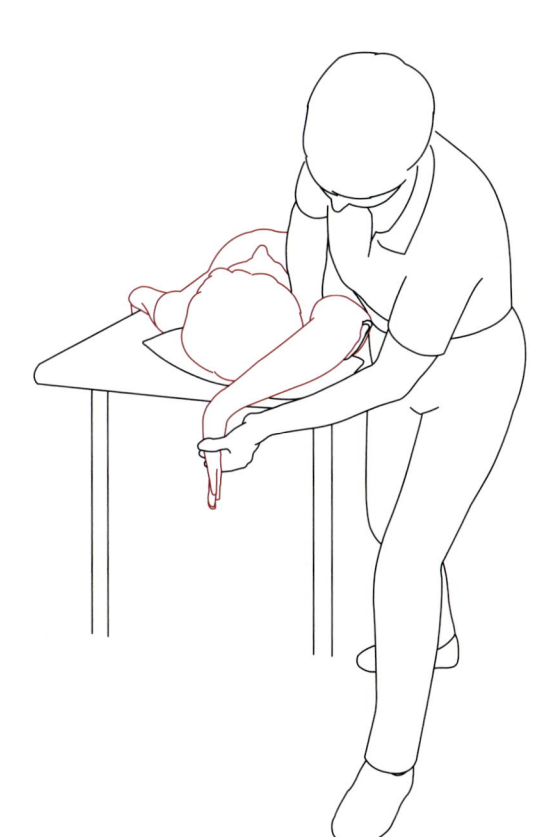

図 4-49
上肢：肘屈曲を伴う屈曲—外転—外旋の終了肢位
肩関節の運動要素をよりよくコントロールするための，近位部が上腕に来る，マニュアル・コンタクトの変法

125

第 4 章　四肢の運動パターン

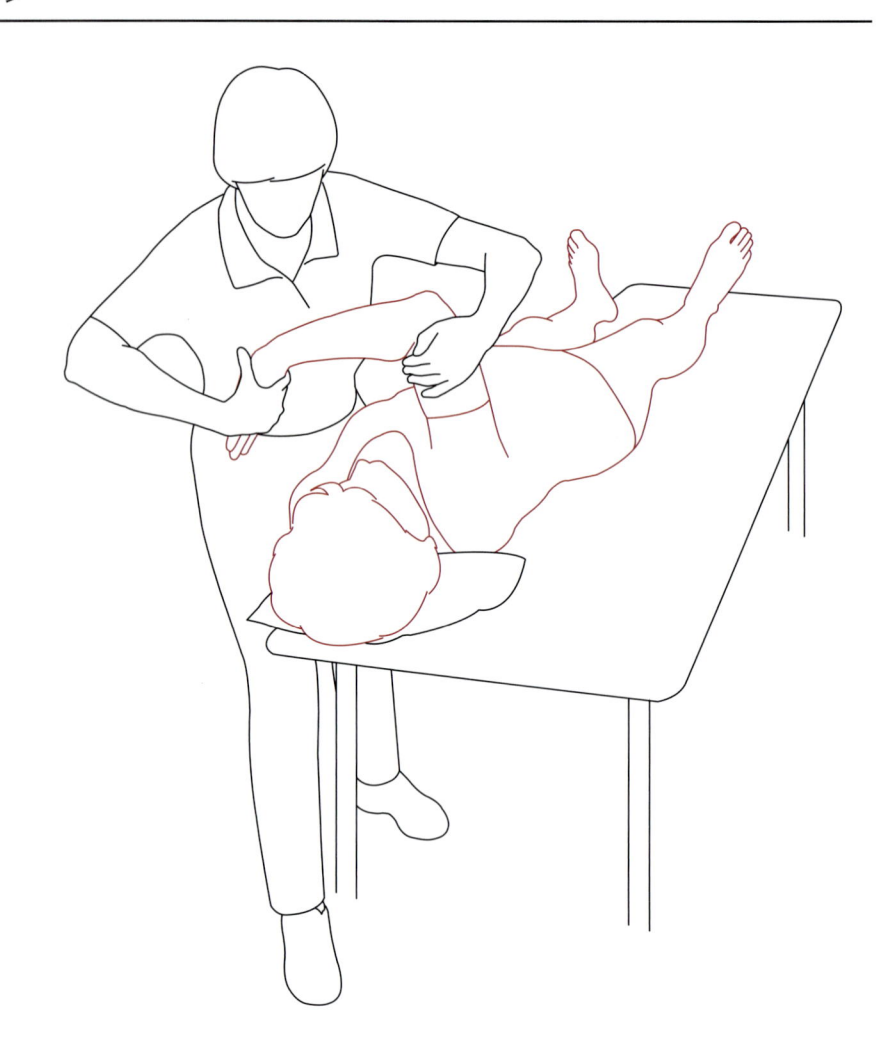

図 4-50
上肢：肘屈曲を伴う屈曲―外転―外旋
よりよい伸張刺激（ストレッチ）のため，反対側に立つ場合のマニュアル・コンタクト

屈曲—外転—外旋（肘を伸展しながら）

開始肢位
患者：　　上肢は伸展位で，ベッドの端に背臥位となる．上肢は，肘屈曲を伴う伸展—内転—内旋回パターンの終了肢位で中間線を越えた位置にする．手は掌屈，尺屈位にする．尺骨の茎状突起は若干上を向いている．

治療者：対角線の延長線上で，足を前後にステップし，ベッドの近位部／頭側に立つ．

マニュアル・コンタクト
遠位グリップ：治療者の左手を虫様筋握りで，患者の右手の背側面をグリップする．拇指は中手骨の尺側に添える．

近位グリップ：治療者の右手を虫様筋握りで，以下のようにグリップする．

遠位部の強調：第2～5指で前腕の背側，遠位部をグリップし，拇指は尺側をグリップする．回外と近位部の運動コントロールを行う．

近位部（肩関節）の強調：上腕の前—外側を内側から．拇指は四指と一緒に添えるようにする．外旋と外転のコントロールを行う．

近位部（肩甲骨）の強調：手掌を肩甲棘の上へ．拇指は四指と一緒に添える．肩甲骨後方挙上のコントロールを行う．

エロンゲーション
肘屈曲を伴う伸展—内転—内旋方向にもっていく．

口頭指示
"手／指を伸ばして，捻って，肘を伸ばして，そして腕を外側に押し上げて！"

動作に対する口頭指示
"手を開いて，捻って，肘を伸ばして！"

注意　　— 運動は遠位部から近位部に起こるようにする．始めに手を開き，その後，上肢を上げる．対角線を保持するように行う．
　　　　— 抵抗は患者に適していなければいけない．近位グリップと遠位グリップで抵抗が異なることもある．
　　　　— 必要に応じて全可動域を通じて，両手で牽引を加えると運動しやすくなる．また運動域内で安定性を強調したい場合には，アプロキシメーション（圧縮）を与えると安定性を得たなかでの運動が可能となる．さらに最終運動域周辺でクイック アプロキシメーション（す早い圧縮）を与えることで，より安定性を得ることができる．
　　　　— ボディ メカニクス：
　　　　　エロンゲーションのとき：頭側に立ち，体重は前にある下肢にかける．
　　　　　動作時：治療者は上肢の外旋とともに，前足部で軸回転をし，体重を反対側

第4章　四肢の運動パターン

の下肢にかける．場合によっては，一歩前に出る．終了肢位で治療者は，患者の上肢と平行に立つようになる．

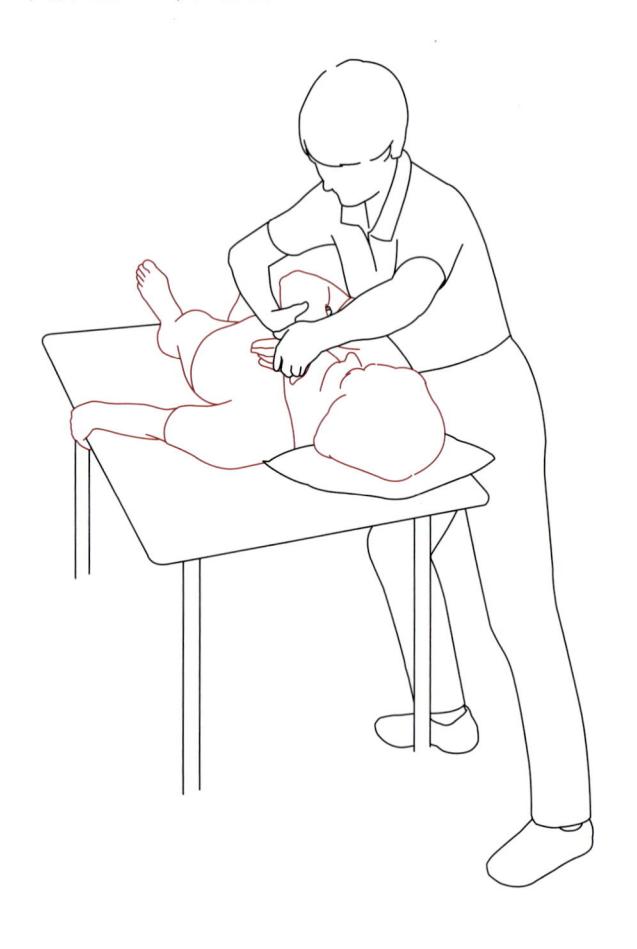

図 4-51
上肢：肘伸展を伴う
屈曲—外転—外旋の
開始肢位

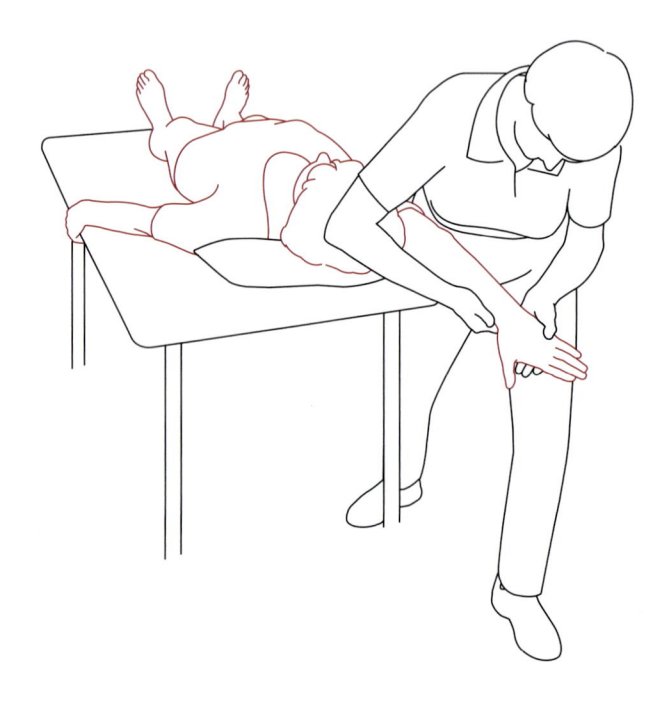

図 4-52
上肢：肘伸展を伴う
屈曲—外転—外旋の
終了肢位

4.3 上肢の運動パターン

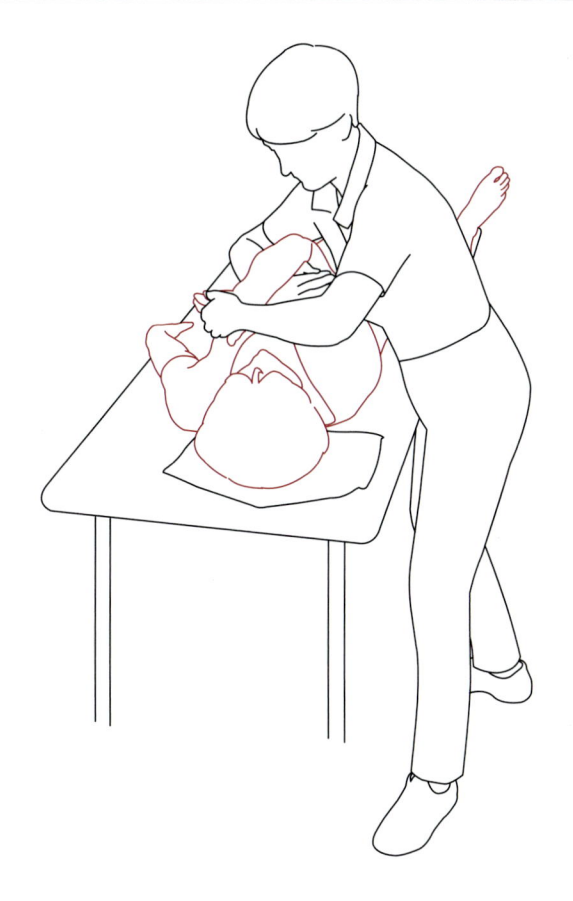

図4-53
上肢：肘伸展を伴う屈曲―外転―外旋の開始肢位
近位部が上腕のマニュアル・コンタクトの別法 (1)

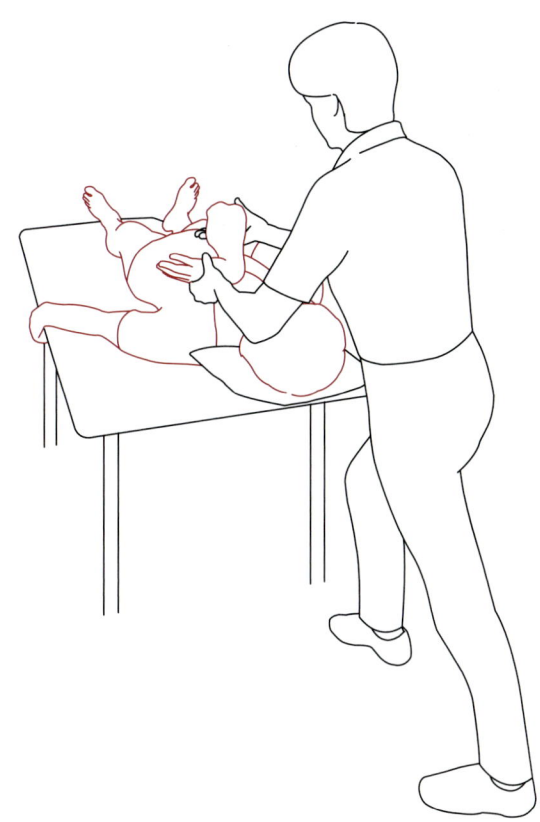

図4-54
上肢：肘伸展を伴う屈曲―外転―外旋の開始肢位
近位部が上腕のマニュアル・コンタクトの別法 (2)

129

伸展―内転―内旋（肘を伸展したまま）

開始肢位
患者：　　ベッドの端で背臥位となる．上肢は，屈曲―外転―外旋の終了肢位をとる．手は，背屈と橈屈する．
治療者：対角線延長線上で，足を前後にステップし，患者の近くに立つ．

マニュアル・コンタクト
遠位グリップ：治療者の右手を虫様筋握りで，患者の右掌をグリップする．第2~5指は橈側に添える．拇指は，第5中手骨の尺側に置く．
近位グリップ：治療者の左手は虫様筋握りで，以下のようにグリップする．
遠位部の強調：第2~5指を尺側，拇指を橈側にし，手掌，前腕の遠位部．回内と近位部のコントロールをする．
近位部（肩関節）の強調：上腕の前面―内側．拇指は四指とともに添える．内旋と近位部のコントロールをする．
近位部（肩甲骨）の強調：肩関節の前面―内側．肩甲骨の前方下制をコントロールする．

エロンゲーション
　屈曲―外転―外旋方向にもっていく．エロンゲーション時に近位部と遠位部を通して全体的に伸張刺激が起こせるようにする．手関節は背屈を保持する．

口頭指示
　"手を握って，捻って，そして反対側の股関節のほうへ，腕を内側に押し下げて！　肘は，伸ばしたままでいて！"

動作に対する口頭指示
　"手を握って，捻って，そして腕を押し下げて！"

注意　　　― 運動は遠位部から近位部に起こるようにする．始めに手を握り，その後，上肢を反対側の股関節の方向へ押し下げる．回旋をさせすぎないように！　大胸筋が早い時期から活動し，回旋と内転をすぐに誘発することが大事である．肘は終了肢位で体の正中線を越えていること．
　　　　　― 抵抗は患者に適していること．近位グリップと遠位グリップで，抵抗が異なることもある．
　　　　　― 牽引は動作開始時に重力に抗するように両手で行い，必要に応じて，従重力にて運動しているときにアプロキシメーション（圧縮）を加えることも可能である．関節障害や痛みのある場合，必要であれば運動の全範囲にわたり，牽引することも可能である．
　　　　　― ボディメカニクス
　　　　　　エロンゲーションのとき：患者に背を向けて立ち，体重は前にある下肢にか

4.3 上肢の運動パターン

ける.
動作時:治療者は上肢の内旋とともに,体を回転し,体重を反対側の下肢に移動する.終了肢位では,反対側の股関節がベッド側になり,足部のほうを見る.

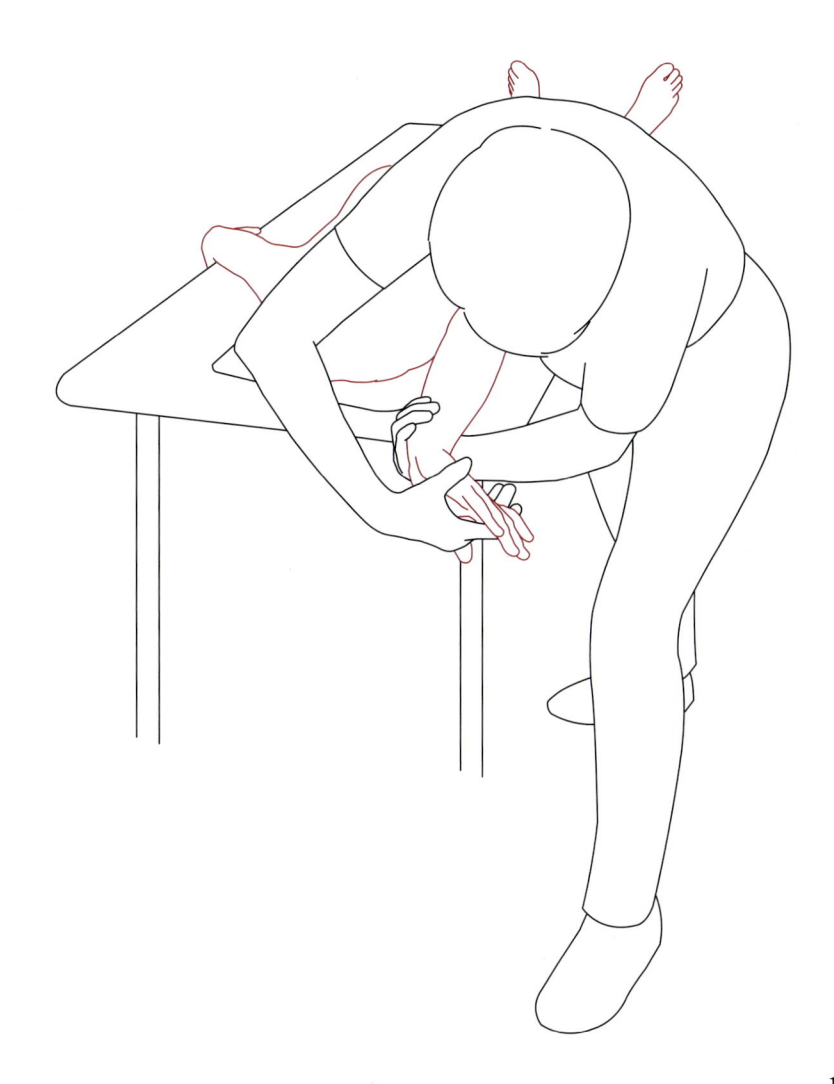

図 4-55
上肢:肘伸展位での
伸展─内転─内旋の
開始肢位

第4章　四肢の運動パターン

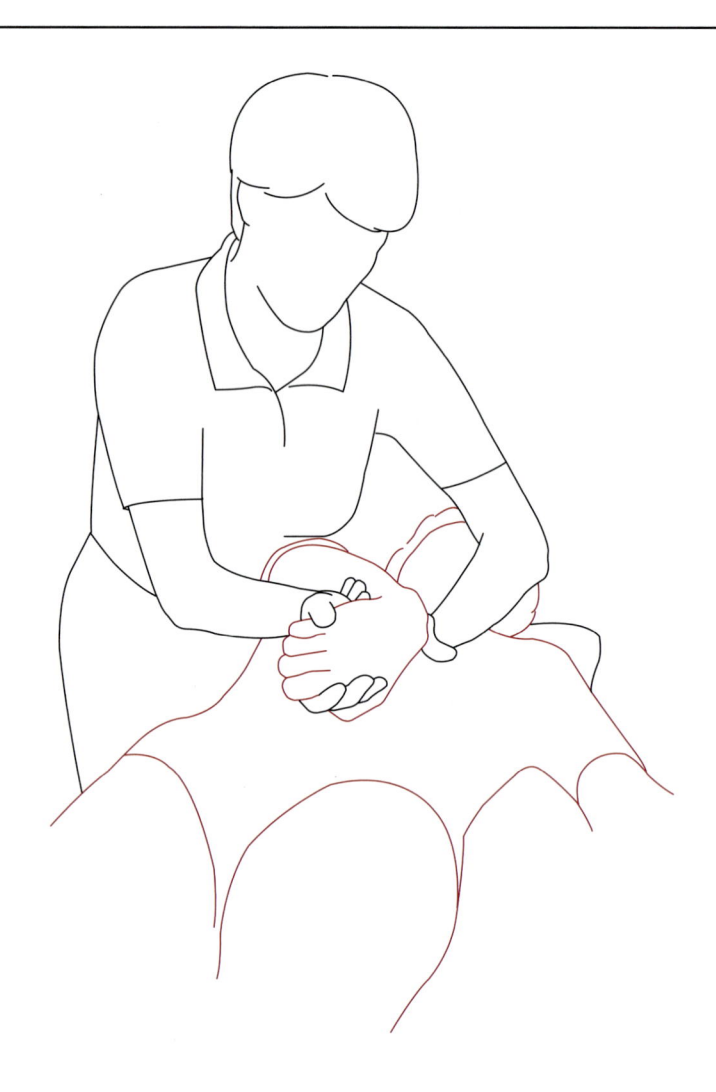

図 4-56
上肢：肘伸展位での
伸展―内転―内旋の
終了肢位

伸展―内転―内旋（肘を伸展しながら）

開始肢位
患者：　　ベッドの端で背臥位となる．上肢は，肘屈曲を伴う屈曲―外転―外旋の終了肢位をとる．手関節は，背屈と橈屈する．
治療者：対角線延長線上で，足を前後にステップし，患者の近くに立つ．

マニュアル・コンタクト
遠位グリップ：治療者の右手を虫様筋握りで，患者の右手掌面を触る．第2~5指は橈側に添える．拇指は，第5中手骨の尺側に置く．
近位グリップ：治療者の左手は虫様筋握りで，以下のようにグリップする．
遠位部の強調：第2~5指を尺側，拇指を橈側にし，手掌，前腕の遠位部．回内と近位部のコントロールをする．
近位部（肩関節）の強調：上腕の前面―内側．拇指は添える．内旋と近位部のコントロールをする．
近位部（肩甲骨）の強調：肩関節の前面―内側．肩甲骨の前方下制をコントロールする．

エロンゲーション
　肘屈曲を伴う屈曲―外転―外旋方向にもっていく．エロンゲーション時に近位部と遠位部を通して全体的に伸張刺激が起こせるようにする．手関節は背屈を保持する．

口頭指示
"手を握って，捻って，そして反対側の股関節のほうへ肘を伸ばして！"

動作に対する口頭指示
"手を握って，捻って，そして腕を押し下げて！"

注意
— 運動は遠位部から近位部に起こるようにする．始めに手を握り，その後，上肢を反対側の股関節の方向へ押し下げる．回旋をさせすぎないように！　大胸筋が早い時期から活動し，回旋と内転をすぐに誘発することが大事である．肘は終了肢位で体の正中線を越えていること．
— 抵抗は患者に適していること．近位グリップと遠位グリップで，抵抗が異なることもある．
— 牽引は動作開始時に重力に抗するように両手で行い，必要に応じて，従重力にて運動しているときにアプロキシメーション（圧縮）を加えることも可能である．関節障害や痛みのある場合，必要であれば運動の全範囲にわたり，牽引することも可能である．
— ボディメカニクス
　エロンゲーションのとき：患者に背を向けて立ち，体重は前にある下肢にかける．

動作時：治療者は上肢の内旋とともに，体を回転し，体重を反対側の下肢に移動する．終了肢位では，反対側の股関節がベッド側になり，足部のほうを見る．

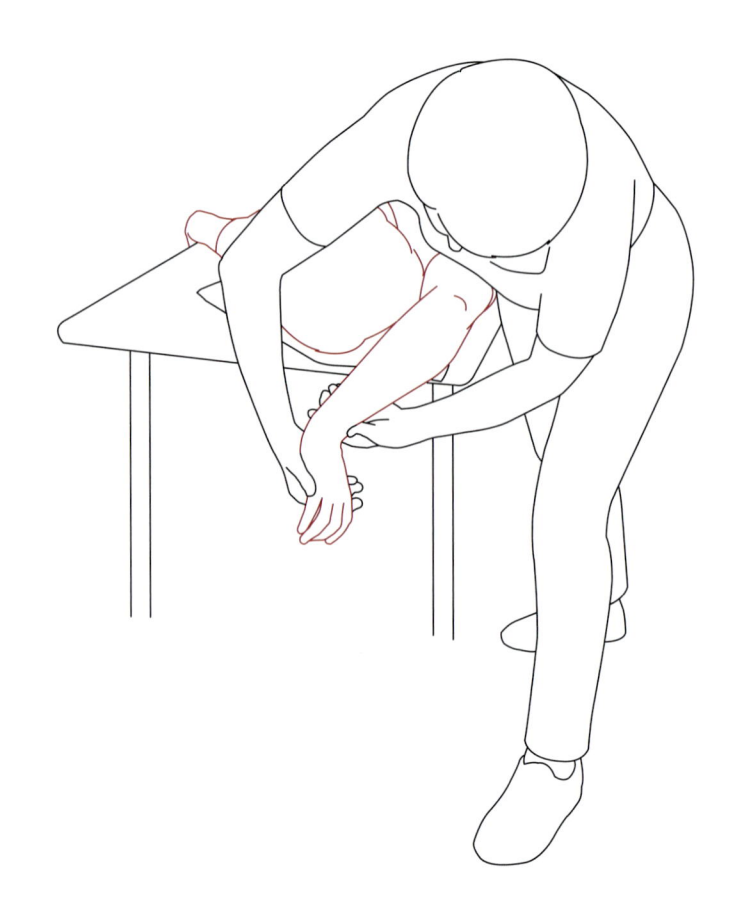

図4-57
上肢：肘伸展を伴う伸展―内転―内旋の開始肢位

4.3 上肢の運動パターン

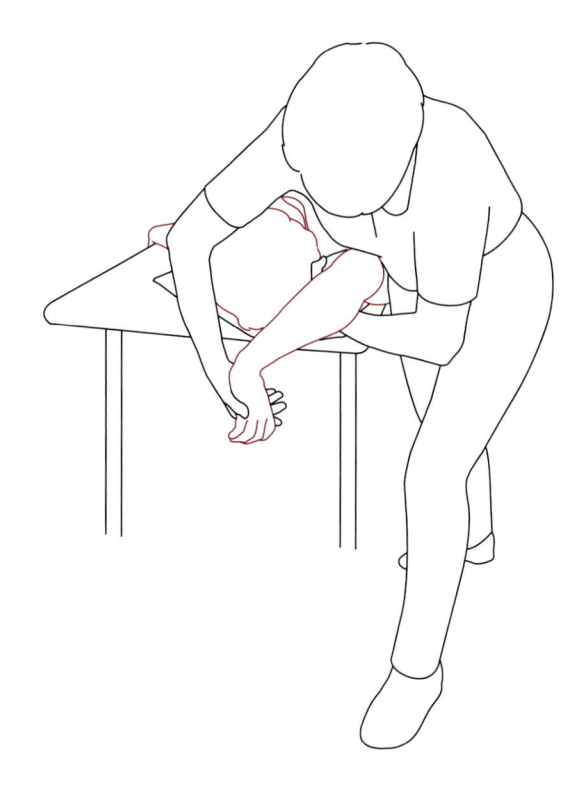

図 4-58
上肢：肘伸展を伴う伸展—内転—内旋の開始肢位
肩関節をよりよくコントロールのためのマニュアル・コンタクトの別法

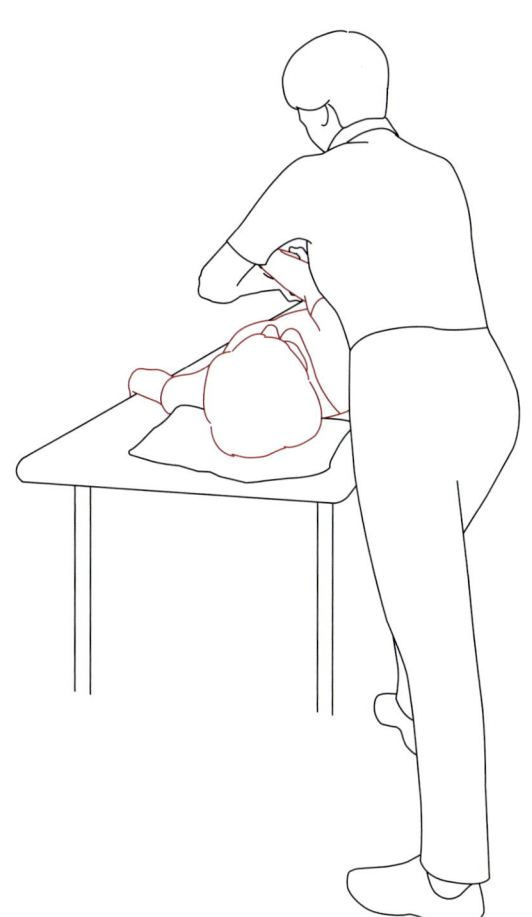

図 4-59
上肢：肘伸展を伴う伸展—内転—内旋の終了肢位

伸展―内転―内旋（肘を屈曲しながら）

開始肢位
患者： ベッドの端で背臥位となる．上肢は，肘屈曲を伴う屈曲―外転―外旋の終了肢位をとる．手関節は，背屈と橈屈する．
治療者：対角線延長線上で，足を前後にステップし，患者の近くに立つ．

マニュアル・コンタクト
遠位グリップ：治療者の右手を虫様筋握りで，患者の右手掌面を触る．第2～5指は橈側に添える．拇指は，第5中手骨の尺側に置く．
近位グリップ：治療者の左手は虫様筋握りで，以下のようにグリップする．
遠位部の強調：第2～5指を尺側，拇指を橈側にし，手掌，前腕の遠位部．回内と近位部のコントロールをする．
近位部（肩関節）の強調：上腕の前面―内側．拇指は添える．内旋と近位部のコントロールをする．
近位部（肩甲骨）の強調：肩関節の前面―内側．肩甲骨の前方下制をコントロールする．

エロンゲーション
肘屈曲を伴う屈曲―外転―外旋方向にもっていく．エロンゲーション時に近位部と遠位部を通して全体的に伸張刺激が起こせるようにする．手関節は背屈を保持する．

口頭指示
"手を握って，捻って，そして肘を曲げながら反対側の股関節のほうへ肘を引き下げて！"

動作に対する口頭指示
"手を握って，捻って，そして曲げて！" "引き下げて！"

注意 ― 運動は遠位部から近位部に起こるようにする．始めに手を握り，その後，上肢を反対側の股関節の方向へ押し下げる．回旋をさせすぎないように！ 大胸筋が早い時期から活動し，回旋と内転をすぐに誘発することが大事である．肘は終了肢位で体の正中線を越えていること．
― 抵抗は患者に適していること．近位グリップと遠位グリップで，抵抗が異なることもある．
― 牽引は動作開始時に重力に抗するように，両手で行い，必要に応じて，従重力にて運動しているときにアプロキシメーション（圧縮）を加えることも可能である．関節障害や痛みのある場合，必要であれば運動の全範囲にわたり，牽引することも可能である．
― ボディメカニクス
エロンゲーションのとき：患者に背を向けて立ち，体重は前にある下肢にかける．

4.3 上肢の運動パターン

動作時：治療者は上肢の内旋とともに，体を回転し，体重を反対側の下肢に移動する．終了肢位では，反対側の股関節がベッド側になり，足部のほうを見る．

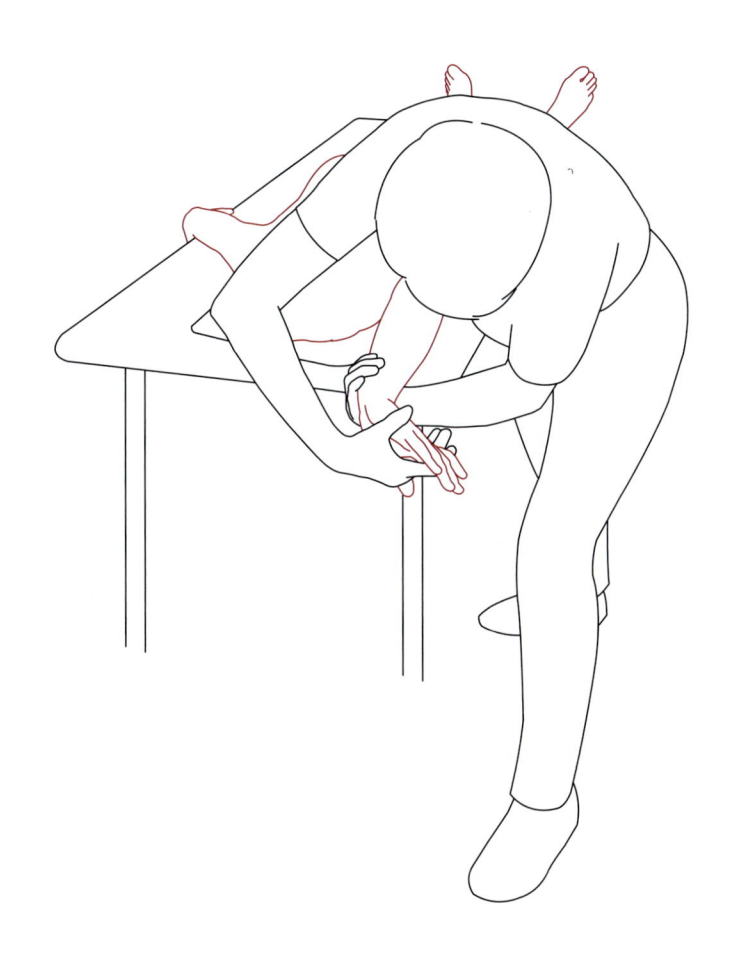

図 4-60
上肢：肘屈曲を伴う伸展―内転―内旋の開始肢位

第4章 四肢の運動パターン

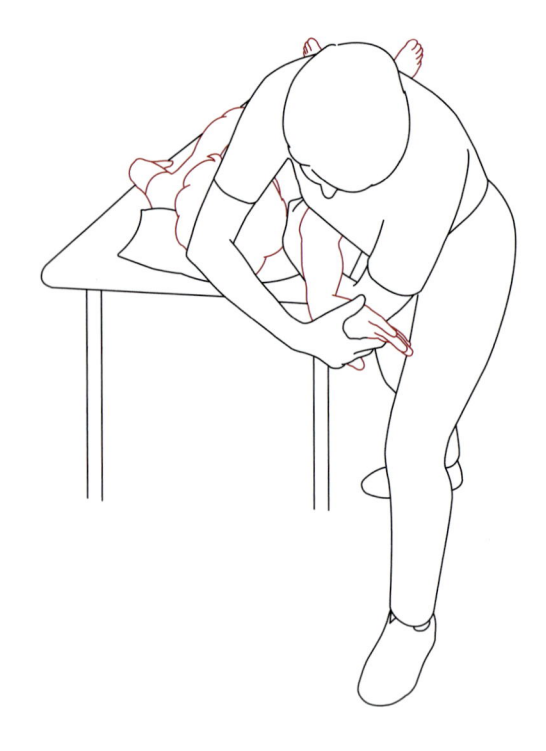

図4-61
上肢：肘屈曲を伴う
伸展―内転―内旋の
開始肢位
肩関節をよりよくコン
トロールのためのマ
ニュアル・コンタクト
の別法

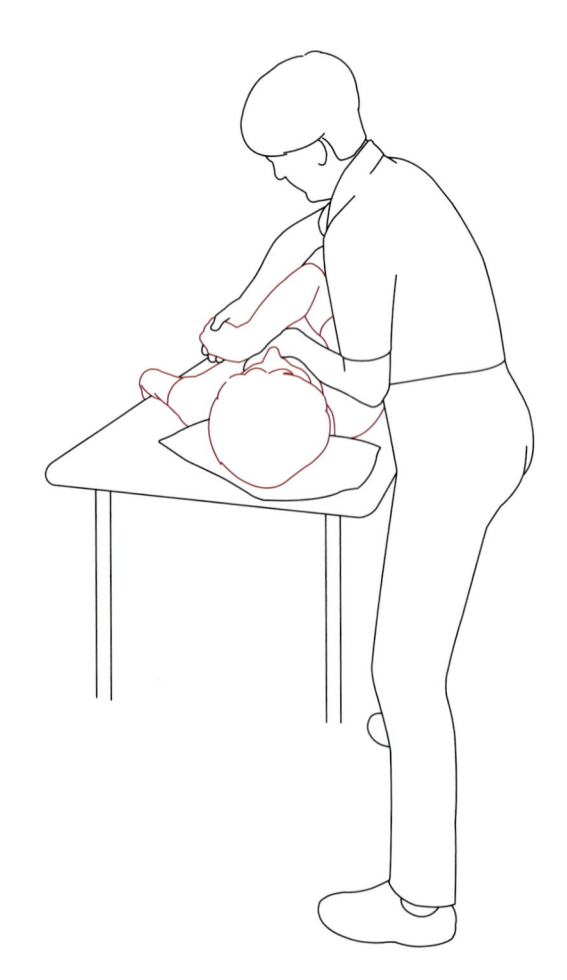

図4-62
上肢：肘屈曲を伴う
伸展―内転―内旋の
終了肢位

138

第 5 章
頭部 / 頸部のパターン

5.1　頭部 / 頸部パターン

5.2　頭部 / 頸部のための運動パターン

5.1 頭部 / 頸部パターン

　異なる対角線運動パターンを使うことで，単独またはそれぞれの組み合わせを通し，頸部の筋群を目的に訓練することができる．

　両側上肢の運動パターンと頸部を組み合わせる〔"上部体幹パターン"（チョッピング）もしくは，"リフティング"と呼ばれる〕ことで，体幹を目的とした訓練が可能となる（第6章「体幹のパターン」参照）．

　この章では，頭部 / 頸部の単独での動きについて述べる．体幹との組み合わせについては，第6章で説明する．

頭部 / 頸部のパターン
- **左方向への屈曲**
- **右方向への伸展**
- 右方向への屈曲
- 左方向への伸展

この2つの対角線運動が，運動パターンとして組み合わされる．
左方向への屈曲―右方向への伸展
右方向への屈曲―左方向への伸展

5.2 頭部 / 頸部のための運動パターン

頭部 / 頸部のパターンは治療にとって，以下の理由で重要である．
1. 頸部は機能的な動作や日常生活動作（ADL）のための姿勢コントロールのために重要である．
2. 頭部は，頭部を体幹上で安定させるために必要な機能をもっている．
3. 頸部のパターンは治療中，以下の事項を行うことが可能である．
    a）促通に用いる場合：
    — 体幹機能の改善（図 7-9, 7-18, 7-26, 7-54~57、8-8 参照）
    — 安定性筋群を利用した頸部と上部体幹の安定性．つまり，深層にある筋群，特に屈筋群の刺激（図 7-35, 7-53）
    — 頸椎と胸椎の可動性の改善
    — 頸部と上部体幹筋群の活性化と強化
    b）抑制およびリラクゼーションに用いる場合：
    — 頸部と上部体幹筋群の過剰な緊張の抑制
    — 頸部 / 上部体幹筋群（肩甲骨周囲，腹部，場合によっては背部）の筋緊張の亢進（痙性，固縮）の抑制

目的
— 頸椎の安定性
— 頸椎と胸椎の可動性
— 頸部と上部体幹筋群の筋力と持久力
— 筋緊張の亢進または過剰に収縮している筋の抑制とリラックス．例えば痛みの減少や，可動性の改善
— 機能的訓練の準備
— 弱い筋群への放散
— 食事訓練

適応
— 筋緊張の亢進（弱い部分の過緊張，痙性，固縮）
— 弱い頸部の筋
— 頸椎の運動障害や可動性低下
— 頸椎の支持性低下
— 痛み
— 日常生活動作困難．例えば，ベッドでの寝返りなど
— 食事動作困難

第 5 章　頭部 / 頸部のパターン

頭部 / 頸部パターンの構成

　仮想の"交差"を頭部に置き，2 つの対角線をつくる．その対角線は，各々の要素筋群が最適にエロンゲーションされるようになっている．
　ひとつの対角線は以下の運動要素の組み合わせでできている．
—　頸椎の屈曲—伸展
—　頸椎の側屈
—　頸椎の回旋

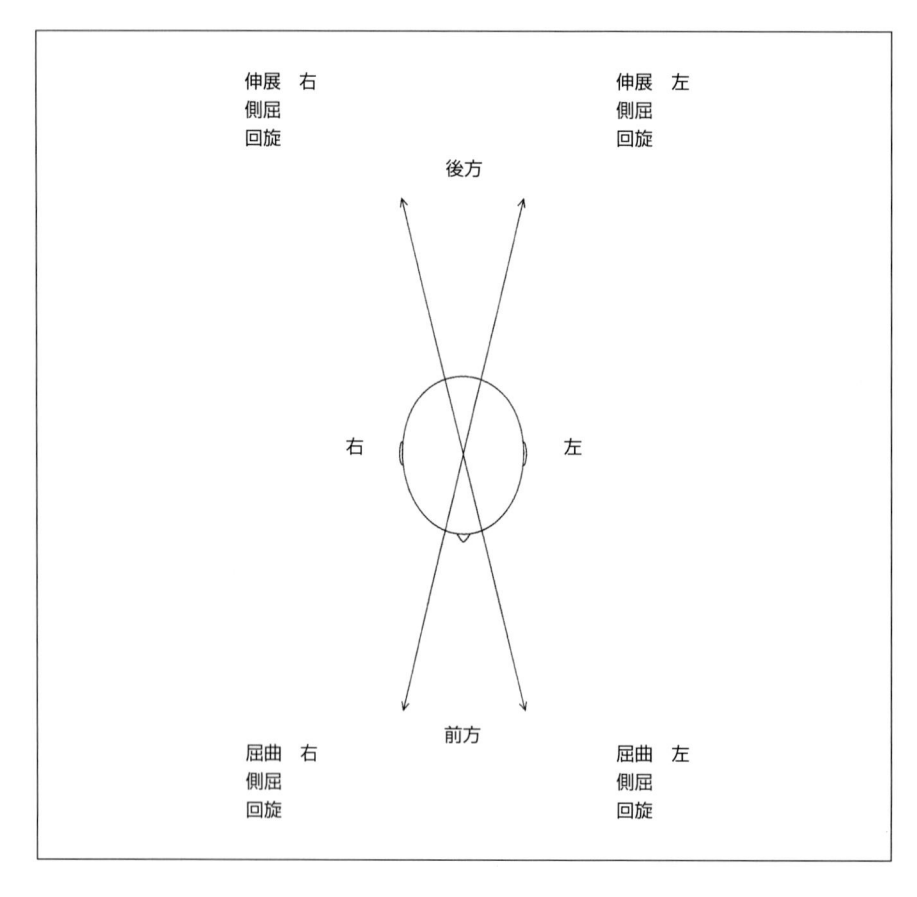

図 5-1
頭 / 頸部の運動パターンのまとめ

5.2 頭部/頸部のための運動パターン

開始肢位
— 坐位
— 背臥位（肢位を変える際に用いる）（第7章「マットトレーニング」参照）
— 腹臥位（肢位を変える際に用いる）（第7章「マットトレーニング」参照）
— 側臥位

実施方法
— バランスがよく，アライメントが整った坐位をとる．注意しなければいけないことは，治療開始時から患者が正しい坐位をとっているということである．
　必要であれば，最初にこの姿勢で安定性訓練を行う（第3章「テクニックと治療方法」参照）．バランスのよい坐位をとることが困難な場合は，背もたれや肘掛を使うことも可能である．
— 顎下側に置く手は，屈曲の方向と反対の手で，運動方向を与える．つまり，左に屈曲するときは右手で行う．運動方向を反対方向に変えるときは，同側の手が顎上側に来る．つまり，右への伸展時には右手が来る！

注意
— 急性期で痛みがある場合は抵抗は軽く与え，牽引を与えることも可能である．注意深く与えること！
— あまり多く繰り返すとめまいを引き起こすこともある！
— 患者には運動方向を眼で追うように指示する．
— 背臥位で訓練しているときは，伸展に注意する．急性期や高齢，または頸椎の安定性低下がある患者の場合，頸動脈や静脈の循環障害を起こす危険があるので，頭部を過伸展させないように注意する！
— 回旋に注意する．通常，部分的に行うことが多い！
— タイミングは遠位から近位である．運動は頸部の遠位部（ショートネックと呼んでいる）の屈筋と伸筋群の収縮を通し，頭蓋関節と頸椎上部に起こる．その後，頸部の近位部（ロングネックと呼んでいる）の屈筋と伸筋群を通し，下部頸椎と上部胸椎に波及する．

頸部運動パターンの一覧

- 左への屈曲
- 右への伸展
- 右への屈曲
- 左への伸展

　これらの**頸部の基本的なパターン**は，基本的には座位で説明されている．この肢位では，頭部は他の姿勢に比べ安全を確保しやすい．この肢位で学んだ運動パターンは他の開始肢位に移行しやすい．

左への屈曲

開始肢位
患者：　　座位．頭部は，伸展，部分的な右への側屈と回旋位をとる．顎は上に向ける．
治療者：患者の後方で対角線上に位置し，足を前後にステップする．

マニュアル・コンタクト
遠位グリップ：右手は虫様筋握りで下顎の下面を握る．側方への動きを強調したい場合は中央から外側をグリップする．
　　　　　　　（別法：右手の指先を顎の下に当てる．）
近位グリップ：虫様筋握りで頭部の上部をグリップする．側方を強調したい場合，若干外側をグリップする．指先は対角線内で額の方向へ向ける．
　　　　　　　（背臥位で実施している場合は，この手を回転させ，指先を頸部へ向け，後頭部に置く．そして，必要に応じて後頭部から牽引をかける．）

エロンゲーション
右へ伸展する方向で後方―上方へ．

準備に対する口頭指示
"顎を引いて，左下を見て！"

動作に対する指示
"顎を引いて，左下を見て！"

注意
— 運動は遠位から近位へ起こるようにする．頭部が動く前に，顎を引く．運動方向は，反対の股関節方向である．
— 抵抗は患者に適していなければいけない．顎と頭部で抵抗が異なることもある．重要なことは，抵抗が強すぎてはいけないということである．
— 必要に応じて，全運動域を通して両手で牽引をする．抗重力の場合，抵抗より牽引を加えたほうが運動しやすい．
— 回旋は部分的であり，回旋しすぎないこと．
— ボディ メカニズム
　　エロンゲーションのとき：体重を後ろ足にかける．
　　運動時：体重を前の足に移動する．

5.2 頭部 / 頸部のための運動パターン

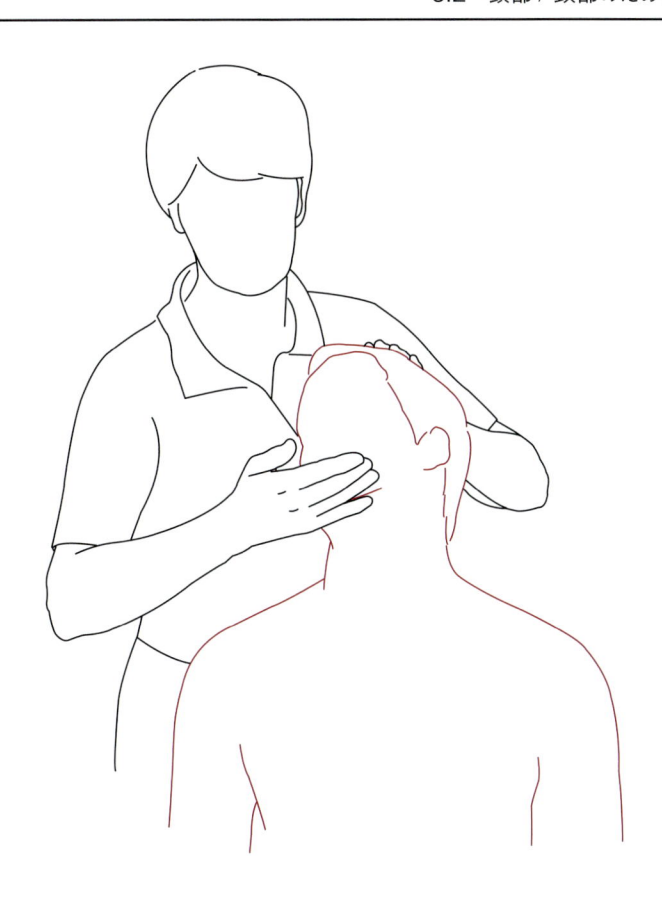

図 5-2
頭部 / 頸部：左への屈曲の開始肢位

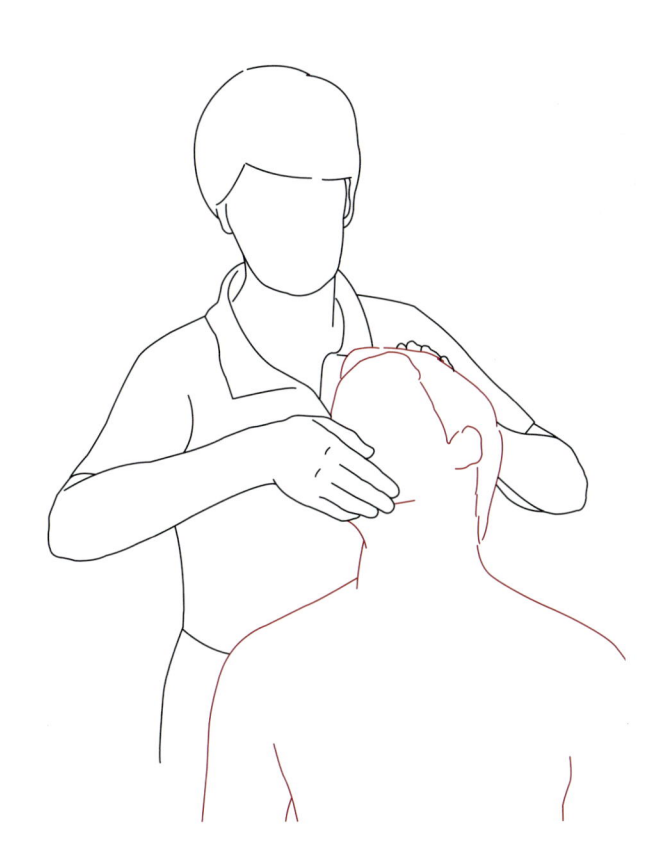

図 5-3
頭部 / 頸部：左への屈曲の開始肢位　マニュアル・コンタクトの別法．指先を顎の下に当てている．

145

第 5 章　頭部 / 頸部のパターン

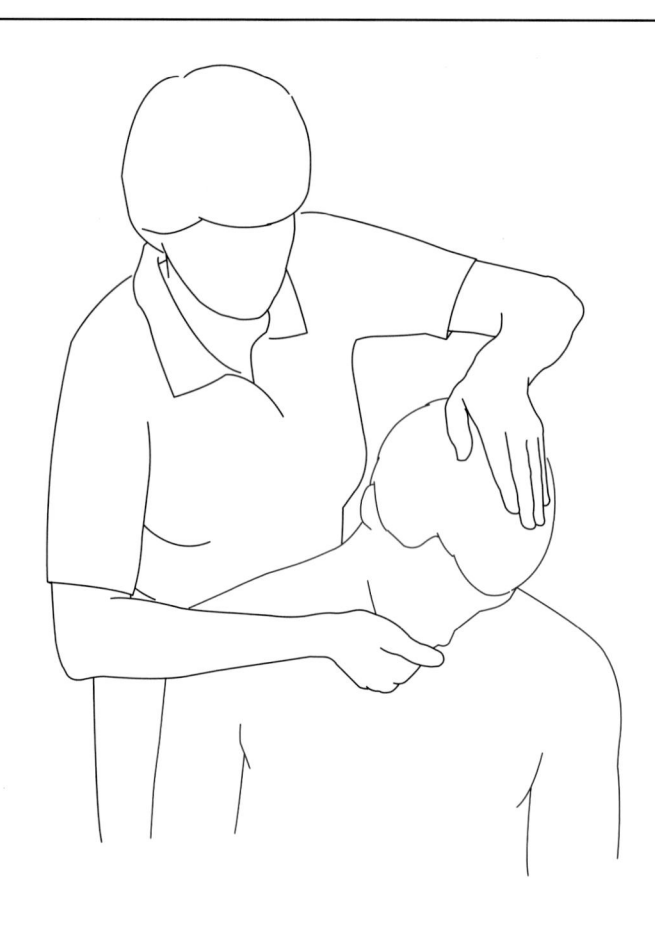

図 5-4
頭部 / 頸部：左への
屈曲の終了肢位

右方向への伸展

開始肢位
患者：　　座位．頭部は屈曲，左への側屈と回旋．
治療者：対角線の若干外側で，足を前後にステップさせ，患者の後方に立つ．

マニュアル・コンタクト
遠位グリップ：右手で虫様筋握りをし，拇指基節関節が患者の下顎の上側に置かれるようにして，強調する側の若干外側をグリップするようにする．
近位グリップ：虫様筋握りで頭の上，強調する側の若干外側をグリップする．指先は対角線方向を指すようにする．
（背臥位で実施する場合は，指が頚部の方向に向くように，後頭部に手を置く．運動中に，この手を動かさない）

エロンゲーション
左への伸展方向で，前側―下側へ．

口頭指示
"顎を上げて，上右側を肩越しに見て！"

動作に対する口頭指示
"顎を上げて，右上を見て！"

注意
— 運動は遠位から近位へ起こるようにする．頭が動く前に，顎を上げる．運動方向は，肩越しに見上げる感じである．
— 抵抗は患者に適していなければいけない．顎と頭部で抵抗が異なることもある．重要なことは，抵抗が強すぎてはいけないということである．
— 必要に応じて運動開始時に両手で牽引加え，その後，最終域周辺で安定性を必要とした場合，アプロキシメーション（圧縮）を加えることも可能である．強すぎないように！
— ボディ メカニズム
　エロンゲーションのとき：体重を前足にかける．
　運動時：体重を後ろ足に移動する．

第 5 章　頭部 / 頸部のパターン

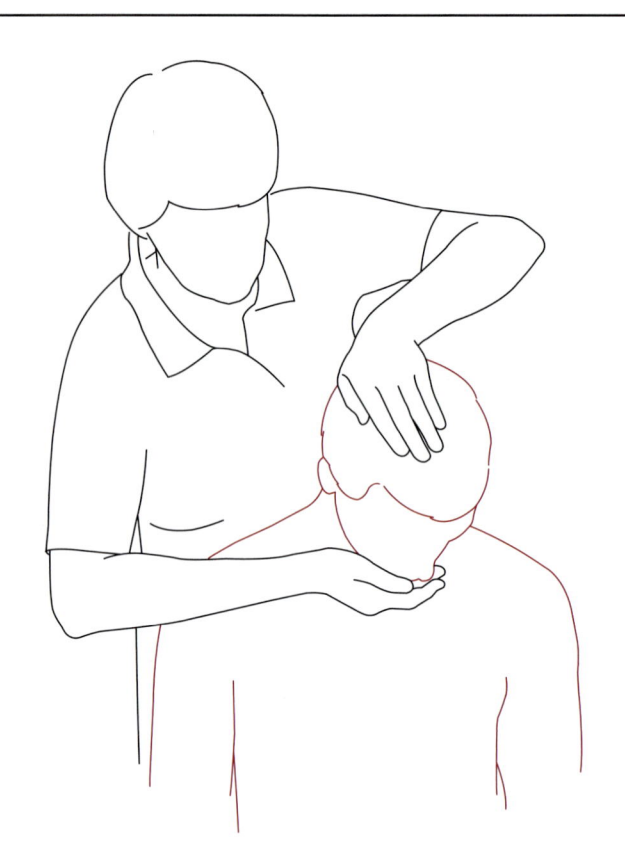

図5-5
頭部 / 頸部：右への伸展の開始肢位

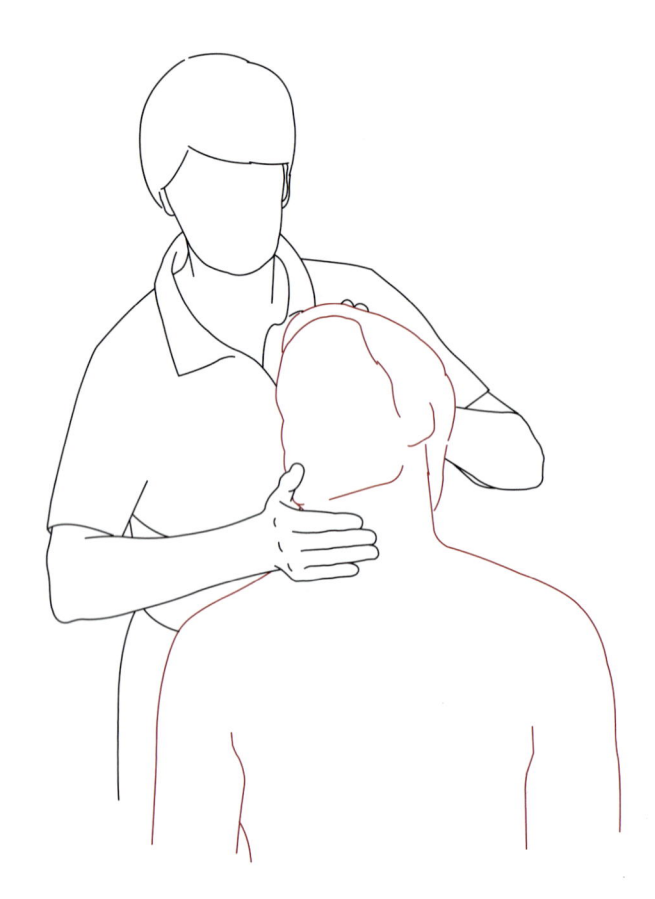

図5-6
頭部 / 頸部：右への伸展の終了肢位（拇指だけが顎に触れている）

右への屈曲

左への伸展

　右への屈曲と左への伸展は，運動方向は反対であるが，左への屈曲と右への伸展と同様の手順で行う．

第6章
体幹のパターン

6.1 体幹パターン

6.2 肩甲帯の運動パターン

6.3 骨盤帯の運動パターン

6.4 肩甲帯と骨盤帯の組み合わせ
　　基礎的な運動パターン—マスムーブメント：屈曲と伸展
　　一側の肩甲帯または骨盤帯の運動を保持しながらの，他側の肩甲帯または骨盤帯の単独運動
　　肩甲骨と骨盤の相反性運動

6.5 坐位での体幹の活動
　　静的筋活動の促通/安定性
　　体幹の動的活動の促通
　　体幹回旋の促通（＝相反性体幹運動）と股関節屈曲—伸展

6.6 上部体幹パターン—両上肢と頸部のパターンの組み合わせ—"チョッピング""リフティング"

6.7 下部体幹パターン—両側性非対称性の両下肢パターンとの組み合わせ

6.1 体幹パターン

　様々な運動パターンを単独または組み合わせて行うことによって，体幹を目的に訓練することができる．"強調のタイミング（Timing for Emphasis）"を用い，強い筋群を用いて，弱い筋群にアプローチすることも可能である．体幹は"選択的"に単独で，肩甲帯や骨盤帯の対角線運動を使って直接的に教育することも可能である．この章で紹介する，両下肢のパターンや上肢と頭部/頸部のパターンと組み合わせて使うこともできる．

上部体幹
— **肩甲帯のパターン**
— 頸部と肩甲帯のパターン
— 一側性上肢と肩甲帯のパターン
— 一側性上肢と頸部のパターン
— 両側性対称性の上肢のパターン
— **両側性非対称性の上肢と頸部のパターン（"チョッピング"と"リフティング"）**

下部体幹
— **骨盤帯のパターン**
— **両側性非対称性の下肢のパターン**

　機能的な活動と動作を学習するため，体の中心である体幹のパターンから始めることが多い．
　体幹，中心（近位）部のコントロールと安定性は，四肢（遠位部）の運動を行う際の前提条件である．

　この章では，始めに肩甲帯と骨盤帯の運動パターンを説明する．その後，上部体幹のための上肢と頸部のパターン（"チョッピング"と"リフティング"）と下部体幹のための両下肢のパターンの組み合わせを紹介する．

6.2 肩甲帯の運動パターン

肩甲帯は治療の開始ポイントとして，以下の理由で重要である．
1. 肩甲帯は体の近位部にあり，機能的な動作に重要な役割を果たしている．
2. 肩甲帯は上肢を体幹上で固定している．
3. 肩甲帯のパターンは以下のことに活用できる．
    a) 促通：
    ― 体幹の安定性
    ― 上部体幹の可動性
    ― 上部体幹の強化（肩甲骨周囲筋，腹筋と場合によっては背筋群）
    b) 抑制とリラックス：
    ― 肩甲骨周囲筋，背筋と頸部の筋群の過緊張
    ― 肩甲骨周囲筋，背筋と頸部の筋の筋緊張亢進（痙性，固縮）

目的
― 肩甲帯の安定性
― 肩甲帯の可動性
― 肩甲帯周囲筋，背筋と頸部の筋の強化
― 筋緊張が亢進している，過緊張の筋群の抑制とリラックス
― 上部体幹の単独運動
― 回旋の誘発
― 弱い上肢筋群への放散

適応
― 筋緊張の亢進（弱い筋群の過緊張，痙性，固縮）
― 弱い肩甲帯周囲筋群（例えば，肩甲挙筋）もしくは体幹（例えば，不良姿勢）
― 胸椎や肩甲帯の可動性の低下
― 肩関節や肩甲骨の運動障害（例えば，肩甲上腕リズムの障害）
― 胸椎や肩甲骨の過可動性
― 近位部，例えば頸部，上肢や下部体幹や下肢のような遠位部の痛み

第6章 体幹のパターン

肩甲帯の運動パターンの構成

　仮想の"交差"は肩甲骨上に置き，2つの対角線をつくる．肩関節と反対側股関節を結んだラインが基準の対角線となる（図6-1~3参照）．

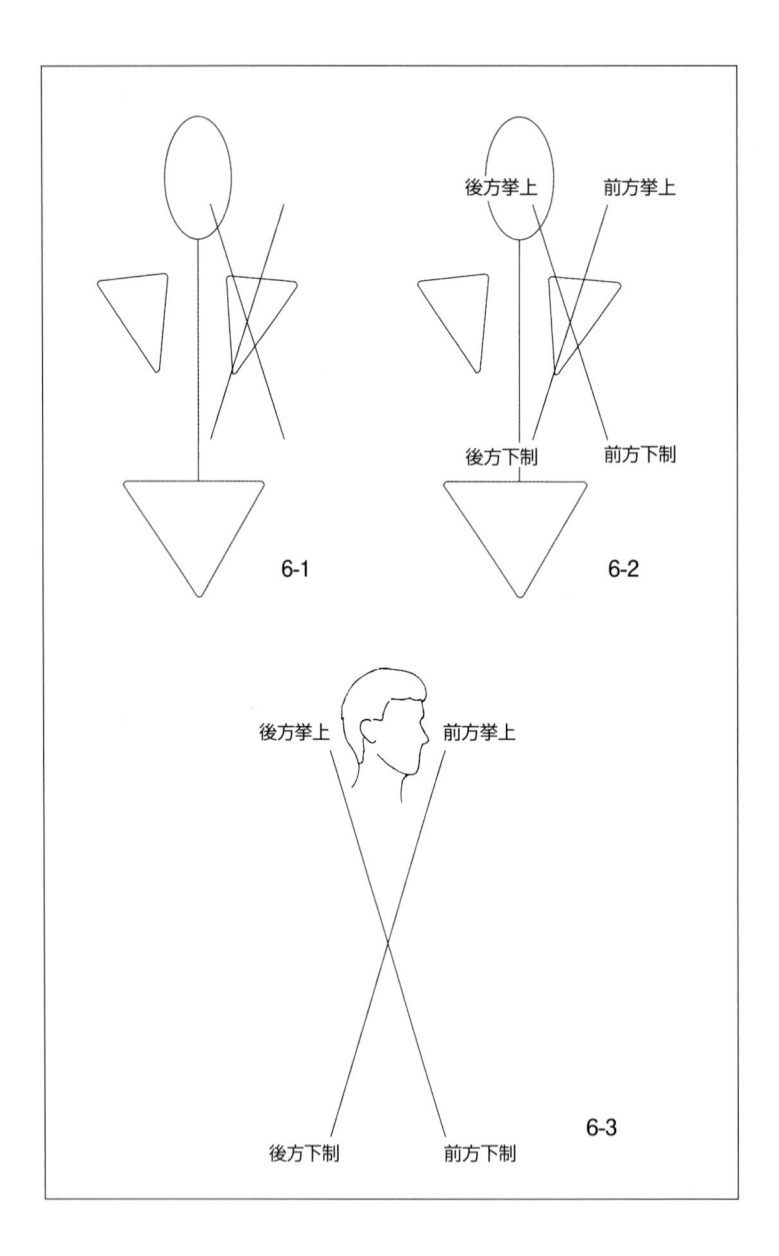

図6-1
運動方向
前額面を後方から
見たところ

図6-2（右外側）
対角線の動き
前額面を後方から
見たところ

図6-3
運動方向図解
矢状面を横から見たところ
運動は終了肢位によって名付けられている．この命名は肩峰の動きによって行われている．

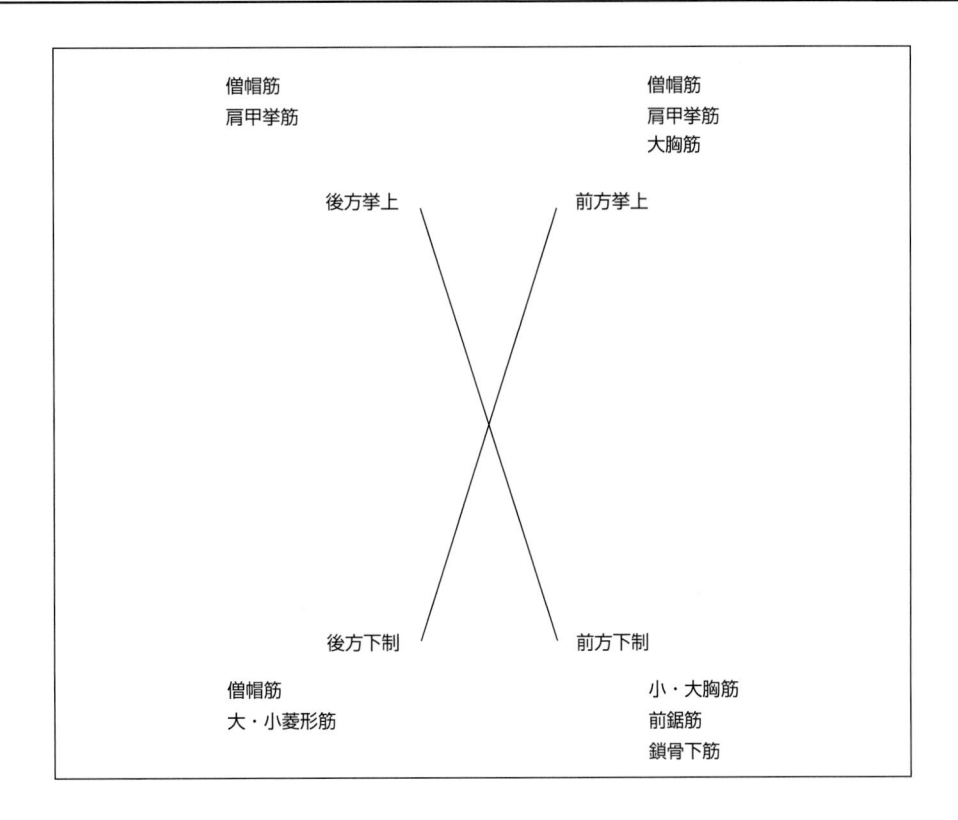

```
            僧帽筋                              僧帽筋
            肩甲挙筋                            肩甲挙筋
                                              大胸筋


                    後方挙上           前方挙上




                           ╲    ╱
                            ╲  ╱
                             ╲╱
                             ╱╲
                            ╱  ╲
                           ╱    ╲


                    後方下制           前方下制

            僧帽筋                              小・大胸筋
            大・小菱形筋                         前鋸筋
                                              鎖骨下筋
```

図 6-4
主要筋の運動要素（方向）
矢状面を横から見たところ

言葉の意味

前方（Anterior）：前のほうへ
後方（Posterior）：後ろのほうへ
挙上（Elevation）：上のほうへ
下制（Depression）：下のほうへ

開始肢位

— 側臥位
— 背臥位
— 腹臥位（肢位の変化を含む：肘立て位，肘—膝立て位，四つ這位，第 7 章参照）
— 坐位
— 立位

実施方法

— 一側性：一側のみ行う
— 両側性：両側の肩甲骨が動く
　a）対称性

b）非対称性
c）相反性：対称／非対称性
（定義　a）から c）：第 2 章の「四肢の対角線運動の実施」(35 頁）を参照）

　パターンを行う際には，治療者が自分自身の体重を有効に使うことが大事である．患者は，治療者から離れるように肩甲帯を"動かす".
　治療時や例えば"ダイナミック リバーサル"のようなテクニックを使用するときは，行っている側を変更できない場合もある．

注意
— 頸椎や腰椎の屈曲や伸展に代償動作が出現しないようにする！
— 運動の対角線は常に意識して行うようにする！
— 側臥位で行うときは，患者の上肢はリラックスできるところに置く．体の上に置いている上肢が前や後ろに落ちてしまう場合，エロンゲーション（"ストレッチ"）に影響を与える可能性がある．動的に行いたい場合は，上記のように保持するだけでなく，同時に動かすこともある．
— 下になっている上肢は支えとして使用するか，もしくは頭の下に置くか，体の前でリラックスさせる．
— （側臥位や背臥位の場合は）必要に応じて，頭の下に小さな枕を使用する．
— 側臥位の場合は下肢を屈曲する．股関節屈曲角度は，どのような安定性を望むかによって異なる．約 60 度の股屈曲では，骨盤は中間位となる．60 度以上の股屈曲になると骨盤は後傾しやすいが，側臥位は安定しやすくなる．
— 治療者の手は，マニュアル・コンタクトできる面が少ないため，上に重ねることが多い（それぞれを横に並べることも可能である．それぞれの運動パターンの開始肢位のバリエーションを参照）
— 開始肢位はリラックスしていなければいけない．その肢位からエロンゲーションを行う．
— 寝返りが目的でない場合は，身体が回転するような運動は避ける！

肩甲帯の運動パターンの一覧

- 前方挙上
- 後方下制
- 後方挙上
- 前方下制

　肩甲帯の対角線基本パターン（図 6-1~3）は，基本的にパターンの学習，また治療者が頻回に使用するのに適した開始肢位である側臥位で書かれている．
　この肢位で学習したパターンは，後から容易に他の開始肢位でも行うことが可能である．

治療ベッドでの訓練時のテクニックと治療方法

目的	治療テクニック／治療方法（第3章）
― 肢位や関節の安定性	― 安定性訓練 ― スタビライジング リバーサル ― リズミック スタビリゼーション
― 運動の誘導 〔ある身体部位に目的とする活動を実施させる．またはその活動を伸張刺激（ストレッチ）で介助，誘発する〕	― リズミック イニシエーション ― リピーティッド ストレッチ 　a) リピーティッド ストレッチ フロム ビギニング オブ レンジ (Repeated Stretch from begginning of range) 　b) リピーティッド ストレッチ スルー レンジ (Repeated Stretch through range)
― 強化／反復 （強化のため，目的としている活動に対し抵抗を加える．） （運動速度や協調性，持久力の向上のため，自動的な"運動プログラム"が再現されるように，目的とする活動を繰り返す）	― コンビネーション オブ アイソトニック ― ダイナミック リバーサル ― リピーティッド ストレッチ 　a) リピーティッド ストレッチ フロム ビギニング オブ レンジ (Repeated Stretch from begginning of range) 　b) リピーティッド ストレッチ スルー レンジ (Repeated Stretch through range) ― タイミング フォー エンファシス ― リズミック スタビリゼーション
― 筋のリラクセーション （筋緊張が亢進もしくは過緊張である筋に対し，リラックスと伸張のため，抑制が引き起こされるような筋活動を行う）	― コントラクト リラックス ― ホールド リラックス

前方挙上

開始肢位
患者：　　股関節，膝関節を約60~90度屈曲し，骨盤を固定した側臥位をとる．両肩を結ぶ線がベッドに対し垂直となるようにし，上になっている上肢はリラックスした状態で体の前，治療ベッドの上に置く．

治療者：対角線の延長線上で，足を前後にステップし，患者の後方に立つ．

マニュアル・コンタクト
両手を重ねて虫様筋握りで，肩甲骨の前方，肩峰周辺を触る．手指は前—上方向の耳の方向，対角線の運動方向を指す．
（別法：麻痺や痛みがある場合，上肢を介助することもある．）

エロンゲーション
尾骨の方向，後—下方向へ．つまり，肩甲骨下制へもっていく．

準備に対する口頭指示
"肩を頬のほう，耳の前に引き上げて！"

動作に対する指示
"引き上げて！"

注意　　寝返りが目的でない場合は，身体を回転させるような動作は避ける！

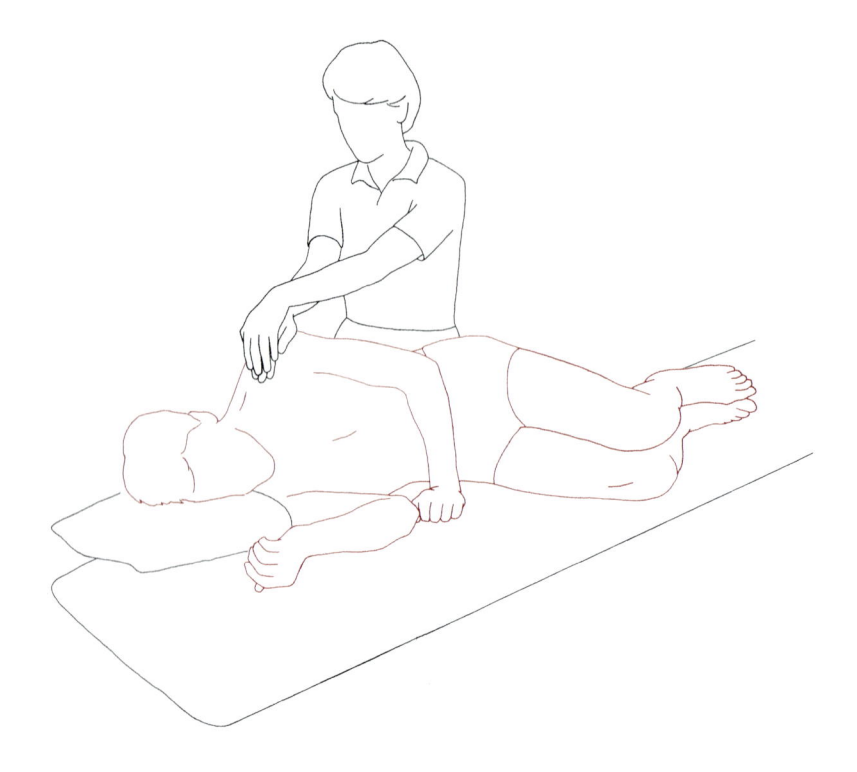

図6-5
肩甲骨：前方挙上の開始肢位

6.2 肩甲帯の運動パターン

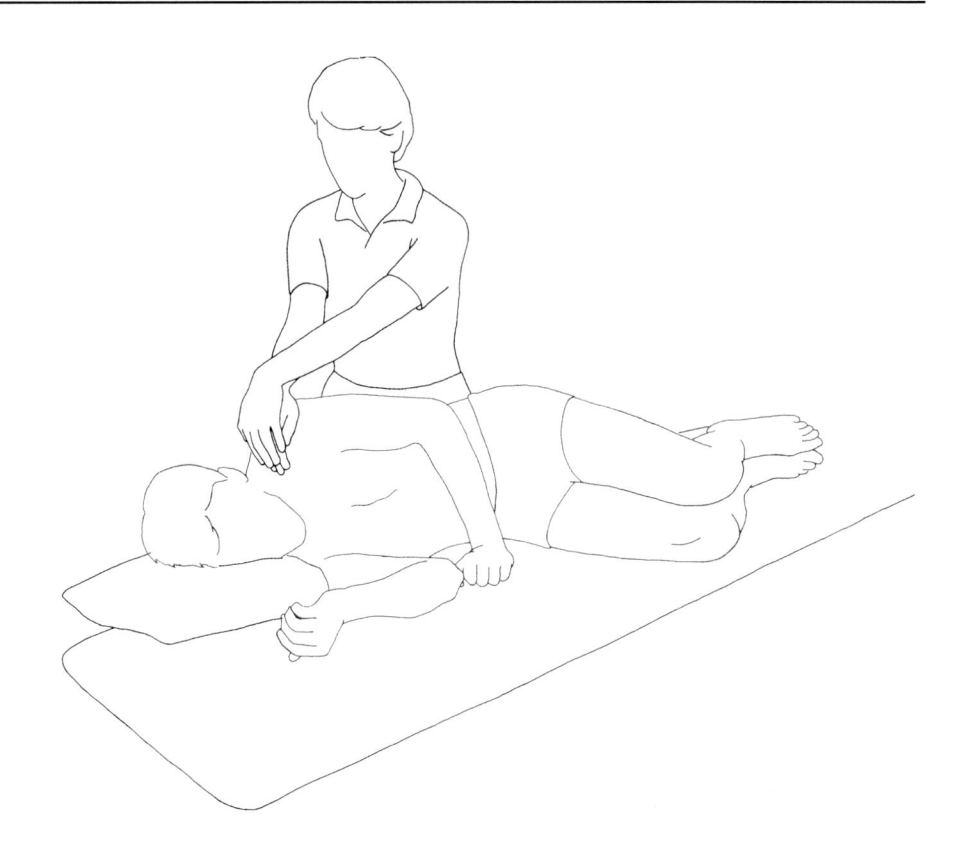

図6-6
肩甲骨：前方挙上の
終了肢位

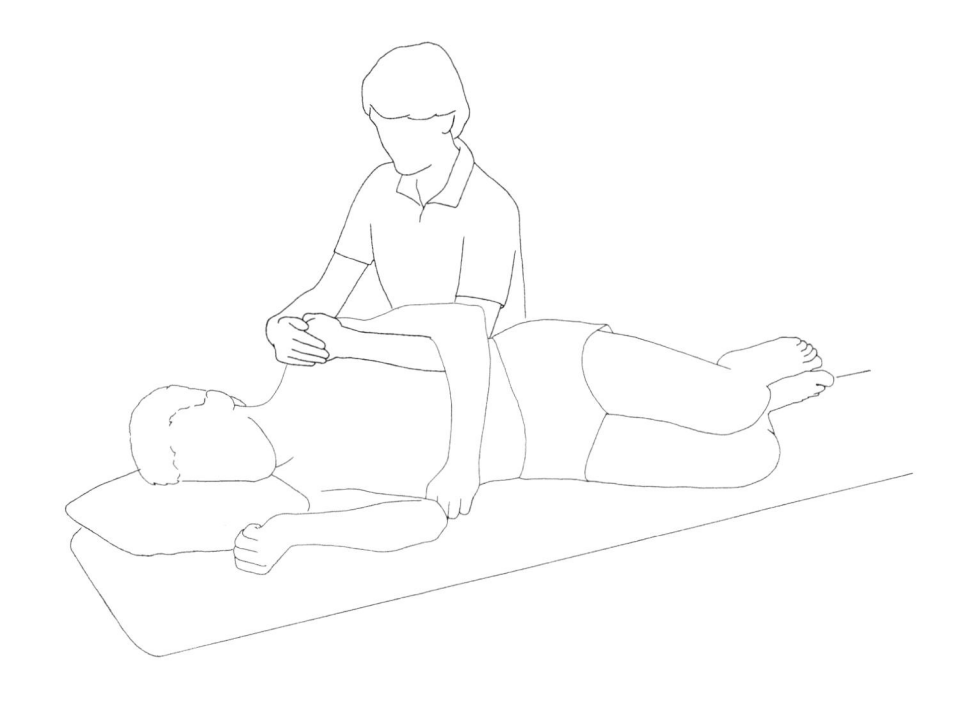

図6-7
肩甲骨：前方挙上の
開始肢位
別法：麻痺や痛みが
ある場合のマニュア
ル・コンタクトで上
肢を介助する方法

159

後方下制

開始肢位
患者：　　股関節，膝関節を約60~90度屈曲し，骨盤を固定した側臥位をとる．両肩を結ぶ線がベッドに対し垂直となるようにし，上になっている上肢はリラックスした状態で体の前，治療台の上に置く．
治療者：対角線の延長線上で，足を前後にステップし，患者の前方で頭側に立つ．

マニュアル・コンタクト
両手を虫様筋握りにし，肩甲骨を握る．手が肩甲棘，指が肩甲骨下角と内側縁にかかるようにする．手指は対角線の運動方向，下—後方，尾骨方向を指すようにする．
（別法：両手を肩甲骨全体に置いて行うこともできる．）

エロンゲーション
頭部が中間位であれば，頬の方向，耳の前，前—上方向へ．つまり，肩甲骨の前方挙上方向にもっていく．

口頭指示
"肩を尾骨のほう，後—下方へ引き下げて！"

動作に対する指示
"引き下げて！"

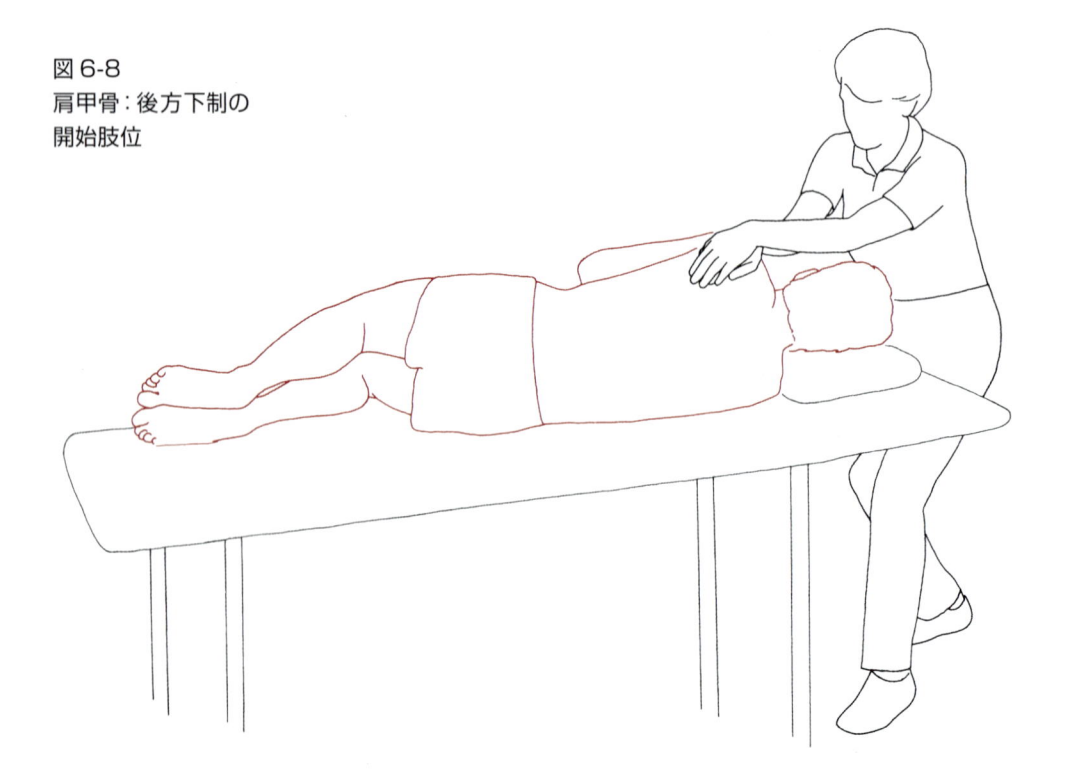

図6-8
肩甲骨：後方下制の
開始肢位

6.2 肩甲帯の運動パターン

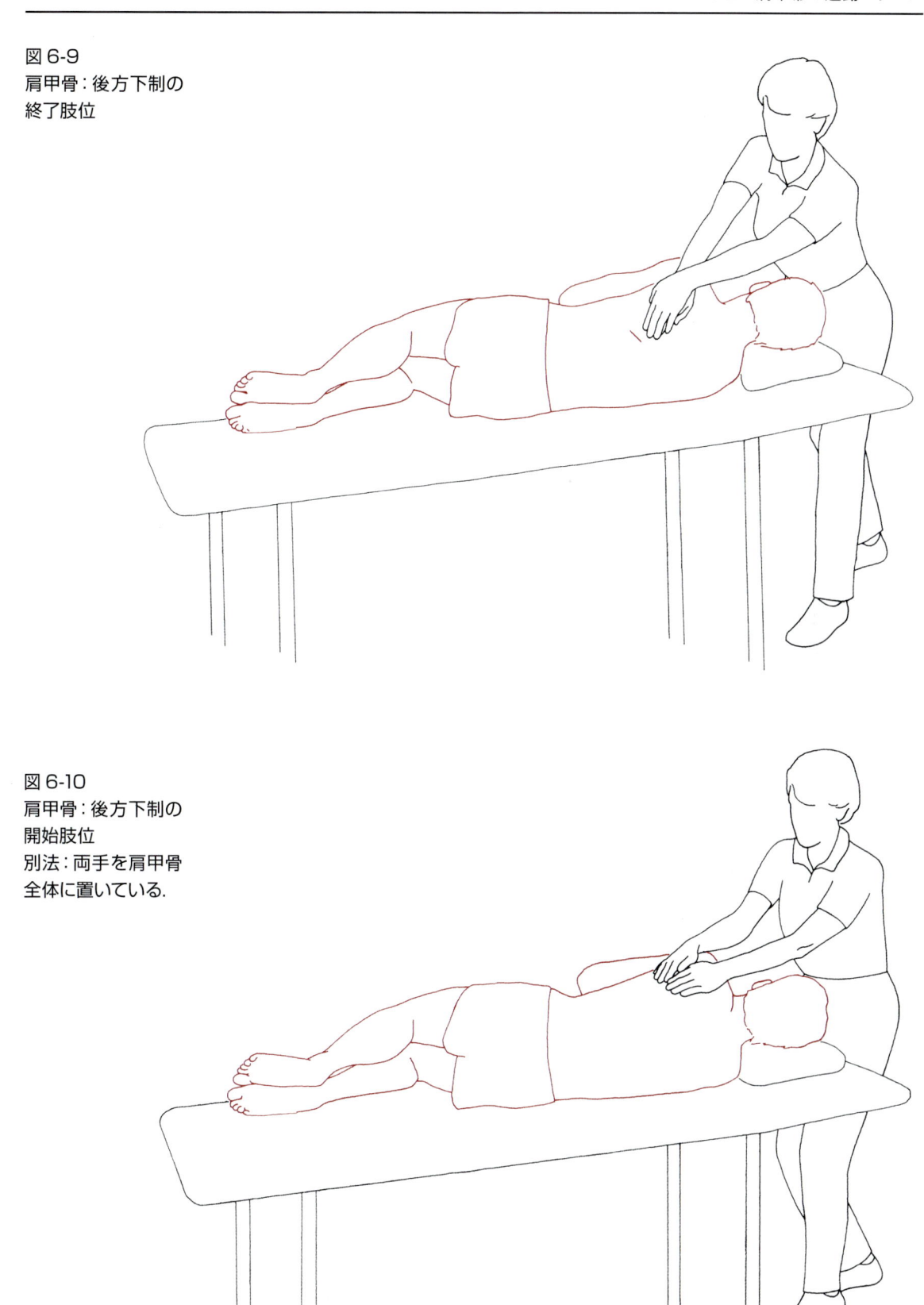

図6-9
肩甲骨：後方下制の
終了肢位

図6-10
肩甲骨：後方下制の
開始肢位
別法：両手を肩甲骨
全体に置いている．

後方挙上

開始肢位
患者：　股関節，膝関節を約60~90度屈曲し，骨盤を固定した側臥位をとる．両肩を結ぶ線がベッドに対し垂直となるようにし，上になっている上肢はリラックスした状態で体の前，治療台の上に置く．脊柱と頭部は中間位にする．
治療者：対角線の延長線上で，足を前後にステップし，患者の前方に立つ．

マニュアル・コンタクト
　虫様筋握りで，肩甲骨の上部を後ろからグリップする．手指は対角線の運動方向，後―上方，後頭部を指すようにする．
（別法：麻痺や痛みのある場合は，上肢を介助することもある．）

エロンゲーション
臍の方向，前―下側へ．つまり，前方下制方向にもっていく．

準備に対する口頭指示
"肩を後頭部のほう，上へ引き上げて！"

動作に対する指示
"引き上げて！"

6.2 肩甲帯の運動パターン

図 6-11
肩甲骨：後方挙上の
開始肢位

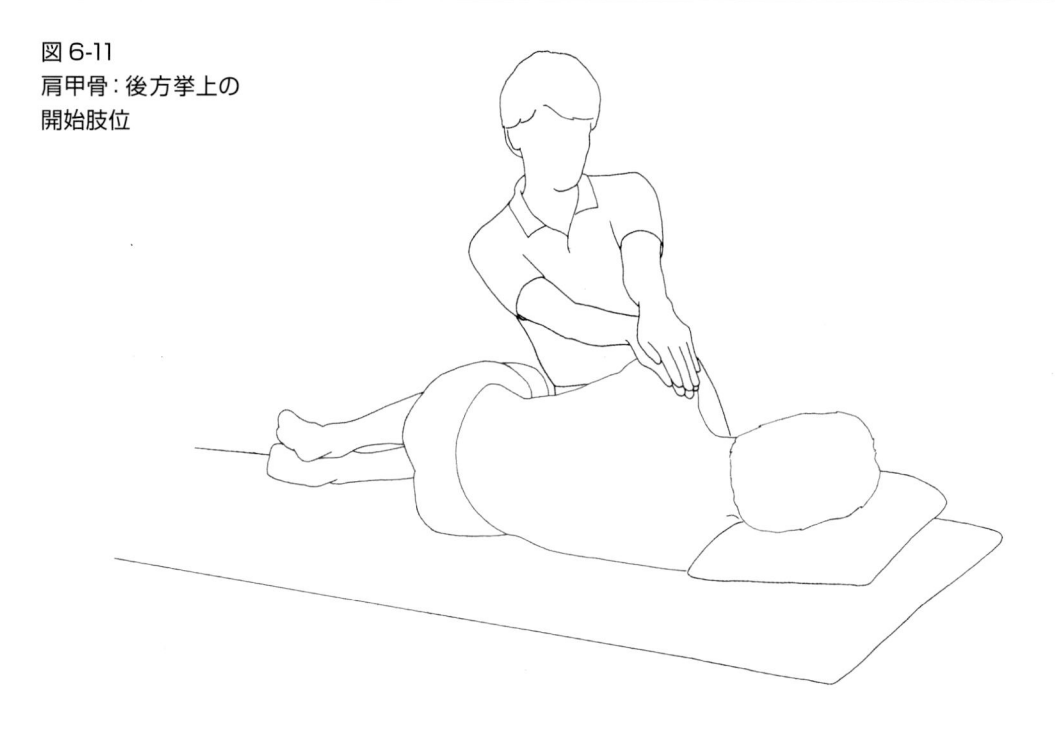

図 6-12
肩甲骨：後方挙上の
終了肢位

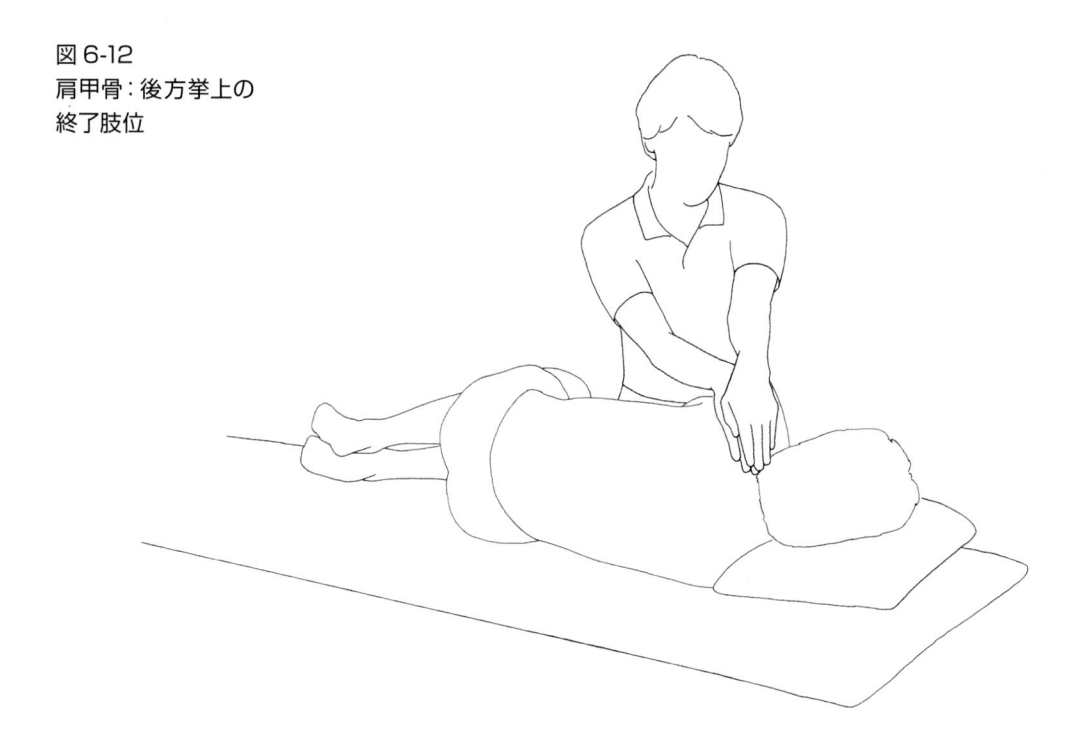

第6章　体幹のパターン

前方下制

| 開始肢位 |

患者：　股関節，膝関節を約60~90度屈曲し，骨盤を固定した側臥位をとる．両肩を結ぶ線がベッドに対し垂直となるようにし，上になっている上肢はリラックスした状態で体の前，治療台の上に置く．脊柱と頭部は中間位にする．

治療者：対角線の延長線上で，足を前後にステップし，患者の後方に立つ．

| マニュアル・コンタクト |

虫様筋握りで，肩甲骨の前上部を烏口突起と大胸筋周辺をグリップするようにする．手指は対角線の運動方向，下―内側，臍方向を指すようにする．
（別法：　1. 片手を肩甲骨外側縁
　　　　　2. 片手を肘頭に置く．）

| エロンゲーション |

後頭部の方向，後―上方へ．つまり，肩甲骨後方挙上方向にもっていく．

| 口頭指示 |

"肩を臍の方向，内側―下方へ引き下げて！"

| 動作に対する指示 |

"引き下げて！"

注意　— 上腕骨頭や上腕をグリップしない！
　　　— 麻痺や痛みがある場合は，上肢を介助して行うこともある．

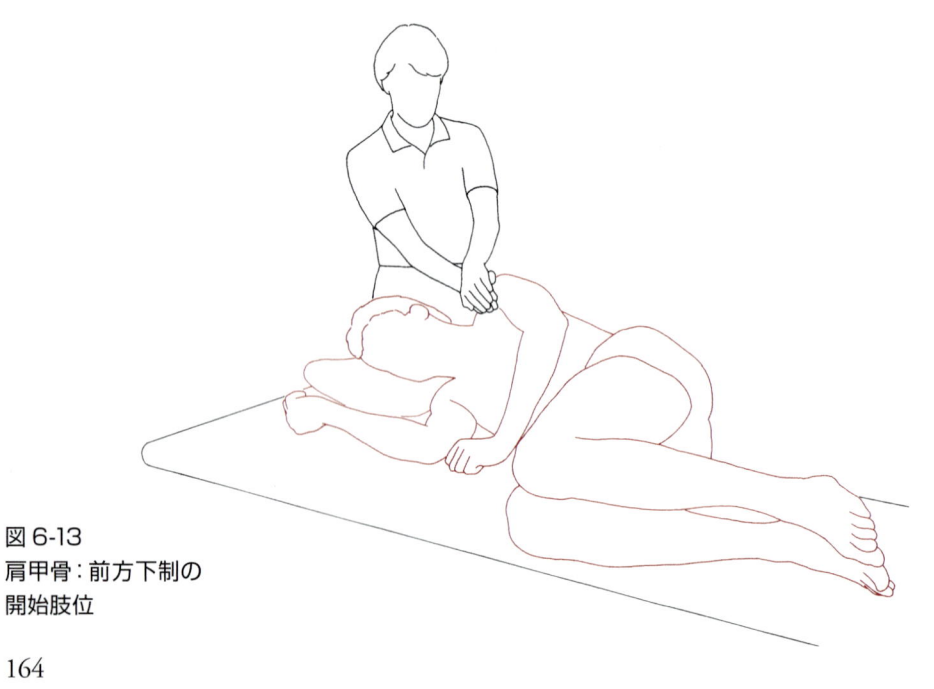

図6-13
肩甲骨：前方下制の開始肢位

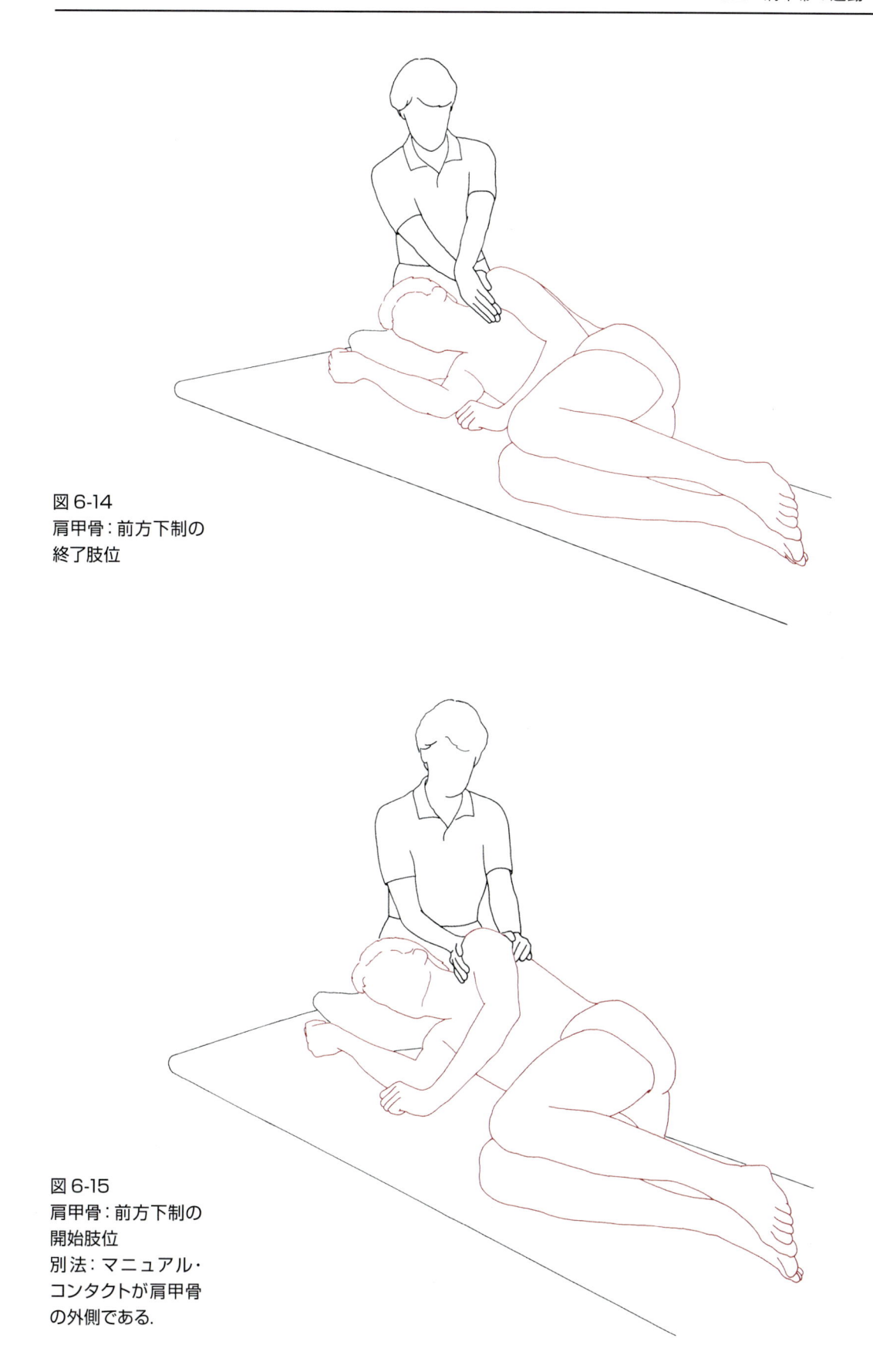

6.2　肩甲帯の運動パターン

図6-14
肩甲骨：前方下制の
終了肢位

図6-15
肩甲骨：前方下制の
開始肢位
別法：マニュアル・
コンタクトが肩甲骨
の外側である．

165

第6章 体幹のパターン

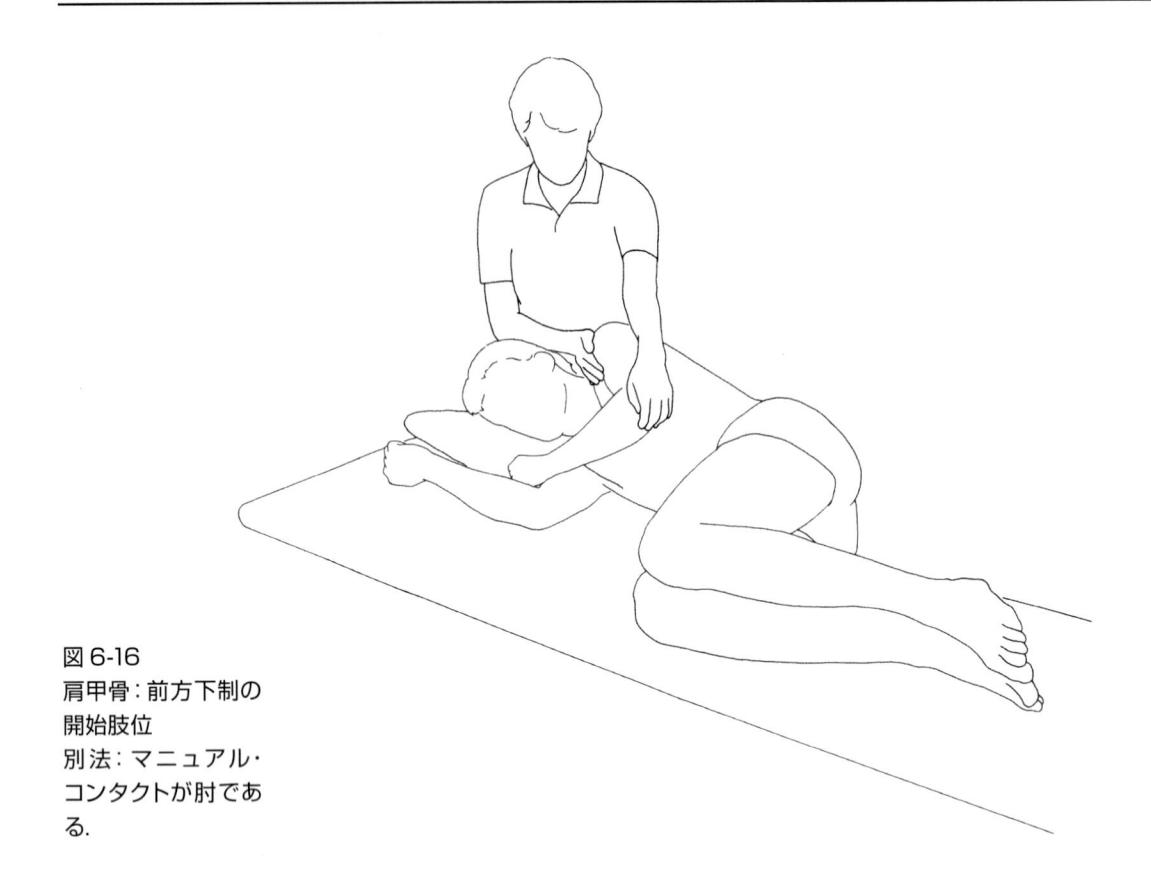

図 6-16
肩甲骨：前方下制の
開始肢位
別法：マニュアル・
コンタクトが肘である.

6.3 　骨盤帯の運動パターン

骨盤帯は以下の理由で重要である．
1. 骨盤帯は体の近位部にあり，機能的な運動，特に歩行に対し重要な意味がある．
2. 骨盤帯は下肢を体幹上に固定させるときに重要である．
3. 骨盤帯の運動パターンは以下のことに利用できる．
    a）以下の要素の促通：
    ― 下部体幹の安定性
    ― 下部体幹の可動性
    ― 下部体幹筋群の強化（腹筋や背筋）
    b）以下の抑制とリラックス
    ― 下部背筋，腹筋と下肢筋群の過緊張
    ― 下部腰椎，腹筋と下肢筋群の筋緊張の亢進（痙性，固縮）

目的
― 下部体幹の安定性
― 下部体幹の可動性（腰椎と股関節）
― 下部体幹筋群の強化
― 筋緊張の亢進，過緊張がある筋群の抑制とリラックス
― 腰椎と股関節の運動の促進
― 体幹の回旋の誘発

適応
― 筋緊張の亢進（弱い筋群の過緊張，痙性，固縮）
― 弱い下部体幹筋群
― 股関節の運動制限を伴う，または伴わない腰椎の低可動性
― 腰椎の過可動性
― 近位部肩や遠位部下肢の痛み

骨盤帯の運動パターンの構成

　仮想の"交差"は骨盤上（反対側肩関節と同側股関節を結んだライン）に置き，2つの対角線をつくる．伸張刺激（ストレッチ）が必要な場合は，筋が最適にエロンゲーションされるように対角線の方向にもっていく（図6-17~19参照）．

第6章 体幹のパターン

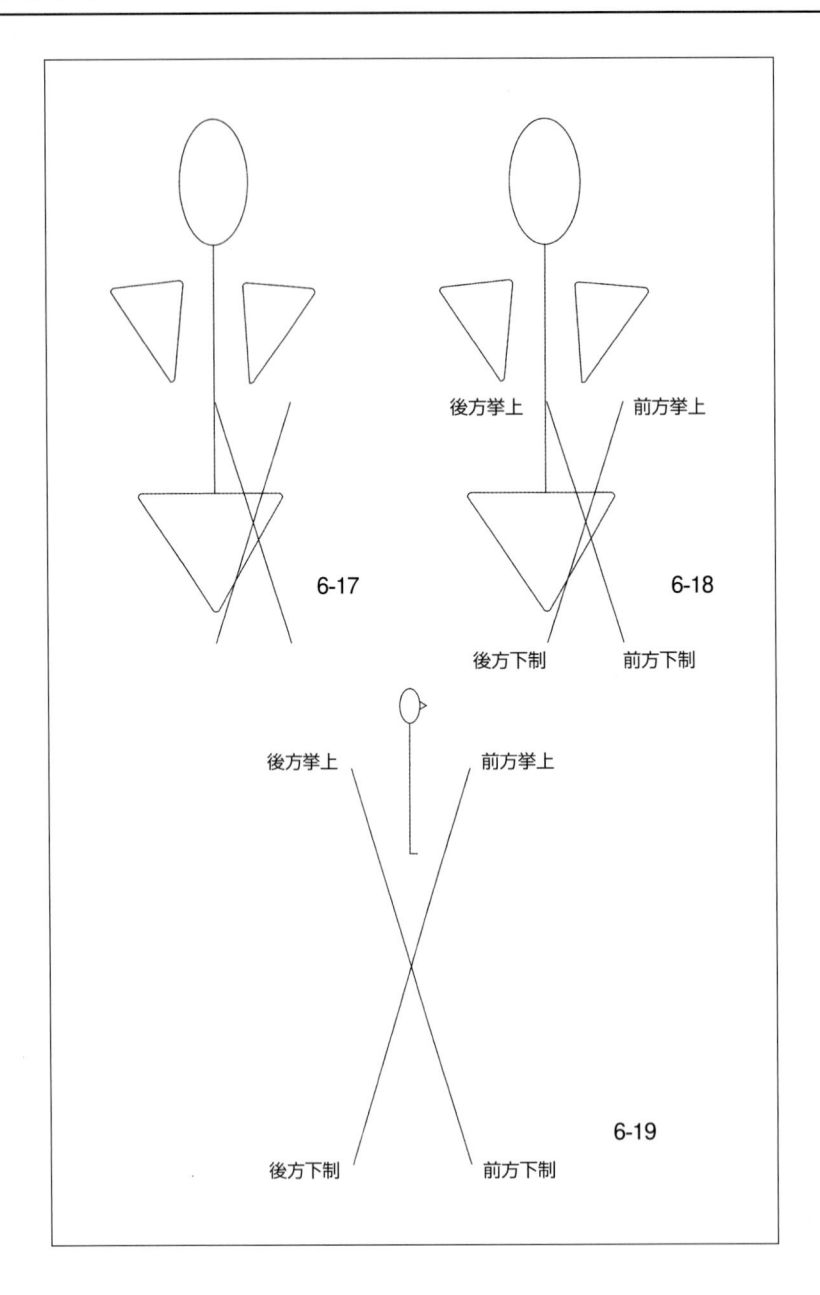

図6-17
骨盤の対角線の運動
前額面を後方から見たところ

図6-18（右外側）
対角線の動き
前額面を後方から見たところ

図6-19
運動の図解
矢状面を横から見たところ
運動は終了肢位により命名されている．
この運動は上前腸骨棘の動きによって命名されている．

> 言葉の意味

前方（Anterior）：前のほうへ
後方（Posterior）：後ろのほうへ
挙上（Elevation）：上のほうへ
下制（Depression）：下のほうへ

6.3 骨盤帯の運動パターン

開始肢位
— 側臥位
— 背臥位（姿勢の変化を含む．第7章「マット トレーニング」参照）
— 腹臥位（姿勢の変化を含む．第7章「マット トレーニング」参照）
— 坐位
— 立位

実施方法
片側：一側のみ行う

パターンを行う際には，治療者が自分自身の体重を有効に使うことが大事である．患者は，治療者から離れるように骨盤を"動かす"．

治療時や例えば"ダイナミック リバーサル"のようなテクニックを使用するときは，立つ位置を変更できない場合もある．

注意
— 腰椎の過屈曲や過伸展のような代償動作が出現しないようにする！
— 側屈は重要な要素である．
— 運動の対角線は股関節と反対側の肩関節を結んだラインとなる！
— （側臥位や背臥位の場合は）必要に応じて，体の位置を整えるために頭の下に小さな枕を使用する．
— 体の中間位がとれない場合は，患者にとって快適な肢位とする．この姿勢から，エロンゲーションを行う．側臥位の場合は下肢を股屈曲する．股関節屈曲角度は，どのような安定性を望むかによって異なる．約60度の屈曲では，骨盤は中間位となる．60度以上の屈曲になると骨盤は後傾しやすいが，側臥位は安定しやすくなり，60度以下では骨盤が前傾しやすくなる．
— 治療者の手は，マニュアル・コンタクトできる面が少ないため，上に重ねることが多い（それぞれを横に並べることも可能である．それぞれの運動パターンの開始肢位のバリエーションを参照）
— 寝返りが目的でない場合は，身体が回転するような運動は避ける！

骨盤の運動パターンの一覧

- 前方挙上
- 後方下制
- 後方挙上
- 前方下制

骨盤の対角線基本パターン（図6-17~19）は，基本的にパターンの学習，また治療者が頻回に使用するのに適した開始肢位である側臥位で書かれている．

この肢位で学習したパターンは，後から容易に他の開始肢位でも行うことが可能である．

治療テクニック／実施方法

第3章「テクニックと治療方法」参照

前方挙上

開始肢位

患者：　股関節，膝関節を45~60度屈曲した側臥位となる．体幹は中間位である．
治療者：対角線の延長線上で足を前後にステップし，患者の後方に立つ．

マニュアル・コンタクト

両手を重ね虫様筋握りで，上前腸骨棘周辺をグリップする．手指は対角線の運動方向，前―上方，剣状突起方向を指している．

口頭指示

"骨盤を胸骨先端方向に引き上げて！"（その場所を，患者に示す．）

動作に対する指示

"引き上げて！"

注意　　― 骨盤を天井方向へ押し上げることはしない！
　　　　― このパターンは歩行の準備として，使用することが多い．

6.3 骨盤帯の運動パターン

図 6-20
骨盤：前方挙上の
開始肢位

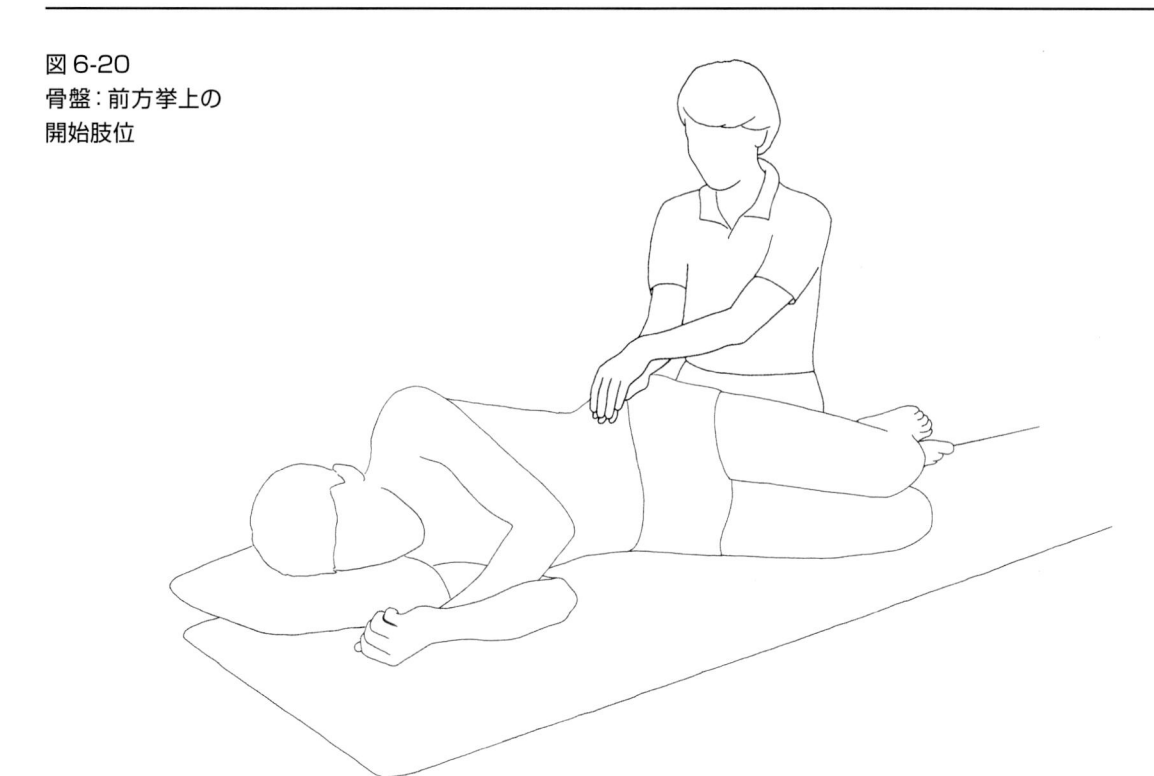

図 6-21
骨盤：前方挙上の
終了肢位

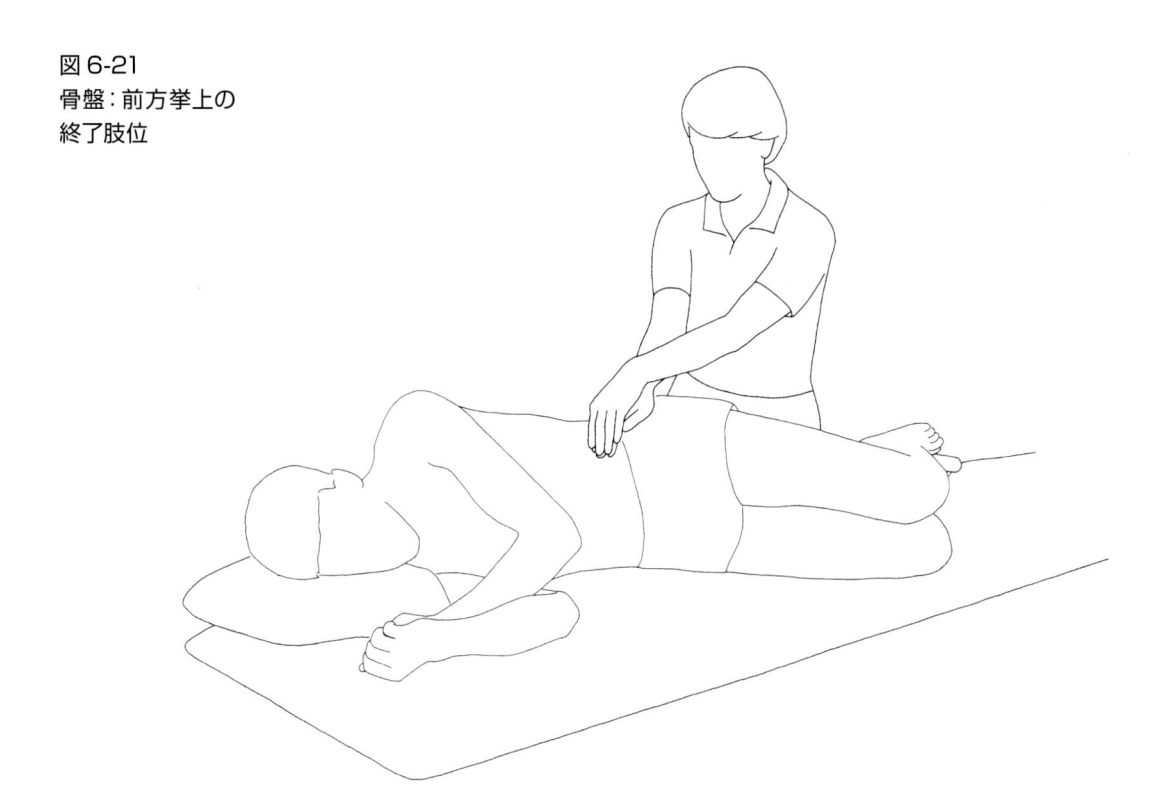

171

後方下制

開始肢位
患者： 股関節，膝関節を 45~60 度屈曲した側臥位となる．体幹は中間位である．
治療者：対角線の延長線上で足を前後にステップし，患者の後方*に立つ．

マニュアル・コンタクト
両手を重ね虫様筋握りで，坐骨結節周辺にグリップする．手指は対角線の運動方向，前一上方，剣状突起方向を指す．
（変法：両手を横に並べることも可能である．）

エロンゲーション
剣状突起方向，前一上方向へ．つまり，骨盤の前方挙上方向にもっていく．

準備に対する口頭指示
"私の手を押し下げて！"

動作に対する指示
"押して！　下げて！"

注意
― 骨盤を前・後傾させない！
― このパターンは，歩行の立脚相の準備として使われることが多い．

---

* 骨盤を治療者から引き離していくという基本ルールに，当てはまらない．治療者が患者の前に立つと，臀部皮膚および筋を左右に引き離すことになり，不快であることが多い．

6.3 骨盤帯の運動パターン

図6-22
骨盤：後方下制の
開始肢位

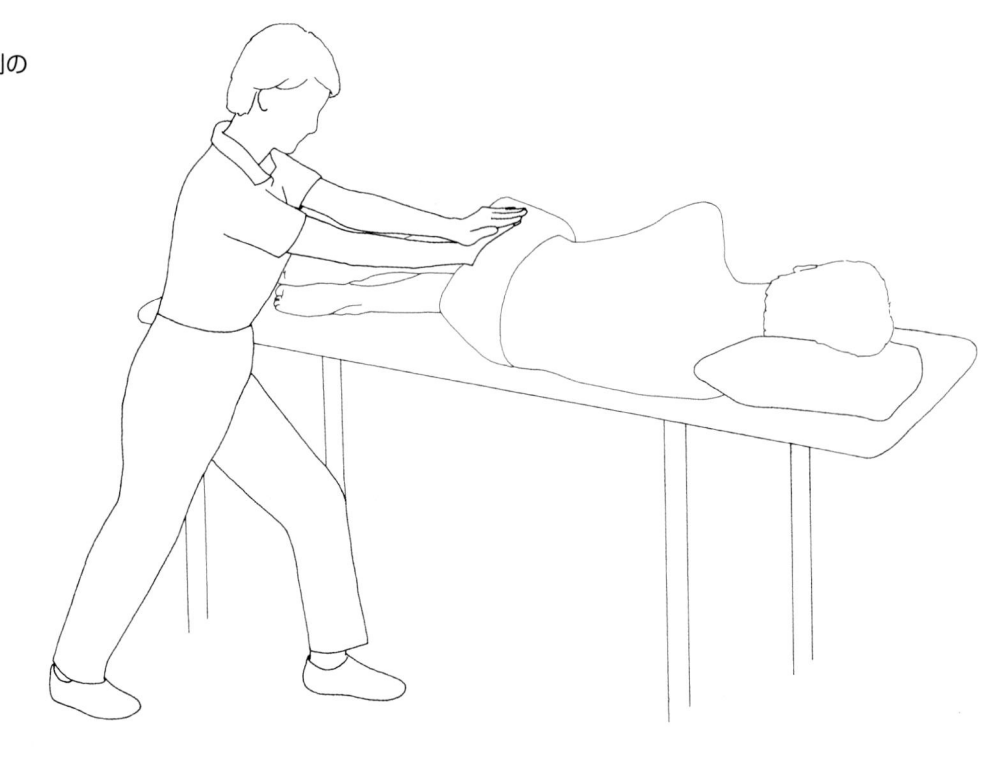

図6-23
骨盤：後方下制の
終了肢位

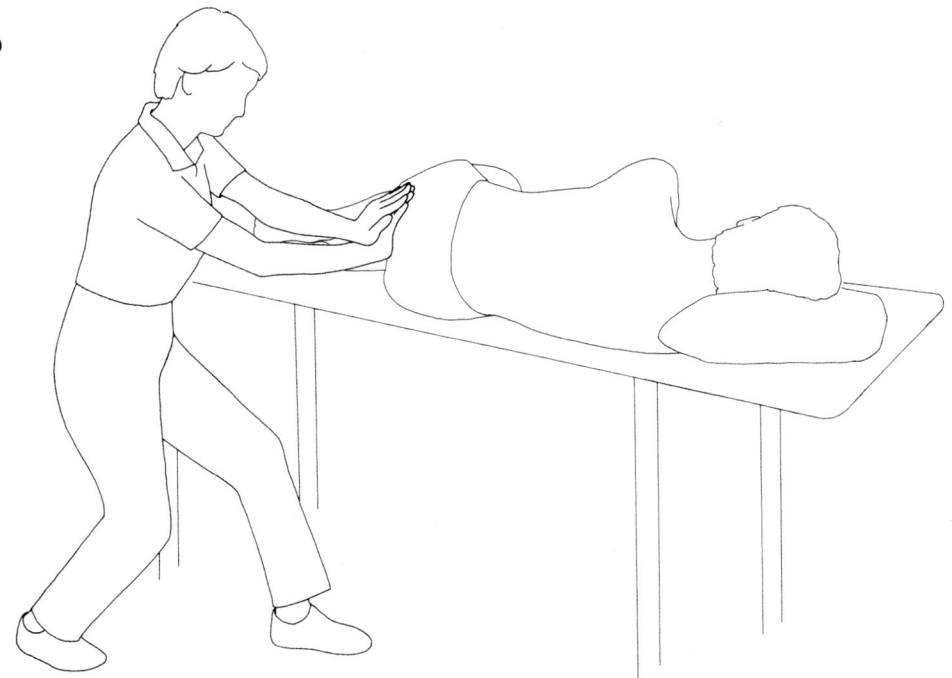

後方挙上

開始肢位
患者：　体幹中間位で股関節と膝関節を45~60度に屈曲した側臥位をとる．
治療者：対角線の延長線上で，足を前後にステップさせ，患者の前に立つ．

マニュアル・コンタクト
　両手を重ね虫様筋握りで，骨盤の後・上方部分をグリップする．手指は対角線の運動方向，後—上方，第12胸椎を指す（Th12）．
（別法：両手を横に並べることも可能である．）

エロンゲーション
前—下方向，反対側の膝の方向へ．つまり，骨盤の前方下制方向にもっていく．

口頭指示
"骨盤を脊柱のほうへ引き上げて！"（必要に応じて，Th12/L1を体上で示す．）

動作に対する指示
"引き上げて！"

注意　　— 骨盤を天井の方向へ持ち上げない！
　　　　— 後方への歩行の準備として，このパターンを教えることもある．

6.3 骨盤帯の運動パターン

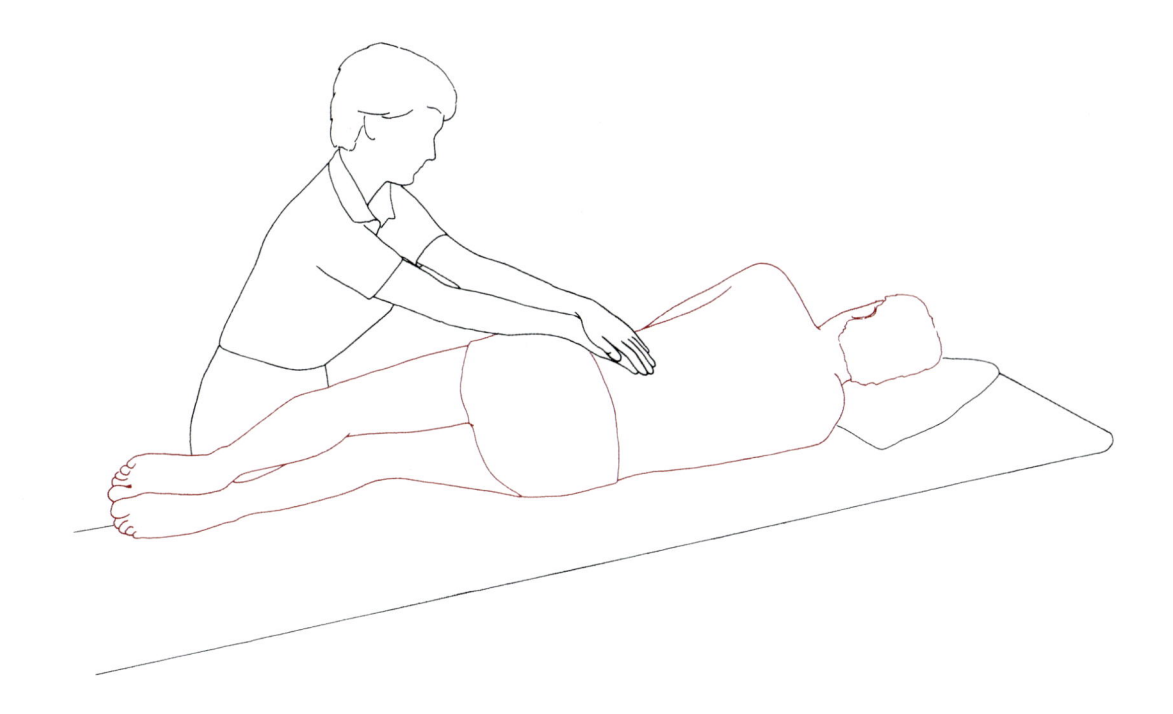

図6-24
骨盤：後方挙上の開始肢位

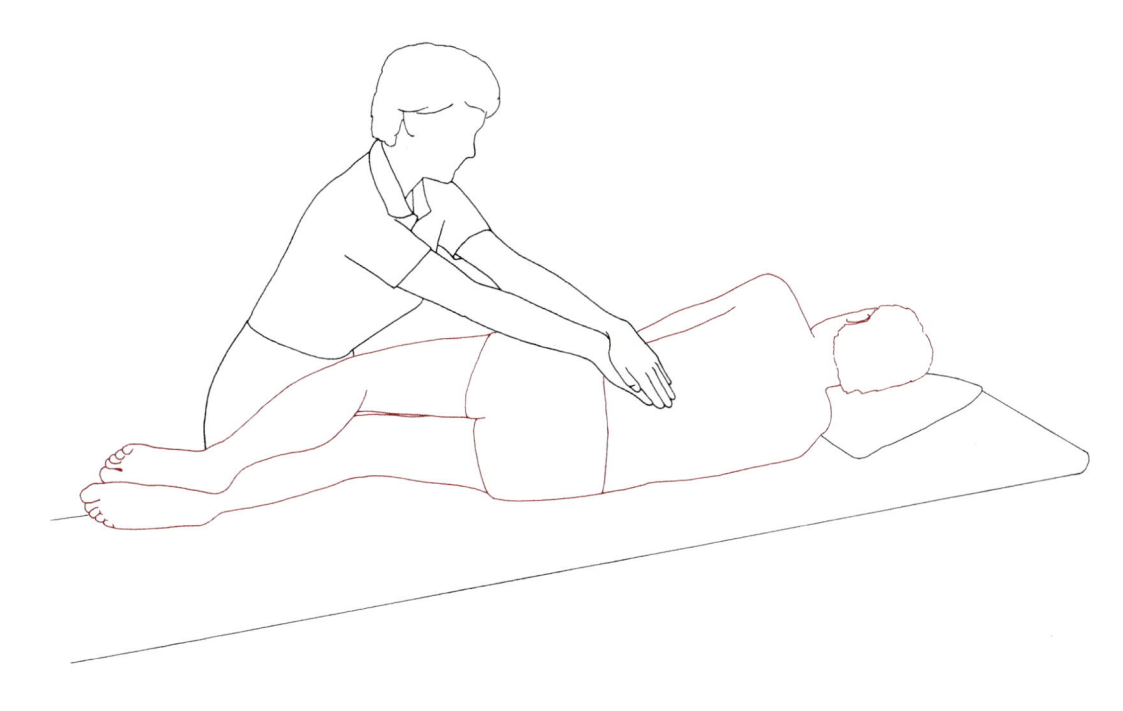

図6-25
骨盤：後方挙上の終了肢位

前方下制

開始肢位
患者： 体幹中間位で股関節と膝関節を45〜60度に屈曲した側臥位をとる．
治療者：対角線の延長線上で，足を前後にステップさせ，患者の前に立つ．

マニュアル・コンタクト
両手を重ね，虫様筋握りで上前腸骨棘周辺での前部分に置く．手指は対角線の運動方向，前—下方，恥骨結合方向を指す．
（別法： 1. 両手は横に並べることも可能である．
　　　　2. 片手を膝蓋骨に置くことも可能である．）

エロンゲーション
Th12の方向，後—上方向へ．つまり骨盤の後方挙上方向にもっていく．

口頭指示
"骨盤を前—下方，反対の膝関節の方へ下げて！"

動作に対する指示
"下へ引き下げて！"

注意
— 骨盤を過度に前・後傾させない．
— このパターンは，腰椎などの過可動性がある場合に安定性訓練として利用されることが多い．
— 運動方向が難しく，正確に行うことが困難であるため，動的に使われることは少ない．機能的動的な活動として，このパターンが使われる場合は，横歩きや下肢を交差させての歩行や階段の降りなどが挙げられる．
ここでは，他の骨盤のパターンと同様に，動的な基本パターンを説明する．

6.3 骨盤帯の運動パターン

図6-26
骨盤：前方下制の
開始肢位

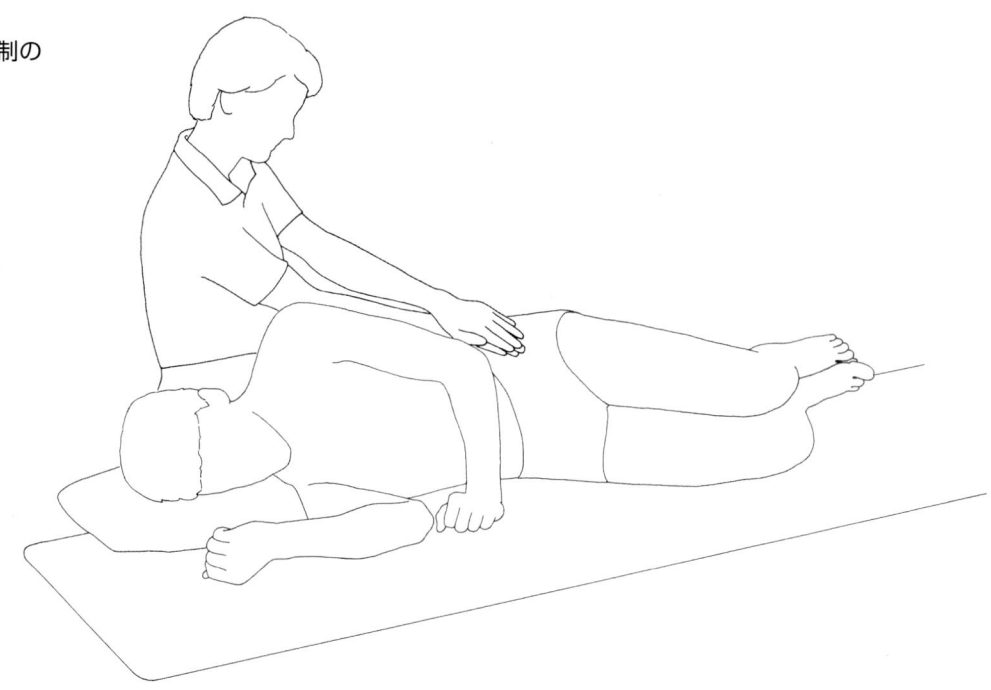

図6-27
骨盤：前方下制の
終了肢位

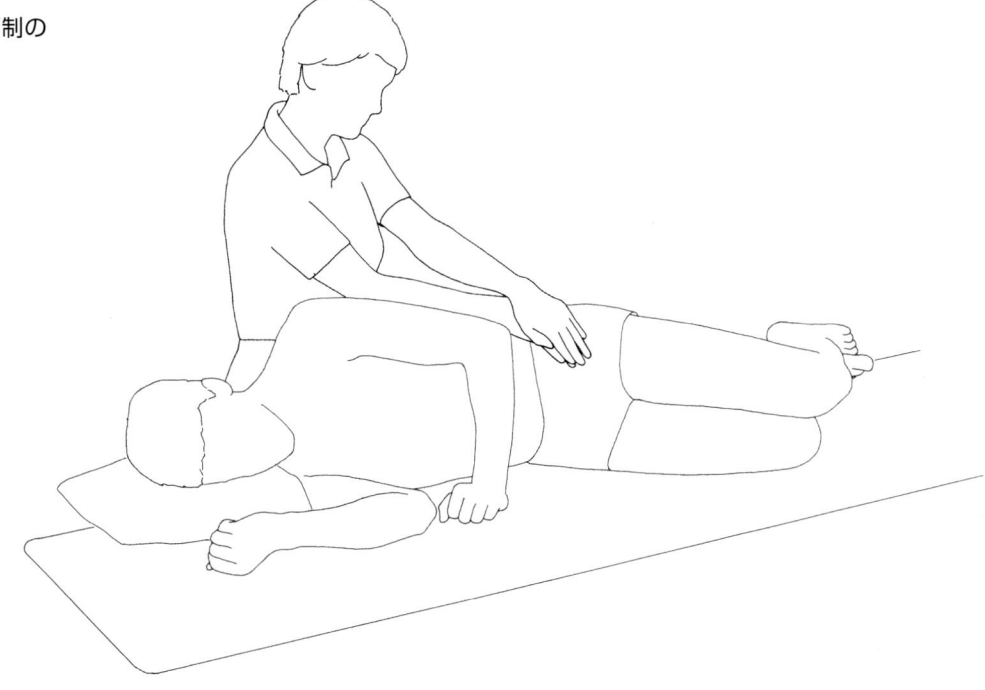

177

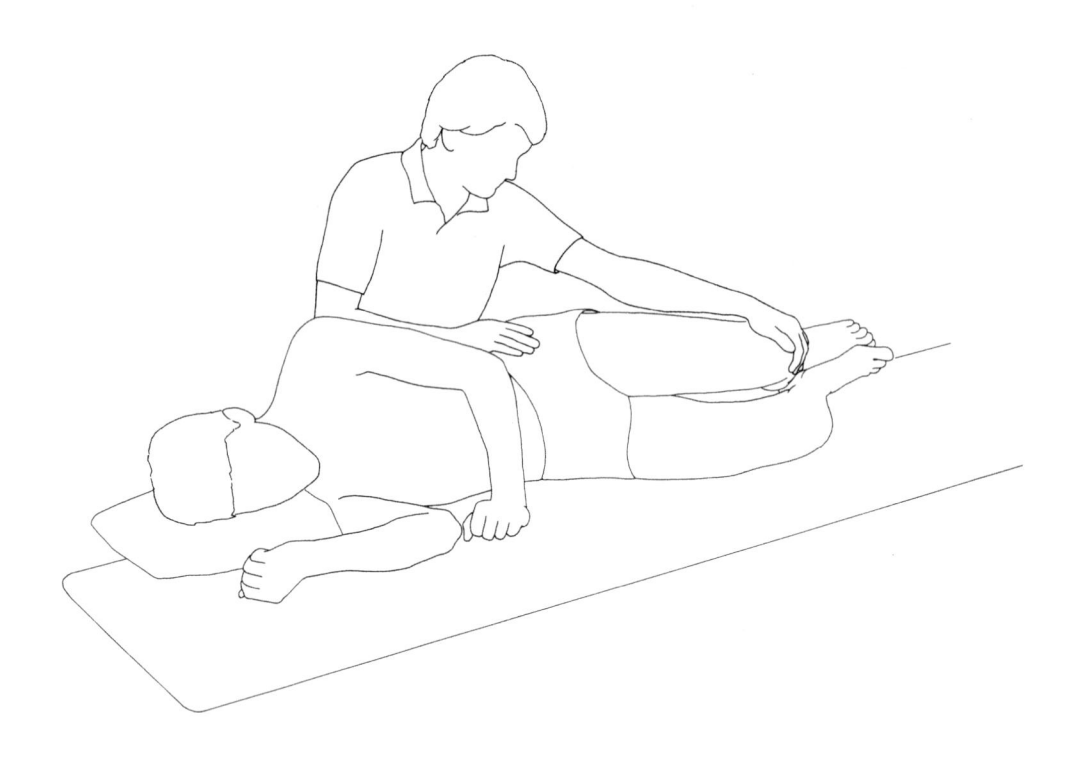

第6章 体幹のパターン

図 6-28
骨盤：前方下制の開始肢位
別法：マニュアル・コンタクトで片手を膝に手を置いている．

6.4　肩甲骨と骨盤の組み合わせ

　　訓練のレベルを上げるため，肩甲骨と骨盤を組み合わせることが可能である．
　　これらは，粗大な動きとして行ったり，歩行時の体幹の動きを設定したり，ある特定部位に対する単独の動きを誘発したり，歩行時の体幹の更なる協調性を促すため相反性の運動を行うことも可能である．相反の運動は過緊張や筋緊張が亢進している筋のリラクセーションに使われることもある．

- 原始的な運動パターン—マスムーブメント（全身を利用した運動）
- 反対側の運動を固定しながら行う，肩甲骨と骨盤の単独運動
- 肩甲骨と骨盤の相反運動

機能評価

　　治療前に，患者の体幹機能を大まかにすることは大事である．ここで，その方法のひとつを紹介する．
　　"Quadranten analysis（4分割の分析）"と名づけられた，その方法はVallejo（バレホ）にあるKFRC（カイザー・ファウンデーション・リハビリテーション・センター）のインストラクター・スタッフらによって編纂された．ここでは，それを短くまとめ，説明する．
—　体幹を4つに分割し，内2つを上部体幹，残り2つを下部体幹とする．
—　患者の坐位，立位，歩行を観察する：その際に，例えば上部体幹と下部体幹，右上部体幹と左下部体幹，両上部体幹が，それぞれ適した反応をしているか観察する．
　　体幹の屈曲—伸展のみではなく，回旋も考慮する！
—　患者をマットの上に寝かせ，寝返りをさせた時に上記の体幹の反応を観察する．

治療中は常に分析することを心がける！
　　治療中は絶えず分析を行い，目的に到達しているのか，到達していないのか，常にコントロールすることが，非常に大事である
　　例えば，運動を歩行機能につなげたい場合，体幹の動きを教育するにはマスムーブメントから開始し，単独の運動，そして相反性の運動へ移行することが可能である．

テクニック / 治療方法

第3章「テクニックと治療方法」参照

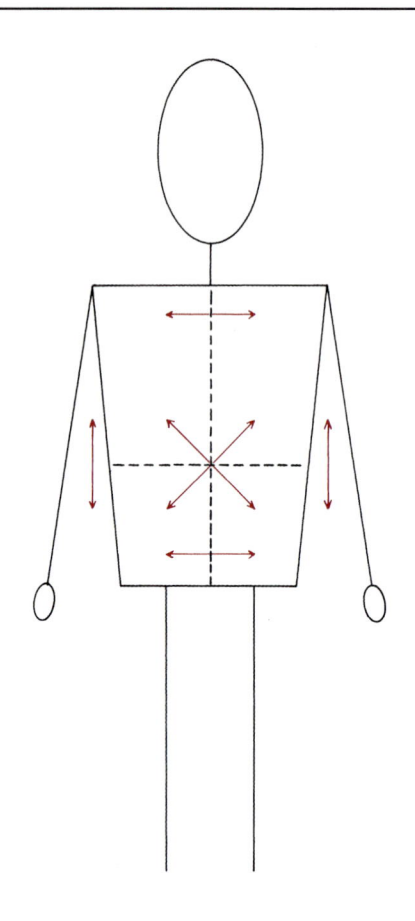

図 6-17
"Quadranten analysis（4 分割の分析）"図解

基礎的な運動パターン
マスムーブメント：屈曲と伸展

　マス フレクション（全身的屈曲）とエクステンション（全身的伸展）は単独もしくはマット上の寝返りと同時に行うことが可能である．これから記載する方法は治療ベッドやマット上で行うことができる．

目的

― 体幹屈曲と伸展の促通
― 屈曲―伸展筋群のバランスが悪い場合，バランスを整える．
― 筋緊張亢進と過緊張の抑制
― 回旋の誘発（第 7 章「マット トレーニング」参照）
― "トランスファー"の介助（第 9 章「セルフケア トレーニング／"ADL"」参照）

> **適応**

— 体幹 / 脊柱の可動性低下
— 体幹屈曲と伸展筋群がアンバランス
— 回旋時に屈曲もしくは伸展筋群が優位
— 寝返りの学習．場合によってはベッド上での寝返り

注意 — 寝返り動作のためにマスムーブメントを使う場合，体幹筋群を活性化し，その活動を利用することが非常に重要である．これは，寝返りを誘導するための単独の肩甲骨 / 骨盤の動きにもいえることである．
その反応 / 運動を保持するために，抵抗を利用することもできる．
ベッド上の寝返りのために，対角線運動パターンを使う場合は，単独で行う肩甲帯や骨盤帯の動きよりも，体全体が大きく動くことが確認できる．
— マット上での訓練は，安全に大きな動きを実施することができる．これらは，もちろん治療ベッドで訓練することもできる．
— 寝返りが訓練の目的でない場合は，体幹の回旋運動が起こらないようにする！

マス フレクション（全身的屈曲）
肩甲帯─骨盤帯の非対称的な組み合わせ

肩甲帯：前方下制
骨盤帯：前方挙上

開始肢位
患者： 股，膝関節を約 45~60 度屈曲した側臥位．体幹中間位とする．
治療者：患者の後方で両下肢を股関節の幅に広げ，仮想の交差が臍の高さに来るように立つ．

マニュアル・コンタクト
　虫様筋握りで，片手は肩甲骨の前方下制と同じグリップ，反対側は骨盤の前方挙上運動パターンと同じようなグリップとなる．手指はそれぞれ対角線の動きの方向，臍／剣状突起を指す．

エロンゲーション
肩甲帯：後方挙上方向，後方─上方向へ．
骨盤帯：後方下制方向，つまり後方─下方向，坐骨結節方向へ．

口頭指示
"顎を引いて，猫の背中のように丸くなって！"

動作に対する指示
"両側を引き寄せて！"（バリエーション："丸まって！"）

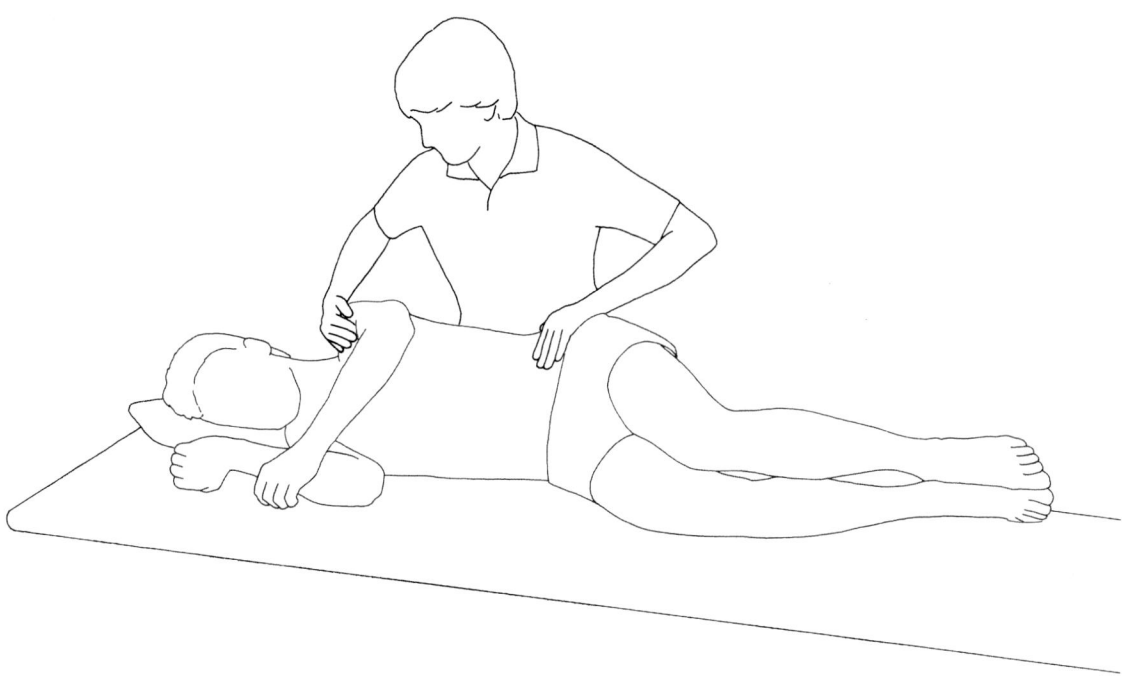

6.4 肩甲帯と骨盤帯の組み合わせ

図 6-30
体幹：マス フレクションの開始肢位

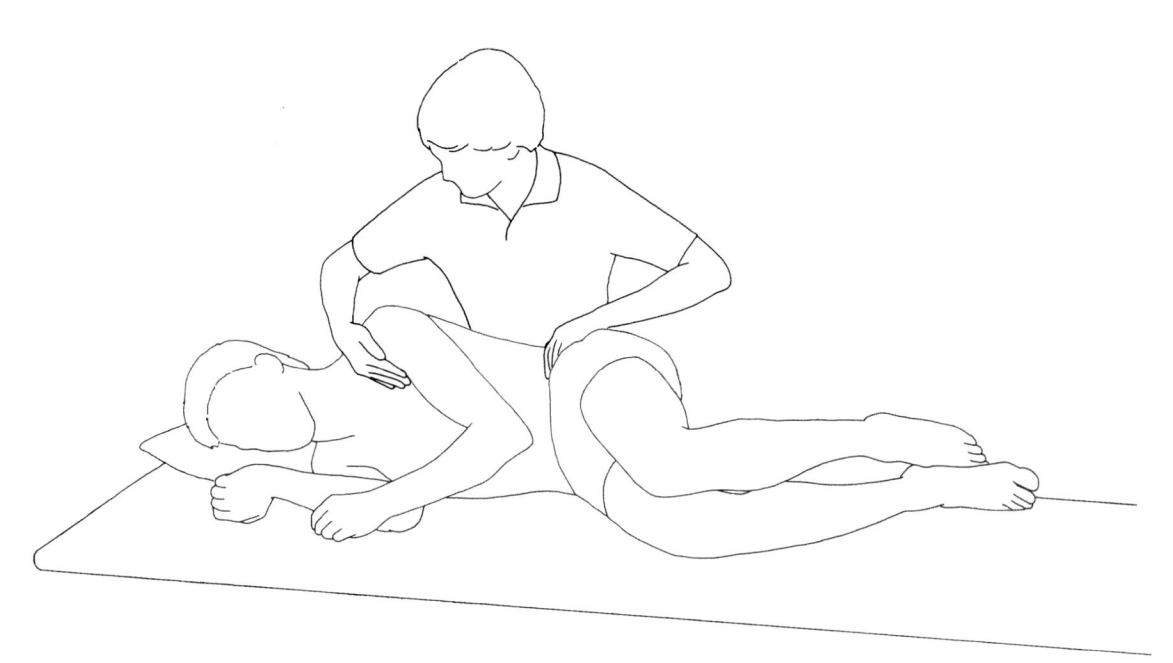

図 6-31
体幹：マス フレクションの終了肢位

183

マス エクステンション（全身的伸展）
肩甲帯―骨盤帯の非対称的な組み合わせ

肩甲帯：後方挙上
骨盤帯：後方下制

開始肢位
患者： 股，膝関節を約45~60度屈曲した側臥位．体幹中間位とする．
治療者：患者の後方で両下肢を股関節の幅に広げ，仮想の交差が臍の高さに来るように立つ．

マニュアル・コンタクト
虫様筋握りで，片手は肩甲骨の後方挙上と同じく，反対側は骨盤の後方下制と同様なグリップをする．手指は対角線の運動方向を指す（図6-32と6-33参照）．

エロンゲーション
肩甲帯：前方下制方向，前―下方向，臍の方向へ．
骨盤帯：前方挙上の方向，前―上方向，剣状突起方向へ．

準備に対する口頭指示
"顎を上げて，頸と頭を伸ばして！"

動作に対する指示
"体を伸ばして！"

注意 グリップは手関節にかかる負担が大きいので，坐骨においている手を運動中に方向転換すると操作が容易になる．

上記以外の肩甲帯と骨盤帯の非対称的な組み合わせは，：
肩甲帯：前方挙上
骨盤帯：前方下制
と
肩甲帯：後方下制
骨盤帯：後方挙上
であるが，臨床ではあまり使われていないため，ここでは詳細に述べていない．しかし，以下の理由で使うことも可能である．
— 安定性
— 動的運動あるいは筋活動の促通
— 筋緊張亢進の抑制

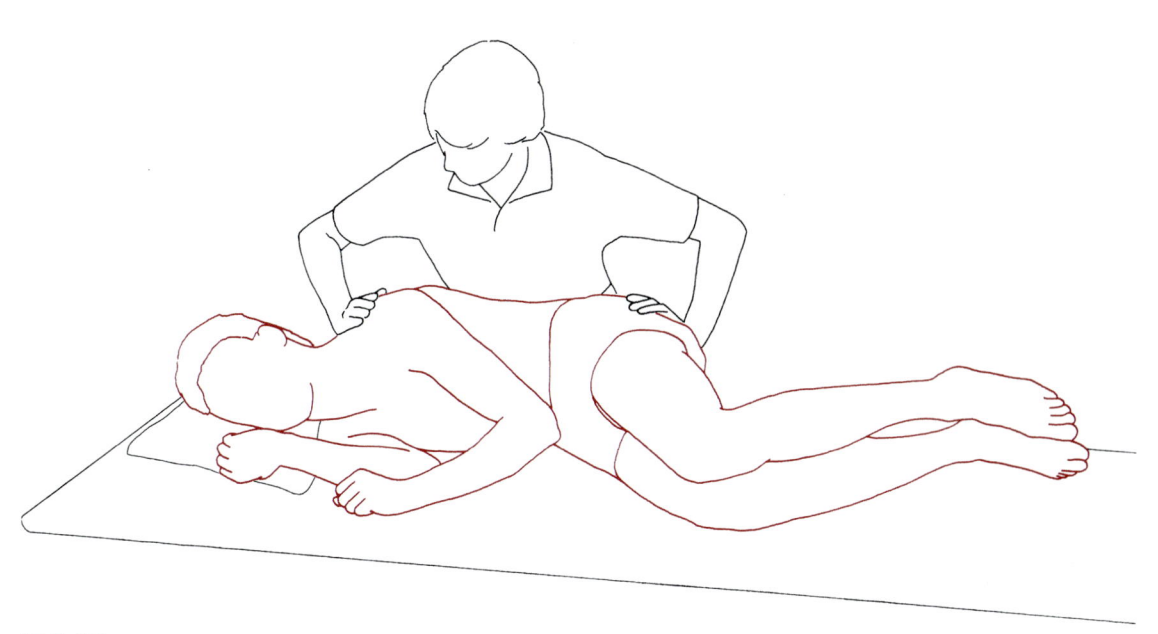

図 6-32
体幹：マス エクステンションの開始肢位

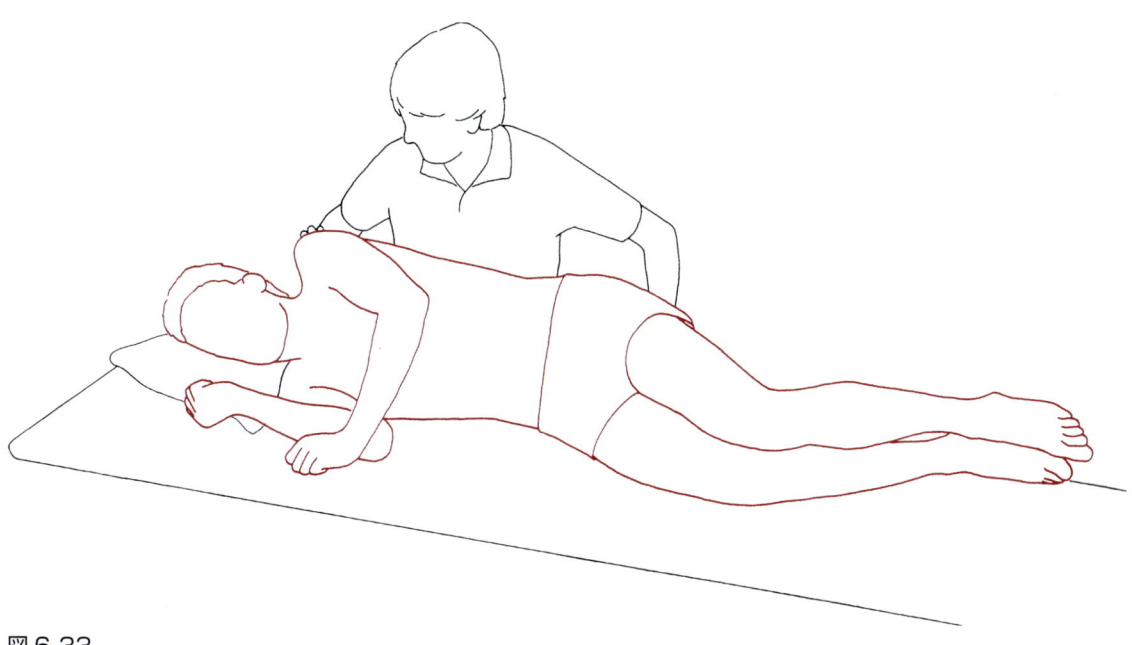

図 6-33
体幹：マス エクステンションの終了肢位

一側の肩甲帯または骨盤帯の運動を保持しながらの，他側の肩甲帯または骨盤帯の単独運動

　マス フレクションまたはマス エクステンションから発展し，肩甲帯—骨盤帯の単独活動を行うことも可能である．

目的
肩甲帯，場合によっては骨盤帯の単独の運動

適応
— 例えば寝返りや歩行など機能的な活動時の肩甲帯—骨盤帯の単独運動の促通が必要な場合
— マス フレクションやマス エクステンション時に，肩甲帯および骨盤帯が同時に動けない場合

他の部位の固定を伴う肩甲帯の単独運動

開始肢位など：肩甲帯パターンを参照（第 6 章 2「肩甲骨の運動パターン」〈153 頁〉）

実施方法
— 一方の手で肩甲骨をグリップする．
— 他方の手で骨盤帯をグリップし，中間位で他動的に固定する．

6.4 肩甲帯と骨盤帯の組み合わせ

図6-34
骨盤の固定を伴う肩甲骨後方下制の単独運動の開始肢位

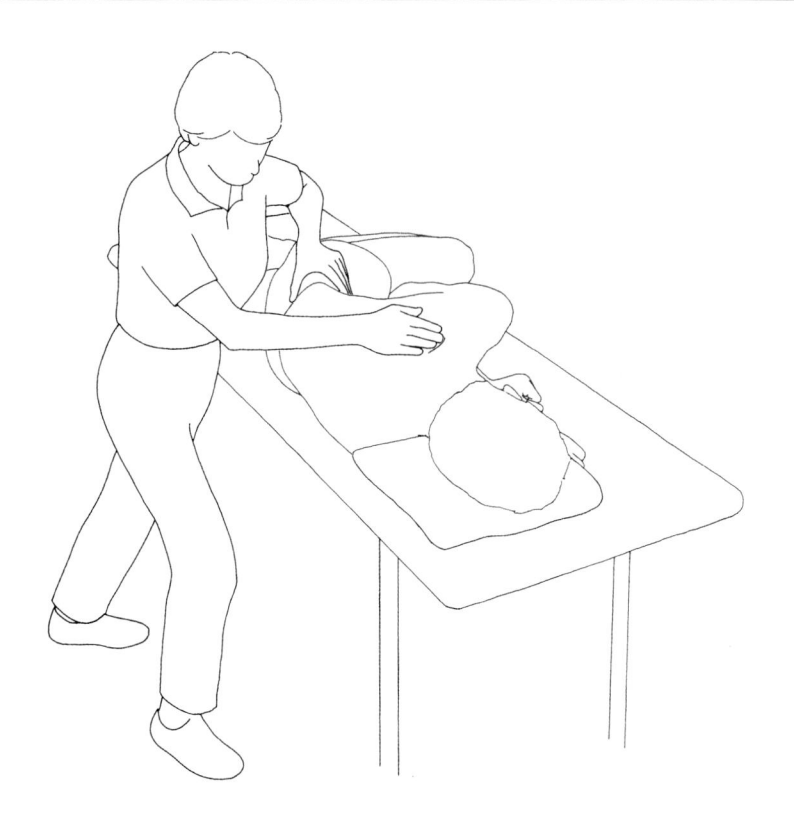

図6-35
骨盤の固定を伴う肩甲骨後方下制の単独運動の終了肢位

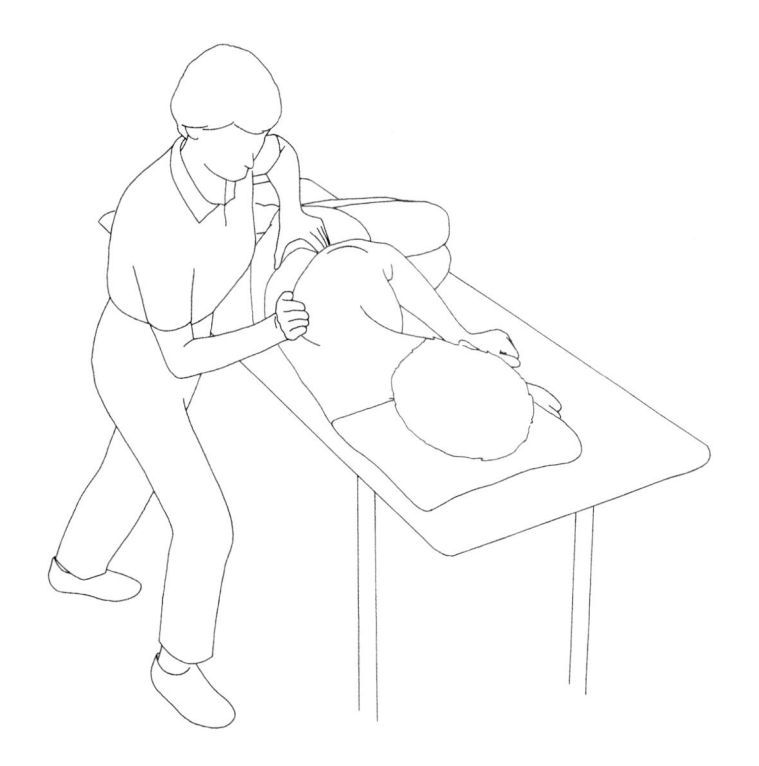

他の部位の固定を伴う骨盤帯の単独運動

実施方法

開始肢位など：骨盤帯パターンを参照（第6章3「骨盤帯の運動パターン」〈167頁〉）
― 一方の手は骨盤帯をグリップする．
― 他方の手は肩甲帯を他動的に中間位で固定する．

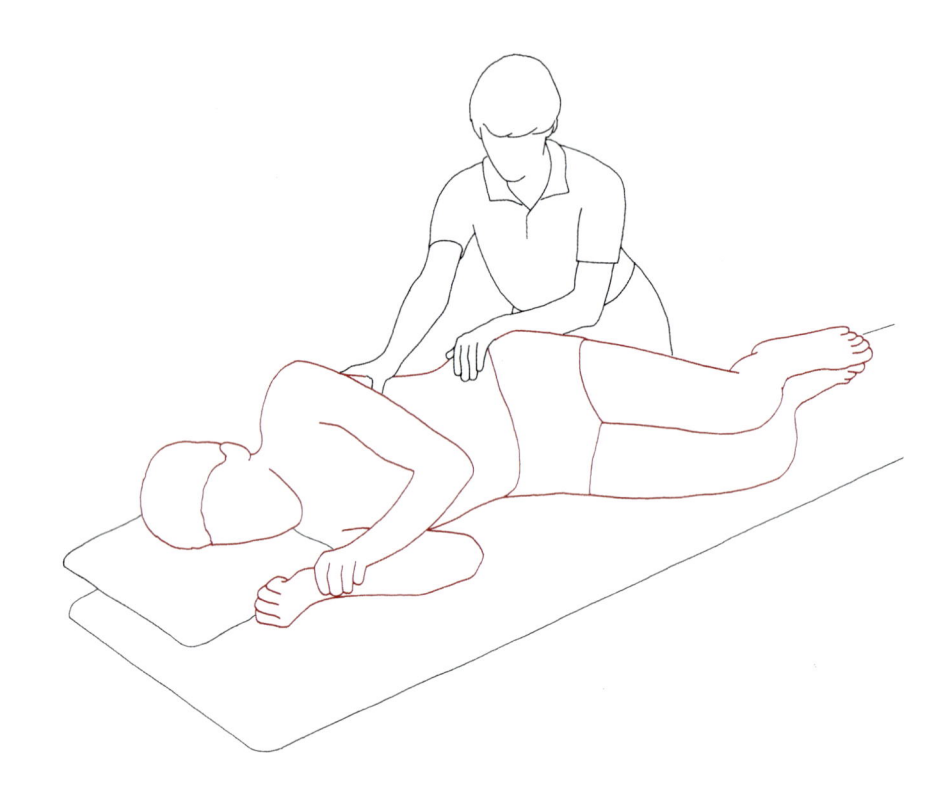

図6-36 肩甲骨の固定を伴う骨盤前方挙上の単独運動の開始肢位

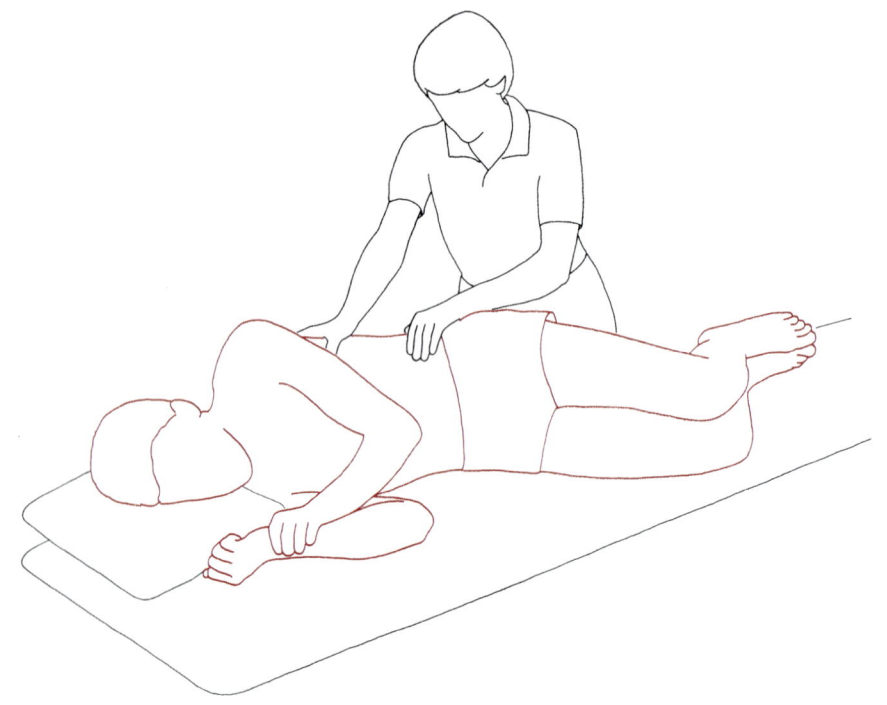

図6-37 肩甲骨の固定を伴う骨盤前方挙上の単独運動の終了肢位

肩甲帯と骨盤帯の相反性運動

　ここでは，肩甲帯と骨盤帯を同じ対角線の運動パターンの中で，反対方向に動かす．両方の対角線に対し有効である．これらの動きは歩行，患者の日常生活動作などにみられる回旋運動などの訓練に適している．

目的
— 肩甲帯と骨盤帯の協調運動
— 相反的な体幹の運動＝体幹の回旋
— 体幹筋群の筋緊張亢進と過緊張の抑制

適応
— 歩行時の体幹の相反する回旋運動不足の場合
— 筋緊張の亢進などで，その他の活動時に体幹が"ひとつの塊"になっているような（選択性が低下している）動きの場合

実施方法
　これらの動きは，患者の協調運動が必要となるため，動作をいくつかに分け，前もって練習することも可能である．
— 肩甲帯を終了肢位で保持し，骨盤帯だけを練習することから始める．
— 反対に骨盤帯を保持し，肩甲帯を動かす．
— 最後に，両方の動きを相反的に行う．

注意　— 対角線の動きを保持する．
　　　— 望んでいる反応が得られたら，小さな動きに対し訓練を行い，再び全体的な運動に戻る．
　　　— 必要に応じて，前処置として"リズミック イニシエーション"を利用する．
　　　— 患者が何を必要としているのか，注意する！
　　　— 寝返りが目的でない場合は，体幹の回旋運動が起きないように注意する！

肩甲骨と骨盤の相反運動の一覧

- 肩甲帯：後方下制
  骨盤帯：前方挙上
- 肩甲帯：前方挙上
  骨盤帯：後方下制
- 肩甲帯：前方下制
  骨盤帯：後方挙上
- 肩甲帯：後方挙上
  骨盤：前方下制

肩甲帯：後方下制
骨盤帯：前方挙上

開始肢位
患者：　　股，膝関節を約45~60度に屈曲し，体幹中間位の側臥位をとる．
治療者：足を前後にステップし，対角線延長線上で患者の後方に立つ．場合によっては強調したいほうに立つ．

マニュアル・コンタクト
　虫様筋握りで，それぞれの運動パターンの基礎的なグリップで，一方の手は肩甲帯，他方の手は骨盤上に置く．手指は対角線の運動方向を指す．

エロンゲーション
肩甲帯：前方挙上の方向で，前―上方向，頬や耳の前方向へ．
骨盤帯：後方下制方向で，後方―下方向，坐骨結節方向へ．

準備に対する口頭指示
"私の手を押して！"（"体幹の側方を縮めて！"）

動作に対する指示
"両方を引いてきて！"

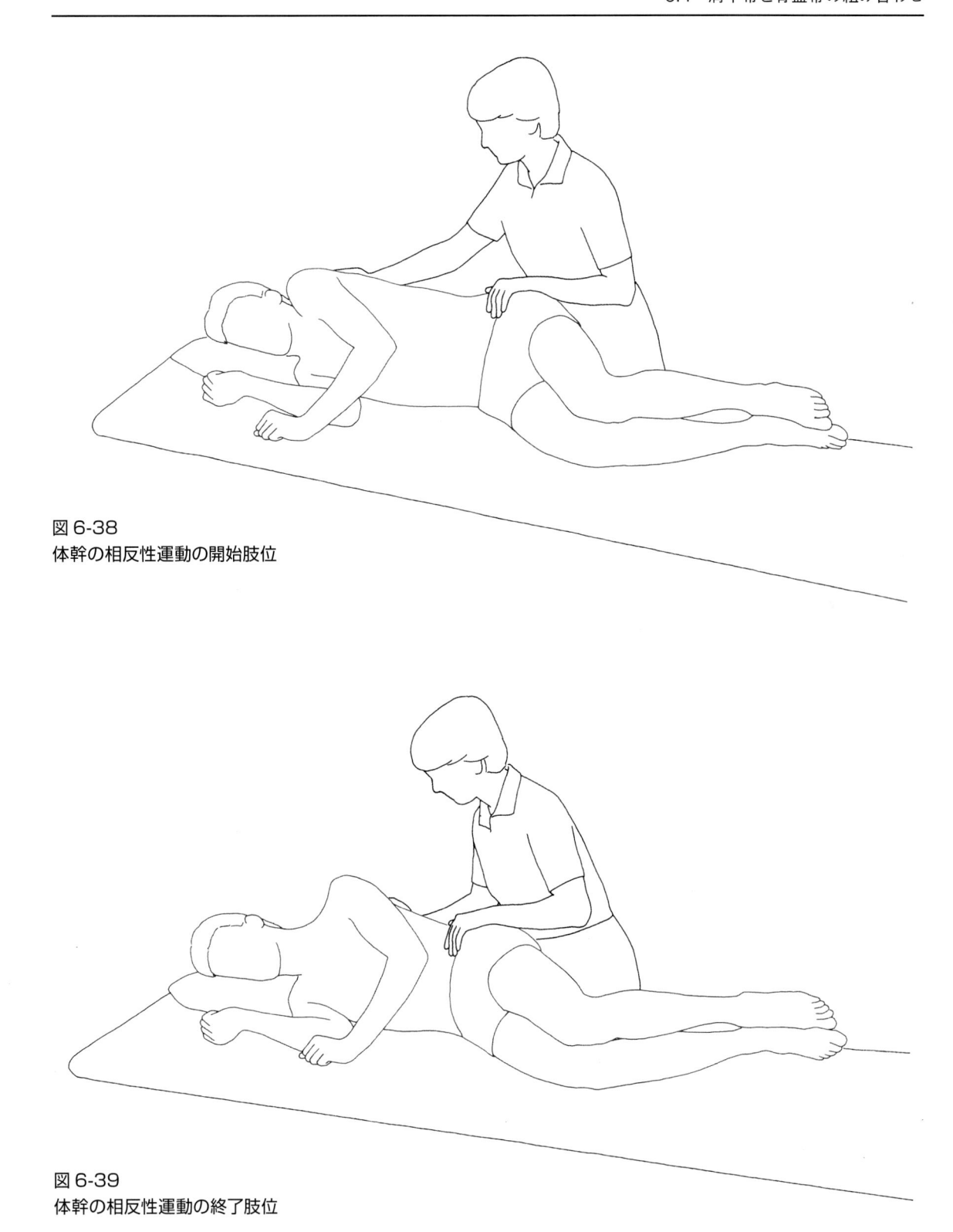

6.4 肩甲帯と骨盤帯の組み合わせ

図 6-38
体幹の相反性運動の開始肢位

図 6-39
体幹の相反性運動の終了肢位

肩甲帯：前方挙上
骨盤帯：後方下制

開始肢位
患者：　股，膝関節を約45~60度に屈曲し，体幹中間位の側臥位をとる．
治療者：足を前後にステップし，対角線延長線上で患者の後方に立つ．場合によっては強調したいほうに立つ．

マニュアル・コンタクト
　虫様筋握りで，それぞれの運動パターンの基礎的なグリップで，一方の手は肩甲骨，他方の手は骨盤上に置く．手指は対角線の運動方向を指す．

エロンゲーション
肩甲帯：後方下制方向，後方―下方向，尾骨方向へ．
骨盤帯：前方挙上方向，前―上方向，剣状突起方向へ．

口頭指示
"私の手を押して！"（"体幹の側方を長くして！"）

動作に対する指示
"体を伸ばして！"

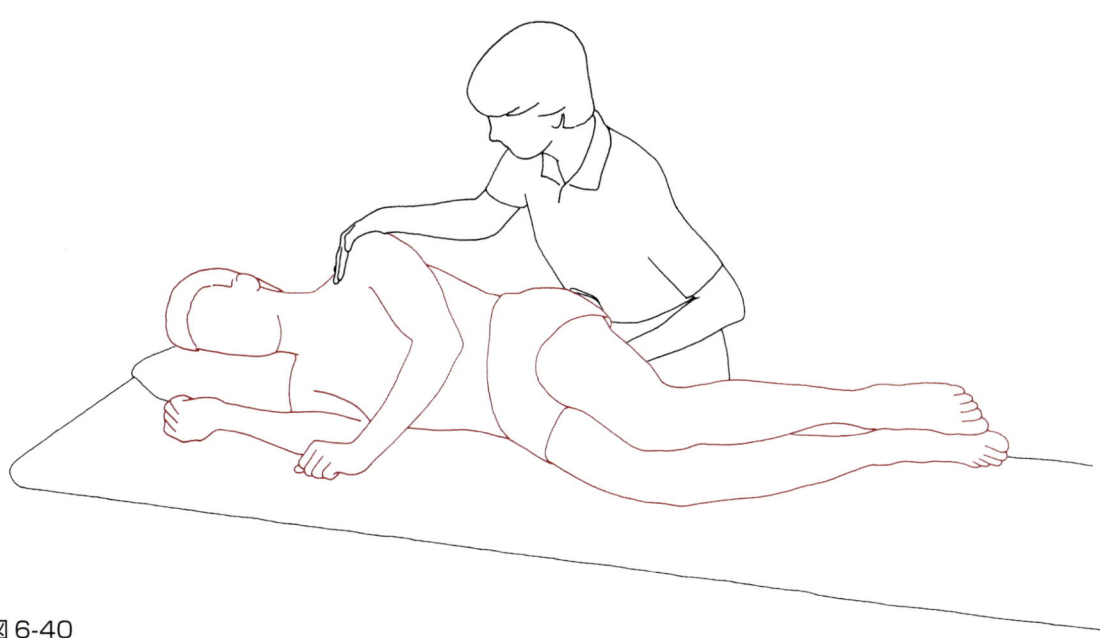

6.4　肩甲帯と骨盤帯の組み合わせ

図6-40
体幹の相反性運動の開始肢位

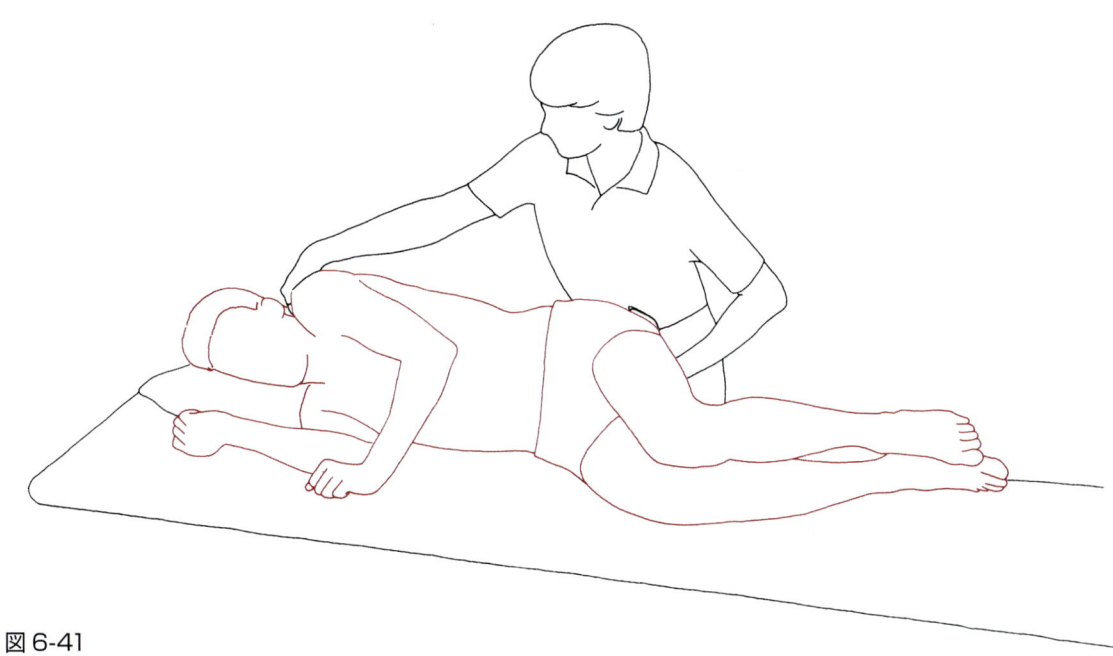

図6-41
体幹の相反性運動の終了肢位

肩甲帯：前方下制
骨盤帯：後方挙上

開始肢位
患者：　股，膝関節を約45～60度に屈曲し，体幹中間位の側臥位をとる．
治療者：足を前後にステップし，対角線延長線上で患者の後方に立つ．場合によっては強調したいほうに立つ．

マニュアル・コンタクト
　虫様筋握りで，それぞれの運動パターンの基礎的な握り方で，一方の手は肩甲帯，他方の手は骨盤上に置く．手指は対角線の運動方向を指す．

エロンゲーション
肩甲骨：後方挙上方向，後方―上方向，後頭部のほうへ．
骨盤：　前方下制方向，前―下方向，反対側の膝のほうへ．

準備に対する口頭指示
"私の手を押して！"（"体幹側方を短くして！"）

動作に対する指示
"両方を近づけて！" "短くして！"

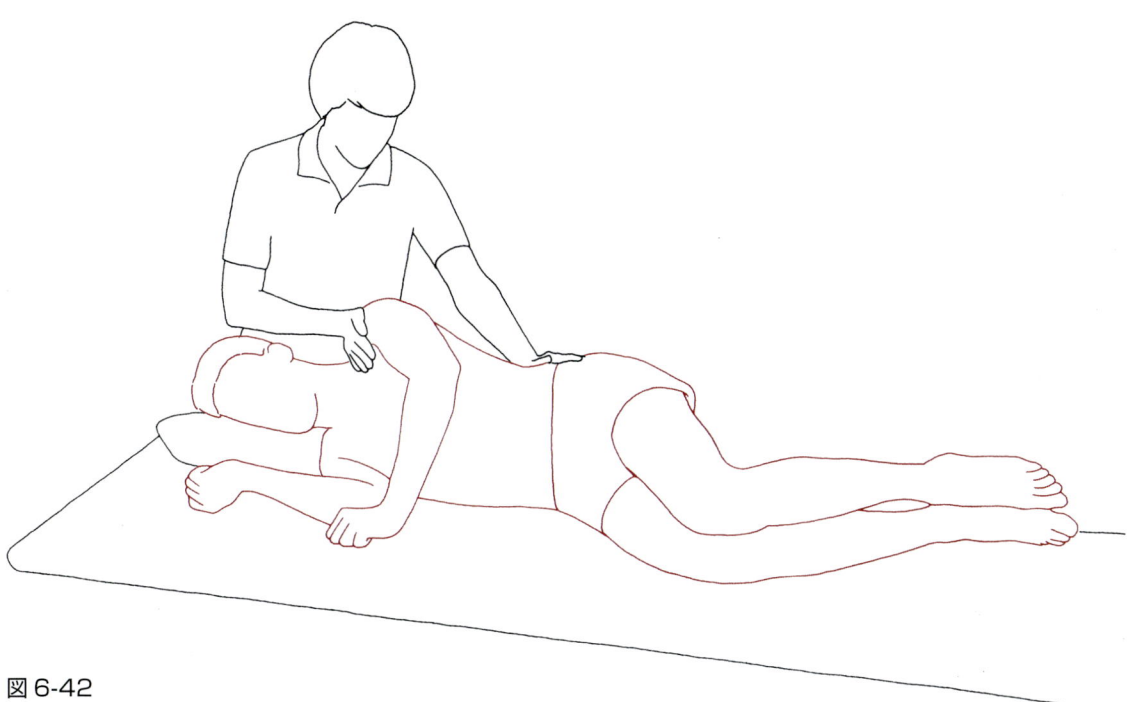

6.4 肩甲帯と骨盤帯の組み合わせ

図 6-42
体幹の相反性運動の開始肢位

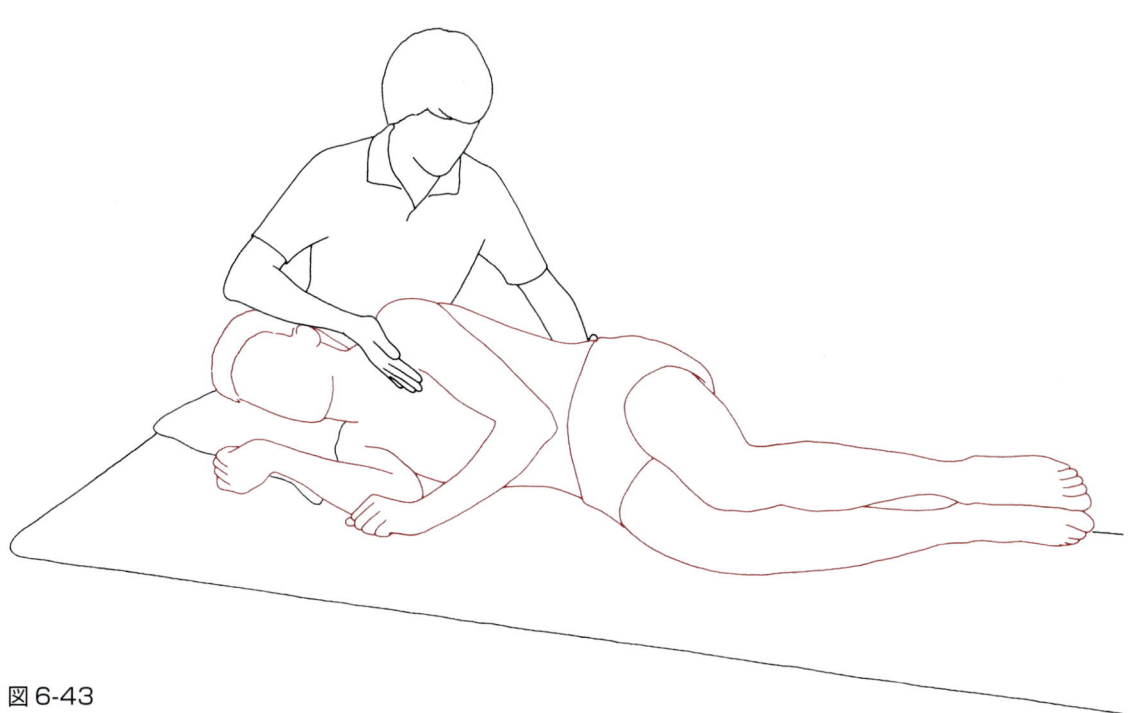

図 6-43
体幹の相反性運動の終了肢位

195

肩甲帯：後方挙上
骨盤帯：前方下制

開始肢位
患者：　　股，膝関節を約 45~60 度に屈曲し，体幹中間位の側臥位をとる．
治療者：足を前後にステップし，対角線延長線上で患者の後方に立つ．場合によっては強調したいほうに立つ．

マニュアル・コンタクト
　虫様筋握りで，それぞれの運動パターンの基礎的なグリップで，片手は肩甲骨，反対側は骨盤上に置く．手指は対角線の運動方向を指す．

エロンゲーション
肩甲骨：前方下制方向，前—下方向，臍の方向へ．
骨盤：　後方挙上方向，後方—上方向，Th12 方向へ．

口頭指示
"私の手を押して！"（"体幹側方を長くして！"）

動作に対する指示
"体を伸ばして！"

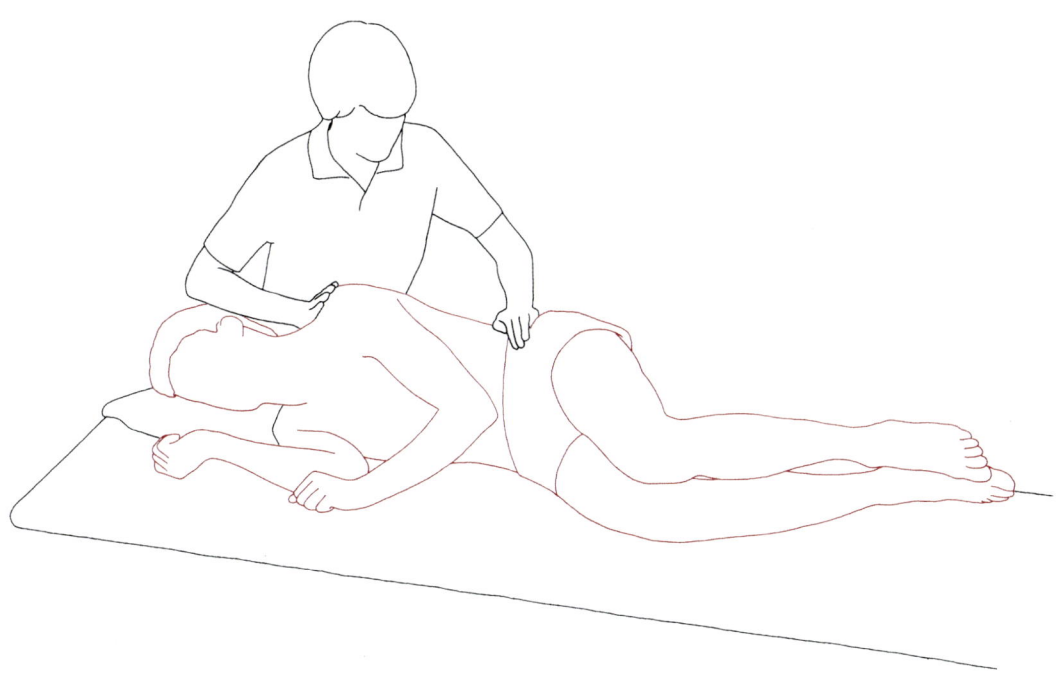

図 6-44
体幹の相反性運動の開始肢位

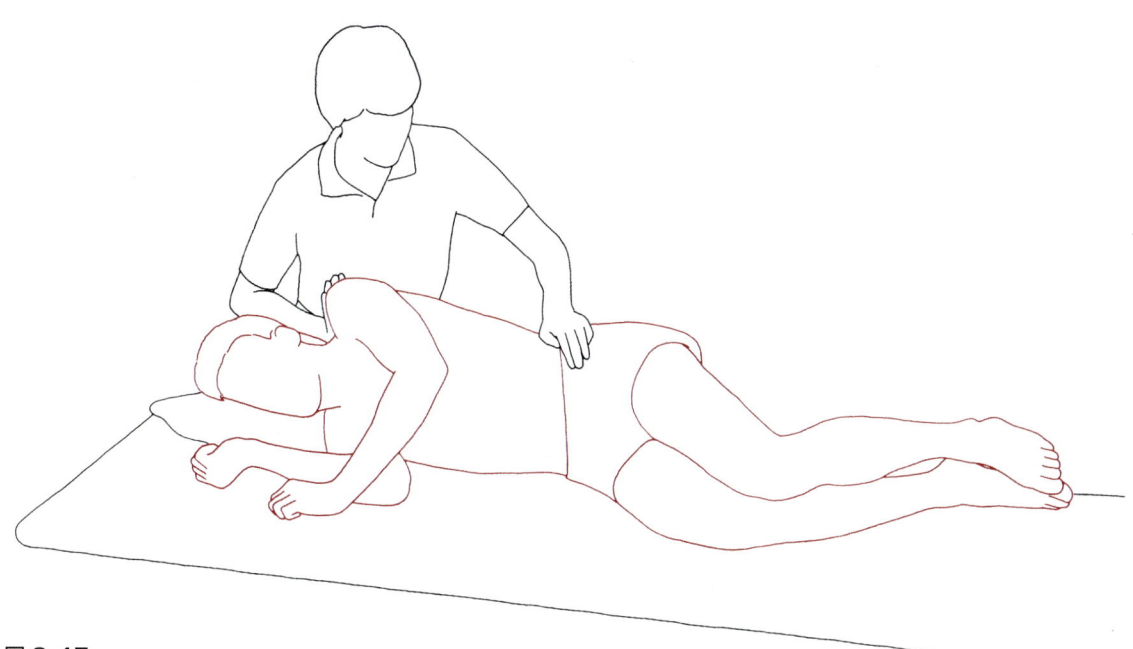

図 6-45
体幹の相反性運動の終了肢位

第6章 体幹のパターン

6.5 坐位での体幹の活動

　坐位での体幹運動の訓練は多くの患者に効果的に用いられる．ここでは，肩甲骨の全ての運動パターンが使用される．体幹の安定性訓練は，良肢位での坐位保持と立位の準備のために重要である．バランス，協調性と筋力強化のためには，動的訓練が非常によいとされている．歩行の準備として，また過緊張している体幹筋群の回旋を正常化するためには，色々な組み合わせで，体幹の拮抗筋群の運動をする必要がある（坐位での対角線の体幹活動，図 6-50 参照）．

　以下の理由で，体幹の活動を促進するために肩甲帯を利用する．
- 体幹筋群を活性化するため，**静的筋活動の促通／安定性**
- 体幹筋群の運動コントロールと強化のために，**動的筋活動の促進**[*]
- **体幹回旋（＝相反する体幹の活動）または股関節の屈曲，場合によっては伸展の促通**[*]

静的筋活動の促通／安定性

開始肢位
患者：　下肢を垂らした端坐位をとる（広い支持基底面を必要とする場合は，背もたれのない椅子や車椅子に座り，両足を床に付けて座ることも可能である．第8章「歩行訓練」参照）．両手は座面の前方，横，もしくは体の後ろに置く．体幹の平衡反応をより多く望む場合は，両手を大腿部の上に置くことも可能である．

治療者：足を前後にステップし，患者の前か後ろに立つ．

マニュアル・コンタクト
虫様筋握りで，両肩の上に置く．
（別法：一方の手を肩に置き，他方の手を頭の上に置く．）

準備と動作に対する口頭指示
"止まって！" "そのまま動かないで！"

---

[*]　（坐位での）促通の目的は，体幹上部のパターン"チョッピング"や"リフティング"で達成することも可能である．同じことを端坐位でも実施することができるので，長坐位の例も参照すること．

6.5 坐位での体幹の活動

テクニック / 治療方法
（第3章「テクニックと治療方法」参照）
— 安定性訓練
— スタビライジング リバーサル
— リズミック スタビリゼーション

実施
— 可能であれば，安定性訓練はす早い圧縮（クイック アプロキシメーション）を加え，その後，その圧縮を保持したまま静的なスタビリゼーション（"安定性訓練" "リズミック スタビリゼーション"）を行い，静的／動的筋活動（"スタビライジング リバーサル"）を強調する．
— 安定性訓練の際の抵抗は，最大限の筋活動に達するまで徐々に増やしていく．そして，徐々に抵抗量を減らしていき，最後には完全に抵抗しないようにする．

注意 — "スタビライジング リバーサル"や"リズミック スタビリゼーション"は強い運動要素筋群から開始する．アプロキシメーションで，運動を誘発し，それを保持するようにして，抵抗の方向変換時に，休息しないようにする．
— 訓練の難易度を上げるため，アプロキシメーションなしで安定性を保つことも行う．それを通して患者は，その姿勢を自分で保持できるように学習する．この場合，マニュアル・コンタクトは強調したい運動方向に手を置くようにする．

安定性訓練時の抵抗の方向
抵抗は，対角線の両方向に対し与えることができる．
— 前方への圧を強調したい場合は，前方から後方へ．
— 後方への圧を強調したい場合は，後方から前方へ．
— 回旋方向，一方の手は前方から他方の手は後方からの圧を強調する．治療者は，右対角線もしくは左対角線上に立つ．

注意 頭部の回旋が起こらないようにする．

第6章 体幹のパターン

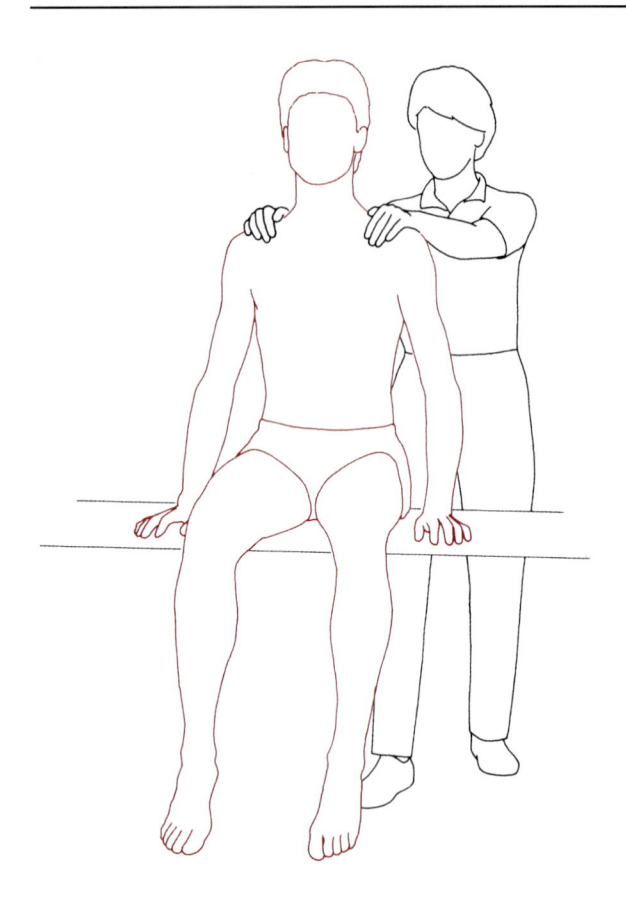

図6-46
前方から後方への安定性訓練.患者の手は体の横に置いている

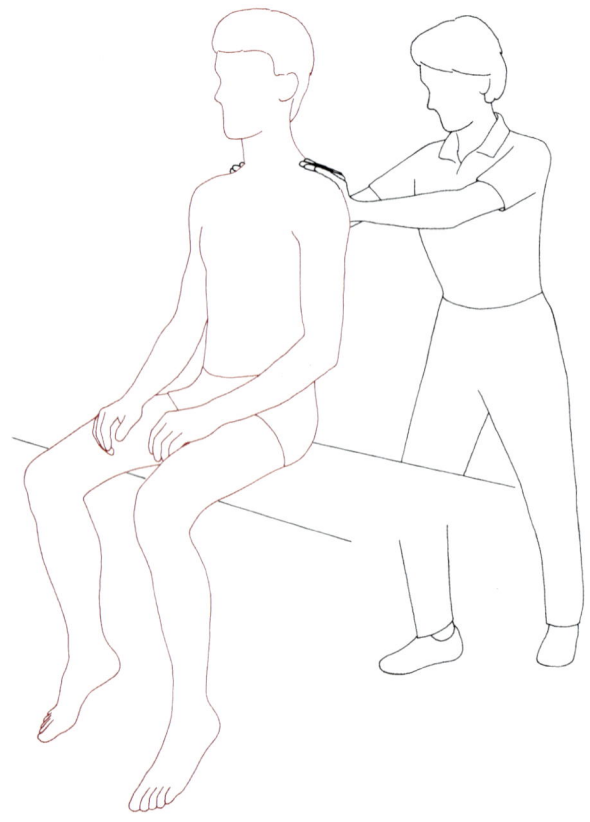

図6-47
後方から前方への安定性訓練.患者の手は大腿の上に載せている

6.5 坐位での体幹の活動

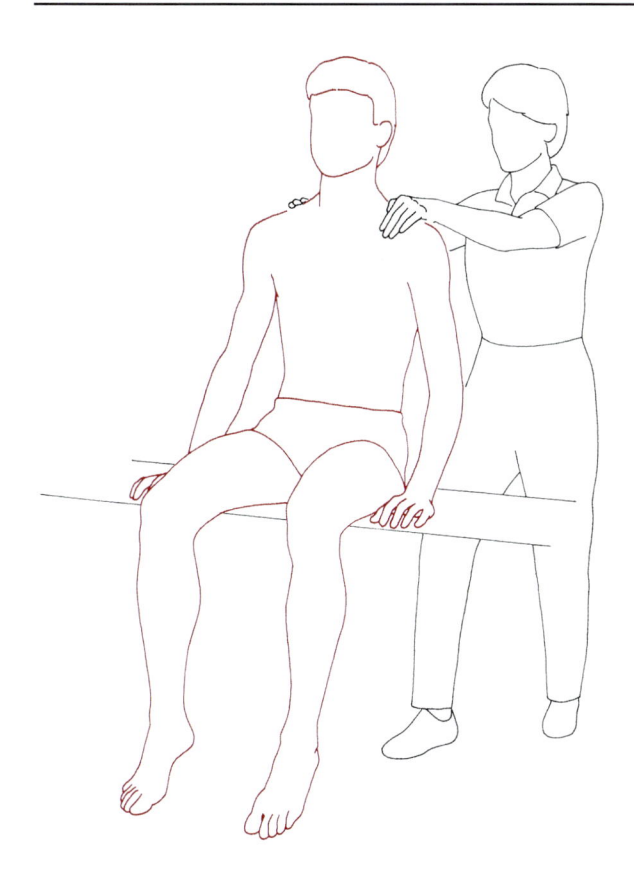

図6-48
回旋のための安定性訓練．患者の両手は体の横に置いている

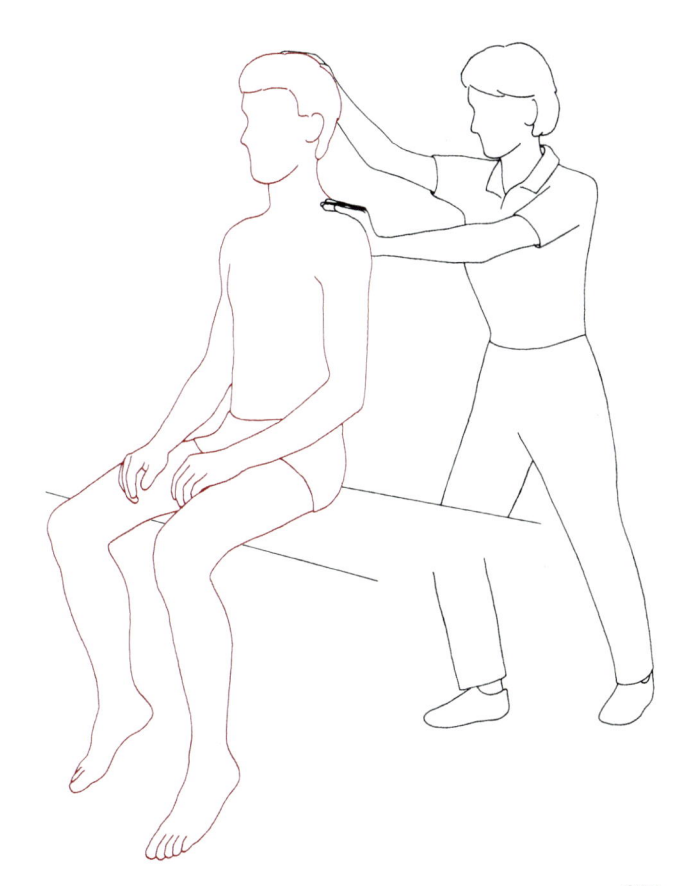

図6-49
後方から前方への安定性訓練．マニュアル・コンタクトの別法で片手は肩，反対側の手は頭の上にのせている．患者の手は大腿の上に置いている

体幹の動的活動の促通

ここでは，体幹の活動を得るために肩甲帯を用いる．ここでの体幹の屈曲，あるいは伸展の動的筋活動は側屈と回旋を伴って説明されている（**図 6-50 参照**）．

側屈は，体幹の回旋を伴う屈曲や伸展とは別に，それを保持した状態で強調することもできる．また，"強調のタイミング"を利用し促通することも可能である（第3章「テクニックと治療方法」参照）．

上部体幹パターンの"チョッピング"や"リフティング"も，利用することが可能である．

テクニック / 治療方法

第3章「テクニックと治療方法」参照

体幹の動的筋活動の運動

- 右回旋を伴う屈曲
- 左回旋を伴う伸展
- 左回旋を伴う屈曲
- 右回旋を伴う伸展

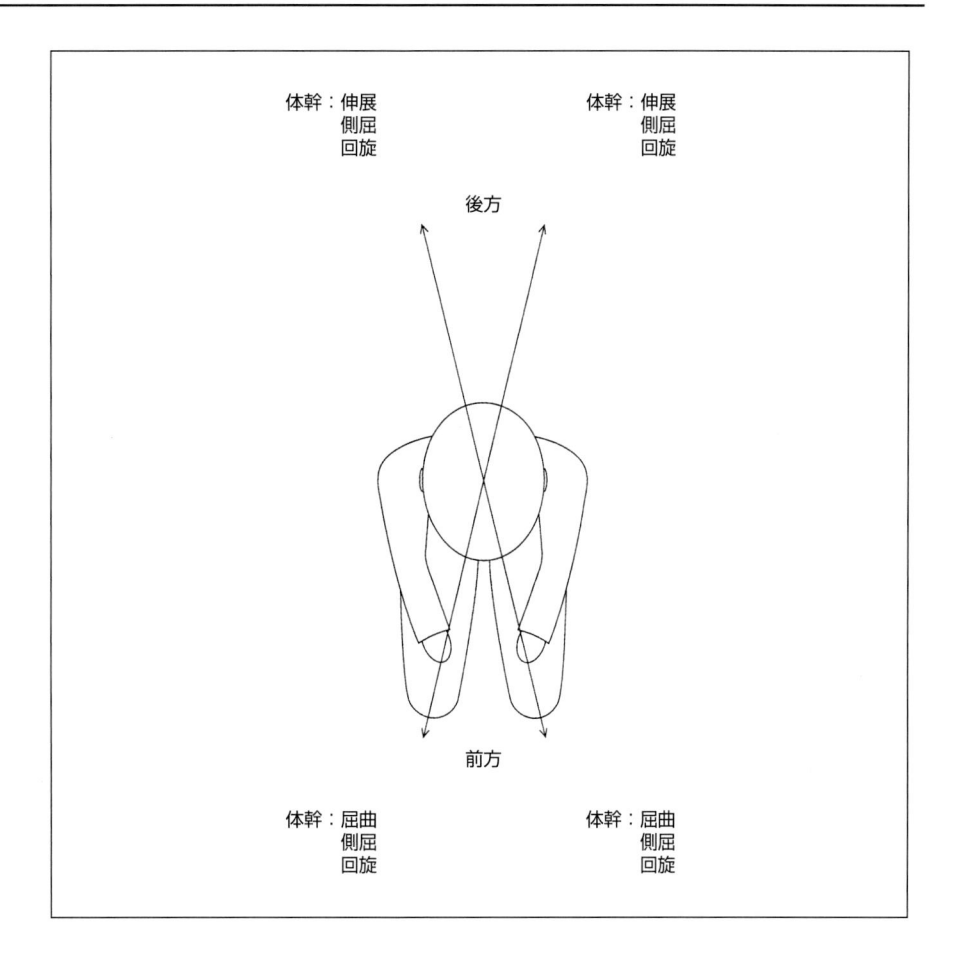

図 6-50
坐位での体幹のための対角線運動

右回旋を伴う屈曲

開始肢位
患者： 下肢を垂らして治療台の上に座り，大腿で支持する．場合によっては，大腿や治療ベッドを両手で支持する．
（バリエーション：広い支持基底面が必要な場合は，背もたれのない椅子か車椅子に座る．）
治療者：足を前後にステップし，患者の前か後ろに立つ．

マニュアル・コンタクト
虫様筋握りで，両肩の上と前をグリップする．圧は前方を強調する．
別法1： 伸張刺激（ストレッチ）のために回旋を強調する場合は，一方の手で前方から，他方の手で後方から肩をグリップする．
別法2： 患者は両手を組んで座る．治療者の一方の手は左肩の上に置き，前方からの圧を強調する．他方の手で後方から，右肩の下から手を入れ，患者の前腕をグリップする．
別法3： 患者は両腕を組んで座る．治療者は両手で，患者の前腕を後ろからグリップする．

エロンゲーション
後—上方の伸展方向，そして左回旋方向へ．つまり，体幹の左回旋を伴う伸展方向へもっていく．

口頭指示
"顎を引いて，左の肩を前に回旋させて！"

動作に対する指示
"右へ回旋して！"

注意　肩甲帯のエロンゲーションが腹筋に影響するように．

左回旋を伴う屈曲

上記の方法を反対方向に行う．

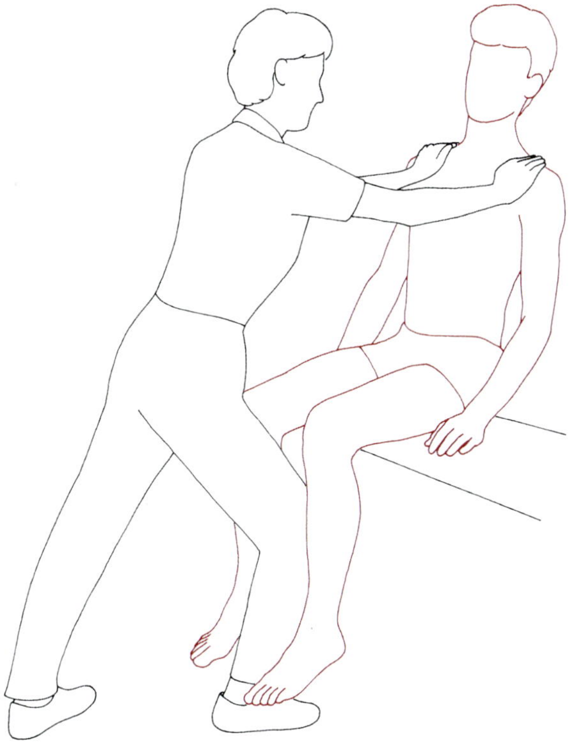

6.5 坐位での体幹の活動

図6-51
右回旋を伴う体幹の屈曲．患者の前方に立ち，両手を前に置いている開始肢位

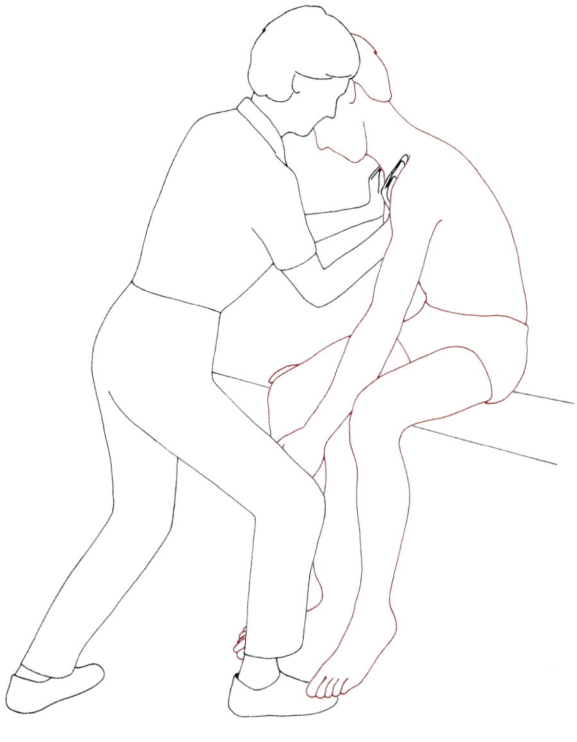

図6-52
右回旋を伴う体幹の屈曲．患者の前方に立ち，両手を前に置いている終了肢位

第6章 体幹のパターン

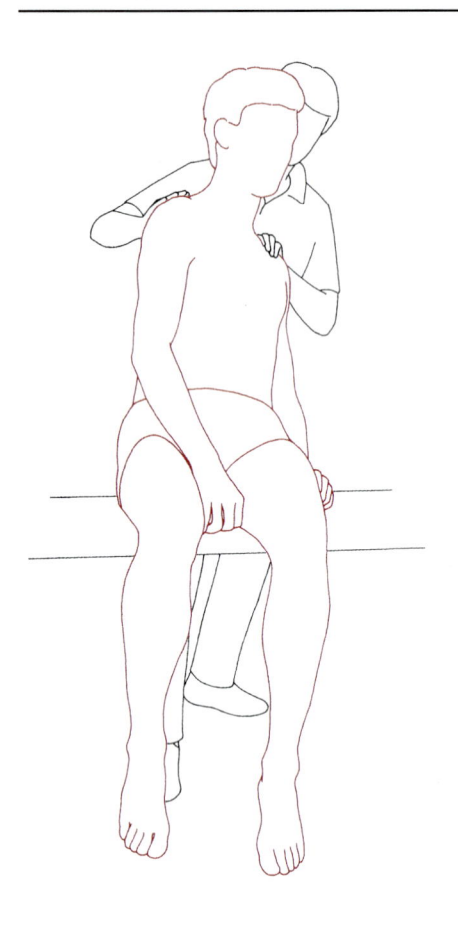

図6-53
右回旋を伴う体幹の屈曲．患者の後方に立ち，肩の前方または後方からマニュアル・コンタクトし，回旋を強調する開始肢位

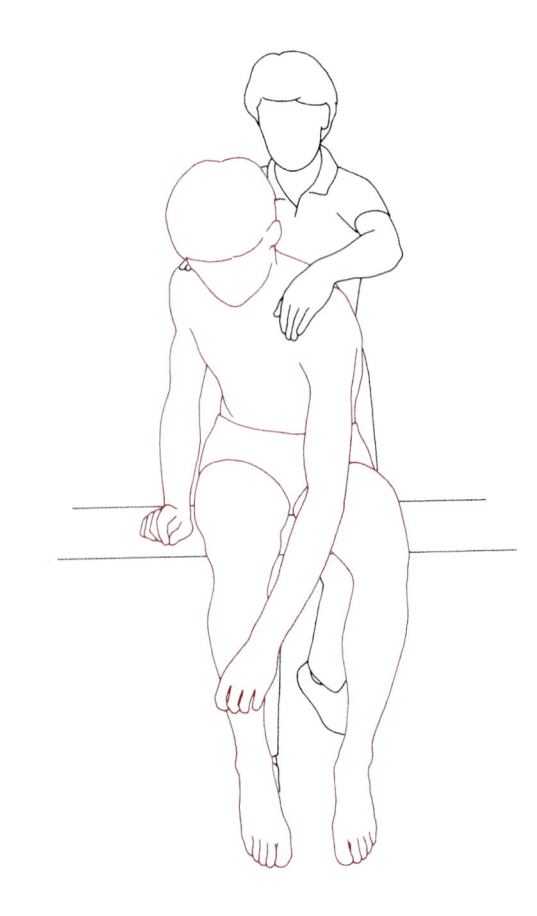

図6-54
右回旋を伴う体幹の屈曲．患者の後方に立ち，肩の前方または後方からマニュアル・コンタクトし，回旋を強調する終了肢位

6.5 坐位での体幹の活動

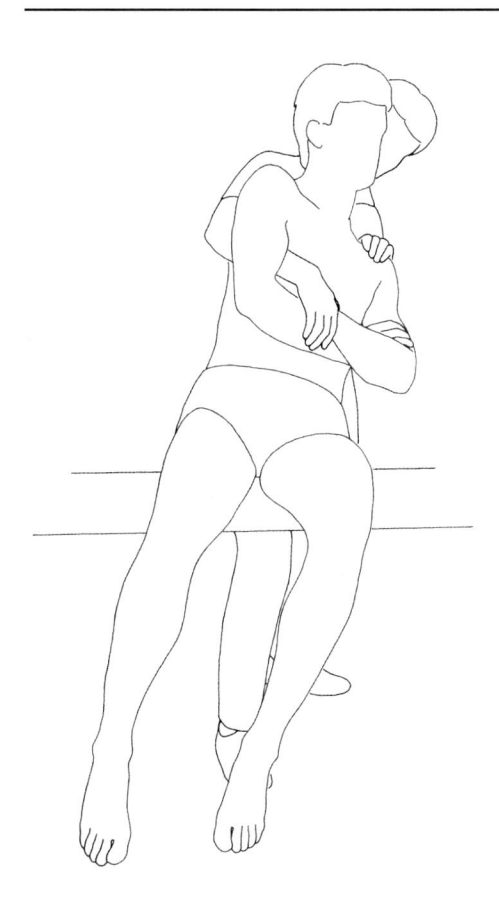

図 6-55
右回旋を伴う体幹の屈曲．患者の後方に立ち，肩―前腕にマニュアル・コンタクトする開始肢位

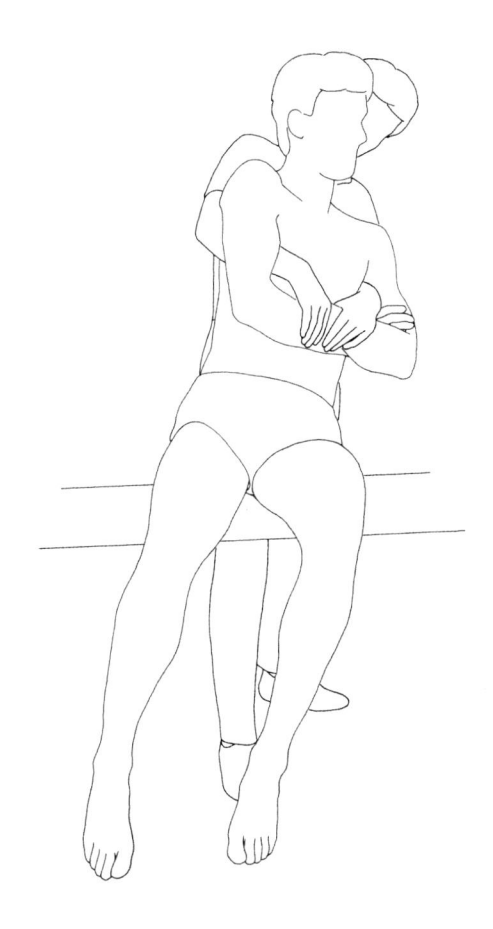

図 6-56
右回旋を伴う体幹の屈曲．患者の後方に立ち，肩―前腕にマニュアル・コンタクトする終了肢位

左回旋を伴う伸展

開始肢位
患者： 下肢を垂らして治療台の上に座り，大腿で支持する．場合によっては，大腿や治療ベッドを両手で支持する．
（バリエーション：広い支持基底面が必要な場合は，背もたれのない椅子か車椅子に座る．）
治療者：足を前後にステップし，患者の前か後ろに立つ．

マニュアル・コンタクト
虫様筋握りで，両肩の上と前をグリップする．圧は後方を強調する．
別法： 患者は両手を組んで座る．伸張刺激(ストレッチ)のために回旋を強調する場合は，一方の手で前方から，他方の手で後方から肩をグリップするようにする．

エロンゲーション
前―下方の屈曲方向と右回旋方向へ．つまり，右回旋を伴う体幹屈曲方向にもっていく．

準備に対する口頭指示
"顎を（押し）出して，左の肩を左後ろに回旋させて！"

動作に対する指示
"左へ回旋して！"

注意　肩甲帯のエロンゲーションが背筋に影響するように．

右回旋を伴う伸展

上記の方法で反対方向に行う．

6.5 坐位での体幹の活動

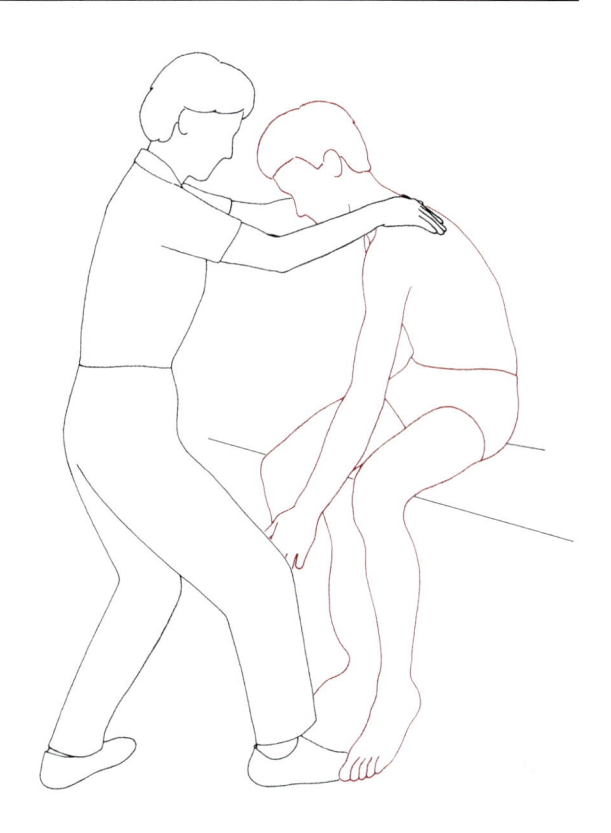

図6-57
左回旋を伴う体幹の伸展．患者の前に立ち，両手を肩の後方に置いている開始肢位

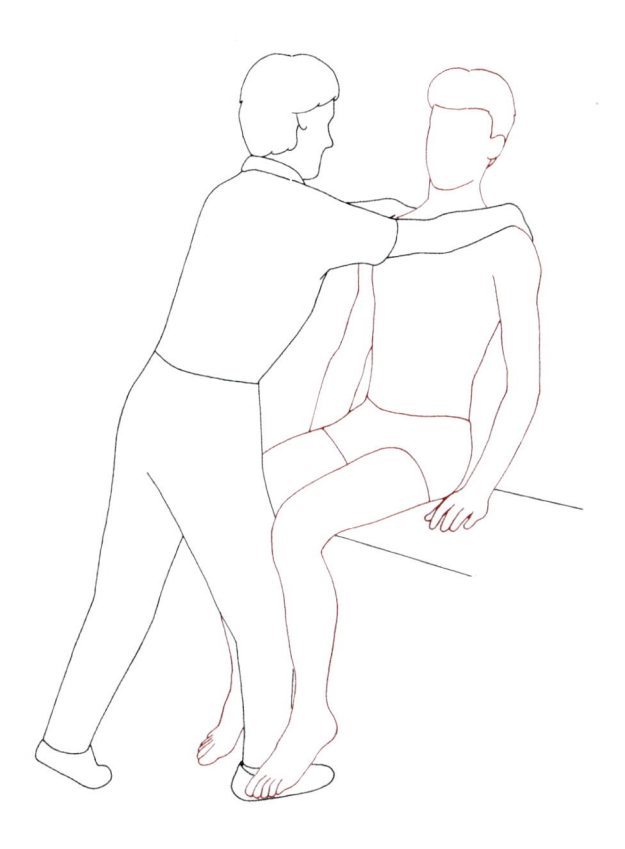

図6-58
左回旋を伴う体幹の伸展．患者の前に立ち，両手を肩の後方に置いている終了肢位

209

第6章 体幹のパターン

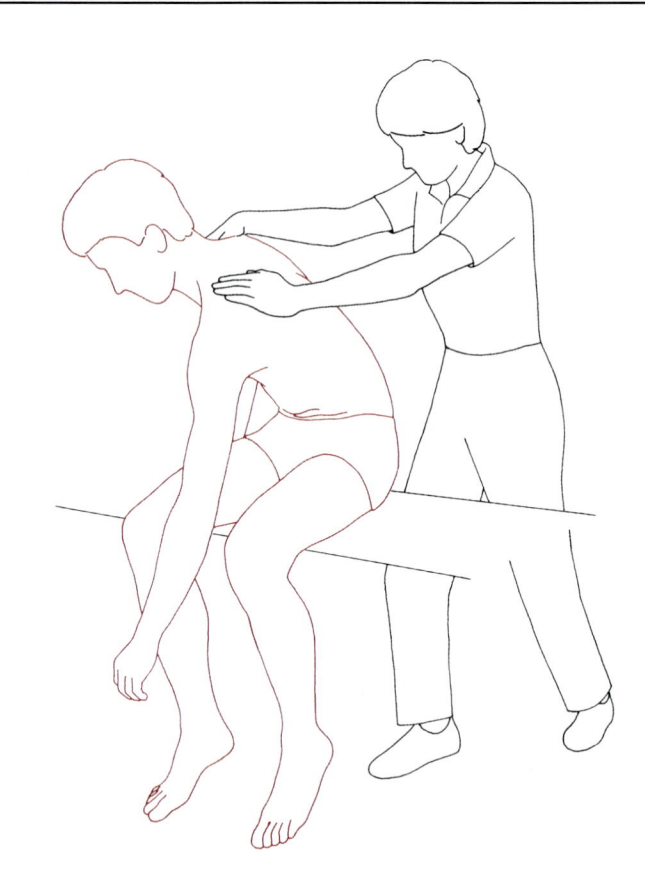

図6-59
左回旋を伴う体幹の伸展．患者の後ろに立ち，マニュアル・コンタクトを肩の前方または後方から行い回旋を強調する開始肢位

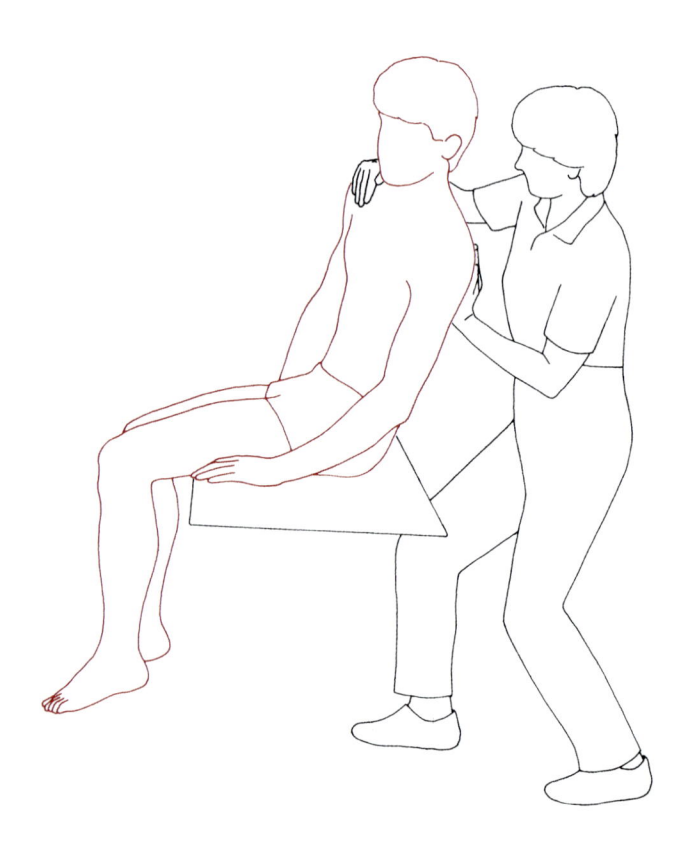

図6-60
左回旋を伴う体幹の伸展．患者の後ろに立ち，マニュアル・コンタクトを肩の前方または後方から行い回旋を強調する終了肢位

体幹回旋の促通（＝相反性体幹運動）と股関節屈曲―伸展

この運動の組み合わせは，しばしば歩行時の体幹の回旋"相反性歩行"の準備として行うことが多い．

— 相反的な体幹回旋（肩甲帯と骨盤帯が互いに引き離される）の場合は，直接的な骨盤または間接的な大腿骨へのマニュアル・コンタクトを通して，実施する．
— 股関節屈曲／伸展が促通の目的である場合，マニュアル・コンタクトを大腿部に置くと効果的である．
— 上部体幹パターン"チョッピング"と"リフティング"も使うことが可能である．

右回旋を伴う体幹屈曲と相反的な股関節屈曲

開始肢位
患者：　治療ベッドから下肢を垂らした坐位をとり，大腿部で支持をする．場合によっては，両手で支える．
　　　（別法：広い支持基底面が必要な場合は，背もたれのない椅子か車椅子に座る．）
治療者：下肢を前後にステップし，患者の前に立つ．

マニュアル・コンタクト
— 虫様筋握りで一方の手は肩の上，前部をグリップする．前方を強調し圧縮を与える．
— 他方の手は大腿の前―内側，膝蓋骨の近位部に置く．
　（別法：骨盤前方挙上の時のようなグリップで行うことも可能である．）

エロンゲーション
体幹：　左への回旋を伴い後―上側へ．左回旋を伴う体幹の伸展にもっていく．
下肢：　内旋を伴い下―外側へ．可能な限り股関節を，伸展―外転―内旋にもっていくことである．

口頭指示
"顎を引いて，肩と膝を近づけて！"

動作に対する指示
"肩と膝を近づけて！""引き寄せて！"

注意　　— 股関節屈曲は内転と外旋を組み合わせる：歩行の運動要素である（第2章「基本的原理」参照）．
　　　　— 記載したこの訓練方法で平衡反応を引き出すことができる．バランスに問題のある患者は，股関節の運動を静的に行うことも必要かも知れない．

第6章 体幹のパターン

— この訓練は，片足立ちで相反的な歩行の訓練として行うことも可能である．

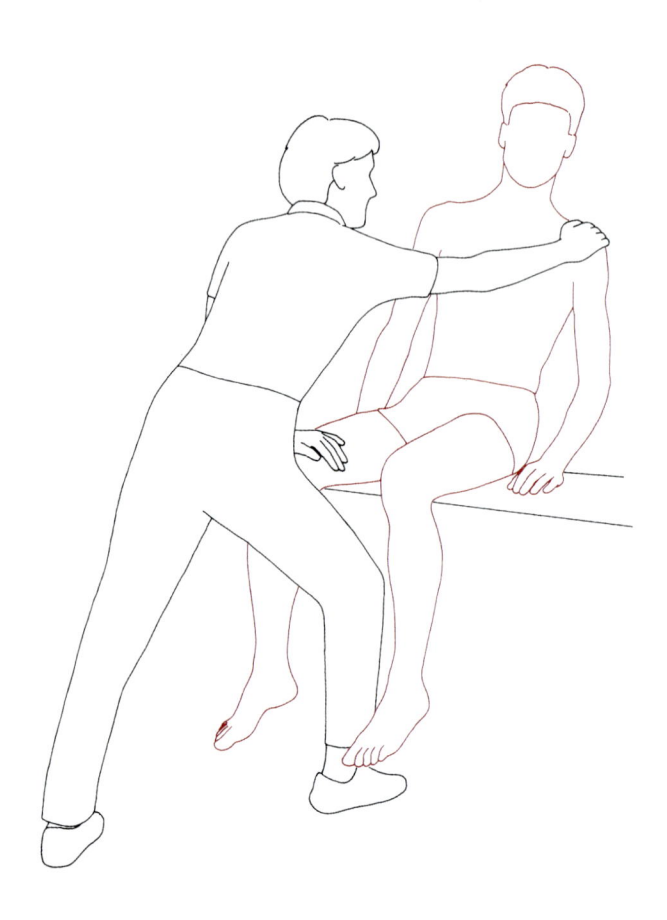

図6-61
右回旋を伴う体幹の屈曲と相反的な股関節の屈曲の開始肢位

図 6-62
右回旋を伴う体幹の屈曲と相反的な股関節の屈曲の終了肢位

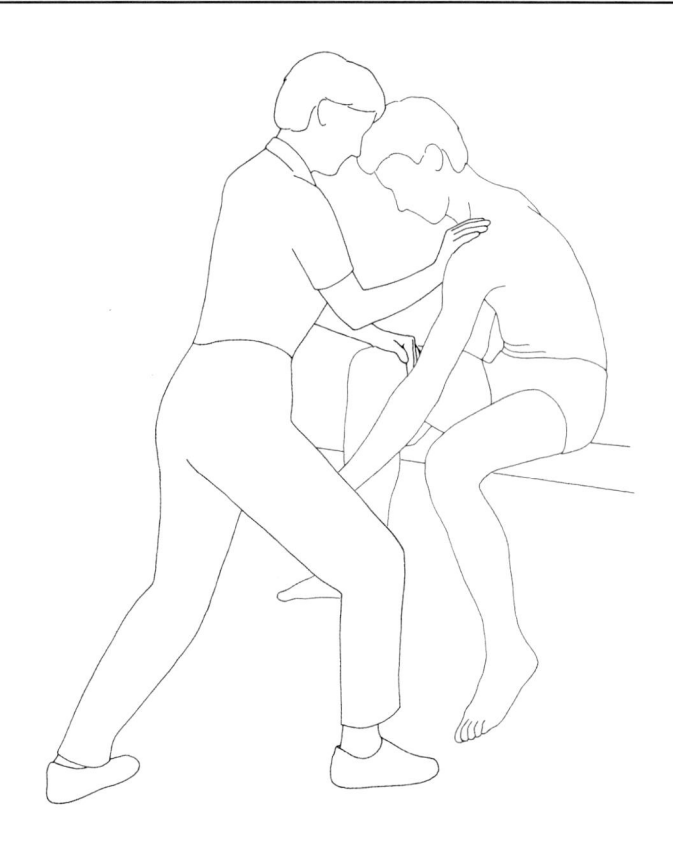

図 6-63
右回旋を伴う体幹の屈曲と静的，相反的な股関節の屈曲の終了肢位

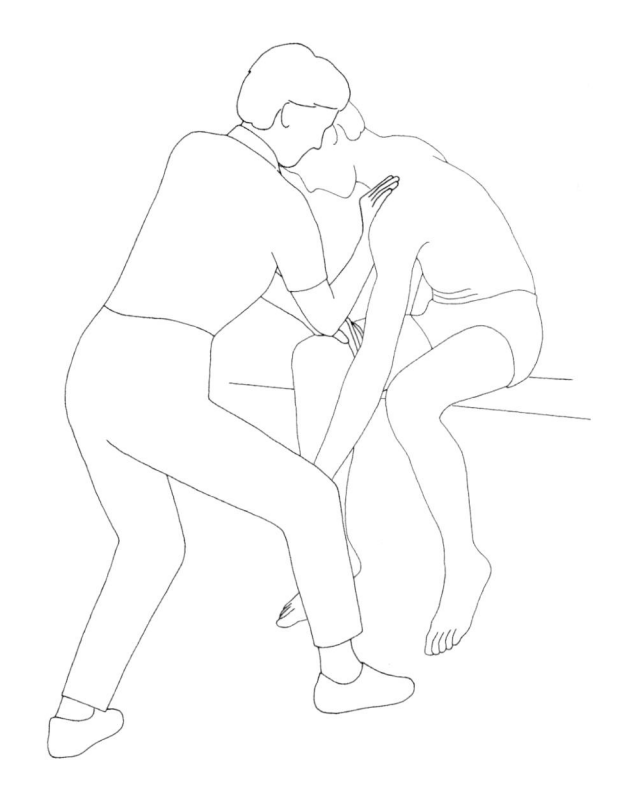

左回旋を伴う体幹伸展と相反的な股関節伸展

開始肢位
患者：　治療ベッドから下肢を垂らした坐位をとり，大腿部で支持をする．場合によっては，両手で支える．
　　　（別法：広い支持基底面が必要な場合は，背もたれのない椅子か車椅子に座る．）
治療者：下肢を前後にステップし，患者の前に立つ．

マニュアル・コンタクト
— 虫様筋握りで一方の手は肩の上，背面をグリップする．後方を強調し圧縮を与える．
— 他方の手は大腿の前—外側，膝蓋骨の近位部に置く．
　（別法：骨盤後方下制のときのように，この手で坐骨結節を握ることも可能である．）

エロンゲーション
体幹：　右回旋を伴う体幹屈曲へもっていく．
下肢：　外旋を伴い上—内側へ．つまり，可能な限り股関節を，膝屈曲を伴いながら，屈曲—内転—外旋にもっていく．

準備に対する口頭指示
"顎を上げて，体を伸ばして，肩と膝を引き離して！"

動作に対する指示
"肩と膝を引き離して！""体を伸ばして！"

注意　— 股関節伸展は外転と内旋を組み合わせる：歩行の運動要素である（第2章「基本的原理」参照）．
　　　— 記載したこの訓練方法で平衡反応を引き出すことができる．バランスに問題のある患者は，股関節の運動を静的に行うことも必要かもしれない．
　　　— この訓練は，片足立ちで相反的な歩行の訓練として行うことも可能である．

6.5 坐位での体幹の活動

図 6-64
左回旋を伴う体幹の伸展と相反的な
股関節の伸展の開始肢位

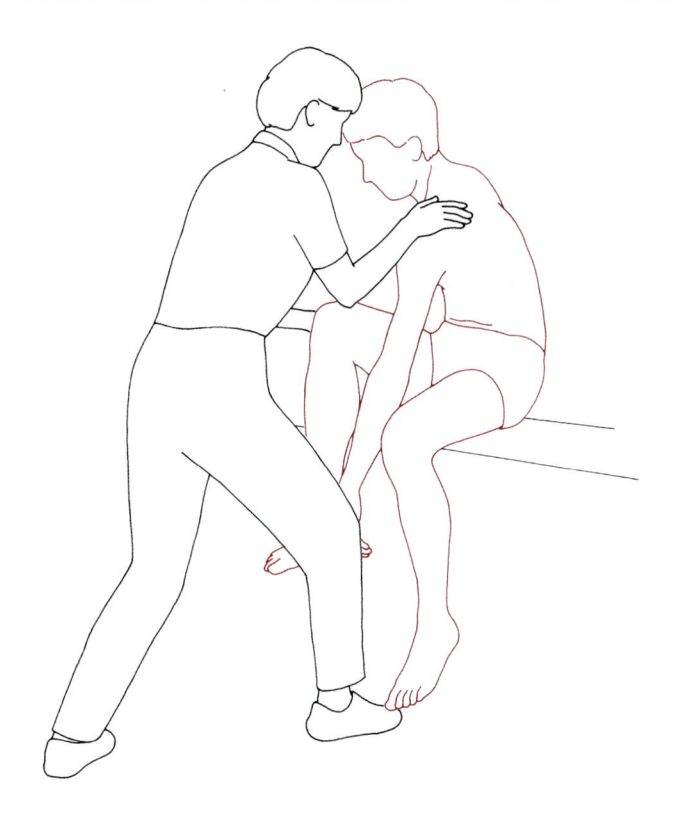

図 6-65
左回旋を伴う体幹の伸展と相反的な
股関節の伸展の終了肢位

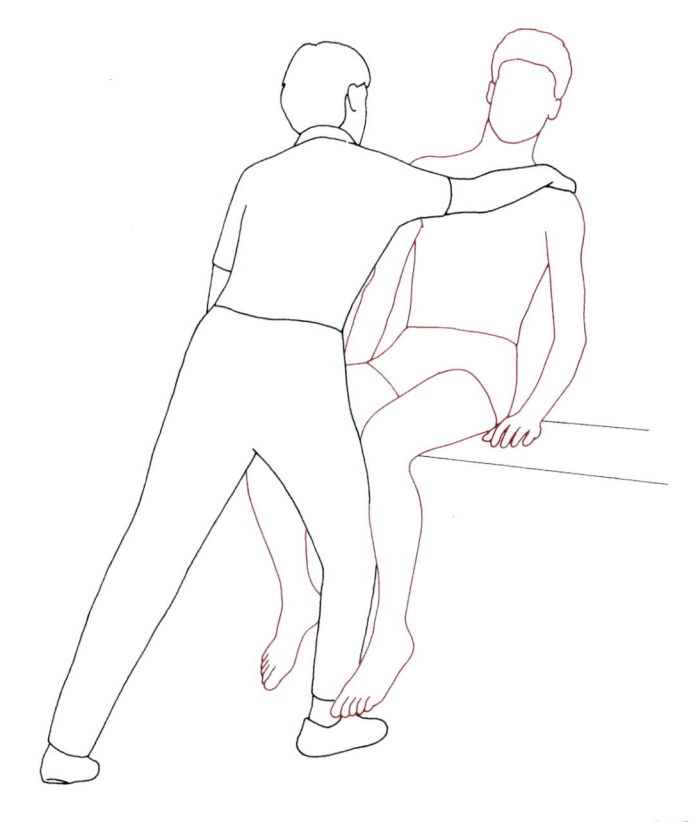

6.6 上部体幹パターン
両上肢と頸部のパターンの組み合わせ
―"チョッピング　Chopping"
―"リフティング　Lifting"

> "チョッピング"の定義

頸部の屈曲を伴う両側性非対称性の両上肢の伸展パターン

> "リフティング"の定義

頸部の伸展を伴う両側性非対称性の両上肢の屈曲パターン

> 前提条件

　頸部や一上肢の機能が良好であること.
　"チョッピング"や"リフティング"は両上肢のパターンであるとともに頸部のパターンでもあり，組み合わせて上部体幹への放散や強調に役立つ．その際，両上肢は"ひとつのブロック"として働き，強いほうの上肢を"フォローアーム"と呼ぶ．

> 目的

― 上部体幹，腹筋や背筋の促通．体幹の回旋が多すぎないこと！
― 背臥位から坐位への起き上がり動作（第7章「マット トレーニング」参照）の促通と歩行の準備（坐骨への荷重）
― 股関節のような上肢もしくは下肢の関節運動の促通
　第7章「マット トレーニング」で"チョッピング"と"リフティング"の機能的なトレーニング方法を紹介する．

6.6 上部体幹パターン―両上肢と頸部のパターンの組み合わせ："チョッピング""リフティング"

"チョッピング"/"リフティング"の運動パターンの構成

仮想の"交差"を頭に置き，2つの対角線をつくる．その対角線は，筋が効率よく伸張刺激（ストレッチ）ができるような最適な方向を示している（図6-50参照）．

対角線は以下の運動要素を含むように作られている．
― 上部体幹の屈曲―伸展
― 上部体幹の側屈
― 上部体幹の回旋

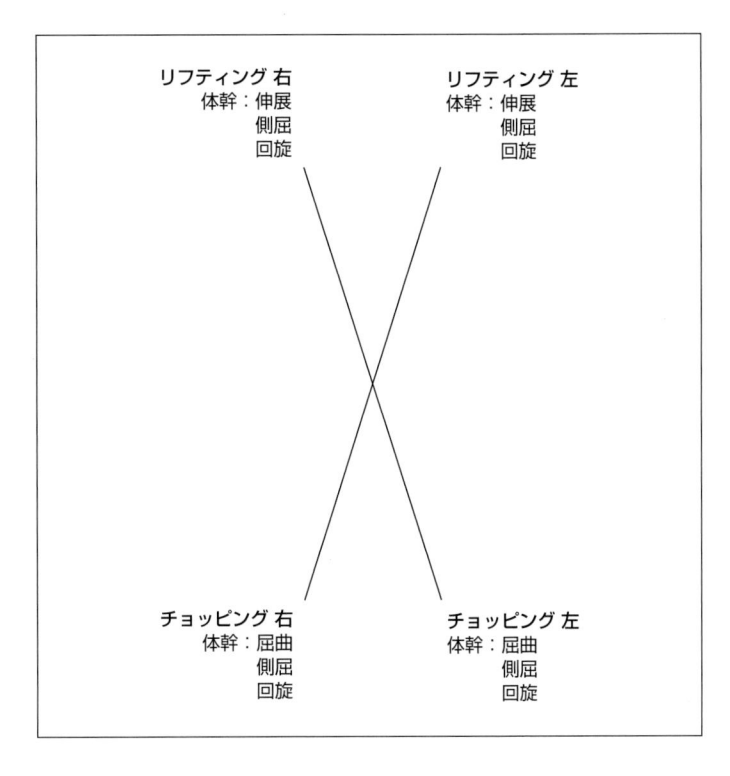

図6-66
"チョッピング"と"リフティング" パターンの一覧

開始肢位
— 背臥位
— 腹臥位
— 側臥位
— 坐位

実施方法
— 上部体幹パターン"チョッピング"と"リフティング"は，背臥位で紹介する．
— グリップや治療者の体の位置が変わるので，この2つのパターンはリバーサルとして使うことは困難である．
— ここでは頭部はエロンゲーションするだけで，イニシャル・ストレッチは与えないようにする！
— "チョッピング"の場合には牽引を与えると効率的である．
— 屈曲の場合，顎のグリップは運動方向と反対の手で行う．つまり，左に屈曲する場合は，右手で行う．運動方向を変えるときには，その顎の手を残す．つまり右手は左への伸展時に顎に当てたままにし，交換しない！
— パターンを教える際に，治療者が自重を最適に使うことが大事である．

注意
— 患者に運動方向を眼で追ってもらう．
— 背臥位で"リフティング"を練習する際には，頸部の伸展を慎重に行う．急性期や高齢の患者，頸部が不安定な場合，頸動脈の循環障害を起こす可能性があるので頭部を過伸展位にもっていかないようにする．
— 頸椎への負担の原因とならないように，回旋は慎重に行い必要に応じて部分的にする．
— 遠位部（＝頭部）から，近位部（＝上部体幹）のタイミングになるようにする．

上部体幹パターンの一覧

- 右への"チョッピング"
- 左への"チョッピング"
- 左への"リフティング"
- 右への"リフティング"

　パターンを学習するために，よい開始肢位である背臥位で，"チョッピング"と"リフティング"について説明する．この肢位で学んだパターンは，他の開始肢位への移行も容易である．

テクニック/治療方法
第3章「テクニックと治療方法」参照

右への"チョッピング"

"チョッピング"の定義
頸部の屈曲を伴う両側性非対称性両上肢の伸展

実施方法
患者：　治療ベッドの端で背臥位となる．
頸部：　頭部は軽い伸展位で軽く左へ回旋させる．
上肢：　右上肢は"リードする上肢"で伸展―外転―内旋の開始肢位である屈曲―内転―外旋にする．
　　　　右手は掌屈位で，左手は回外し，下から右手関節をグリップする．
治療者：足を前後にステップし，セラピストは右側に立ち，体幹の前面が対角線上を向く．

マニュアル・コンタクト
遠位部の手（上肢に置く手）：虫様筋握りで右手を使い，患者の右手の背―尺側をグリップする．
近位部の手（頭部に置く手）：虫様筋握りで前頭部右，前―外側をグリップする．

エロンゲーション
後―上―左側，伸展方向，（頸部）左側，（上肢）屈曲―内転―外旋方向へ．

口頭指示
"顎を引いて，頭を回転させて，手を開いて，手指を伸ばして，腕を右下に押し下げて！"

動作に対する指示
"顎を引いて！""右へ押し下げて！"

注意
— エロンゲーション時に前頭部を動かす前に，治療者の両手で患者の両手を伸張することも可能である．
— 動作は遠位部から近位部に起こるようにする．頭部と"リードする上肢"が同時に動くより前に，顎を引く．運動方向は，反対側の股関節方向である．右の肩が運動を誘導する．
— "強調のタイミング"を行うときは，上肢の運動に静的または動的な運動を保持する抵抗を加え，それに抗して患者（上部体幹）が動くようにする．
— 抵抗は患者に適していなければいけない．頭部と手では抵抗が異なるときもある．重要なことは，抵抗が強すぎないことである！
— 必要に応じて運動開始時に上肢に牽引をかけ，従重力位での運動には圧縮をかけると効果的である．運動終了時に短い圧縮を与えると，さらに安定性を得ながら運動を行うことができる．その際に，手と上肢は回旋させ，抵抗は回内を引き出すために回外方向に対し与えるとよい．

第6章 体幹のパターン

― ボディメカニズム:
エロンゲーションのとき:治療者は体重を前にある足にかける.
動作時:体重を後ろ足にかける.

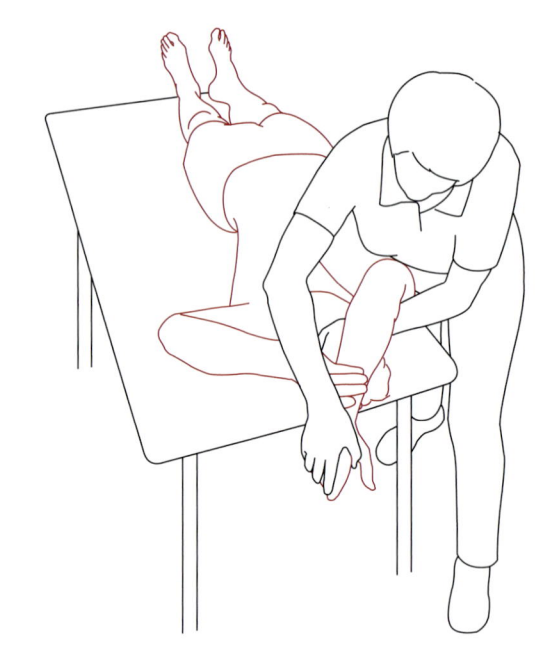

図6-67
上部体幹 "チョッピング" の開始肢位

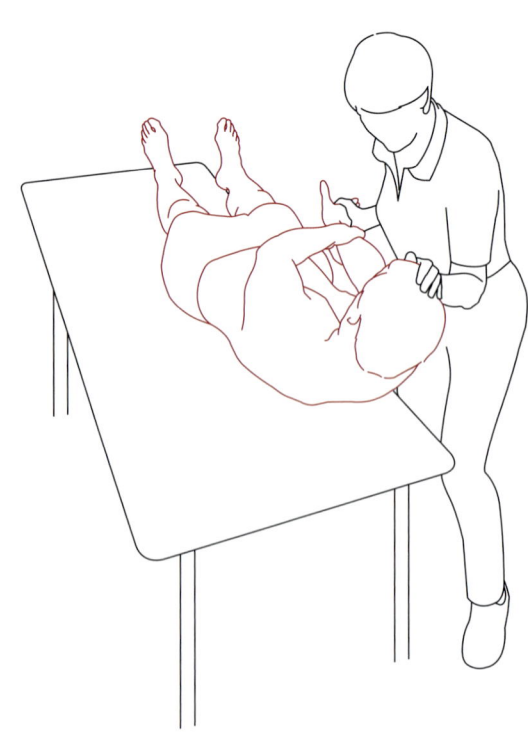

図6-68
上部体幹 "チョッピング" の終了肢位

左への "チョッピング"

右への "チョッピング" と同じ要領で, 反対方向に行う.

左への"リフティング"

"リフティング"の定義
頸部の伸展を伴う両側性非対称性の両上肢の屈曲

開始肢位
患者： 治療ベッドの端で背臥位となる．
頸部： 頭部は軽い屈曲位で軽く右へ回旋させる．
上肢： 左上肢は"リードする上肢"で屈曲—外転—外旋の開始肢位である伸展—内転—内旋にする．
　　　　左手は掌屈位で，右手は回外し，下から左手関節を握る．
治療者：足を前後にステップし，患者の頭側—左側に立つ．

マニュアル・コンタクト
　遠位部の手（上肢）：左手は虫様筋握りで患者の左手背—尺側をグリップする．
　近位部の手（頭部）：虫様筋握りで頭部の後面でやや左側をグリップする．手指は運動方向である対角線方向を指す．

エロンゲーション
(頸部) 右屈曲方向，前—下—右側，（上肢）手関節尺側—掌屈を伴う伸展—内転—内旋方向へ．

口頭指示
"顎を上げて，頭を回旋させて，手を開いて，手指を伸ばして，上肢を上左側に押し上げて！"

動作に対する指示
"顎を上げて，左へ押し上げて！"

注意
— 運動は遠位部から近位部に起こるようにする．頭部と"リードする上肢"が同時に動くより前に，顎を上げる．運動方向は，反対側（左）の肩関節方向である．右の肩が運動を誘導する．拇指は運動終了時に床を指している．
— "強調のタイミング"を行うときは，上肢の運動に静的な運動を保持する抵抗を加え，それに抗して患者（上部体幹）が動くようにする．
— 抵抗は患者に適していなければいけない．頭部と手では抵抗が異なるときもある．重要なことは，抵抗が強すぎないことである！
— 必要に応じて運動開始時に上肢に牽引をかけ，従重力位での運動には圧縮をかけると効果的である．運動終了時に短い圧縮を与えると，さらに安定性を得ながら運動を行うことができる．その際に，手と上肢は回旋させ，上に上げない！抵抗は回外に対し与えるとよい．
— ボディメカニズム：

第6章 体幹のパターン

エロンゲーションのとき：セラピストは体重を前にある足にかける．
動作時：体重を後ろ足にかける．膝は屈曲し，必要に応じて肘を股関節に当て，支持性を得ることも可能である．

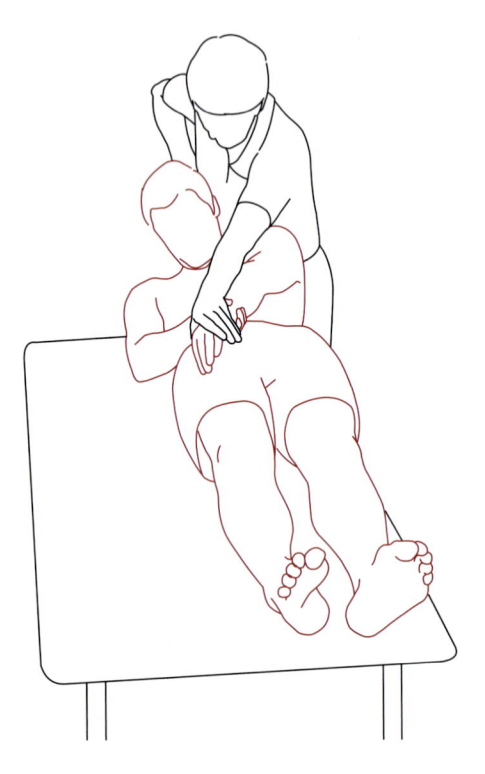

図 6-69
上部体幹 "リフティング" の開始肢位

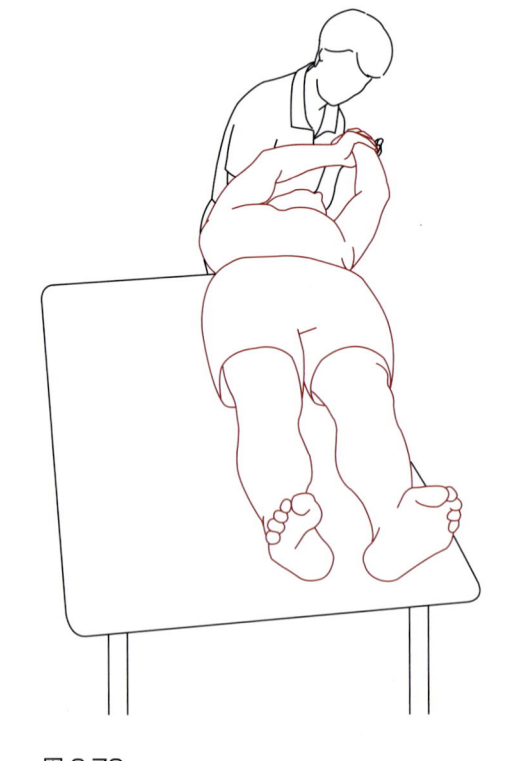

図 6-70
上部体幹 "リフティング" の終了肢位

右への "リフティング"

左への "リフティング" と同じ要領で反対方向に行う．

6.7 下部体幹パターン
　　　両側性非対称性両下肢パターンとの組み合わせ

　下部体幹パターンでは，両下肢は"ひとつのブロック"として両側性非対称性パターンを用いて一緒に働く．両下肢からの放散を使って，下部体幹を強調する．

前提条件
一側の下肢の機能が良好であること．

目的
— 腹筋，背筋など下部体幹の促通
— 寝返り動作などの機能的動作の促通

下部体幹のための運動パターンの構成

仮想の"交差"を下部体幹に置き，2つの対角線をつくる．その対角線は，筋に対して伸張刺激（ストレッチ）が起こしやすい最適な角度と方向性をもっていること．運動は下部体幹で行われる．

対角線は以下の運動要素を含むようにつくられている．
— 下部体幹の屈曲―伸展
— 下部体幹の側屈
— 下部体幹の回旋

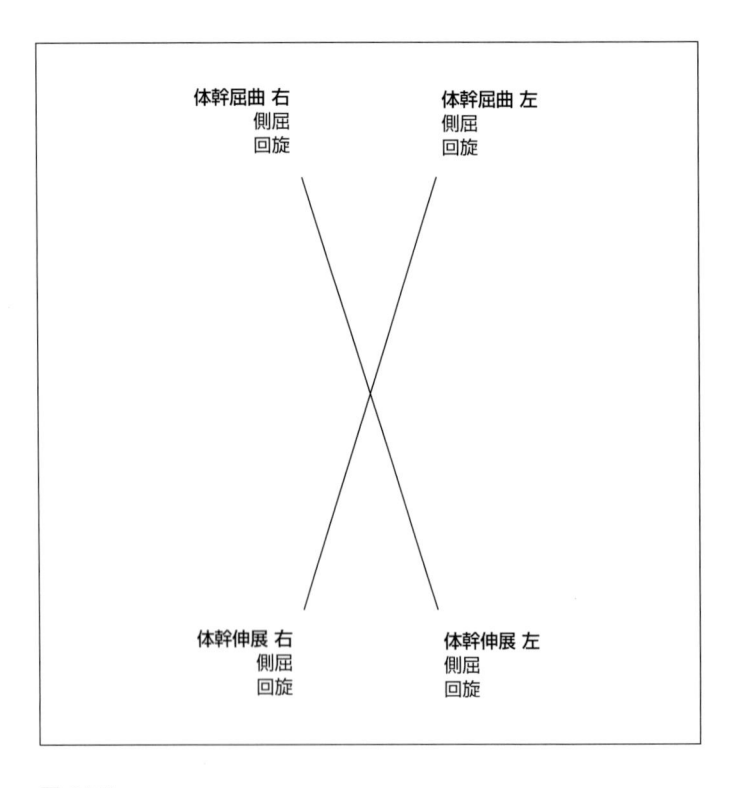

図 6-71
下部体幹の運動パターンの一覧

開始肢位
— 背臥位
— 側臥位
— 坐位

実施方法
— 下部体幹のパターンは背臥位で紹介する．
— 下部体幹の強調は，必要に応じて対角線運動の開始時または終了時で行う．
— 体幹屈曲時には必要に応じて牽引，体幹伸展時には圧縮をかける．
— 運動パターンを行う際には，治療者が自重を最適に使用することが大切である．

注意　— 重要なのは，両下肢のパターンを実施することではなく，骨盤と下部体幹を促通することである．
　　　　　— 遠位部から近位部に運動が起こるようなタイミングにする．

下部体幹の運動パターンの一覧

- 下部体幹の右屈曲
- 下部体幹の左伸展
- 下部体幹の左屈曲
- 下部体幹の右伸展

パターンを学習するために，都合のよい背臥位で，下部体幹のパターンについて説明する．この肢位で学んだパターンは，他の肢位への移行も容易である．

テクニック/治療方法
第3章「テクニックと治療方法」参照

下部体幹の右方向への屈曲パターン

開始肢位
患者： 両下肢を伸展し，治療ベッドの端で背臥位をとる．下肢はパターン終了時には治療ベッドから垂らし，股関節伸展の状態となる．
右下肢：屈曲―外転―内旋
左下肢：屈曲―内転―外旋
　　　　両足部は背屈する
治療者：足を前後にステップし，対角線の延長線上，治療ベッドの端に立つ．

マニュアル・コンタクト
遠位グリップ：　虫様筋握りで足部の背外側，拇趾基節関節の近位部を握る．拇指は左足外側に置く．
　　　　　　　　握りやすいように，両足部を重ねてもよい．
近位グリップ：　虫様筋握りで下肢大腿の後―外側，膝窩の近位部を握る．両手で両下肢を一緒に保ち，運動範囲全体に牽引を加える．患者の下肢は治療者の前腕の上に置く．

エロンゲーション
右側への回旋，側屈を伴う伸展方向，下方―右側へ．

口頭指示
"足を上げて，踵を低く，殿部に近づけるように膝を曲げて，右肩のほうへ！"

動作に対する指示
"足を上げて，曲げて！" "右へ引き上げて！"

注意
― 足部の動きが起こせない場合は，遠位部の手で踵を握ることも可能である．
― 両下肢はくっつけた状態を保つ！
― 運動は遠位部から近位部に起こるようにする．両下肢が動く前に，足部を引き上げる．運動方向は反対側（左）の肩の方向で，足部がその方向へ誘導するようにする．体幹側屈は足部の背屈により，すぐに誘発される．下部体幹（側屈と回旋）を強調するため，両下肢の運動を最終域で保持することもある．
― 抵抗は患者に適していなければいけない．足部と大腿部への抵抗が異なることもある．運動開始時と終了時には抵抗を加える．大事なことは，患者が自由に動ける程度の抵抗を与えることである．
― 両手で全運動域にわたり牽引をかける．この場合，抗重力運動なので抵抗よりも牽引をより与えたほうが，運動しやすい．
― "伸張刺激"（ストレッチ）を使用する場合は，両下肢も含めて運動要素に与えること．

6.7 下部体幹パターン―両側性非対称性両下肢パターンとの組み合わせ

― ボディメカニズム

エロンゲーションのとき：対角線の延長線上，遠位部で体重を後ろ足にかけて，全体重が使いやすいようにする．

動作時：体重を前足に移し，場合によっては後ろ足を一歩前にステップしてもよい．

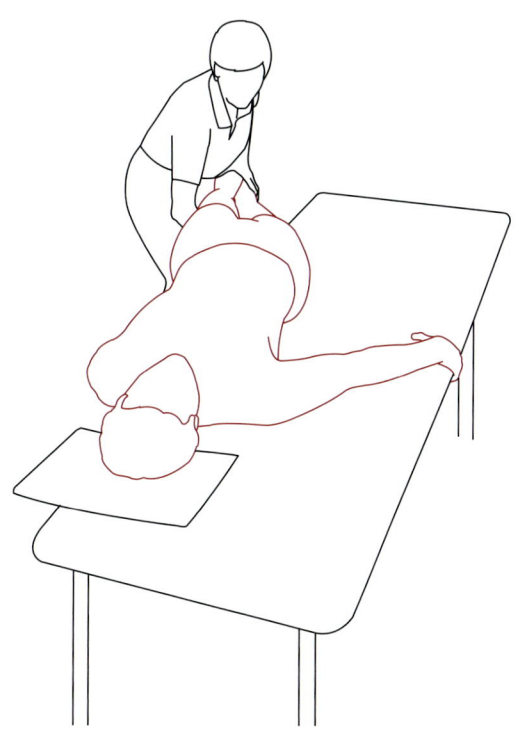

図6-72
下部体幹　右への屈曲の
開始肢位

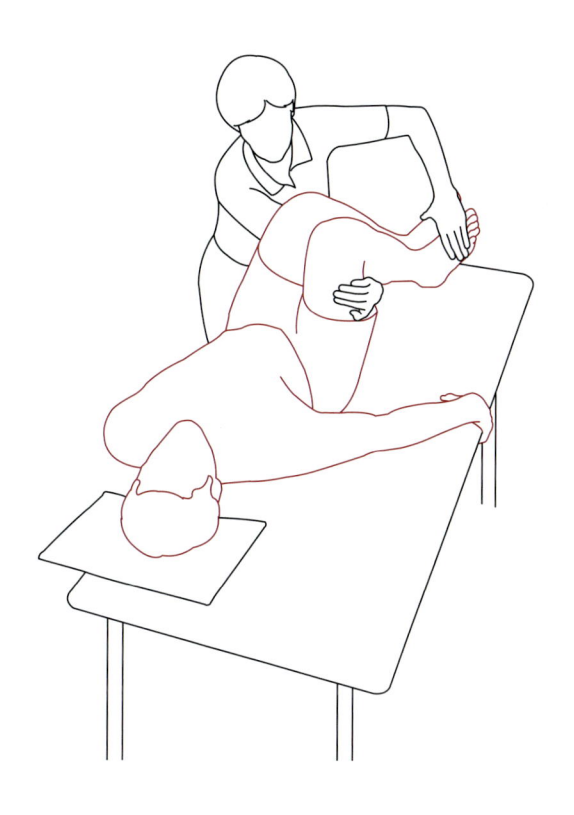

図6-73
下部体幹　右への屈曲の
終了肢位

227

下部体幹の左方向への伸展パターン

開始肢位
患者： 治療台の端近くで，両下肢を屈曲した背臥位をとる．両下肢は以下のパターンの終了肢位をとる．
右下肢：伸展―内転―外旋
左下肢：伸展―外転―内旋
　　　　両足部は底屈する
治療者：足を前後にステップし，治療ベッドの近位部で患者に顔を向けて立つ．

マニュアル・コンタクト
遠位グリップ： 虫様筋握りで足底をグリップする．拇指は足趾基節関節遠位部に添える．足部は握りやすいように，重ねてもよい．
近位グリップ： 後面，膝窩の近位部を握る．患者の両下肢をくっつけ，治療者の前腕に置く．

エロンゲーション
左への回旋と側屈を伴う屈曲方向，上方―外側へ．

口頭指示
"足を下へ，踵を私の方へ押すようにして，膝は下へ伸ばして！"

動作に対する指示
"足を下げて，脚を伸ばして！"

注意
— 足部の動きが起こせない場合は，遠位部の手で踵を握ってもよい．
— 両下肢はくっつけた状態を保つ！
— 運動は遠位部から近位部に起こるようにする．両下肢が動く前に，足部を下げる．足部が運動を誘発するようにする．体幹伸展は足部の底屈により，すぐに誘発される．下部体幹（側屈と回旋）を強調するため，両下肢の運動を最終域で保持することもある．
— 抵抗は患者に適していなければいけない．足部と大腿部への抵抗が異なることもある．運動開始時と終了時には抵抗を加える．大事なことは，患者が自由に動ける程度の抵抗を与えることである．
— 全体重を利用し，全運動域にわたり圧縮をかける．伸展を促通するために，最終域にて圧縮を加えることも可能である．
— "伸張刺激"（ストレッチ）を使用する場合は，両下肢も含めて行う．
— ボディ メカニズム
　エロンゲーションのとき：対角線の延長線上，体重を前足にかけて立つ．
　動作時：体重を後ろ足にステップし，膝を屈曲すると両下肢の筋力を受け止

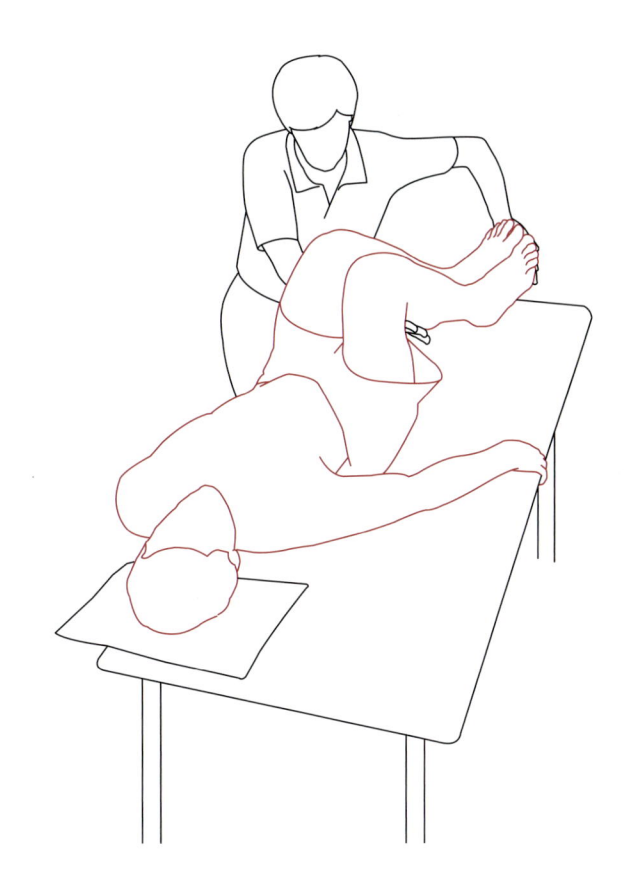

6.7 下部体幹パターン―両側性非対称性両下肢パターンとの組み合わせ

めやすい.

図6-74
下部体幹　左方向への伸展の開始肢位

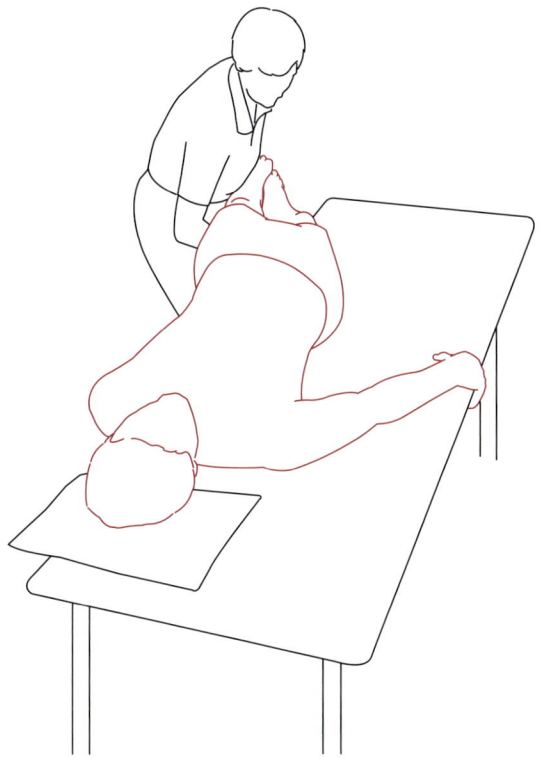

図6-75
下部体幹　左方向への伸展の終了肢位

下部体幹の右方向への屈曲パターン

下部体幹の左方向への伸展パターン

　下部体幹の右への屈曲と左への伸展は，左への屈曲と右への伸展と同じ要領で反対方向に実施する．

第7章
マット トレーニング

7.1　なぜマットを用いて訓練するのか?

7.2　マット上での治療の重点
運動学習：発達に沿った運動の流れ
マット訓練の組み立てと難易度を高くする方法
マット訓練の実施方法

7.3　臨床的な実施方法
寝返り
腹臥位から坐位へ
背臥位から坐位へ
坐位から立位へ

7.1 なぜマットを用いて訓練するのか？

- 安全性
- 自由な運動が可能
- 発達に即した運動の流れでできる
- イラディエーション（放散，オーバー フロー）を用いやすい
- 運動発達に沿った過程で行うことが可能
- セルフケア プログラムができる
- グループ ワークが可能である

安全性

マット上で行うことによって患者と治療者は，同じ目線で動くことができるようになる．

自由な運動によって，患者は転倒する恐怖心を減らすことができる．

床に置いたマットを，床上マットと呼び，ある程度高さのあるテーブル状のマットを"ハイ マット"と呼ぶ．

ハイ マットは車椅子の高さ，もしくは"移乗"を容易にする高さである．

自由な運動が可能

マット上では，マス フレクション / エクステンション（全身的屈曲 / 伸展）のような原始的動作あるいは簡単な動作から難易度の高い運動をすることができる．

"移乗動作"のような複雑な運動も広い支持面によって，容易になる．

発達に沿った運動の流れ
（運動学習を伴った段階的な学習）

粗大運動は正常発達のなかで，初めに学習する動作として観察される．

発達に沿った運動の流れは，運動発達の学習過程 / 学習の成果としてみることができる．また肢位，動作と学習の成果として指標にできる動作の流れには大きなバリエーションがある．これらをマット上での治療として，患者に応じて個々に必要な動作と組み合わせ，治療方法として使用することができる．

腹臥位または背臥位から立位への運動の流れは，正常発達と比較し，段階的に訓練される．患者の機能的な活動を改善するために，運動学習の様々な段階に応じ訓練を実施しなければならない．

上記の訓練の場合，例えば寝返りから開始し，四つ這いになり，膝立ち位に移行していく方法もある．

運動学習の観点から，学習段階，つまり患者が快適に行え，マット上の運動に意欲の持てる開始肢位，患者が快く行える運動と運動の方法を選択する．それを通して，目的とする困難な肢位と複合的でコントロールされた運動が可能，容易になる．

それにより患者は，訓練を機能的な活動として，日々の生活に取り込むことができれば，治療の目的や自身の発達を自覚できるようになり，ひとつ上の運動学習の段階に進めることができる．

イラディエーション（オーバー フロー）

マット上では多くの場合，複合的な動きや幾つかの筋群の働きが起きるため，強い，よりよい協調性のある身体部位からのイラディエーション（オーバー フロー）を起こすためには，よい前提条件が揃っている．

例えば，弱い体幹筋群へ，強い下肢筋群からのイラディエーションを使用することができ，寝返りを介助，または容易に行うことができるようになるかもしれない．

運動発達に沿った過程

運動発達に沿った過程では，様々な開始肢位が選択され，幾つかの運動を同時に訓練することができる．

それらは複合的な運動で，運動学習において必ずしもみられるというわけではないが，運動を組み合わせた訓練である．しかし，これらも理学療法的，機能的な運動能力としてマット上の訓練として難易度を上げるときや訓練のバリエーションとして使用される．

セルフケア プログラム

セルフケア プログラムは"移乗動作"の改善など，個々の直接的な目的を持った訓練プログラムをマット上で行うことができる．

マットは，その日常生活動作の内容に応じ，例えば床からよりも"移乗動作"がしやすい適した高さにすることも可能である．

グループワークの助長

例えば2人もしくはそれ以上の患者に，指導者として治療者をひとり加えグループでマット上の訓練をすることも可能である．これらの訓練方法は，心理的，社会的な視点から以下のようなよい影響を患者に与えることができる．

— 同じような状況の患者に会うことができる．
— 患者同士，話し合うことができる．
— 患者同士，助け合うことができる．
— 社会的なコンタクトを取ることが可能である．
— 訓練に対し，競争心を持たせることができる．

それ以外に，治療者はグループ訓練をすることをとおし，時間と労力を節約することができる．

7.2　マット上での治療の重点

> **目的**

以下のために体幹の筋力，安定性と平衡反応などを学習，準備しておくことが必要である．
1. セルフケア/ADL
   a) ベッド上での寝返り
   b) 移乗動作（例えば，車椅子—ベッド）
   c) 肢位の変換（例えば，臥位から膝立て坐位と戻り）
   d) 衣服の着脱：
      — 平衡反応と運動の組み合わせ
      — 運動範囲—両足部を手や体に近づけること
2. 歩行
   体幹の安定性と平衡反応は前歩き，後ろ歩き，横歩きのための歩行訓練に使用される．

さらに，四肢と体幹の機能的な能力と協調性は様々な肢位で改善される．

運動学習：発達に沿った運動の流れ

以下の腹臥位／背臥位から坐位へのPNFを使ったマット上での訓練は，正常発達の一部である．
学習過程は，患者の精神的また身体的な状態に応じて，それに適した段階から徐々に進めていく．

— 原始的で容易な運動から始める．
— 運動学習は，イラディエーションや反射を誘発しやすい，寝返りから始めることが多い．以下の反射が含まれる．
   a) 脊髄反射
      — 頭—頸部反射
      — 体幹反射
   b) 前庭反射：平衡反応に重要で，寝返り時に眼と頭部／頸部を同じように動かす．
— 安定性と動作．つまり安定性と可動性の両方が可能となる．
— 複合運動時や開始姿勢の変化時に重心の移動ができること．

これらの訓練をとおし，セルフケア/ADL，歩行のための前提条件である，体幹による近位部のコントロールが改善する．

マット訓練の組み立てと難易度を高くする方法

- **肢位の変換**：運動／可動性（例えば，新しい肢位／開始肢位をとるとき）*

- **安定性**：支持性（例えば，乳児の前腕支持姿勢）

- **安定性があるなかでの運動性**：安定性を得た姿勢での可動性（例えば，頭—肩甲骨と骨盤の運動）
  訓練の難易度向上：
  ― 体重支持なし
  ― 体重支持あり

- **体重支持**：安定性を得た姿勢での可動性
  訓練の難易度向上
  ― 開始肢位で，支持基底面を狭くすることなく運動する（例えば，肘立て位で前後左右に揺れる）．
  ― 支持基底面を狭くする（例えば，片肘立て位になる）．

- **平衡反応**：例えば抵抗に抗し前傾しているときに，抵抗を与えている手をす早く，短い時間離すことによって平衡反応を引き出すことも可能である．

- **前進運動**（例えば，ほふく前進，はいはい）

注意　マット運動のキーワードは［運動／可動性］である（安定性はそのための前提条件である！）．

＊以下の（　）内は，子どもの動作を記載した．

第 7 章　マット トレーニング

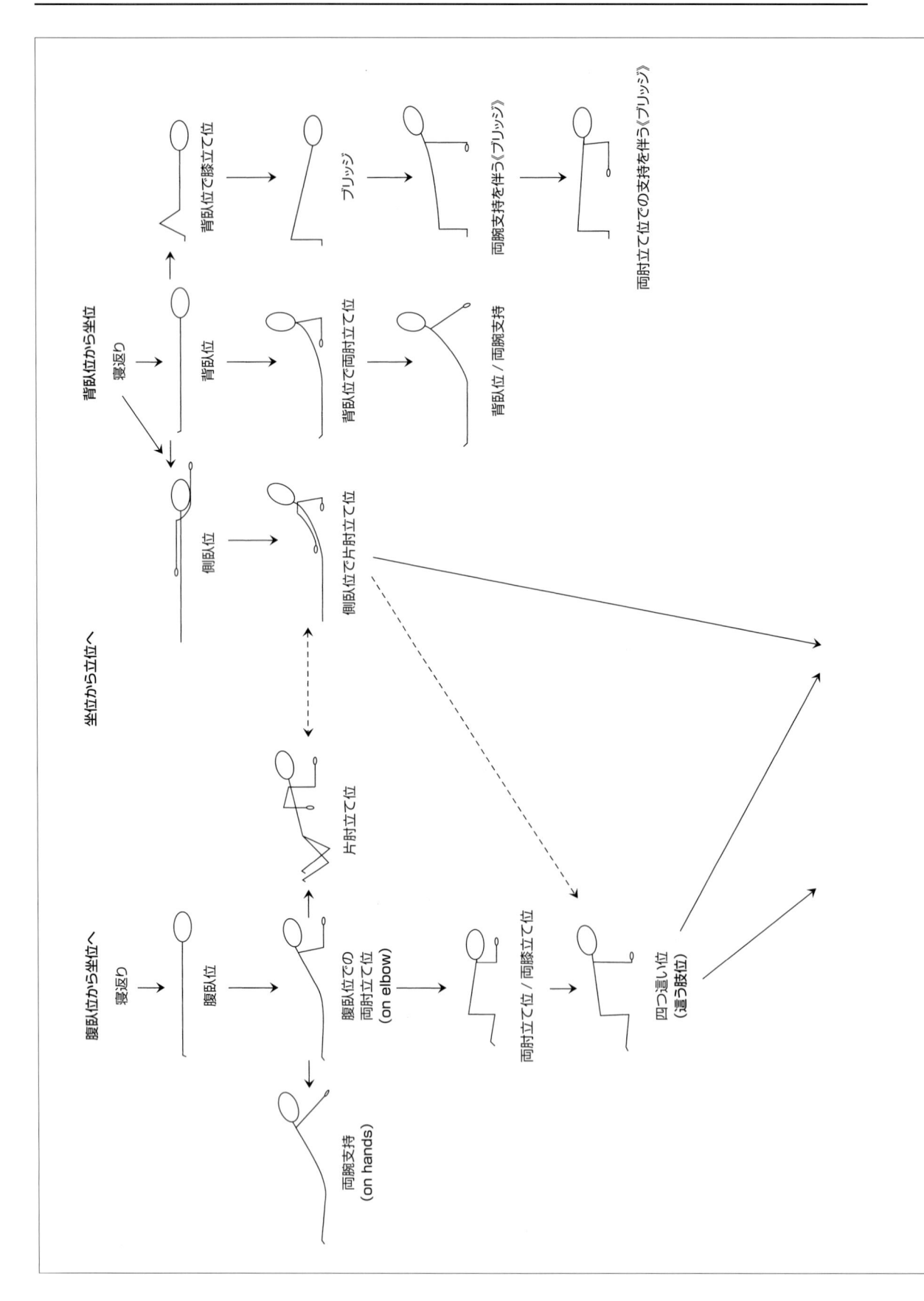

背臥位から坐位

寝返り → 背臥位 → 背臥位で膝立て位 → ブリッジ → 両腕支持を伴う《ブリッジ》 → 両肘立て位での支持を伴う《ブリッジ》

背臥位 → 背臥位で両肘立て位 → 背臥位／両腕支持

寝返り → 側臥位 → 側臥位で片肘立て位

坐位から立位へ

片肘立て位

腹臥位から坐位へ

寝返り → 腹臥位 → 腹臥位での両肘立て位 (on elbow) → 両肘立て位／両膝立て位 → 四つ這い位（這う肢位）

腹臥位 → 両腕支持 (on hands)

238

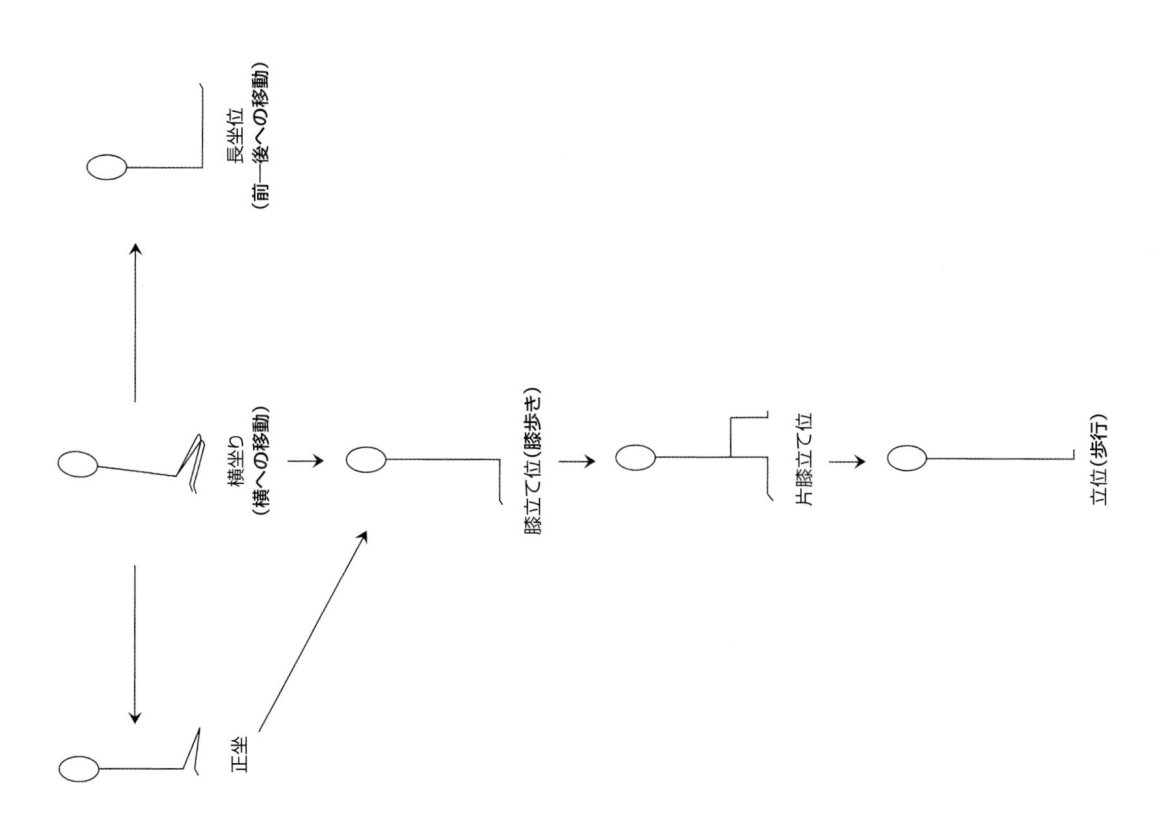

図 7-1
〈腹／背臥位から立位〉の一覧
前進運動は（　）内に太字で記載した．開始肢位は通常の文字である．

マット訓練の実施方法

マット訓練でも，**PNFの原則**と**テクニック／治療方法**は使用される．
徒手による刺激・促通法を用い，より強い，協調性のある部分に対し最適な抵抗を徐々に増やし，反復訓練していくことによって，患者の動作の改善を図る．

訓練は，段階的に行う．

- **肢位の変換により，新しい肢位を獲得する**（可動性）

運動は伸張刺激（ストレッチ）により誘発することが可能である．可能な限り多くの刺激を与えることは，特に意識障害，感覚が過敏な場合，認知障害のある患者にとって重要である．

運動は，主に対角線の動きとして行う．

患者が新しい肢位を獲得した後，以下のことを行う．

- **新しい肢位での安定性訓練**（支持性）
  — 直立姿勢を刺激するような，姿勢反射誘発のための圧縮．その反応を保持したまま，以下のことを行う．
  — 圧縮を保ったまま，例えば骨盤や肩甲骨，頭部に対し静的な抵抗を加える．

注意　訓練のレベルを上げるため，圧縮なしで安定性訓練を行うことも可能である．それを通し，患者は刺激なしでその姿勢を保つことを学習する．

その後，以下のような安定性訓練を行う．

- **動的筋活動／運動**（安定性があるなかでの可動性）

平衡反応を訓練するため，抵抗運動を行う．

まとめ

初めに，動的な運動を行い，新しい肢位の獲得をし，新しく獲得した開始肢位で安定性訓練を行う．その後，その支持した姿勢で，体重の移動を伴う，または動的な運動を伴わない運動を行い，それが可能であれば平衡反応を刺激するための動作や前進運動を行い，訓練レベルを上げる．場合によって，患者に必要であれば，段差を昇るような動作も行う．

注意　必ず，先に安定性訓練を行い，その後，安定した姿勢での動的な訓練を行う．

訓練の方法として，初めに他動的に行い，その後，動的求心性，遠心性訓練を実施する．
— 介助
— 自動
— 最適抵抗での自動運動

治療を効果的にするため，PNFのテクニックや治療方法を利用することができる．

マット上訓練でのテクニックと治療方法

目的	テクニック / 治療方法
— 安定性 （動作を行う前に，ひとつの肢位で行う）	— 安定性訓練 — スタビライジング リバーサル — リズミック スタビライジング スタビライジング リバーサル
— 運動の誘発 （目的とする活動を促す / 介助または"ストレッチ"を伴い活性化する）	— リズミック イニシエーション — リピーティッド ストレッチ 　a) リピーティッド ストレッチ フロム ビギニング オブ レンジ 　b) リピーティッド ストレッチ スルーレンジ
— 筋力 / 協調性の改善 （筋力強化のため，目的とする運動に抵抗をかける） （動作のコントロール，速度，協調性，持久力，スムーズに行うこと，安全性のため，その活動を繰り返し"運動プログラム"を再獲得する） （運動の俊敏性，協調性と円滑さを向上させ，自動的な"運動プログラム"を再獲得するため，運動を繰り返す）	— コンビネーション オブ アイソトニック — ダイナミック リバーサル — リピーティッド"ストレッチ" 　a) リピーティッド ストレッチ フロム ビギニング オブ レンジ 　b) リピーティッド ストレッチ スルーレンジ — 強調のタイミング — リズミック スタビリゼーション スタビライジング リバーサル
— リラックス （筋に伸張を与え，その後の筋のリラクセーションが起こるようにする）	— コントラクト リラックス — ホールド リラックス

7.3　臨床的な実施方法

　臨床的な訓練は，運動発達の発達段階に分けて紹介する．治療のなかでは，それぞれの患者にとって必要，または重要なものを選択して行う！

　臨床的なマット上での訓練の手順は，個々の患者によって，開始肢位や運動の流れが異なるため，ここではひとつひとつ分けて説明していない．

　様々な肢位変換と訓練の例を紹介するが，バリエーションは多くあり，患者に適した形で行われなければいけない．

治療者の姿勢保持

　マット上で，自分の体重を最適に利用するため，両膝立ちで支持基底面を大きくとるか，片膝立ちで行うことが多い．

　背中は可能な限り，真っ直ぐに保ち，体重を側方，前方または後方へ移動することを心掛ける．

注意　マット上では，患者も治療者も裸足になる．それによって，患者には内，外受容器に刺激が入るようになる．それ以外に，治療者にとっては裸足になることで，膝立ち位が固定されやすく，自分の体重をより使いやすくなる．

機能分析

　治療ゴールを認識して個々の治療プランを立て，そして治療の流れを設定するため，治療前，治療中，治療後の検査や機能評価は，重要である．

機能分析の例：寝返り

　床に置いたマット上で，何も言わずに患者に寝返りしてもらう．寝返りは，前と後ろ（戻る）の両方向行う．

以下を観察する．
— 運動の流れ
— 体全体の運動パターン
— 個々の身体部位の協調性

動きは，患者の年齢，運動と精神レベルに合っているか？

観察時の注意点

- **開始肢位**（例：背臥位，側臥位，腹臥位）

- **運動の流れ**（開始，実施，終了肢位）
  - 屈曲または伸展優位？
  - ひとつの塊になったような動き？
  - 肩甲骨／上肢／頭部／頸部の動きが優位？
  - 下肢／骨盤の運動が優位？
  - （代償）動作はあるのか？
  - 運動障害はあるのか？
  - 体幹には何が起こっているのか？　上部／下部体幹の動きは？　体幹の回旋は？
    体幹を"Quadranten analysis（4分割の分析）"していく：第6章「肩甲骨と骨盤の組み合わせ」の「機能評価」(179頁) を参照

- **運動の協調性**
  上記の観察方法は，肢位変換時，開始肢位と選択的な訓練にも応用することができる．それ以外のことを観察することも可能である．
  開始肢位と運動時の変法や，新しい肢位をとることが可能か，その姿勢を保持することができるか，もしくは支持したうえで動くことが可能か観察する．

寝返り

寝返りは運動発達にとって，最も原始的な運動である．

一般的に

運動発達の中で，最も原始的な初めの運動を原始的運動と呼んでいる．つまり，体幹の粗大な屈曲と伸展である．これらの動きを寝返りに利用することができる．

この粗大運動を上部と下部体幹で相反的（それぞれ反対方向へ）に行った場合，体幹の回旋が得られる．回旋は複合的な要素があり，それぞれの運動の要素が含まれている．

回旋は体幹の運動を促通と助長するため，エロンゲーションし，伸張刺激（ストレッチ）をするために使われる．それ以外に回旋は，筋緊張の正常化や，平衡反応の学習にとっても非常に重要である．患者は，それを通し体の正中位を再獲得することができる．

第7章　マット トレーニング

目的
- 体幹と頭部―頸部―コントロール
- 体幹の筋力
- 体幹の回旋
- 体幹の協調性
- 筋緊張の正常化
- 平衡反応の学習
- "移乗動作"の自立（例えば，ベッド上での寝返り）

実施方法
- 寝返りは，体幹の運動から始める．その後，個々の運動，例えば肩甲骨と骨盤の基礎的な運動パターンを学習し，練習することも可能である（「第6章 体幹のパターン」参照）．四肢の動きを組み合わせることも可能である．

　体幹への放散を得るために，患者の体で強い部分を使用する（例えば，肩甲骨，骨盤，四肢，頸部）．

　患者に運動を行ってもらい，その運動に対する対角線方向の抵抗を加える．寝返りを誘導し，体幹の活動が起こるように，開始時は抵抗を加えた寝返りを何度も行い，その後，患者自身に寝返り運動を行ってもらう．

動作に対する口頭指示
- "はい　寝返って！"（伸張刺激〈ストレッチ〉）
- "もっと押して！"（抵抗）

　寝返りの際には，運動のタイミングが非常に重要である．寝返るためには，ひとつの運動パターンをただ行うだけでは，不十分である！

　寝返り運動部位（例，肩甲骨や骨盤）を保持し，体幹を収縮させた後，患者は側臥位から，腹臥位もしくは背臥位になる．

　寝返り動作が獲得された場合，この体幹運動パターンは体幹筋力向上のためという新しい目的とし，行うことも可能である．強い身体部位には抵抗を加え，保持し弱い身体部位の運動を行うようにする．

　"ある特定の身体部位のために，収縮している筋に繰り返しストレッチを加えながら行う強調のタイミング"を行う場合も，強い身体部位の運動を保持する（第3章「テクニックと治療方法」参照）．寝返り運動を通し，"強調のタイミング"を行うことができる．

　寝返りのために，様々な身体部位を使うことが可能である．

寝返りを誘発する身体部位

— 体幹から
　— 骨盤
　— 肩甲骨
　— 骨盤と肩甲骨の組み合わせ
— 四肢から
　— 下肢，一側性 / 両側性
　— 上肢，一側性 / 両側性
— 頭 / 頸部から
— 頭 / 頸部と上部体幹（肩甲骨）の組み合わせ
— 頭 / 頸部と下部体幹（骨盤）の組み合わせ
— 四肢と頭 / 頸部の組み合わせ
　— 上肢性側と頭 / 頸部
　— 両側性非対称性上肢と頭 / 頸部　"チョッピング"
　— 両側性非対称性上肢と頭 / 頸部　"リフティング"
　— 下肢と頭 / 頸部（小児の場合）

注意　寝返り運動時に一側上肢が弱い場合，以下の方法がある．
　— 弱い上肢を下にし，両腕を組む．
　— 上肢を伸展した状態で両手を組み，頭の上から下へ振り下げる．その際に，強い上肢で弱い上肢を介助する．
　— 弱い上肢側に寝返りする場合，その上肢を横に置いておく．

寝返り訓練方法

- 背臥位から側臥位となり腹臥位へ
- 腹臥位から側臥位となり背臥位へ

　寝返りの場合，運動方法として背臥位から腹臥位とその反対も行うことが可能である．また背臥位から側臥位まで，あるいは側臥位から，部分的に行うことも可能である．

背臥位から側臥位となり腹臥位へ

開始肢位
患　者：背臥位．寝返りに利用される身体部位は，必要に応じ伸張位をとり，運動パターン開始に適した状態にする．
治療者：対角線延長線上に位置する．

マニュアル・コンタクト
虫様筋握りで訓練する身体部位を基礎パターンに応じてグリップする（例，肩甲骨または骨盤）

口頭指示
初めは，基礎パターンで運動を誘導するような口頭指示を行う．"側臥位から腹臥位に寝返って！"

動作に対する口頭指示
初めは，利用している身体部位に対する口頭指示を行う．"寝返って！"
（例，下肢屈曲―内転―外旋："つま先を上げて，脚を上げて，寝返って！"）

実施方法
以下の図のように，寝返りの訓練には異なる身体部位と運動パターンの利用など様々な例が挙げられる．肩甲骨と骨盤の運動パターンの詳細は，「第6章 体幹のパターン」で紹介している．

7.3 臨床的な実施方法

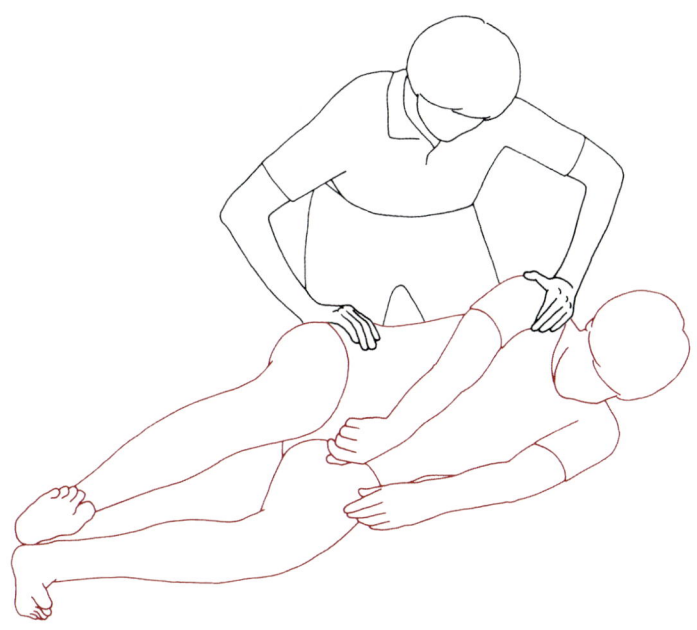

図 7-2
背臥位から側臥位となり腹臥位へ
寝返りを行うため，肩甲骨と骨盤を使ってマス・フレクション（全身を屈曲させる）し，同時に動かす．
骨盤は前方挙上，肩甲骨は前方下制

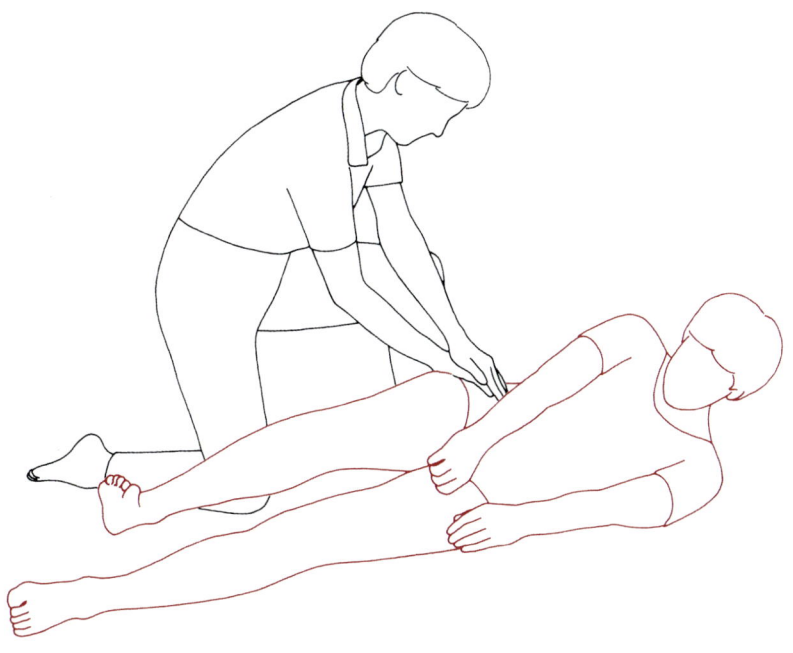

図 7-3
骨盤の前方挙上を単独で寝返りに利用することも可能である．
背臥位から腹臥位が，最も効率よく行える．

247

第 7 章　マット トレーニング

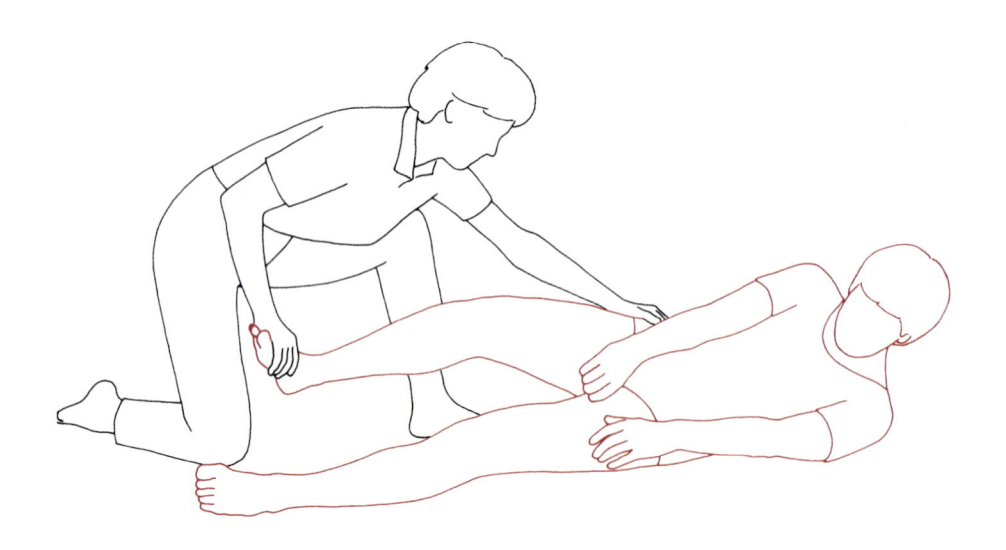

図 7-4
骨盤と下肢の組み合わせ
骨盤前方挙上と膝の屈曲を伴う下肢屈曲―内転―外旋パターンの利用．骨盤が寝返り運動に追従してこない場合，骨盤の前方挙上に対しマニュアル・コンタクトを加える．

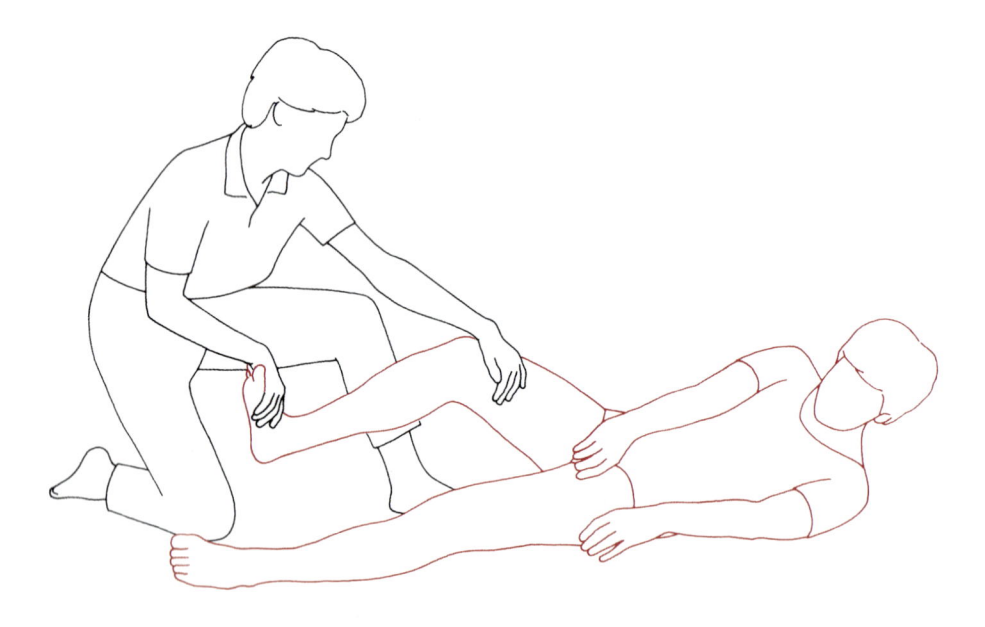

図 7-5
背臥位から側臥位の寝返りを，膝の屈曲を伴う下肢屈曲―内転―外旋を使って行う．

7.3 臨床的な実施方法

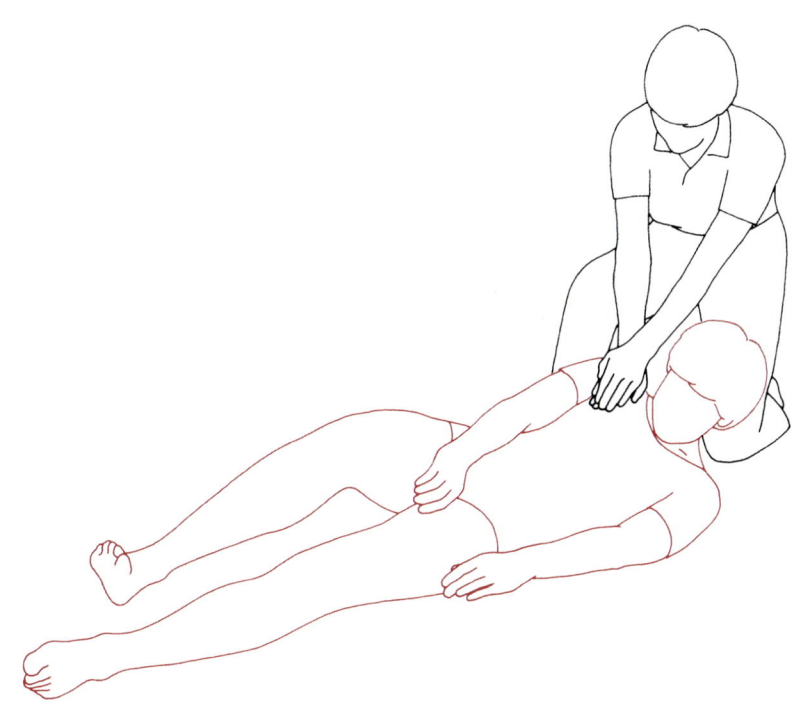

図 7-6
骨盤のように，肩甲骨単独で寝返りに使用することができる．この場合は，肩甲骨の前方下制を利用している．

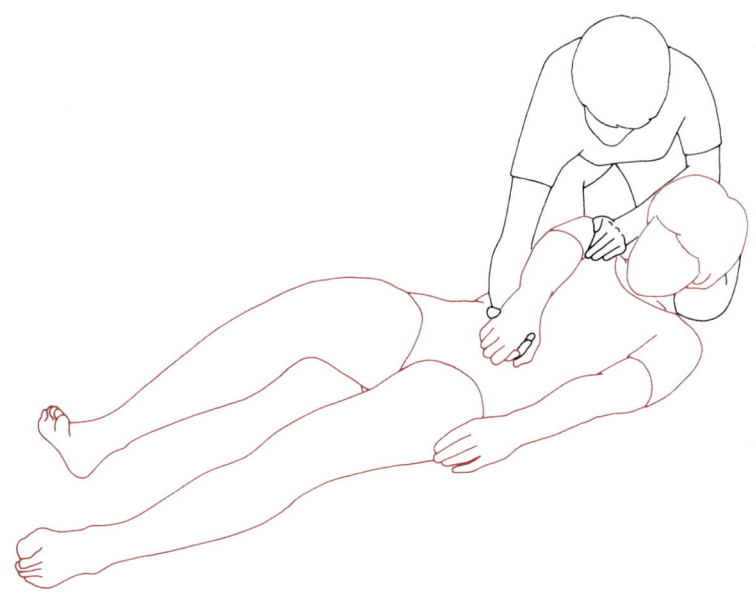

図 7-7
よりよく肩を一緒に動かすために，マニュアル・コンタクトを上肢の遠位部，近位部は肩においている．上肢：肘伸展位での伸展―内転―内旋パターン，肩甲骨：前方下制を利用している．

第7章 マットトレーニング

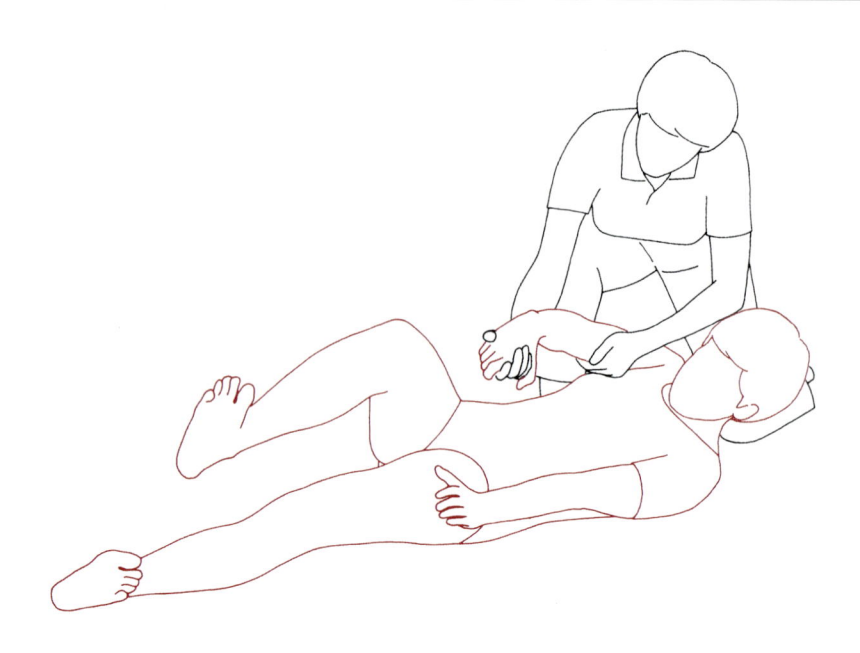

図7-8
患者の上肢が強い場合，寝返りに上肢を使用することも可能である．
ここでは，肘伸展位での伸展―内転―内旋を背臥位から側臥位への寝返りに使用している．

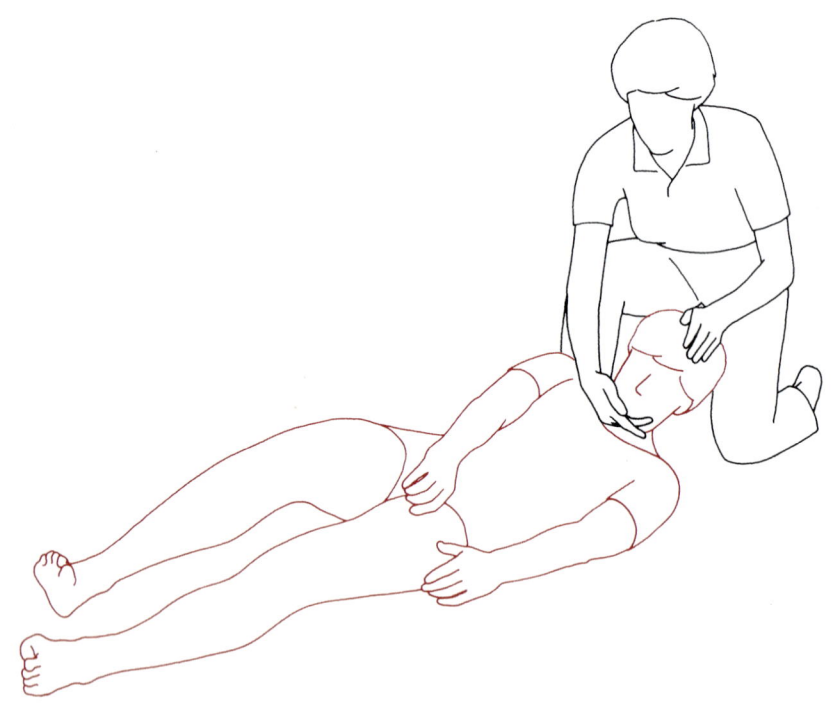

図7-9
寝返りに使用できるほど，頸部の筋が強いことも多い．背臥位から側臥位または腹臥位に頸部の屈曲を使用することもある．

250

腹臥位から側臥位となり背臥位へ

開始肢位
患　者：腹臥位．背臥位．寝返りに利用される身体部位は，必要に応じて伸張位をとり，運動パターン開始に適した状態にする．
治療者：対角線延長線上に位置する．

マニュアル・コンタクト
虫様筋握りで訓練する身体部位を基本パターンに応じてグリップする（例，肩甲骨または骨盤）

口頭指示
初めは，基本パターンで運動を誘導するような口頭指示を使用する．"側臥位から背臥位に寝返って！"

動作に対する口頭指示
初めは，利用している身体部位に対する口頭指示を行う．"寝返って！"
（例，下肢伸展—外転—内旋：つま先を下げて"踵と足全体を下に下げて，寝返って！"）

実施方法
以下の図のように，寝返りの訓練には異なる身体部位と運動パターンの利用など様々な例が挙げられる．肩甲骨と骨盤の運動パターンの詳細は，第6章「体幹のパターン」で紹介している．

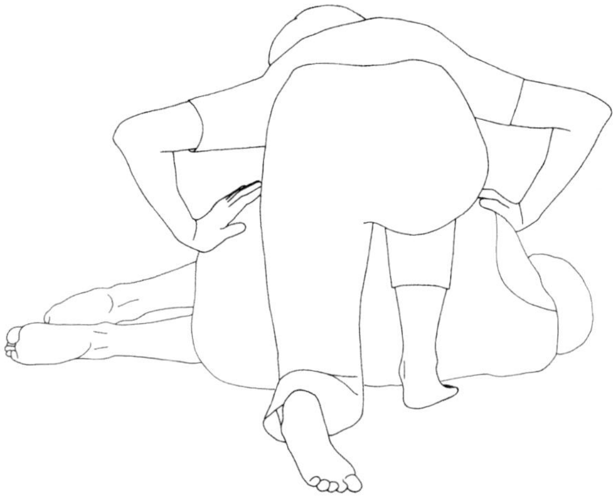

図 7-10
寝返りは，マス・エクステンションを使って誘発することも可能である．運動パターンの開始肢位．骨盤：前方挙上，肩甲骨：前方下制

第 7 章　マット トレーニング

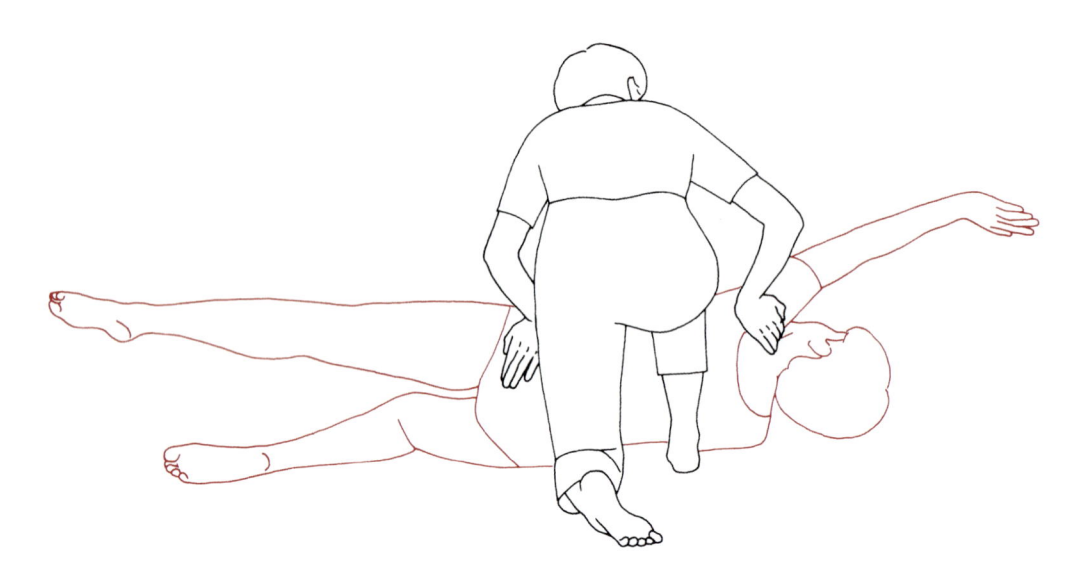

図 7-11
背臥位方向へのマス・エクステンションの実施
注意：手関節へ負荷がかかりすぎるのを防ぐため，運動中に手は変換させる．

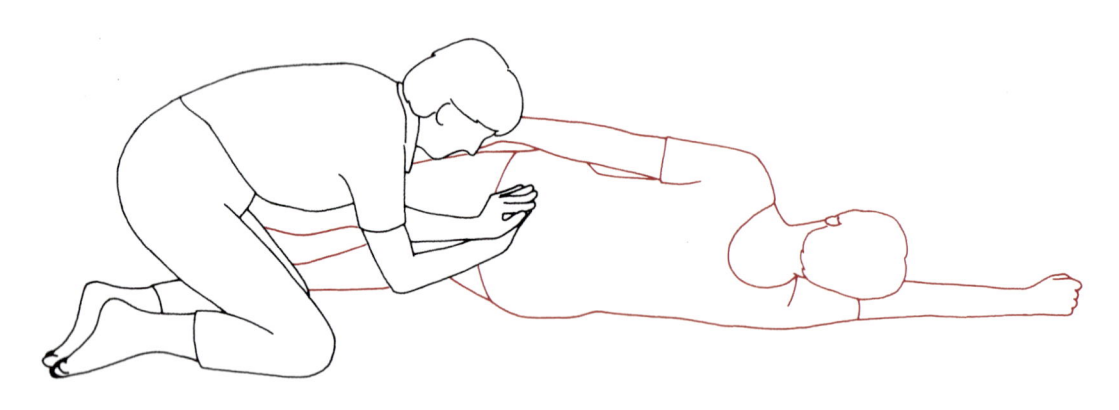

図 7-12
骨盤後方下制の運動パターンを利用し側臥位から背臥位への寝返りに用いることも可能である．

252

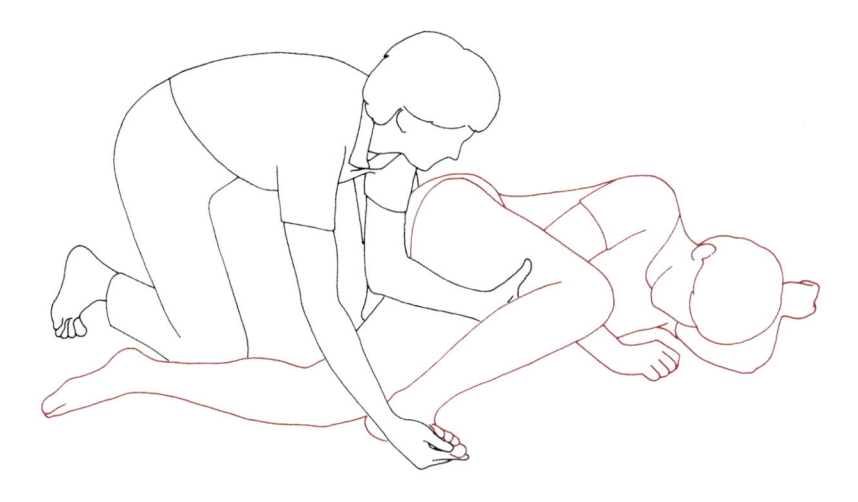

図 7-13
側臥位から背臥位への運動に膝伸展を伴う下肢の伸展―外転―内旋パターンを使用している.
注意：股関節の外旋を伴う開始肢位

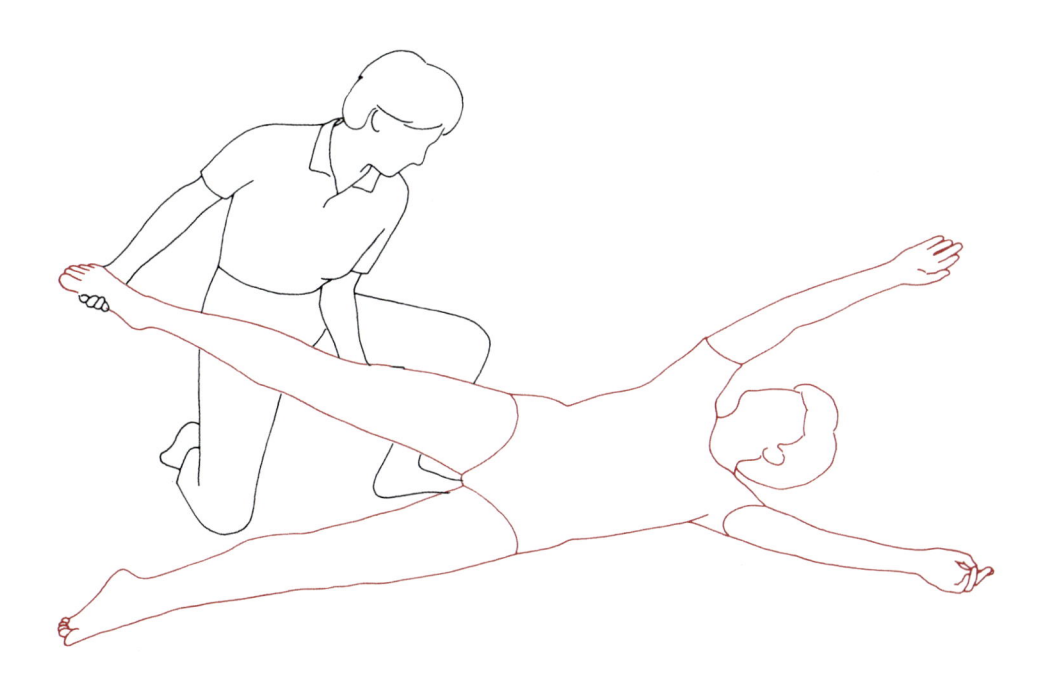

図 7-14
背臥位方向への膝の伸展を伴う下肢伸展―外転―内旋の実施方法

第7章　マット トレーニング

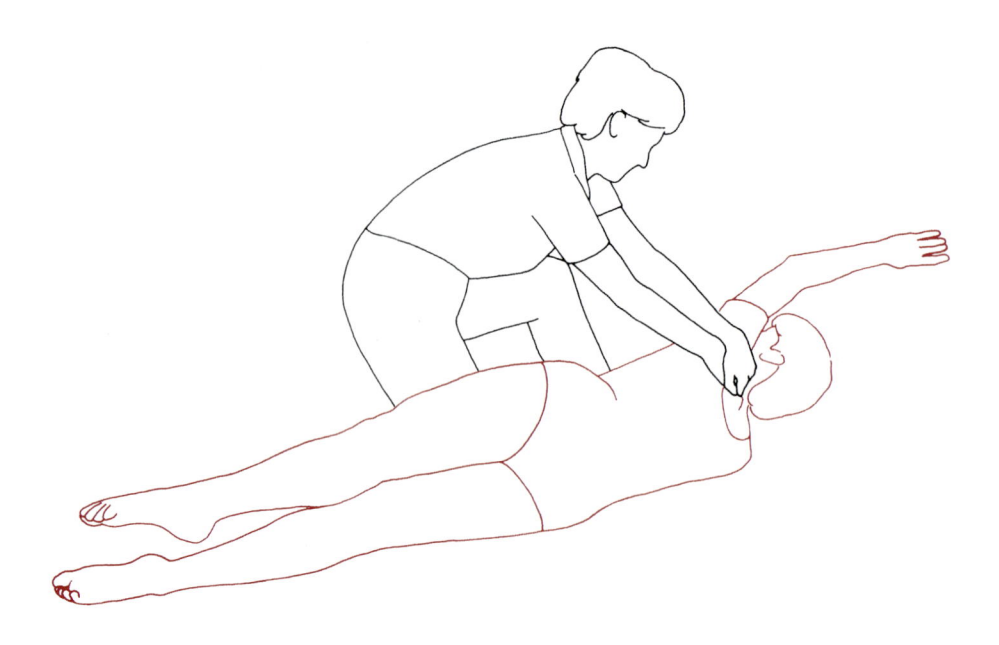

図 7-15
肩甲骨単独で寝返りを誘発する場合，肩甲骨後方挙上が使われる．

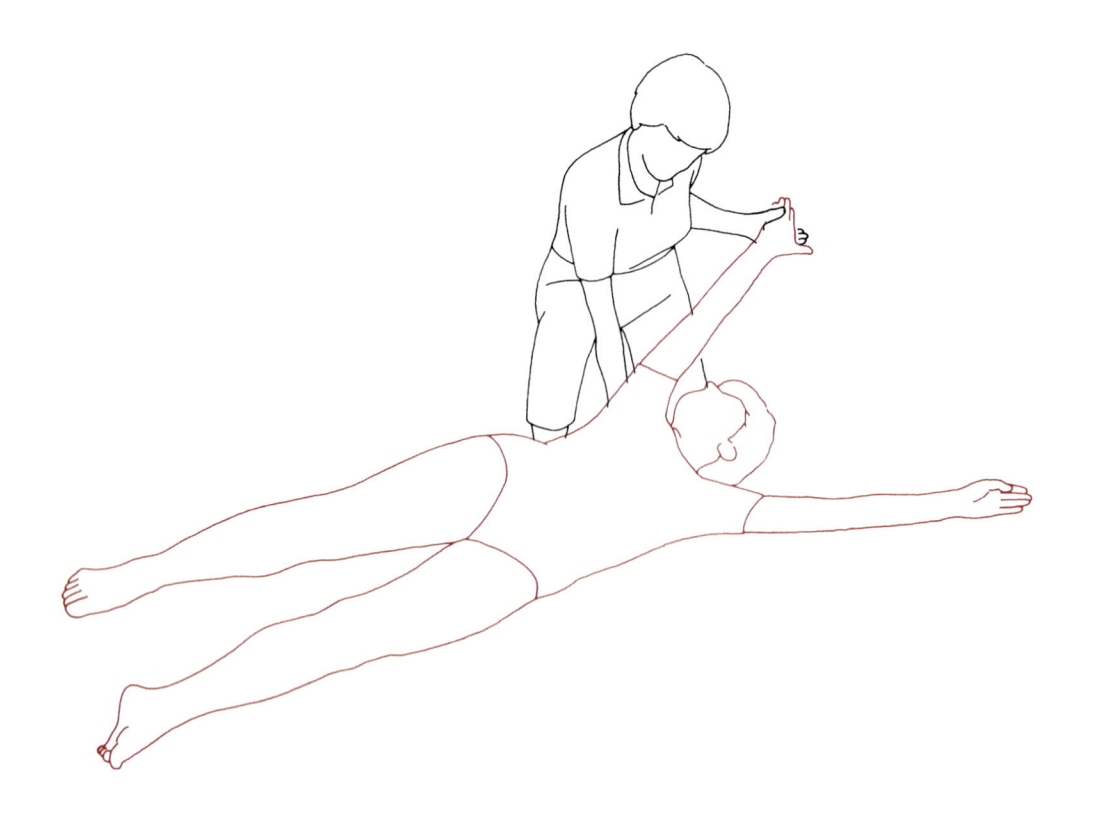

図 7-16
肩甲骨を使い，運動を強調したい場合，マニュアル・コンタクトは，遠位部を上肢に，近位部を肩甲骨にする．抵抗は，後方挙上に与える．

7.3 臨床的な実施方法

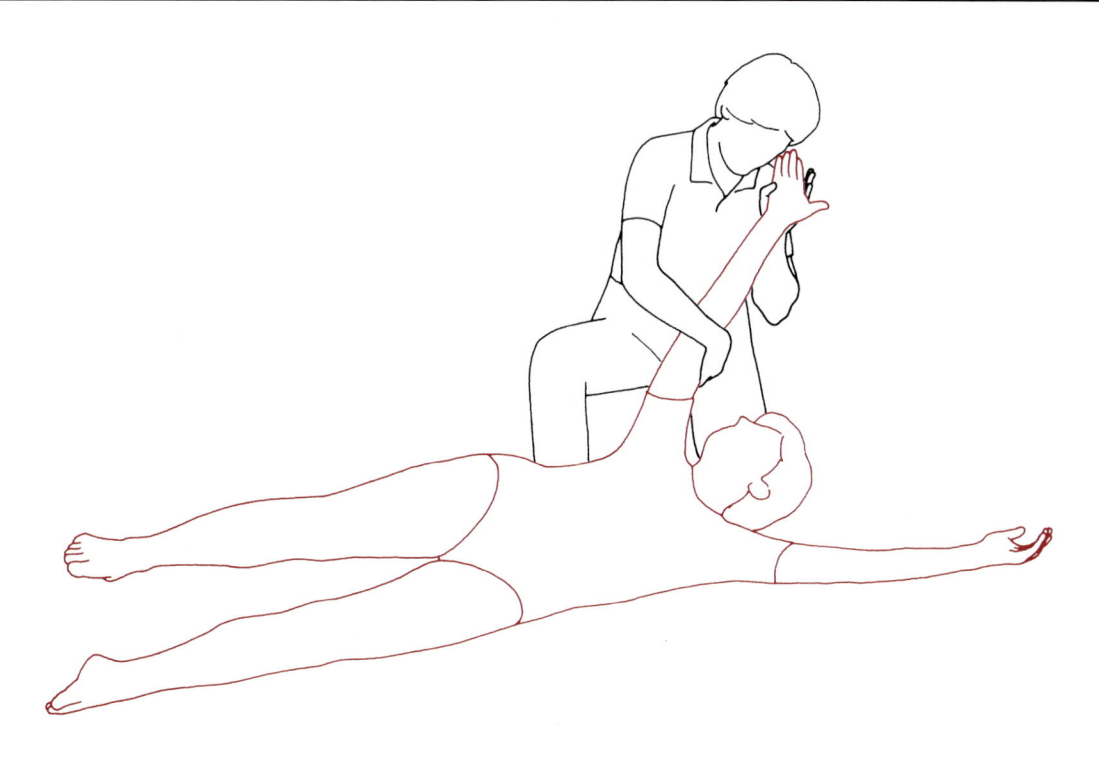

図 7-17
肘伸展位での上肢屈曲―外転―外旋パターンは，側臥位から背臥位の寝返りを誘発する．

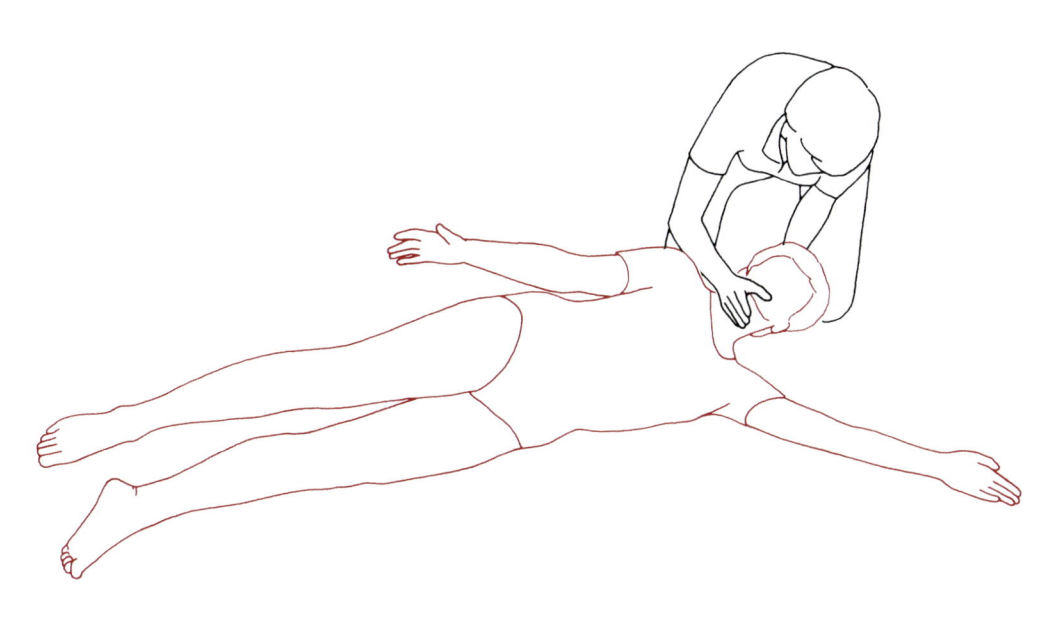

図 7-18
頸部が強い場合，頸椎の伸展が背臥位への寝返りを誘発する．

腹臥位から坐位へ

運動学習では，腹臥位から坐位と背臥位から坐位を分けて，訓練する．"坐位から立位"へは，それぞれから発達した状態であり，それも同じように訓練する．

今まで寝返りは，原始的な運動であると説明してきた．原始的な開始肢位は腹臥位である．この姿勢を獲得するために，寝返りが必要となる．腹臥位から，次へ繋がる訓練が行われる．

"腹臥位から坐位"への誘導方法

1. 腹臥位→両肘立て位
2. 両肘立て位→膝立て位
3. 四つ這い位
4. 四つ這い位→横座り
5. 横座り→長坐位
6. 腹臥位→長坐位

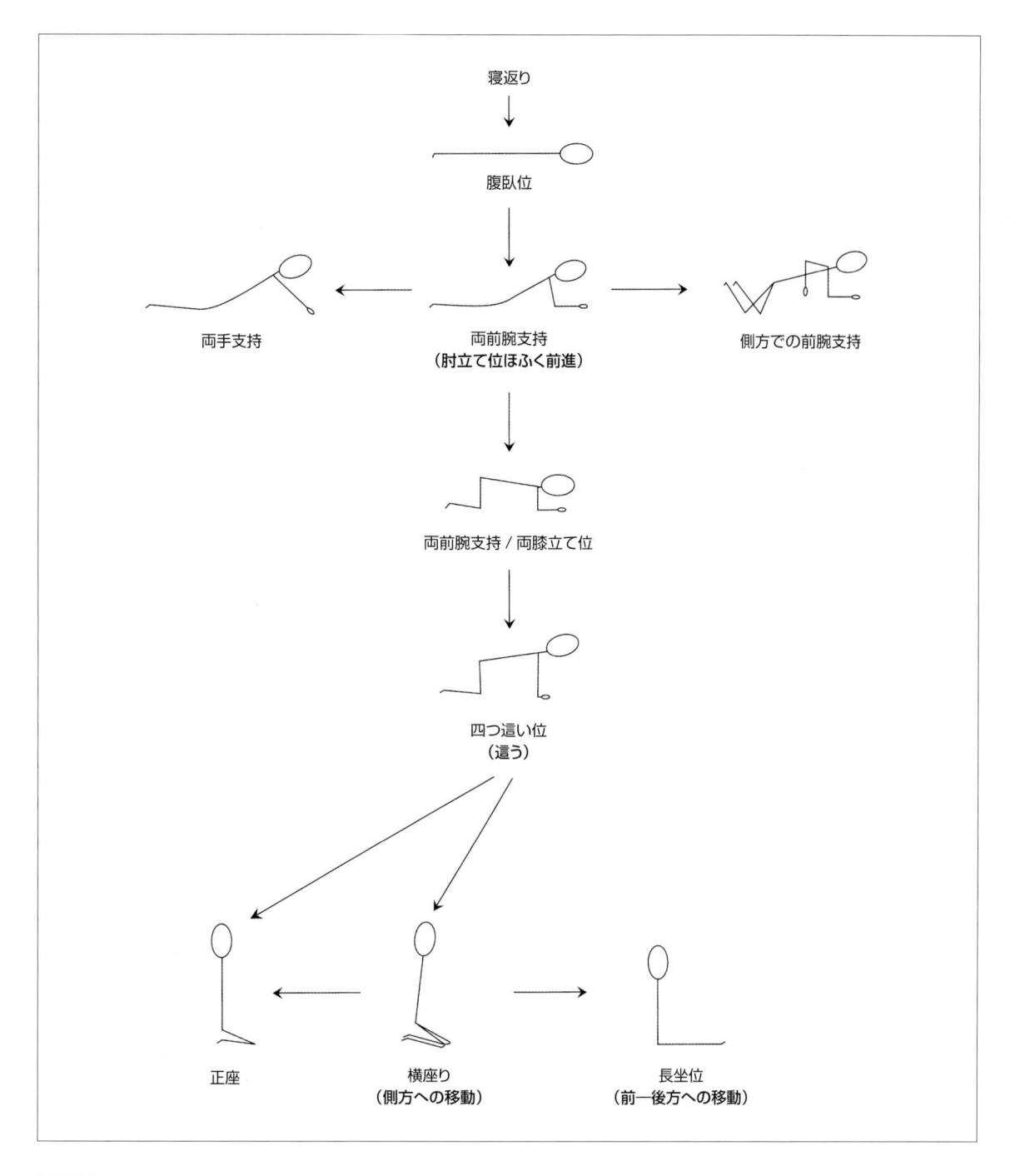

図 7-19
"腹臥位から坐位への"訓練方法一覧
前進運動は（　）内に太字で記載した．開始肢位は通常の文字である．

1. 腹臥位→両肘立て位

　腹臥位から上肢に負荷し，前腕支持による両肘立て位となる．この肢位を獲得するため，上肢，肩甲骨，頭／頸部の運動パターンを利用することができる．

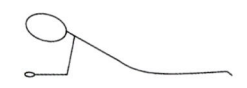

開始肢位
患　者：両上肢を前に伸ばした，腹臥位．
治療者：対角線の延長線上，患者の前に位置する．

マニュアル・コンタクト
　虫様筋握りで一側もしくは両側の手の甲，場合によっては上腕外側を握る（上肢伸展―外転―内旋パターンの利用）
（バリエーション：1. 肩甲骨後方下制のため肩甲骨上
　　　　　　　　 2. 頸部伸展／屈曲のため頭の上に置く）

口頭指示
"片手／両手を上へ，腕を近づけて，肘で支えるようにして！"

動作に対する口頭指示
"前腕で支持して！"

実施方法
- 肢位変換：運動が誘発，反復そして適した抵抗が与えられる．

- 安定性訓練：前腕支持の両肘立て位になったら，始めに安定性訓練を行う（図 7-24）．

　安定性訓練の際のマニュアル・コンタクトは，患者の能力によって異なる．患者の力のあるところから開始する！
　基本的に抵抗の方向は前―後方，後―前方もしくは肩甲骨，骨盤または頭部の両対角線に対し回旋方向で与える．

例外：頭部には単独で回旋方向への抵抗を加えない！（第 6 章 5「坐位での体幹の活動」
（198 頁）参照）

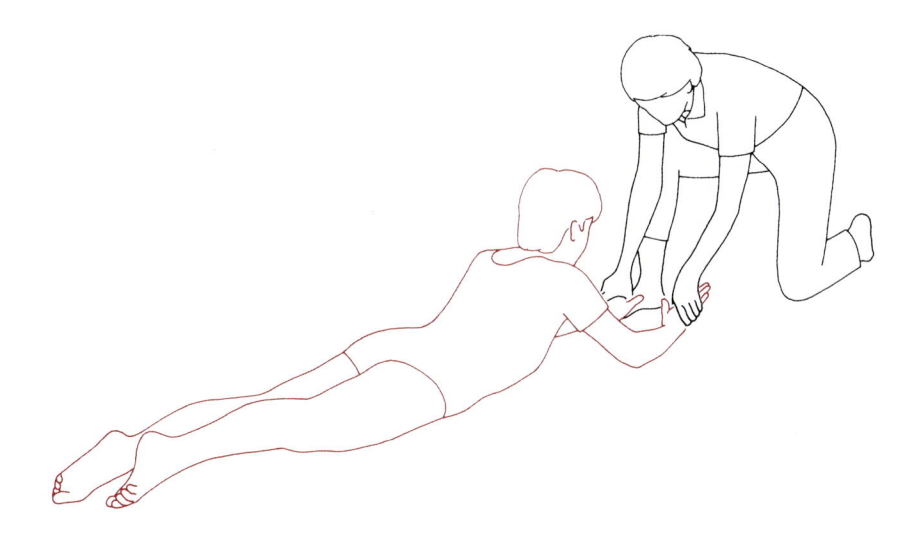

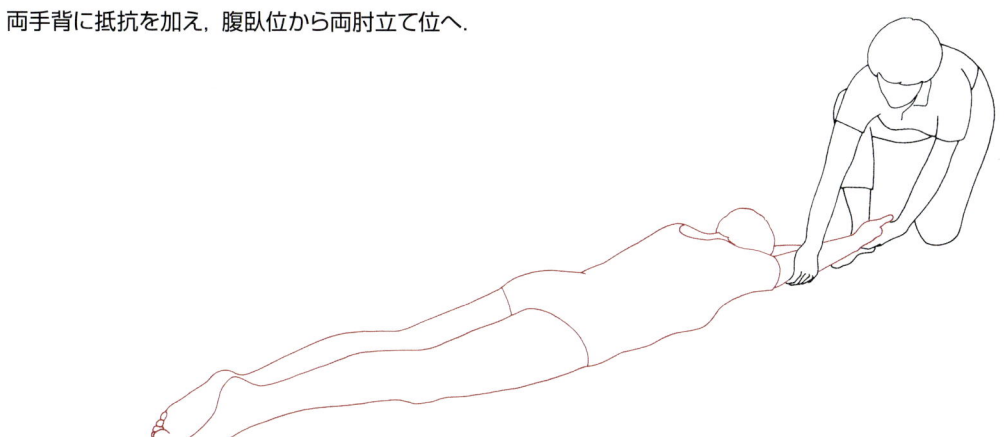

図 7-20
両手背に抵抗を加え，腹臥位から両肘立て位へ．

図 7-21
マニュアル・コンタクト，手の背外側と上腕外側での一側伸展—内転—内旋パターンの開始肢位

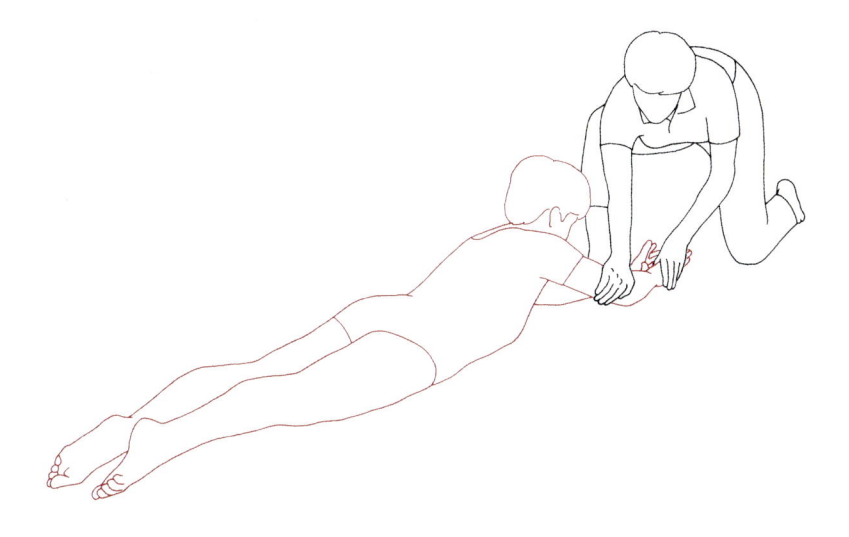

図 7-22
両上肢は一側ずつ体側に引き，肘が肩の垂直下にくるまで，その動作を繰り返す．

- その後，**安定性を保ったまま動的**な訓練を行う．
  例えば，
  ― 頭部と（または）上肢の運動
  ― 一側の肩に圧縮と支持に対する抵抗を加え，反対側の肩は抵抗に抗して動かす．安定性を得たうえで，可能性を引き出す．

- **体重移動**を伴う訓練．例えば，前腕に体重をかけたまま，体を前後に動かす．これは前進運動の準備として行うこともできる．あるいは，四肢のある一部分により多くの体重をかけたり，手掌面で支持する次の段階の訓練として行うことも可能である．

- **平衡反応**

- 足部，骨盤，肩甲骨に加えた抵抗に抗しながら四肢を対角に前，後方に動かす，肘立て位での前進運動．この運動を歩行訓練の前準備として使用することもできる．
  　腹臥位，両肘立て位での移動では，両生類様の反応を利用する．骨盤を挙上し同側の下肢を屈曲，外転，外旋する．
  　この屈曲は，PNFの運動パターンに類似している．
  　この動きは，どちらかというと原始的な運動であり，そこに抵抗を加えることも可能である．
  　治療者は抵抗を加える患者の肩や足部を観察しながら，患者に前腕を前に引く，または後方に押すように指示する．

7.3 臨床的な実施方法

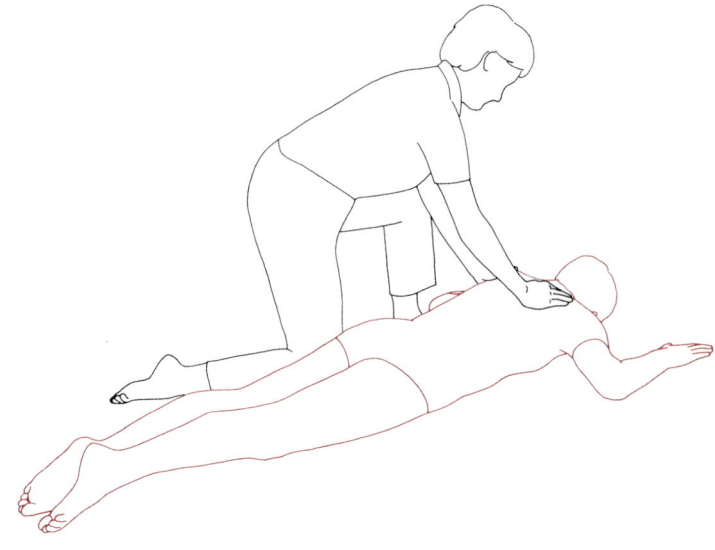

図 7-23
開始肢位：マニュアル・コンタクトは両側，肩甲骨後方下制を引き出すために，肩甲骨上にする．

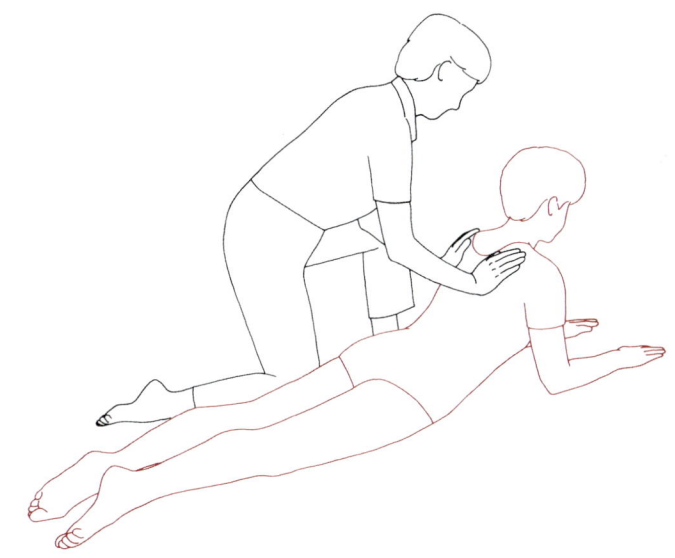

図 7-24
両肩甲骨後方下制に対する抵抗に抗した両肘立て位．新しい姿勢を獲得したら，直ちに安定性訓練を行う．

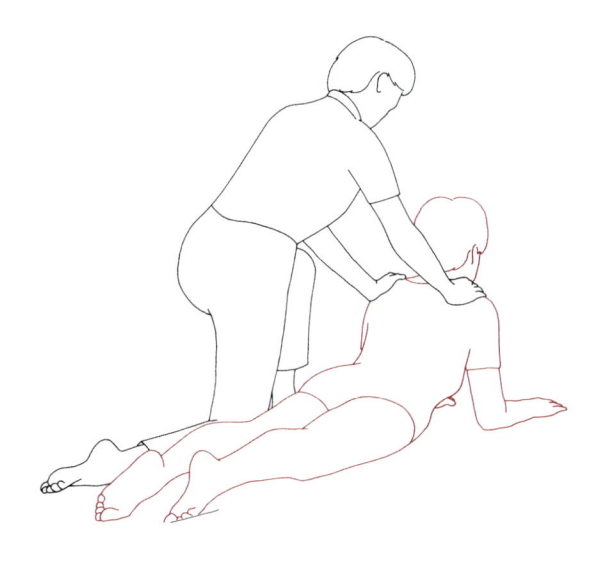

図 7-25
肩と肩甲帯周辺に抵抗を加えた安定性訓練

第7章 マット トレーニング

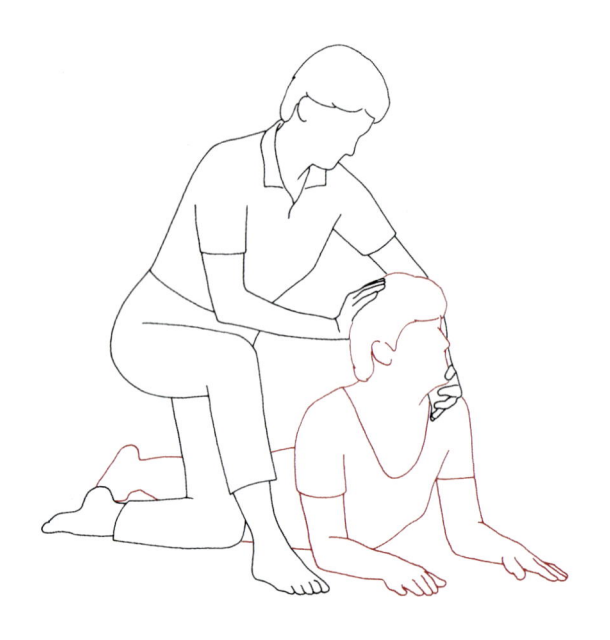

図 7-26
安定性を得たうえでの運動．マニュアル・コンタクト，顎と頭部での頸部の伸展

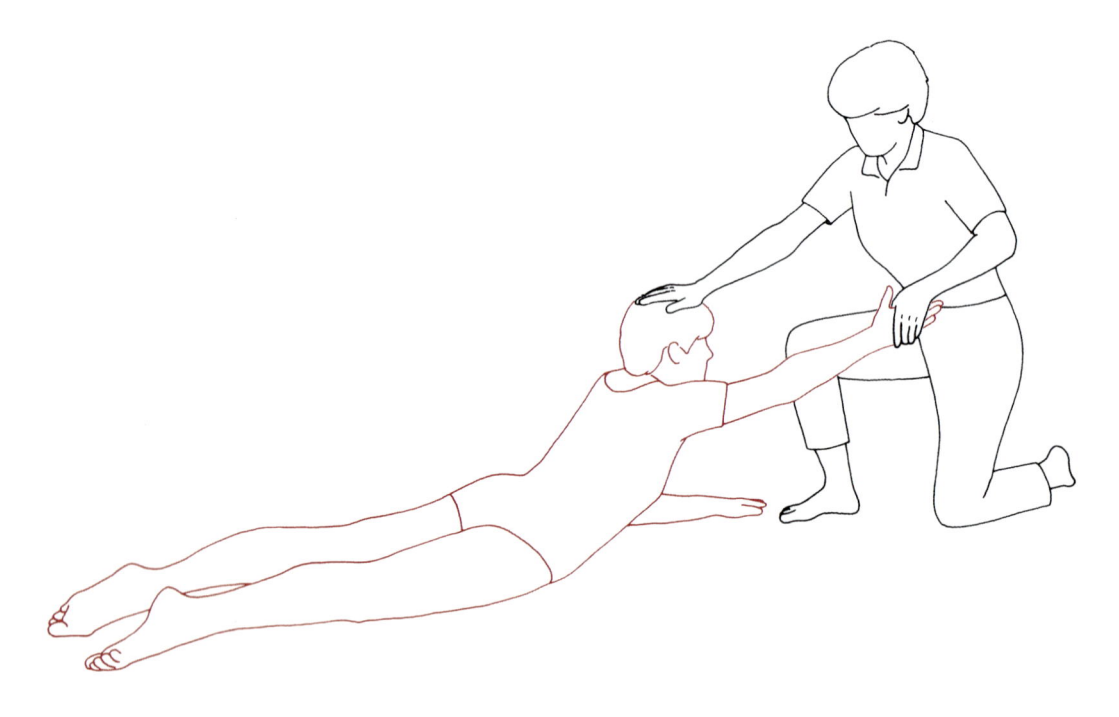

図 7-27
体重移動を伴う片肘立て位．一側上肢と頭部に抵抗を加えている．

7.3 臨床的な実施方法

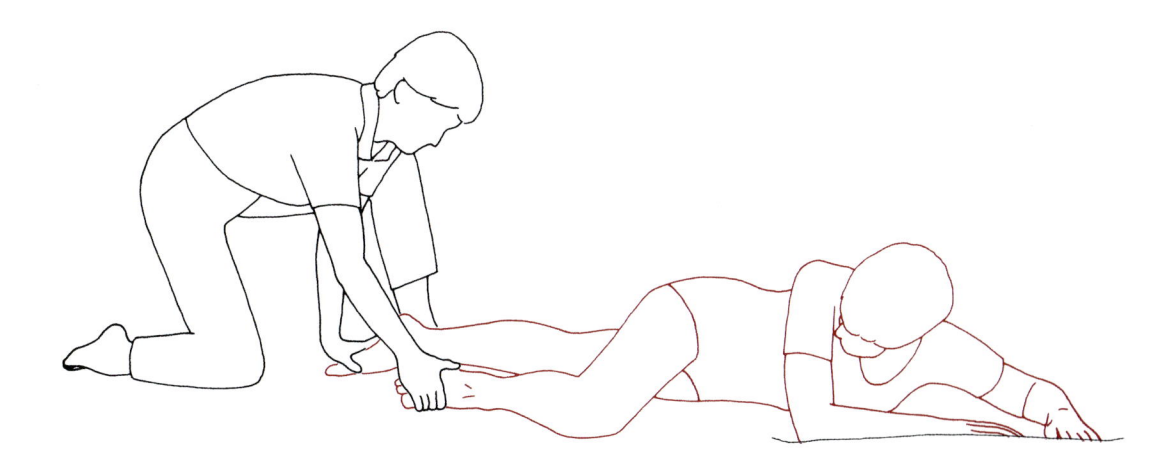

図 7-28
下肢屈曲に対し足の背/外側に抵抗を加えた腹臥位での前方移動.反対下肢には,下肢の伸展に対し抵抗を与えるため,マニュアル・コンタクトは足底—外側にする.

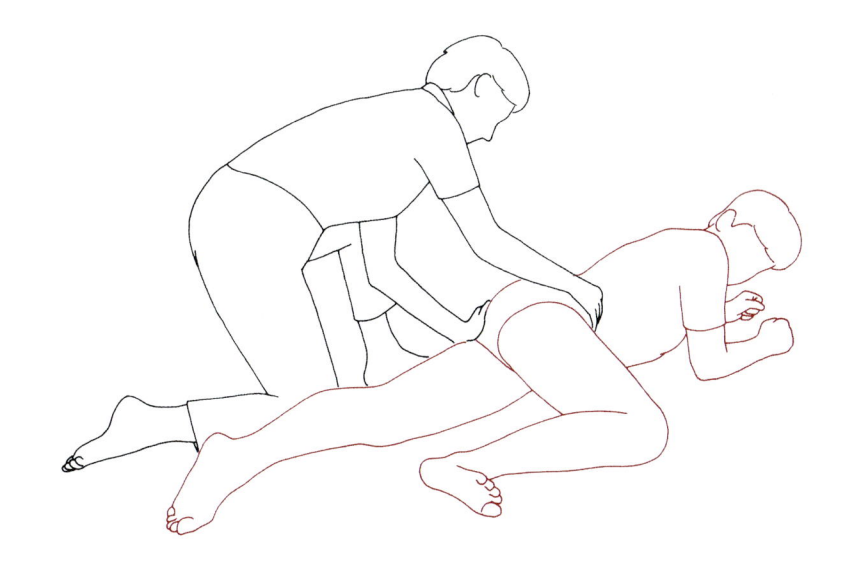

図 7-29
歩行訓練の前準備としてマニュアル・コンタクトを骨盤にすることも可能である.

2. 両肘立て位→膝立て位

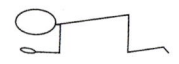

この開始肢位は，四つ這い位のひとつ前の段階であり，両手首に負荷をかけずに，上肢，特に近位部の肩に負荷をかけたい患者に適した肢位である．

実施方法

- **肢位変換**：両肘立て位に到達したときに坐骨結節などの抵抗を保ち，その抵抗を加えながら，肘立て位から膝を立てる．つまり体重は後方に移動する．

  この運動の流れは，動的遠心性収縮によって行うことも可能であり，その際にはマニュアル・コンタクトは骨盤前方になる．このときは，運動のコントロールをさらに要する．

これ以降，この開始肢位で次項「四つ這い位」で説明するような方法で**安定性訓練，安定性を得たうえでの動的訓練，体重移動，平衡反応と前進運動など**を訓練する．

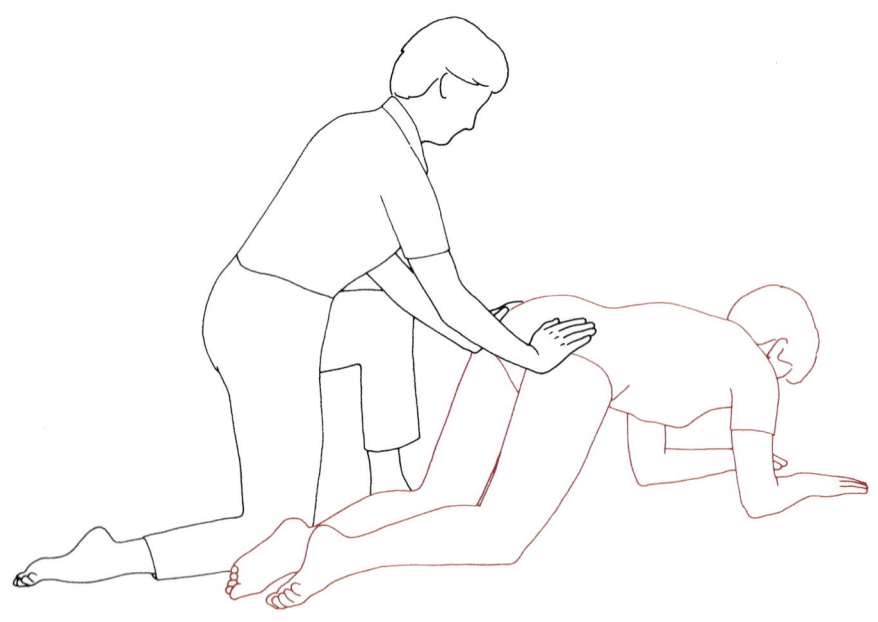

図 7-30
坐骨結節に抵抗を加えた肢位変換

3. 四つ這い位

　この肢位は，まだ立位 / 歩行訓練のできない患者にとって，最も効率のよい肢位である．そして両下肢への部分荷重と両上肢への荷重訓練が可能である．

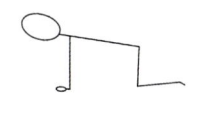

　それから，安定性訓練と（または）安定性があるなかで可動性を得るうえでの（可動性）訓練を行う．

実施方法

- **肢位変換**：四つ這い位は，両肘立て位から頭部，肩，骨盤またはそれぞれを組み合わせ抵抗を加えながら膝を立てていく．

- 新しい姿勢で圧縮と抵抗を加え，**安定性訓練**を行う．

- **安定性を得たうえでの運動**：四肢または頭部の運動，もしくは骨盤や肩甲骨の運動を行う．

- 前 / 後方と側方への**体重移動**は，上肢へのよい負荷訓練となり，同時に平衡反応の学習にもなる．

- **平衡反応**

- **前方移動**：四つ這い位での前方運動は四つ這いで這うことである．これは対角にある四肢の前または後方への動きの訓練となる．抵抗は，骨盤，肩，下肢または足部に単独または組み合わせて与える．対角の動きを獲得するため，患者は右もしくは左，前もしくは後方にのみ這って移動する．

　四つ這い位から，次の発達段階として，片膝立ち，または高這いと呼ばれる両手両足を用いて，立位となる．しかし，この高這いは腰部に負担がかかり，この姿勢ではそこから発展した訓練が制限される非常に効率の悪い姿勢である．この姿勢の代わりに正座もしくは横座り→両膝立て位→片膝立て位→立位となる．

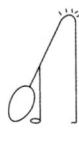

注意　"高這いの変法"と呼ばれる姿勢は両上肢への負荷，または直立した立位 / 歩行の前準備の訓練として利用される．

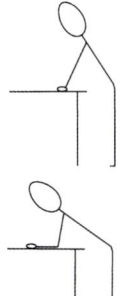

第7章 マット トレーニング

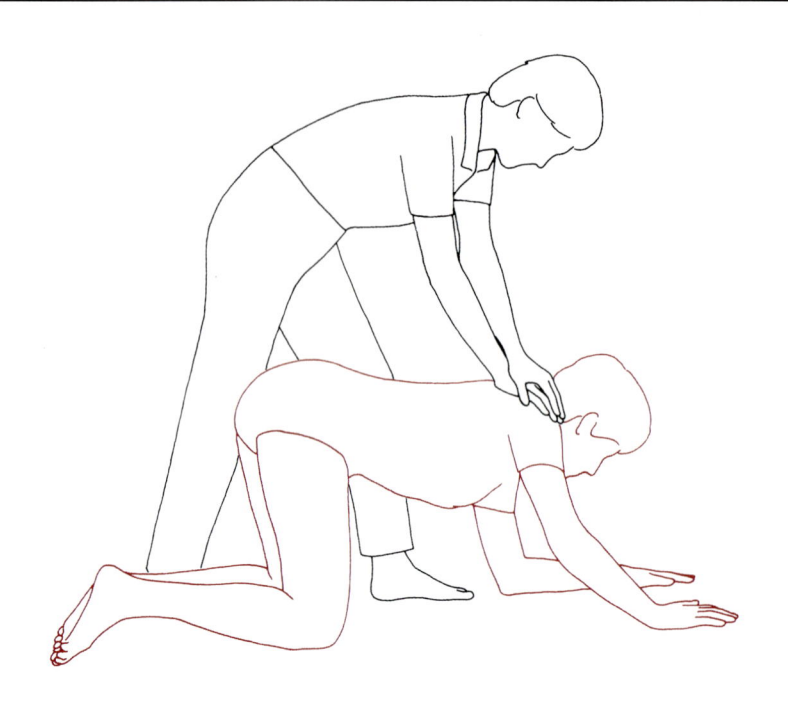

図 7-31
右上肢伸展に対する抵抗と圧縮を加えた肢位変換．体重は反対側の上肢に移動する．

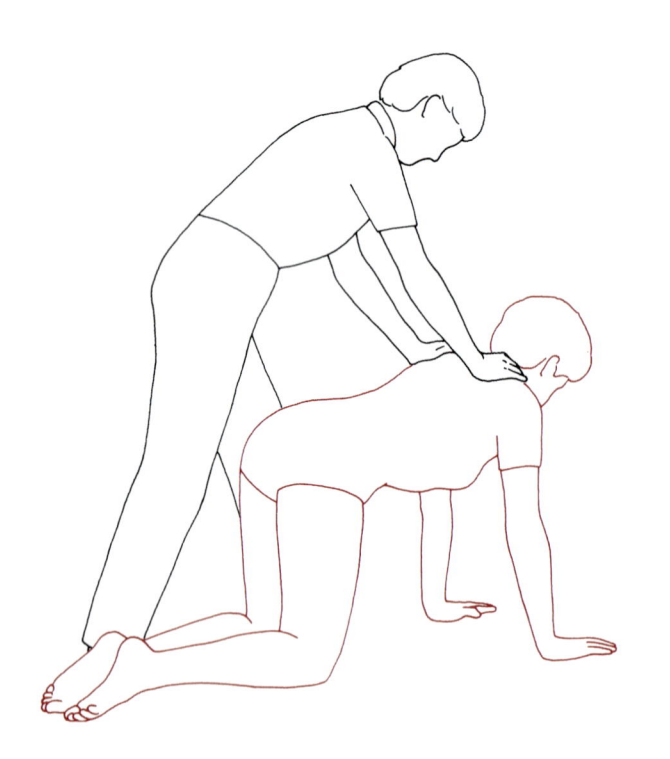

図 7-32
両肩甲骨後方下制のため肩甲骨にマニュアル・コンタクトした安定性訓練

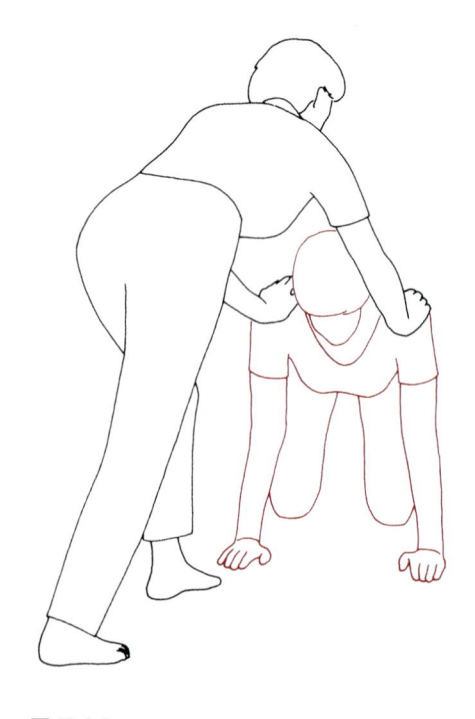

図 7-33
肩甲骨前方挙上のため肩甲骨にマニュアル・コンタクトした安定性訓練

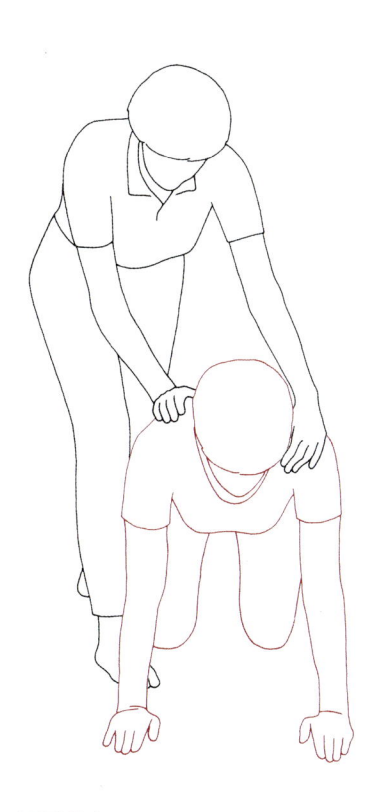

図 7-34
肩甲骨対角線のため肩甲骨にマニュアル・コンタクトした安定性訓練

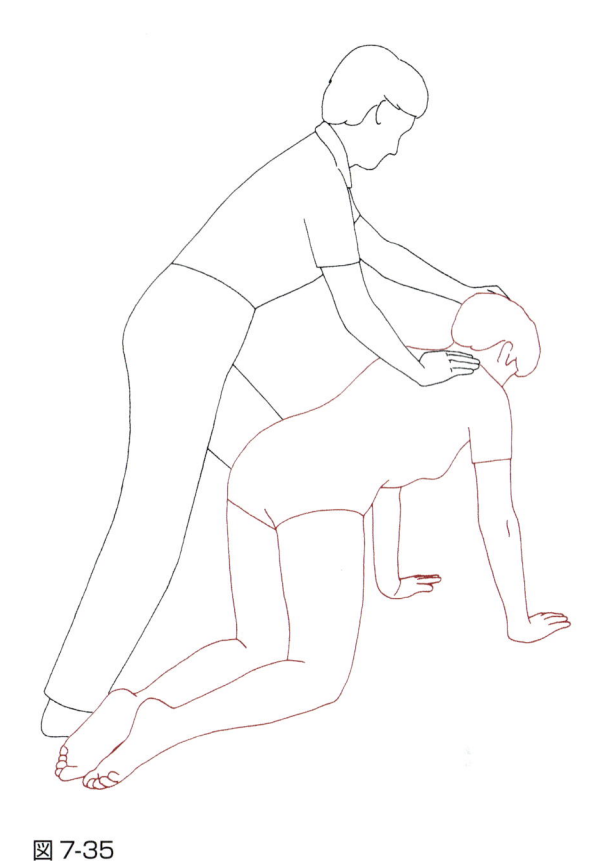

図 7-35
肩甲骨後方下制のため肩甲骨と頸部伸展のため頭部にマニュアル・コンタクトした安定性訓練

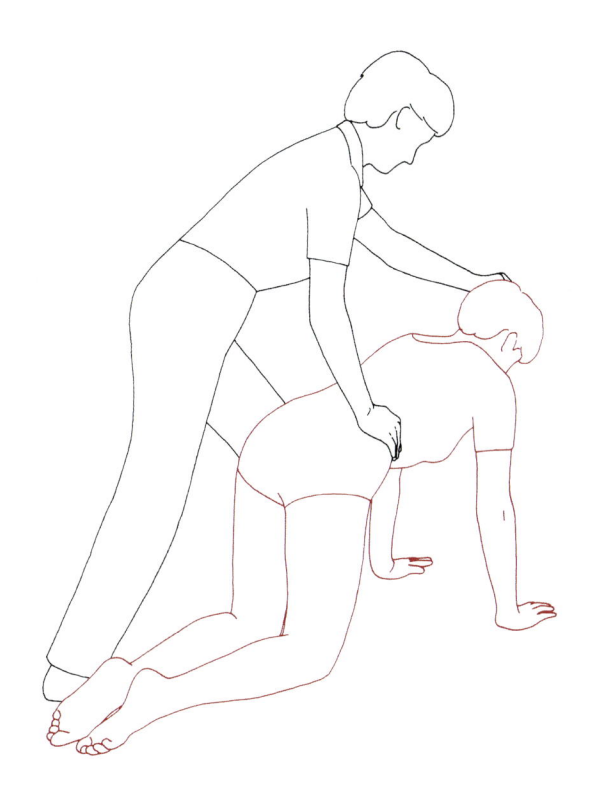

図 7-36
頭部―骨盤にマニュアル・コンタクトした安定性訓練

第7章 マット トレーニング

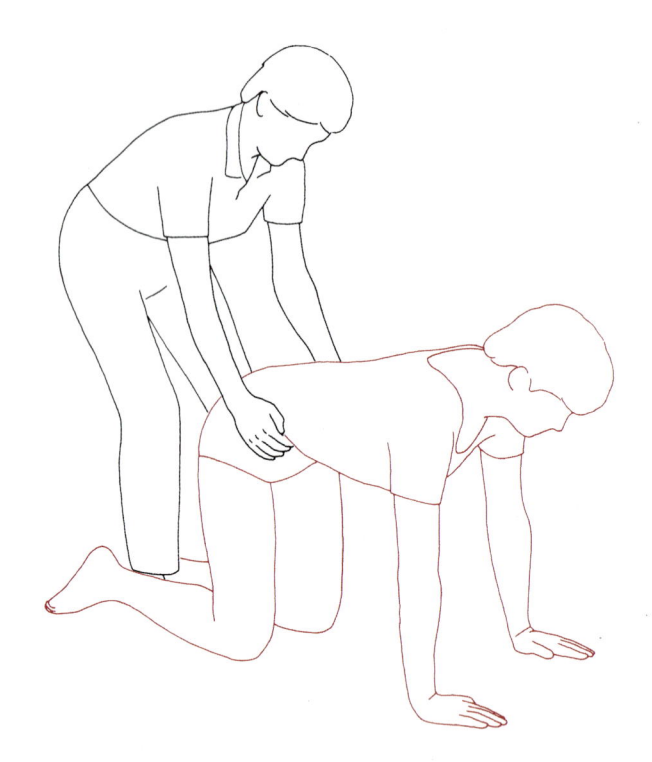

図 7-37
後方下制に抵抗を加えるために，両側骨盤にマニュアル・コンタクトして安定性訓練
注意：治療者は体を引く方向に力を入れる．

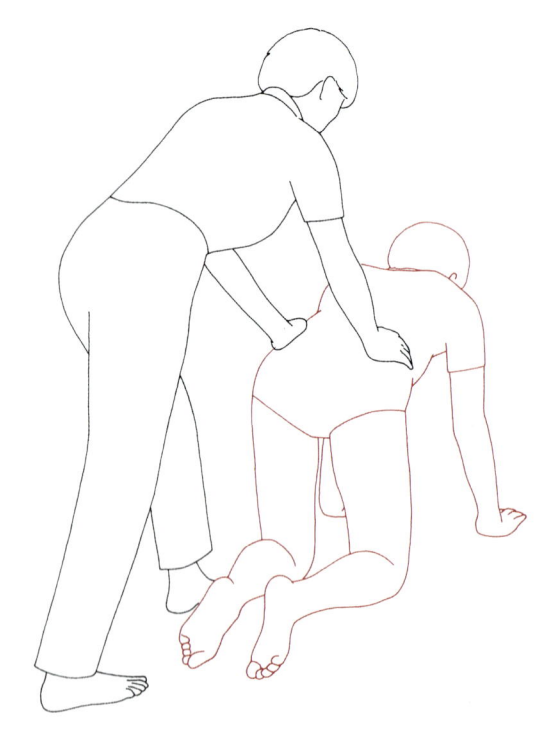

図 7-38
前方挙上に抵抗を加えるために，両側骨盤にマニュアル・コンタクトして安定性訓練
注意：治療者は体を押す方向に力を入れる．

7.3 臨床的な実施方法

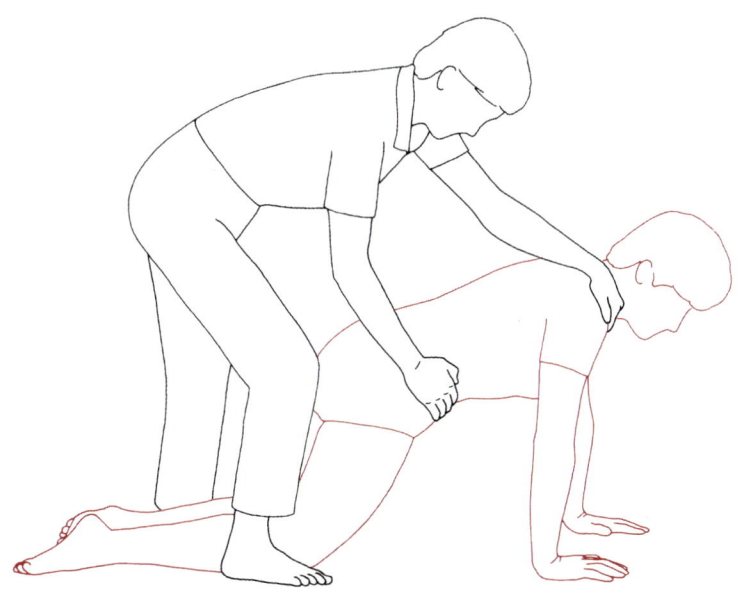

図7-39
体重移動を伴う安定性のうえでの訓練：動的求心性に対し抵抗を加え，それに抗して前方へ移動する．

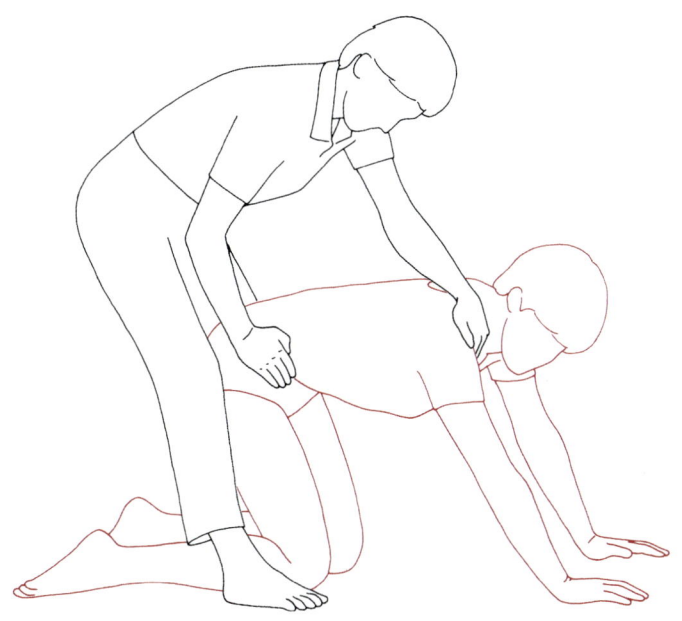

図7-40
体重移動を伴う安定性のうえでの訓練：動的遠心性に対し抵抗を加え，それに抗して後方へ移動する．

第7章　マット トレーニング

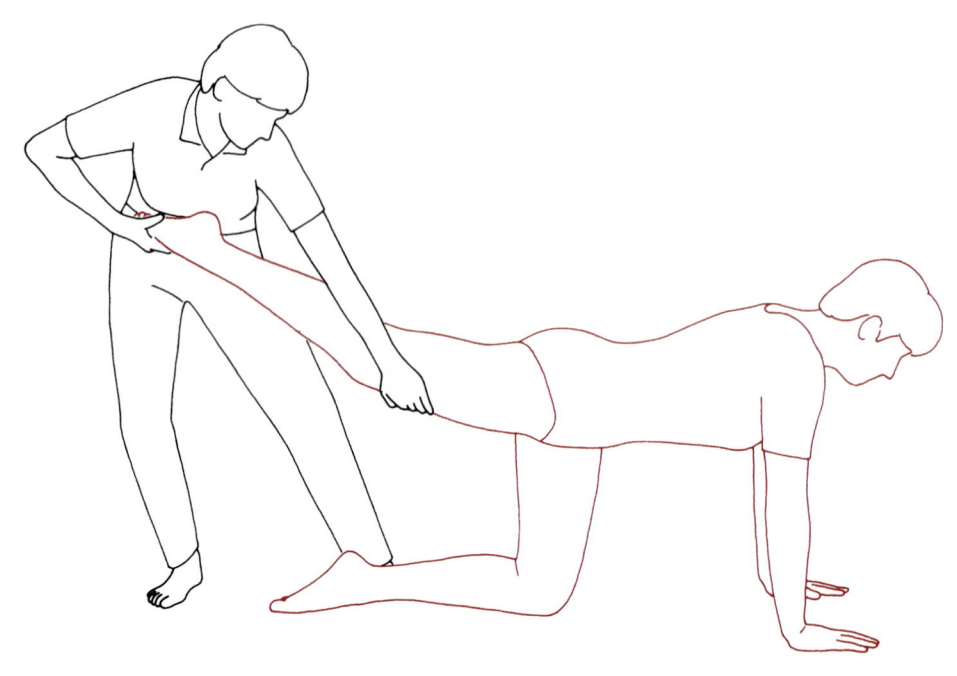

図 7-41
体重移動を伴う安定性を得たうえでの訓練：下肢のための開始肢位．膝の屈曲を伴う下肢の屈曲―外転―内旋の運動パターン

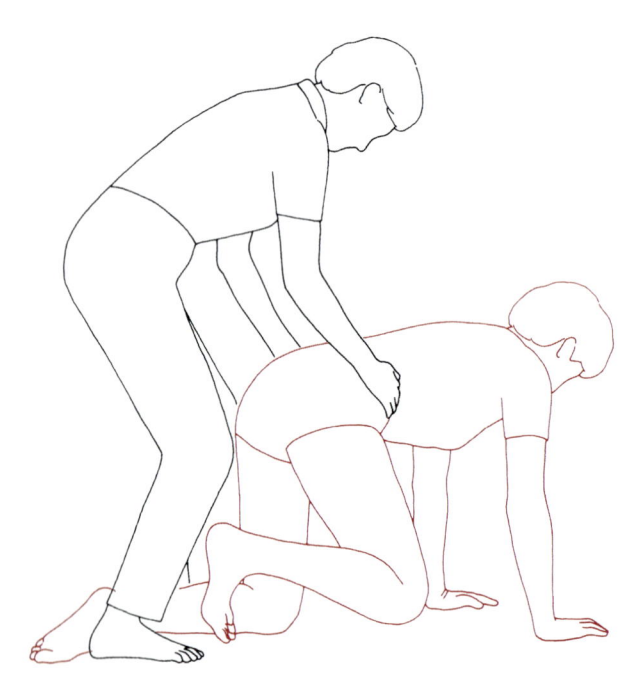

図 7-42
四つ這いでの前進運動：前方への移動．抵抗は骨盤

7.3 臨床的な実施方法

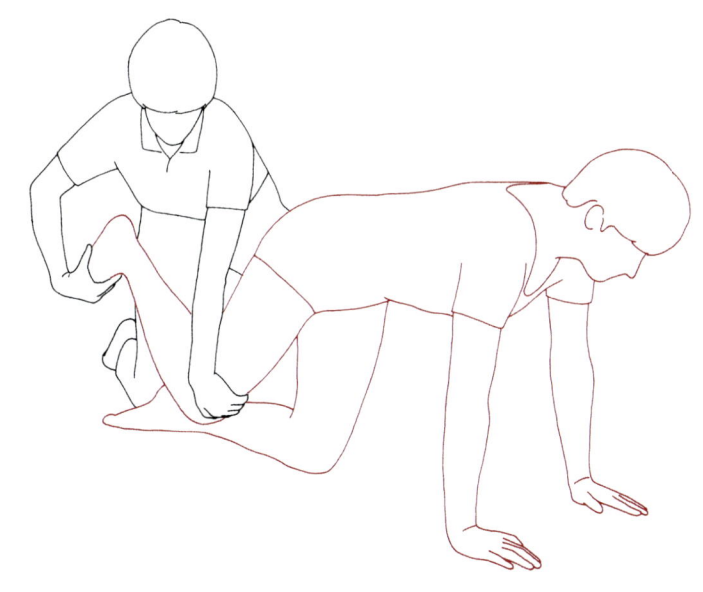

図 7-43
マニュアル・コンタクトは足の背外側／遠位部に．足部への抵抗と運動準備のため大腿前面のグリップを伴う移動

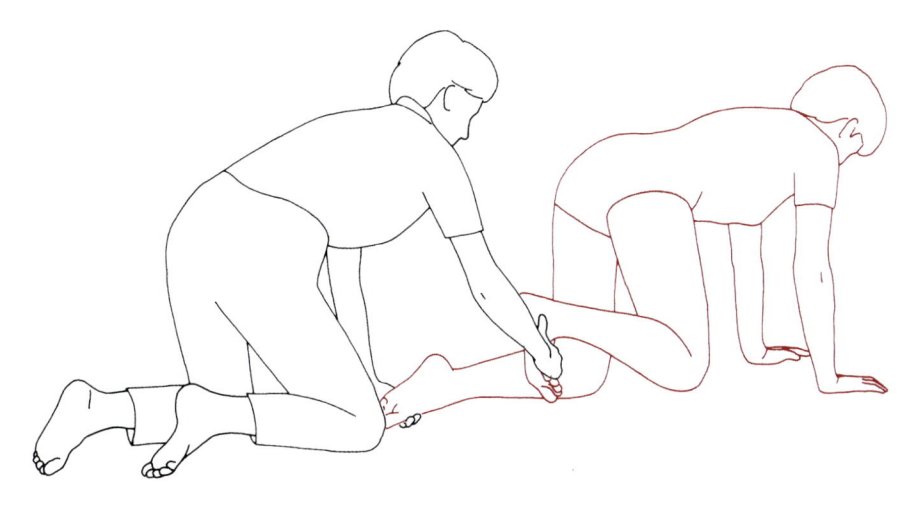

図 7-44
右遠位，足背側への抵抗を伴う前方移動

第7章　マット トレーニング

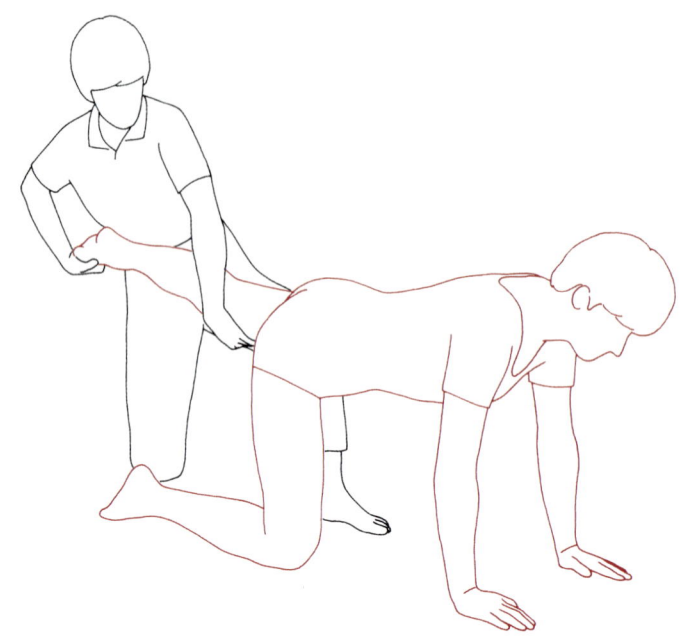

図7-45
反対側下肢の膝伸展を伴う伸展―外転―内旋方向へのエロンゲーション

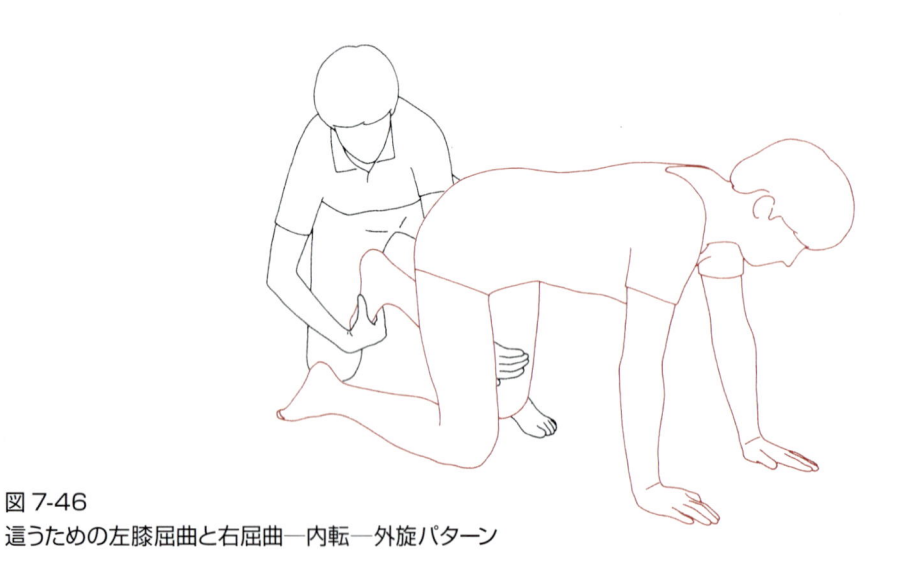

図7-46
這うための左膝屈曲と右屈曲―内転―外旋パターン

272

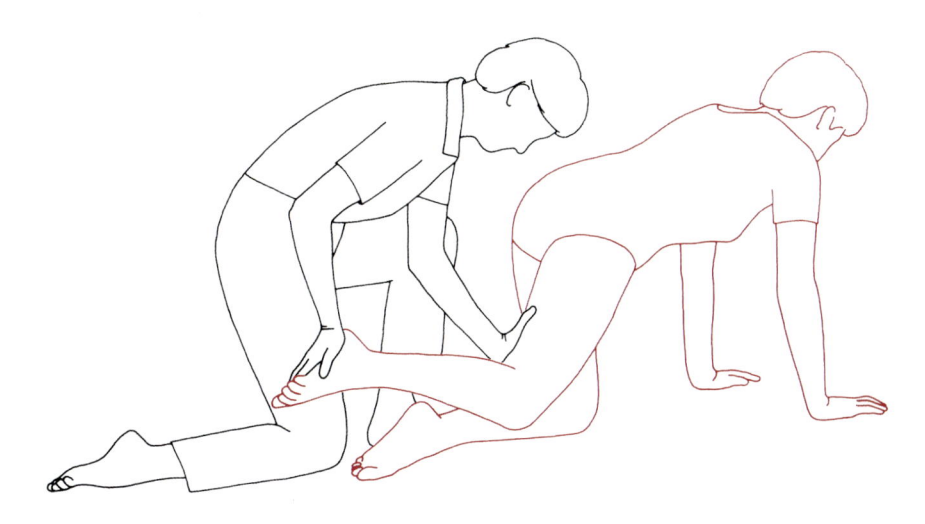

図 7-47
左方向への後方移動．右膝伸展を伴う伸展―内転―外旋パターン，足底―内側―遠位部と大腿後面―内側へコンタクト

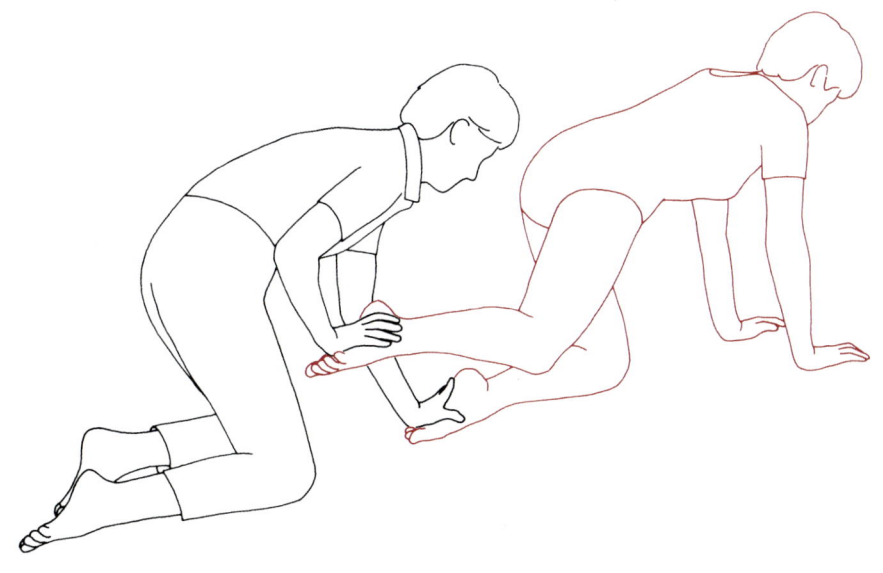

図 7-48
後方への移動．足底遠位部に抵抗をかける．

4. 四つ這い位→横座り

"腹臥位"からの訓練方法として四つ這い位から横座り，または正座へ移行する方法もある．横座り／正座から膝立て位→片膝立て位→立位へと移行する．

実施方法

- **肢位変換**：四つ這い位から横座りへ移行する際には，骨盤もしくは肩に対して動的求心性収縮または遠心性収縮を促す抵抗を与えて行う．

- **安定性訓練，安定性に基づく動的訓練，体重移動，平衡反応と前進運動**：「坐位」を参照

注意　横座りは，体幹回旋／側屈と平衡反応を要するため，困難であることも多い！

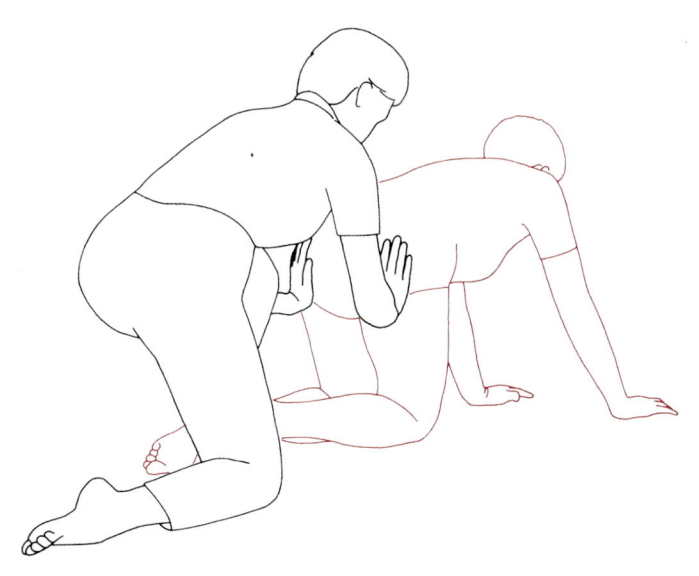

図 7-49
肢位変換．骨盤後方下制のために坐骨結節にマニュアル・コンタクトされ，患者は横座りとなる．

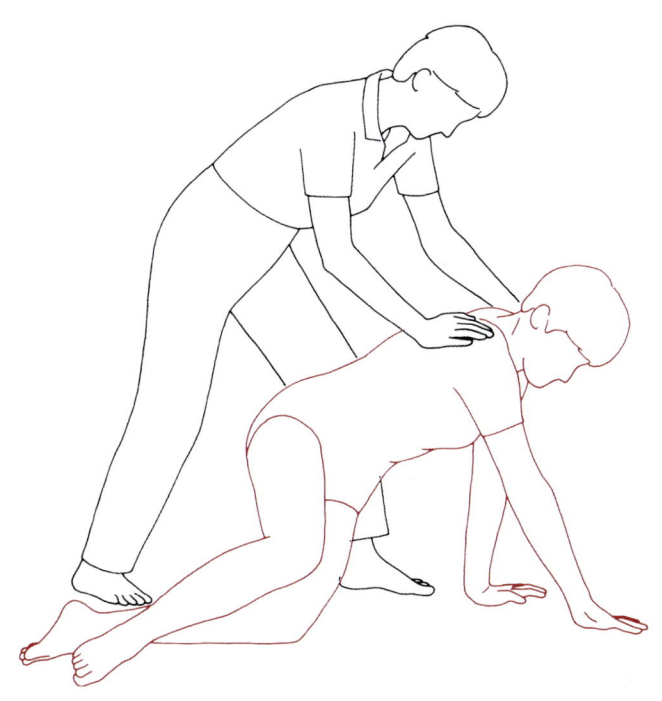

図 7-50
四つ這い位から横座りへの移行は，両肩へ回旋に対し抵抗を加え実施することも可能である．右は後方下制を伴う後方回旋と左は前方挙上を伴う前方回旋を行っている．

5. 横座り→長坐位

実施方法

- **肢位変換**：横座りから長坐位への移行は，必要に応じ体幹の屈曲を伴い実施する．
  マニュアル・コンタクトは頭部，肩甲骨，または骨盤が可能である．
  回旋を伴う運動が困難な場合は，介助することもある．

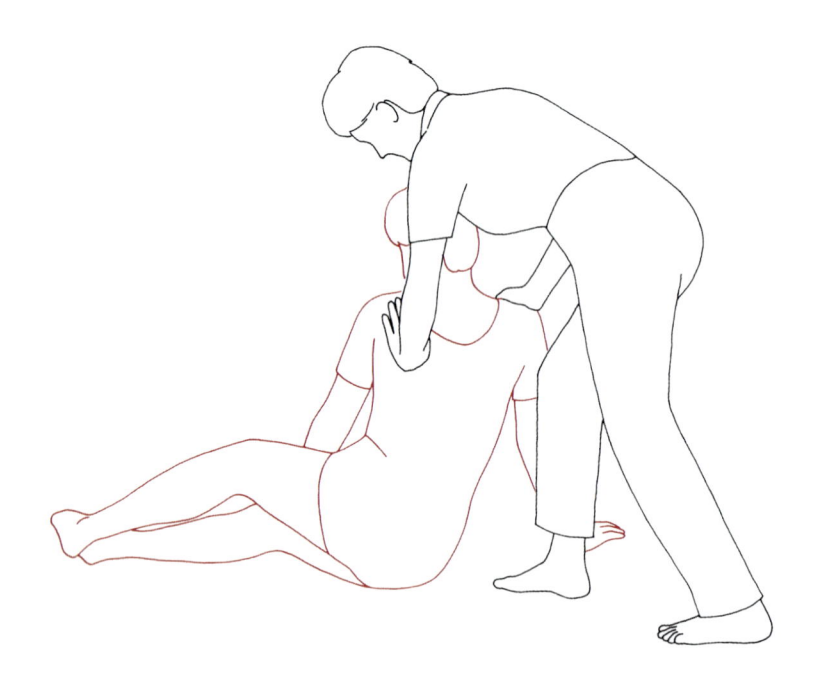

図 7-51
マニュアル・コンタクトを両肩に実施し，体幹の屈曲を伴った横座りから長坐位への肢位変換．左後方は肩甲骨の後方下制と右は肩甲骨の前方挙上

7.3 臨床的な実施方法

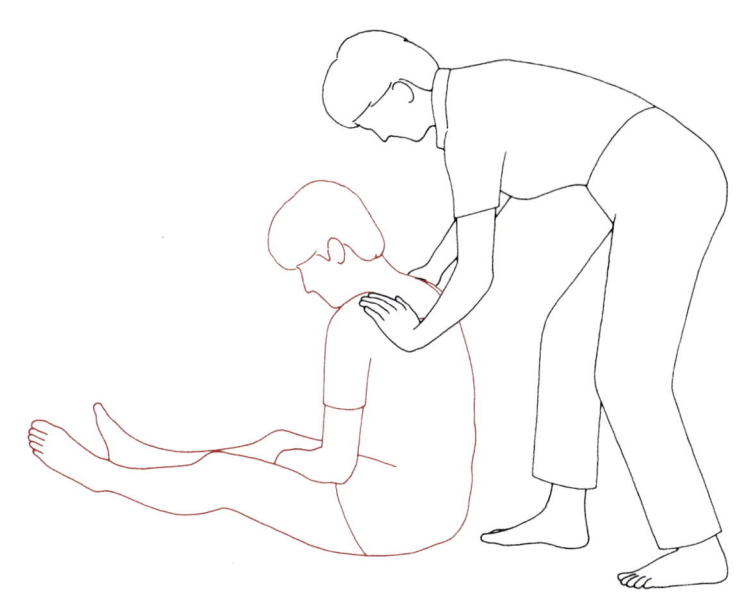

図 7-52
両肩のマニュアル・コンタクトを保持しながら，体幹の屈曲を伴い長坐位へ移行する方法

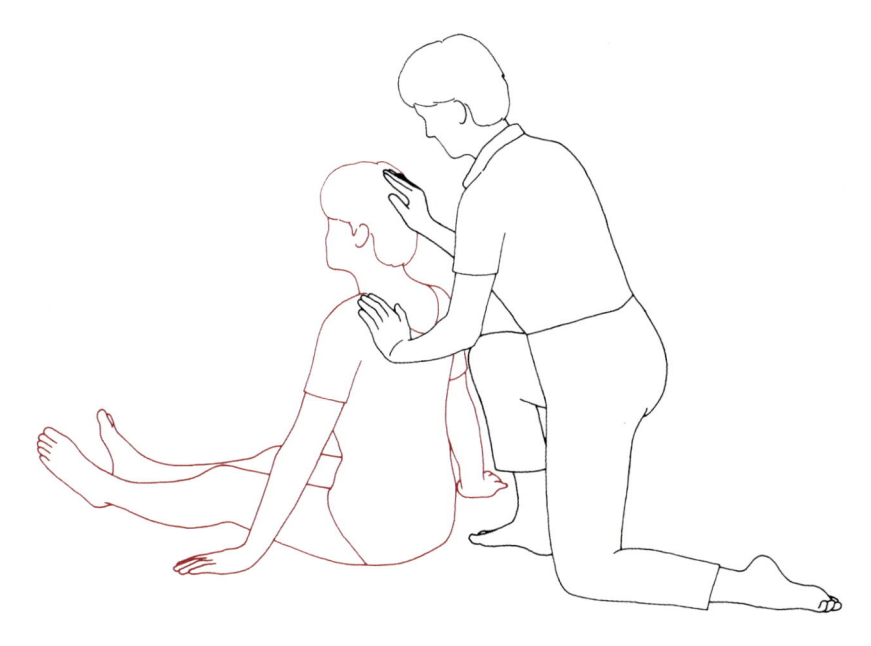

図 7-53
マニュアル・コンタクトは後頭部と肩にし，長坐位で姿勢を正した姿勢．マニュアル・コンタクトは保持したまま，この新しく獲得した開始肢位で，すぐに安定性訓練を行う．

6. 腹臥位→長坐位

実施方法

　四つ這い位からの運動の流れを直接的に腹臥位から長坐位へと移行することも可能である．その際には，体幹の回旋を強調する．

- **肢位変換**：マニュアル・コンタクトは頭部，肩，骨盤またはそれらを組み合わせて行う．治療者は回旋時に一緒に回旋できるように注意しながら行う．

　坐位から立位への運動の流れは腹臥位，場合によっては背臥位と同様であり，「背臥位から坐位へ」(280頁) の中で説明する．

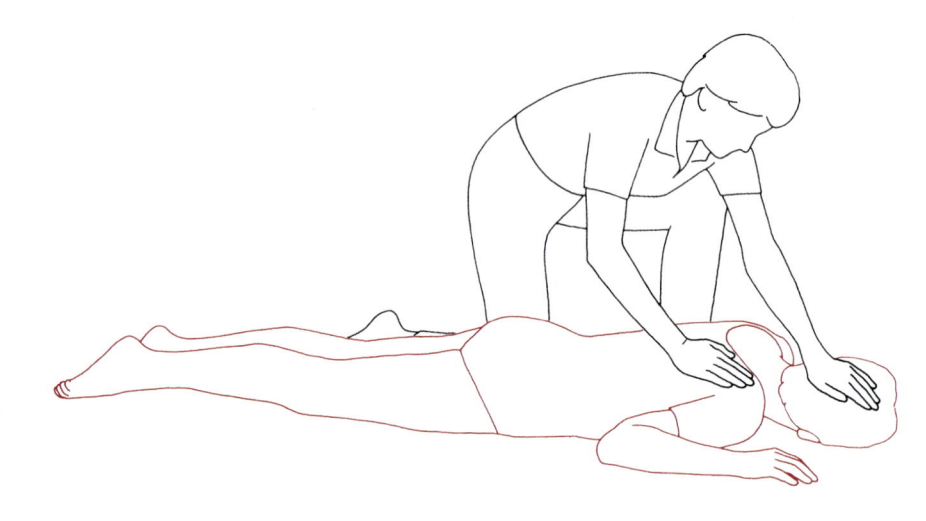

図 7-54
肢位変換．マニュアル・コンタクトは頭部と肩にした腹臥位での開始肢位

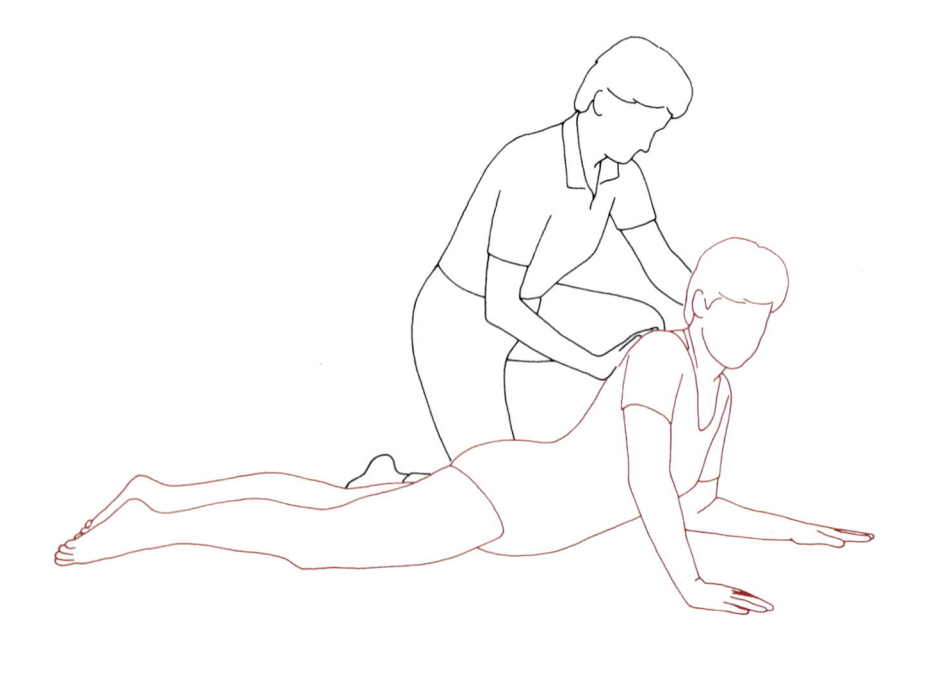

図 7-55
患者は頭部を右に回旋し右手で支持する．

7.3 臨床的な実施方法

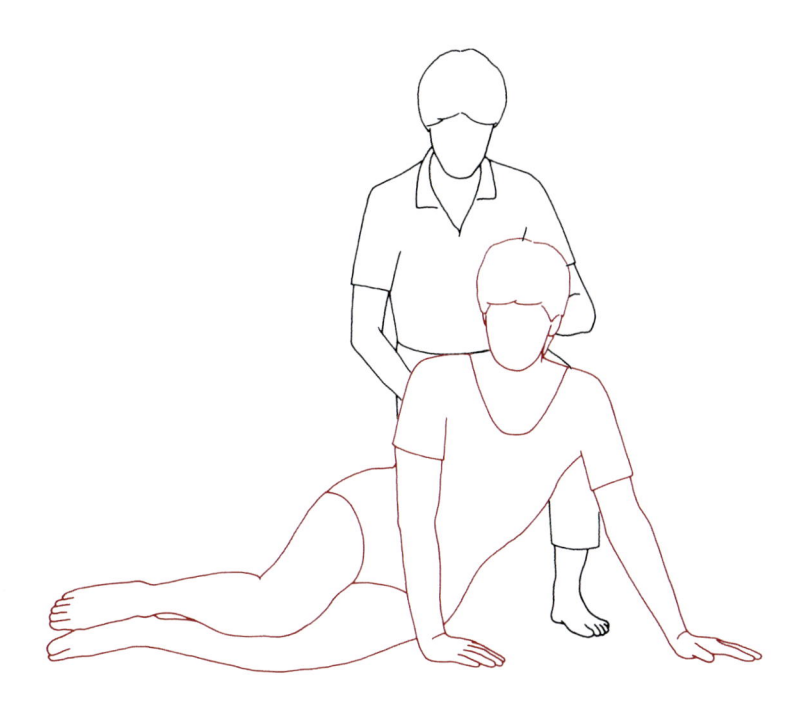

図 7-56
患者は左上肢を伸展，膝を屈曲し，横座りへさらに移行する．

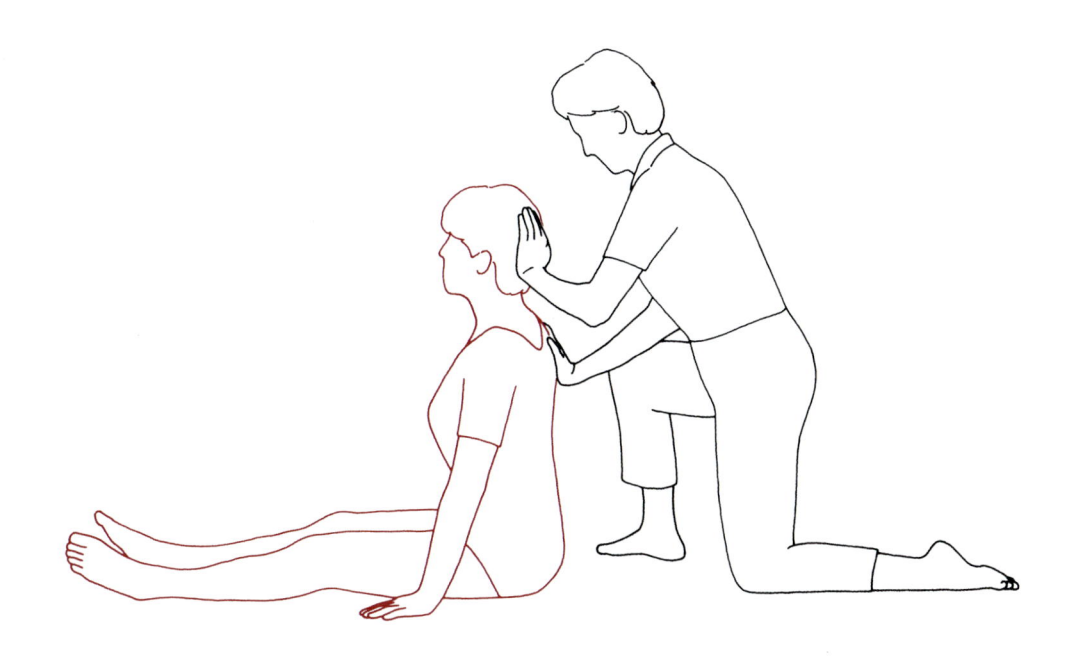

図 7-57
患者は両下肢を伸展し，長坐位となる．マニュアル・コンタクトは保持したままで，この新しい開始肢位ですぐに安定性訓練を行う．

279

背臥位から坐位へ

"背臥位から坐位へ" 訓練方法

1. 膝立てした背臥位
2. 前腕支持を伴う側臥位
3. 前腕支持を伴う側臥位→横座り
4. 横座り→長坐位
5. 背臥位→長坐位

背臥位になるために寝返りを利用することも可能である（「寝返り」（243頁）参照）．

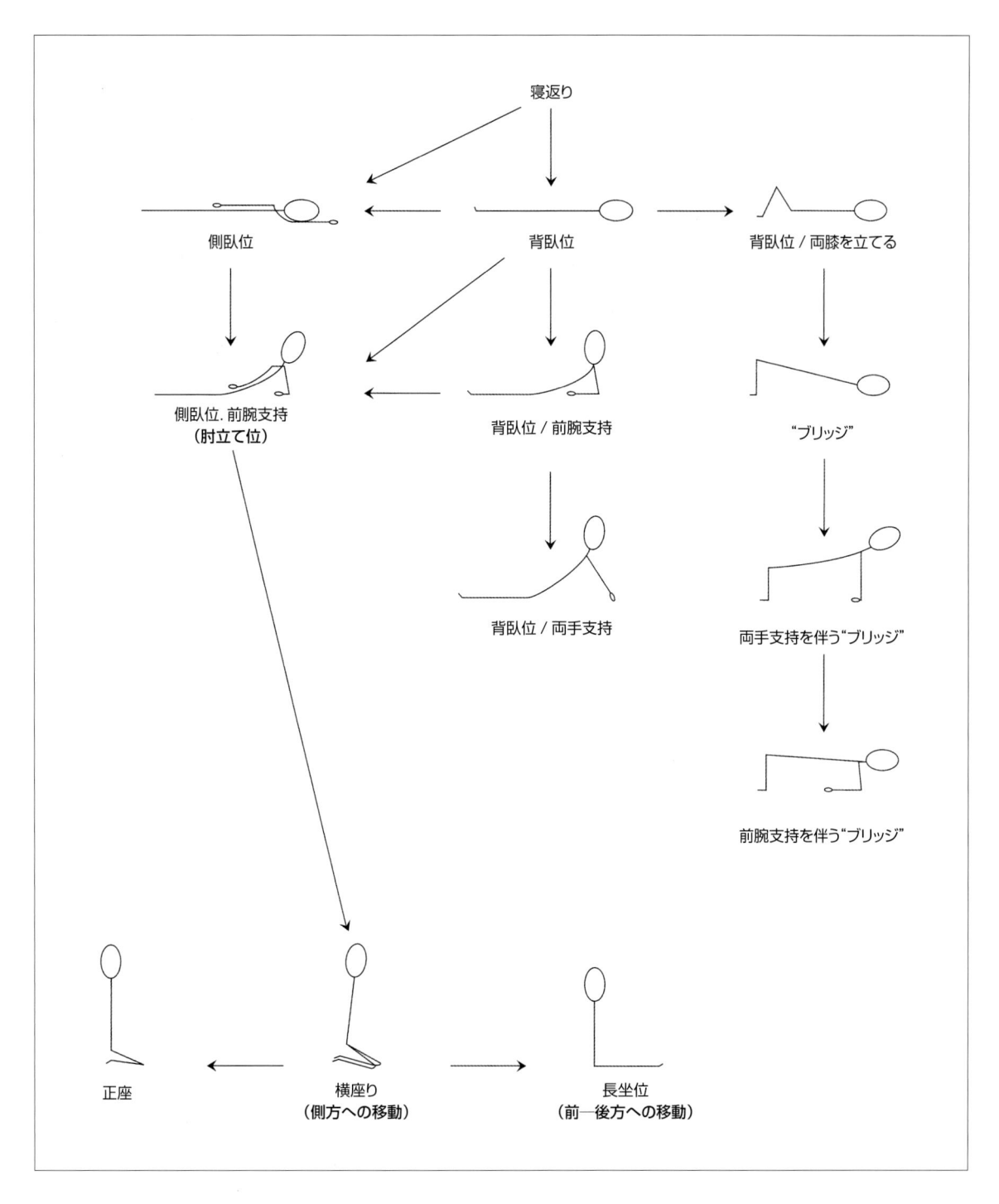

図 7-58
"背臥位から坐位"への訓練方法の一覧
前進運動は（　）内に太字で記載した．開始肢位は通常の文字である．

1. 膝立てした背臥位

膝を立てた背臥位は，下肢への負荷の初期段階である．

この開始肢位で様々な訓練を行うことができる．例えば，"ブリッジ"と呼ばれる背臥位での骨盤の挙上等である．それ以外に発達の視点からみた，機能的な訓練，セルフケア/ADLや移乗動作に即した訓練を行うことが可能である．

この開始肢位では，患者の能力に応じ，膝の屈曲角度を変えることが可能である．下肢を伸展するほど，訓練の難易度は上がる．

実施方法
- **肢位変換**：下肢と足部を一側ずつ立てる．足部と大腿に抵抗を加えることも可能である．

- **安定性訓練**：この肢位で，膝へ圧縮と抵抗を加え，安定性訓練を行う．

- **安定性を伴う動的訓練**：
  — マニュアル・コンタクトを膝にし，両下肢を左右に倒すように動かす．体幹と両上肢で支持をする（図7-59と7-60）
  — 骨盤運動/ブリッジ

目的
— 体幹/骨盤のコントロールの改善
— 平衡反応の改善
— 股関節伸展筋群の筋力強化
— セルフケア/ADLのための機能的訓練
　— ベッド上の寝返り
　— ベッド上での着脱動作
　— 移乗動作
　— 介護/ベッド上での排泄器具の使用
— 膝屈曲を伴う股関節の伸展を通し，病的なパターンの抑制/制止
— 股関節内転と外転筋群の同時収縮を通し，安定性の獲得

開始肢位
患　者：膝を立てた背臥位
治療者：患者の斜め前か後ろに位置する．

マニュアル・コンタクト
両手，虫様筋握りで骨盤縁をグリップする．

7.3　臨床的な実施方法

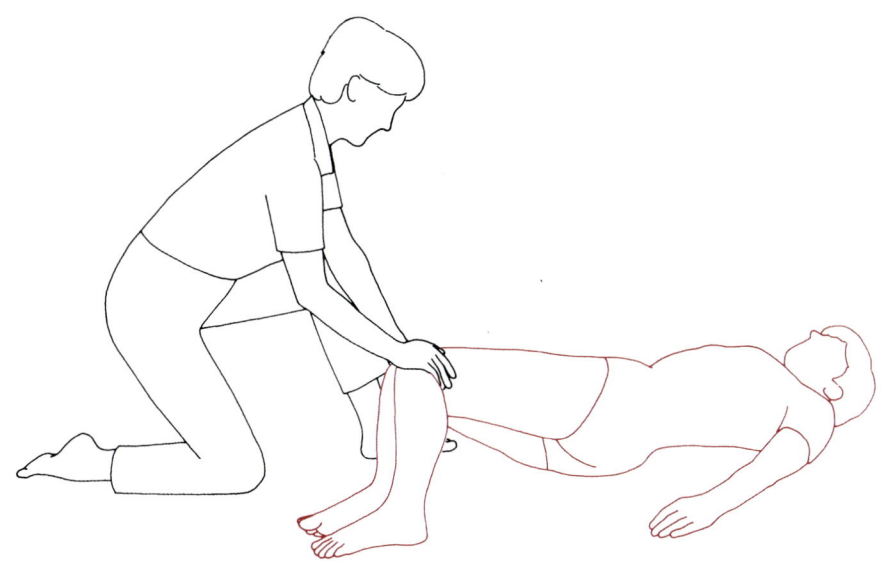

図 7-59
安定性を伴う動的訓練．両膝を側方へ．マニュアル・コンタクトは両膝の開始肢位

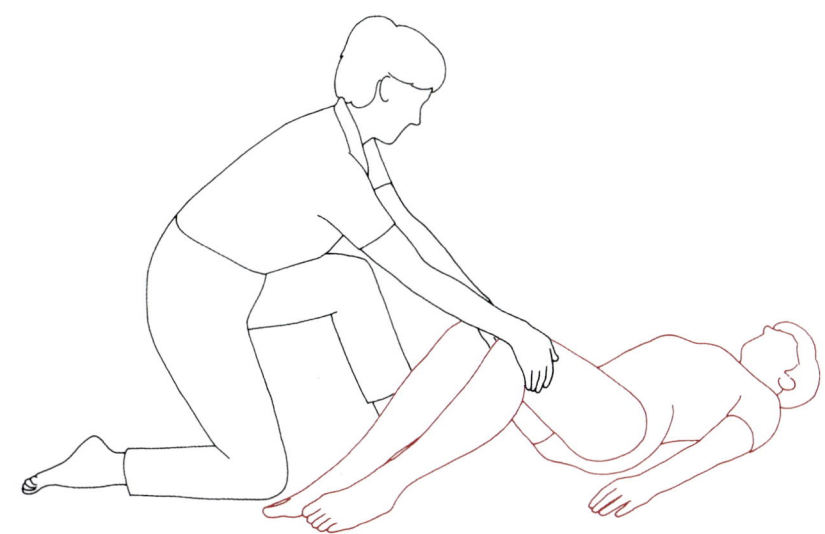

図 7-60
両膝を側方に動かす．

283

難易度を上げる方法
— 膝を立てた背臥位
— 膝を立てた両手支持
— 膝を立てた前腕支持（図 7-61 から 7-64 まで）

— 患者は，一側の骨盤を右／左上に上げるようにして，強調する．この場合，（例えば，ADL／ベッド上の寝返りの準備として）骨盤一側の動きを重点的に対角線の動きとして訓練する．強い側から開始する．患者は，頭部，両手と足部で床を押すようにし，適度な抵抗に抗し骨盤を上に上げる．

（運動方向のバリエーション）
— 骨盤を真っすぐに上げる．
— 対角方向に骨盤を挙上する（斜め右もしくは左上）．
— 回旋を伴い骨盤を挙上する（臀部を上げた状態で，骨盤の右／左側を交互に回旋する）

難易度の向上を伴う実施方法
— 膝を立てた背臥位
— 膝を立てた両手支持
— 膝を立てた前腕支持（図 7-61 から 7-64 まで）

— 患者は一側の骨盤を右／左上方向に上げることを強調する．これは，一側骨盤の動きに重点を置いた対角線運動の訓練である（例えば ADL／ベッド上の寝返りの準備のためである）．患者は頭部，両手と足部で治療台を押すようにし，骨盤は最適な抵抗に抗して上へ上げる．

（運動方向のバリエーション）
— 真上に骨盤を上げる．
— 対角線方向に骨盤を持ち上げる（斜め右もしくは左上方向）
— 回旋方向へ骨盤を持ち上げる（骨盤を上げた状態で一側を更に右／左交互に押し上げ回旋する）

　背臥位での骨盤の押し上げの運動の組み合わせと一側の骨盤を動かすことは，側方移動 "移乗動作" や第 9 章（図 9-1 から 9-4 まで）で紹介するベッド上寝返りの前準備として重要な機能的訓練である．その際に骨盤は対角方向，伸展筋群の収縮とともに側方に押し上げられる．両側ともに練習を行う．

- **体重移動**："ブリッジ"姿勢で前と後ろ方向に揺れることで，体重移動の練習ができる．訓練を難しくするための開始肢位：上記のような両手，または両肘支持姿勢からの骨盤挙上．一足で体重を支持すること，一足を伸展するなどがある．

- **平衡反応**：難易度を上げる：
  ― 骨盤を上げない
  ― 骨盤を上げる
  ― 骨盤を上げ，片足の膝を伸展する

- **前進運動**：この姿勢では困難である．

　腹臥位のときと同様に，背臥位から側臥位を経て横座りとなる方法もある．
　その他，背臥位から直接，長坐位と端坐位になる方法もあるが，ここでは分けて説明している．

図 7-61
安定性を伴う動的訓練．骨盤の挙上．骨盤挙上のためのエロンゲーションを伴う開始肢位．両側マニュアル・コンタクトは骨盤

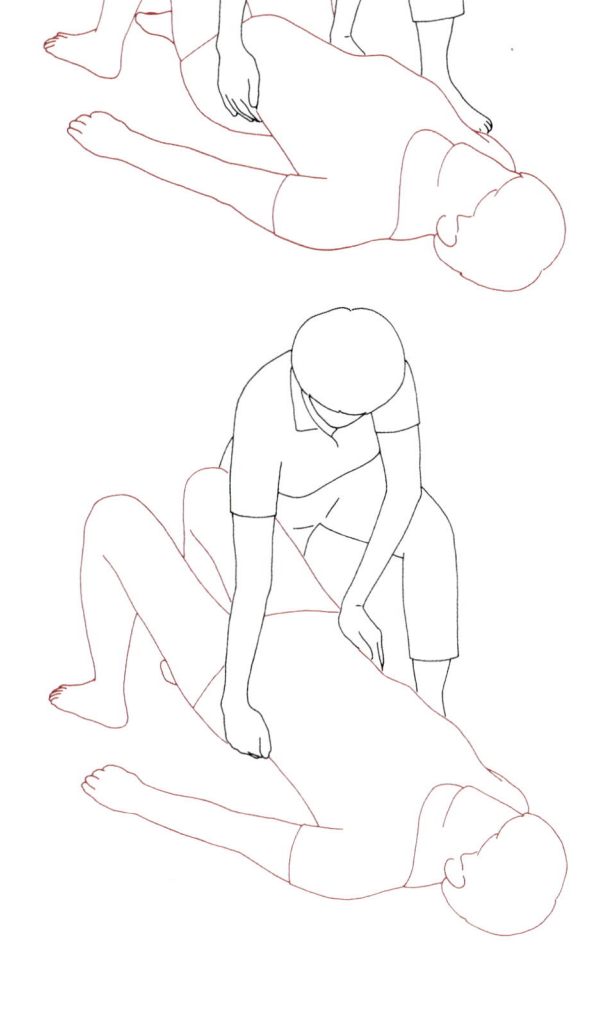

図 7-62
安定性を伴う動的訓練（続き）．右側をエロンゲーションし，対角線方向に骨盤を挙上している．

第7章 マットトレーニング

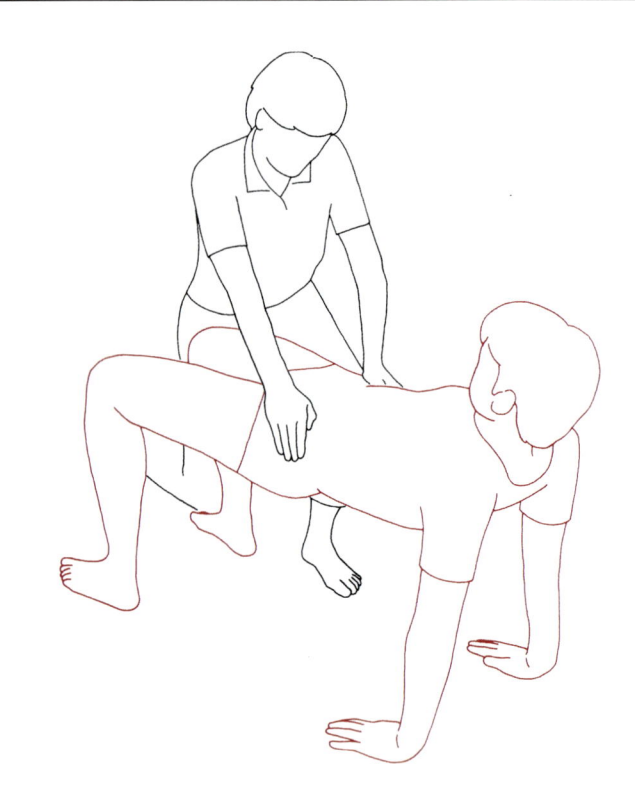

図 7-63
難易度を上げる：両手，両足支持で骨盤挙上

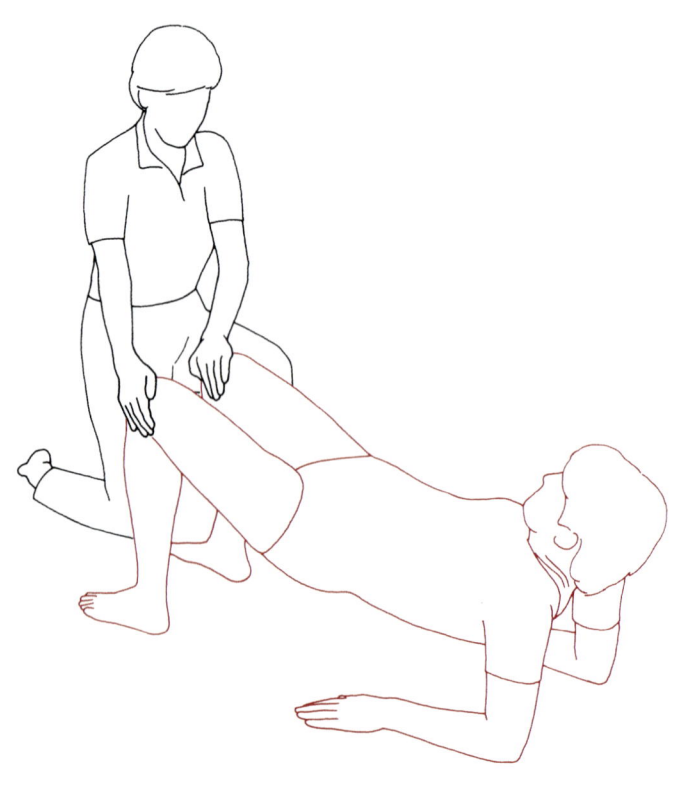

図 7-64
難易度を上げる：両前腕，両足支持

7.3 臨床的な実施方法

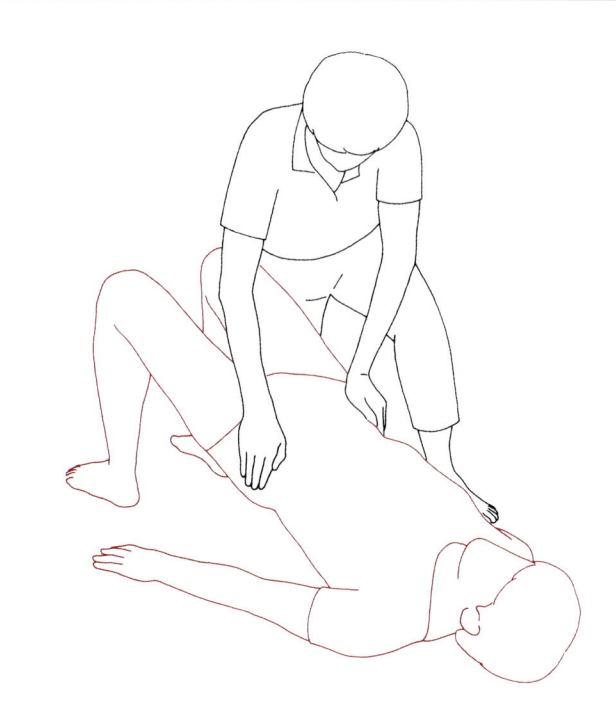

図 7-65
開始肢位に戻り，骨盤前方に加わった抵抗に抗し，伸展筋群の収縮を使い骨盤を挙上している．

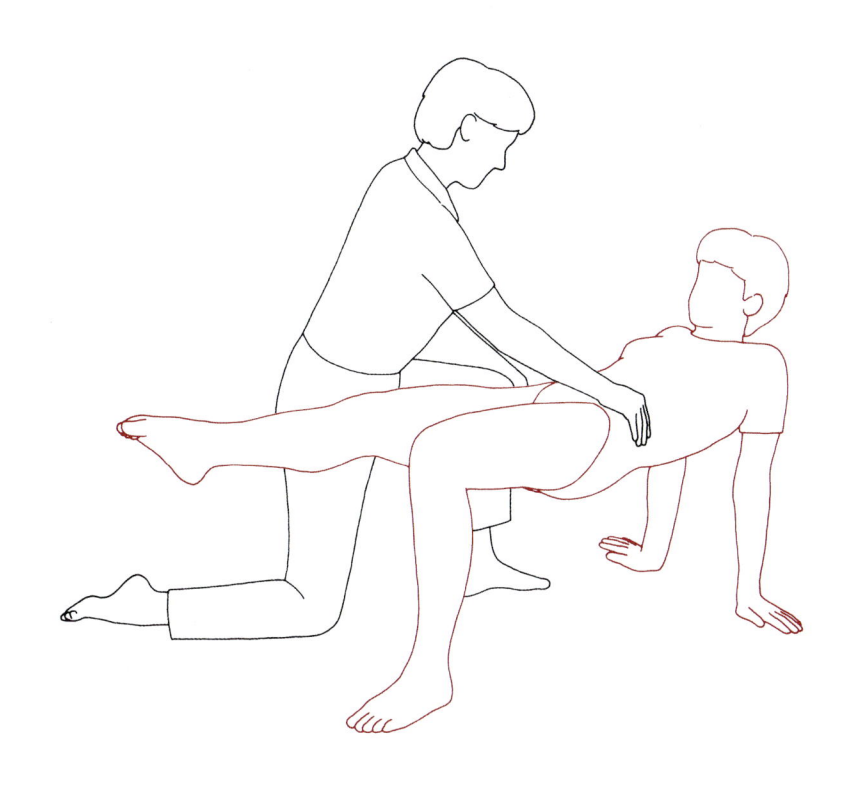

図 7-66
骨盤の挙上を伴う体重移動．両手で支持をし，訓練を難しくするため，片膝を伸展している．

2. 前腕支持を伴う側臥位

患者は寝返りをし，背臥位から側臥位になる．マニュアル・コンタクトは寝返りの際に記述したように，患者の筋力，能力に応じた方法で行う．

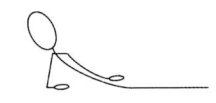

患者によっては分割して行う．直接的に背臥位から前腕支持での側臥位になる方法も可能である．

実施方法

- **肢位変換**：背臥位から側臥位へ寝返りする．マニュアル・コンタクトは例えば，肩甲骨前方挙上に対して肩に抵抗を加えるなど，患者に適した抵抗を与える．患者に合わせ，両下肢を屈曲，上肢を引き肘で支持するようにする．

  マニュアル・コンタクトのバリエーション
  — 手の背側―遠位部と上肢の運動パターン，肘の屈曲を伴う伸展―外転―内旋に対し抵抗を加えるため，肘の外側―近位部にすることもある．
  — 上肢の運動パターンと頸部の運動パターン
  — 下肢の運動パターン

- **安定性訓練**：新しく獲得した開始肢位では，頭部，肩もしくは骨盤やその組み合わせのマニュアル・コンタクトを保ちながら安定性訓練を行う．

- **安定性を伴う動的訓練，体重移動，平衡反応と上肢で支持をした側臥位での前進運動**
  （「横座り」参照）

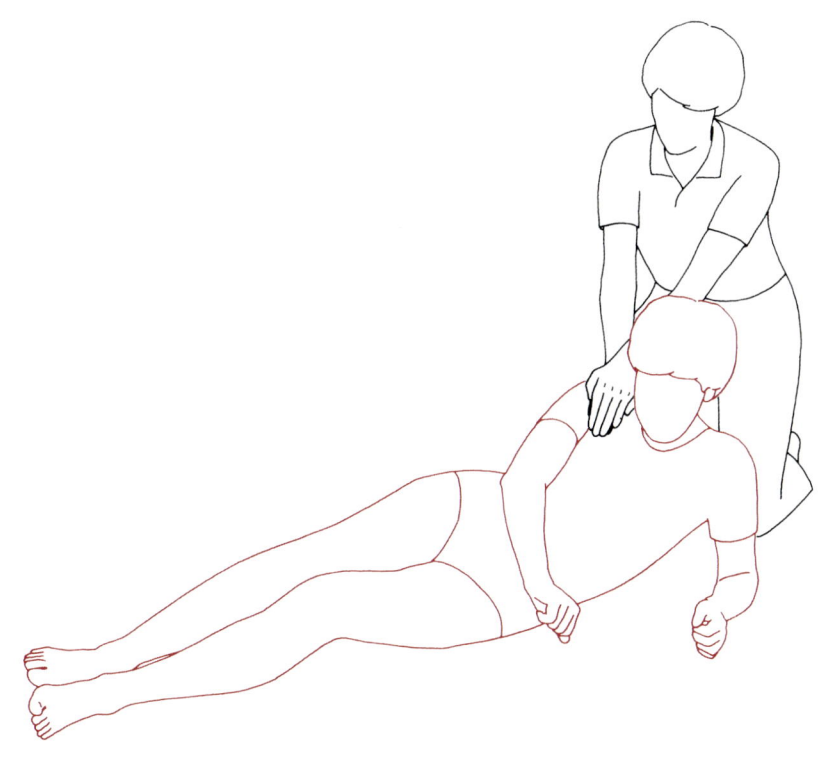

図 7-67
肢位変換．肩甲骨前方挙上に対し，肩に加わった抵抗に抗しながら，背臥位から一側前腕支持での側臥位へ．

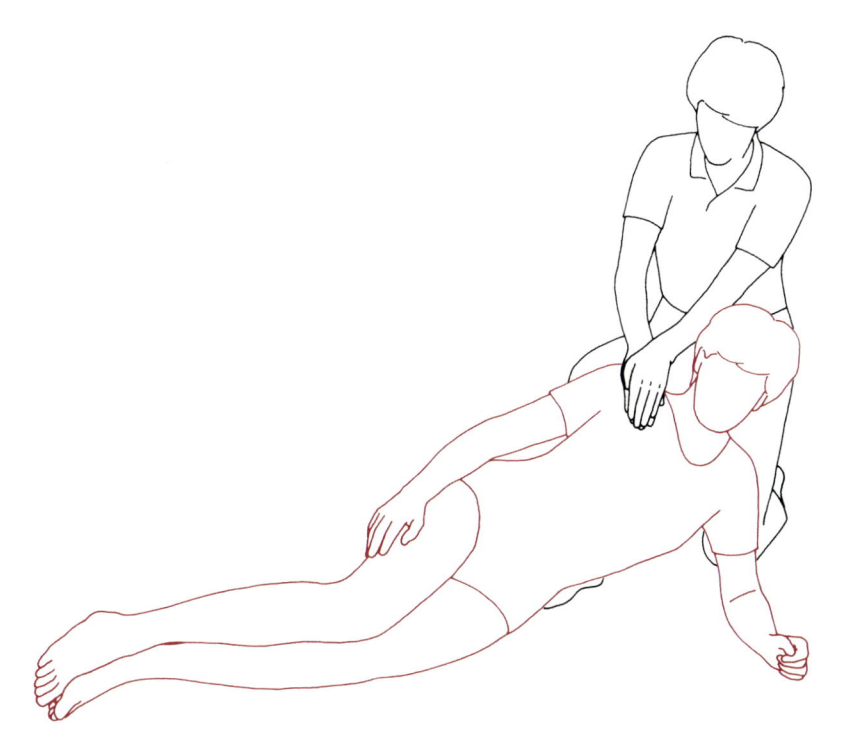

図 7-68
肩肘支持側臥位での安定性訓練．この場合，両側のマニュアル・コンタクトは肩前方のままである．

3. 前腕支持を伴う側臥位→横座り

実施方法

- **肢位変換**：上肢で支持をした側臥位から，患者は横座りとなる．例えば，一側は前，一側は後方にし，両肩に体幹の回旋に対して抵抗を加えながら，体を回旋するようする．

- **安定性訓練**：新しい開始肢位で安定性訓練を行う（図7-70）.

- この訓練と**安定性を伴う動的訓練，体重移動，平衡反応と前進運動**：「横座り」(298頁) 参照

7.3 臨床的な実施方法

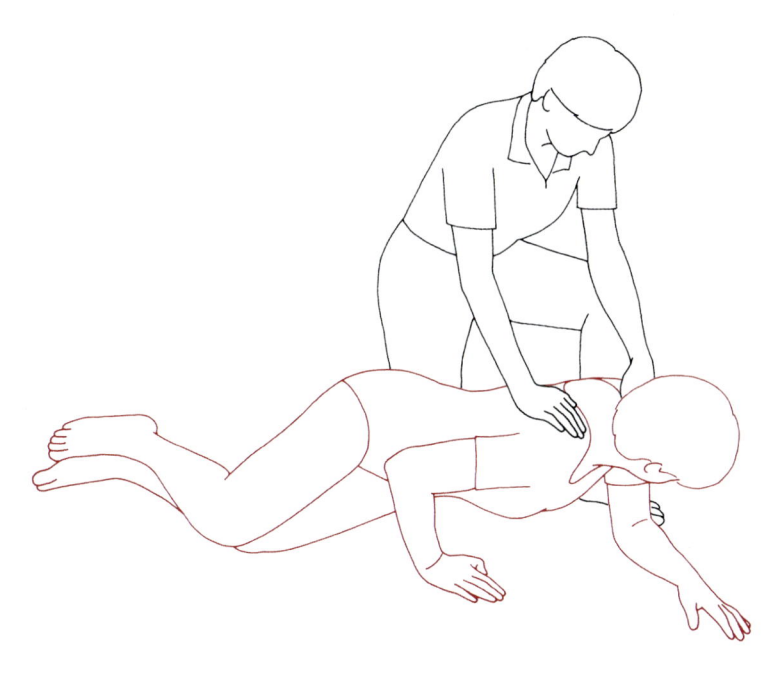

図 7-69
側臥位から横座りへの肢位変換のため運動要素筋群がエロンゲーションされた開始肢位．マニュアル・コンタクトは両肩で，後方は肩甲骨後方下制，前方は前方下制をコントロールする．

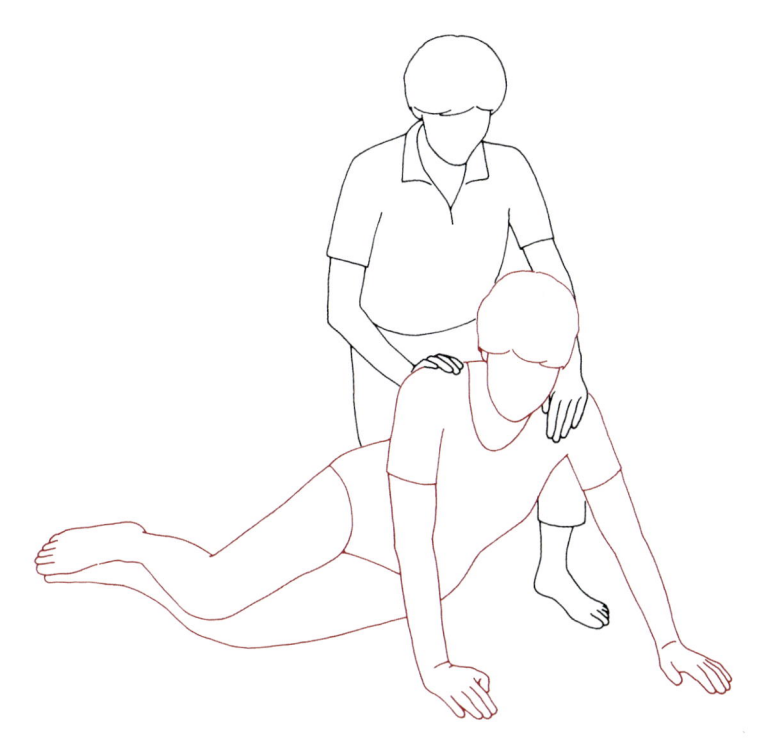

図 7-70
横座りになったところ．動作中，前腕は伸展しておく．安定性訓練は，マニュアル・コンタクトを保持したまま，すぐに開始する．

4. 横座り→長坐位

　横座りから長坐位の訓練は，両肩のマニュアル・コンタクトを保持したまま行う（腹臥位からの訓練方法についても，本項を参照）．

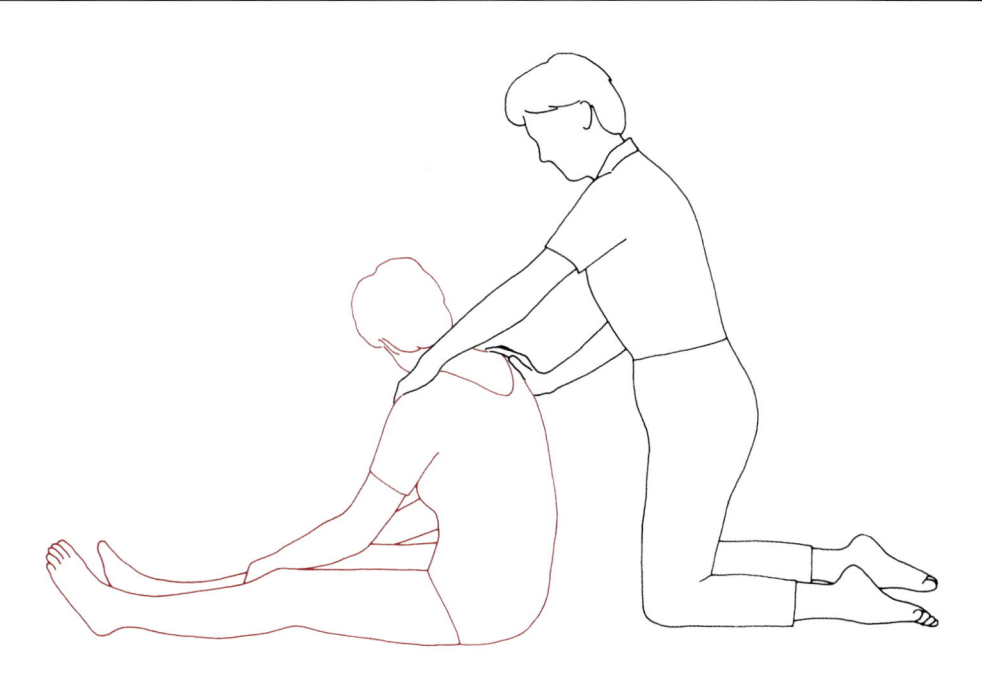

図 7-71
横座りから長坐位への肢位変換．図 7-70 の続きで，患者は長坐位となるため下肢を伸展する．

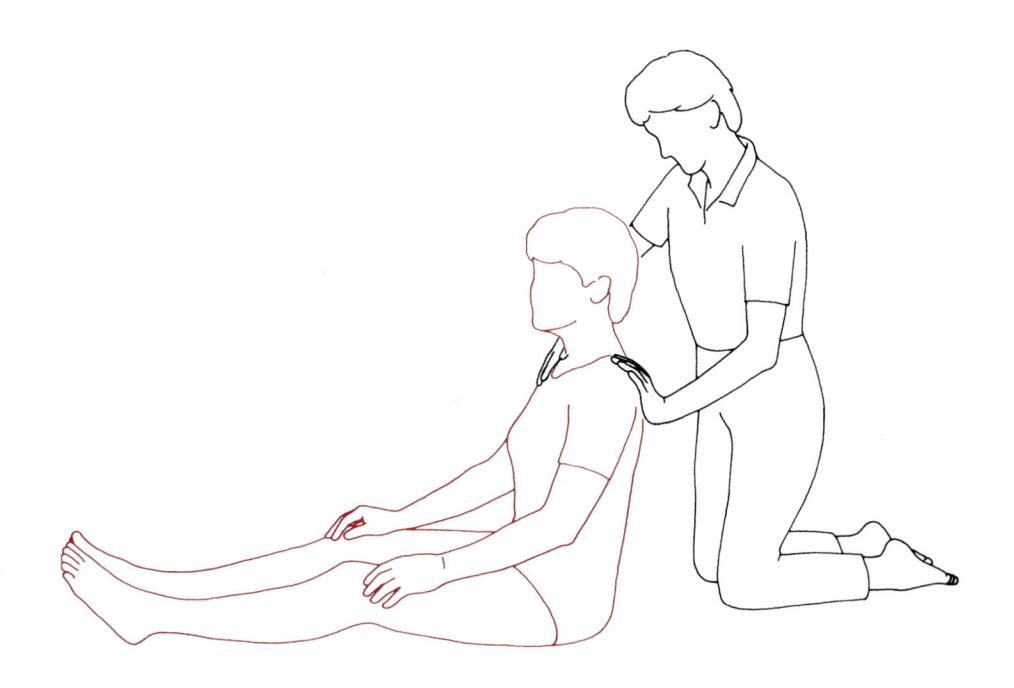

図 7-72
肢位変換（続き）．両肩のマニュアル・コンタクトと抵抗によって，長坐位での体幹の伸展を促す．前にあった手を後方下制のため後方に変え，後方にあった手は前方下制のため前方に変える．

第7章 マット トレーニング

5. 背臥位→長坐位

"腹臥位から坐位"への移行のように，スムーズな動作として背臥位から長坐位になることも可能である．この動作には十分な理解が必要で，今までに記載した基礎パターンには書かれていない．

> 実施方法

- **肢位変換**：例えば，運動の流れを細分化するために"チョッピング"と呼ばれる上部体幹，上肢の両側性非対称性の伸展パターンと，頭部―頸部―屈曲パターンの組み合わせを利用することも可能である（第6章6「上部体幹パターン」(216頁) 参照）．

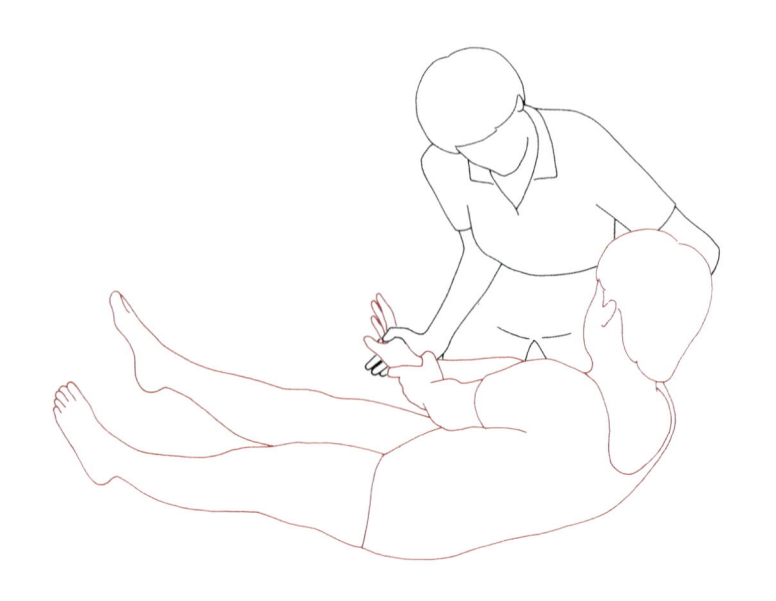

  体幹の適度な伸展を伴い長坐位になるために，"リフティング"と呼ばれる上部体幹と頸部の伸展を伴う上肢の両側性非対称性屈曲パターンの組み合わせを利用することが可能である（第6章6「上部体幹パターン」(216頁) 参照）．

図7-73
肢位変換．背臥位での開始肢位．マニュアル・コンタクトは，頸部屈曲のため頭部の前―外側と手関節伸展と肘伸展位を保持したままリードアームの肩関節伸展―外転―内旋のため，手の背側―遠位部にしている．

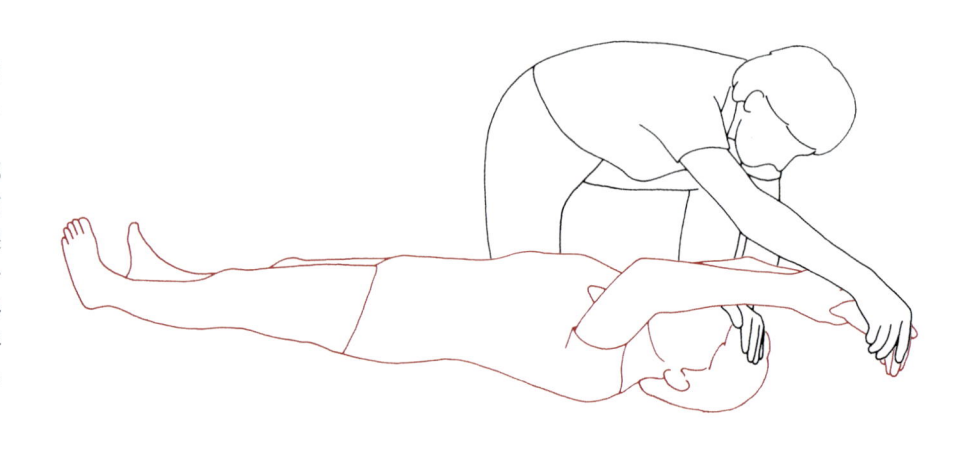

図7-74
その際に患者は，手指を伸展し，顎を引き，頭部を右に回旋し，上肢を右―下方向へ動かし，坐位になる（チョッピング）．

7.3 臨床的な実施方法

図 7-75
体幹の伸展を伴い長坐位になる運動

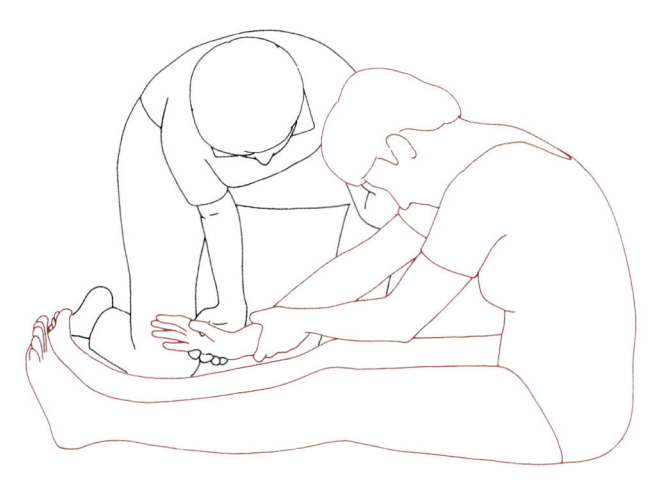

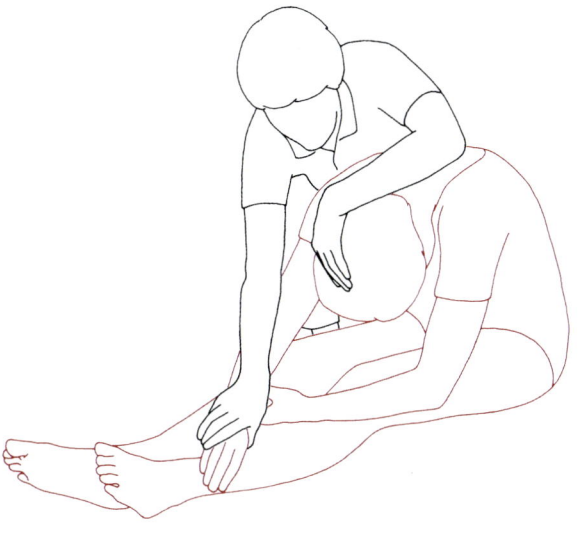

図 7-76
肢位変換．体幹の伸展を伴い長坐位になる運動の開始肢位．姿勢を正すために，マニュアル・コンタクトは頸部伸展のため頭部の側後方と手の背屈を伴う上肢の屈曲―外転―外旋のため手の背側―遠位部とする（"リフティング"）．

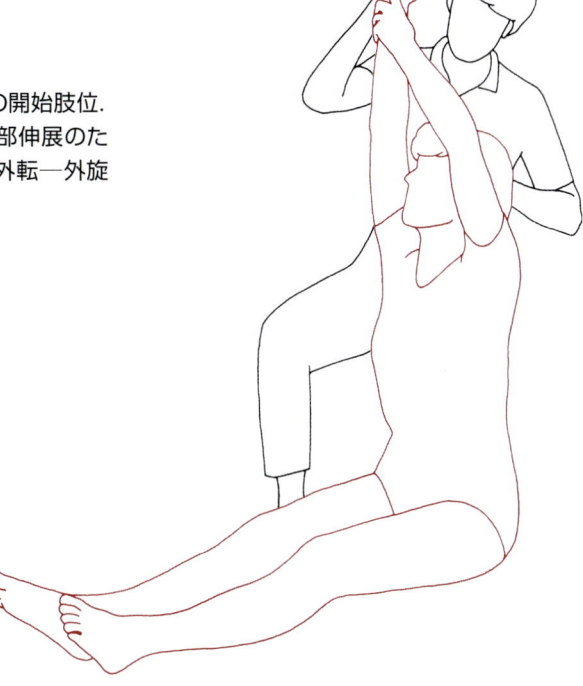

図 7-77
長坐位での安定性訓練

坐位から立位へ

（腹臥位もしくは背臥位から続く）"坐位から立位へ"の動作の流れは，坐位までの流れと似たようなものである．腹臥位と背臥位からの動作は坐位から立位への動作の訓練のために使われることもある．

坐位

坐位では両上肢の支持があるか，またはない状態で，体幹の訓練を実施することが可能である．

目的
— バランスの改善
— （両坐骨結節への）体重負荷
— 体幹安定性
— 頭部のコントロール
— 体幹の可動性
— 上肢の支持機能

座位のバリエーション
— 横座り
— 正座
— 長坐位

"坐位から立位への"動作の一覧

1. 横座り
2. 正座
3. 長坐位
4. 膝立ち位
5. 片膝立ち位
6. 立位

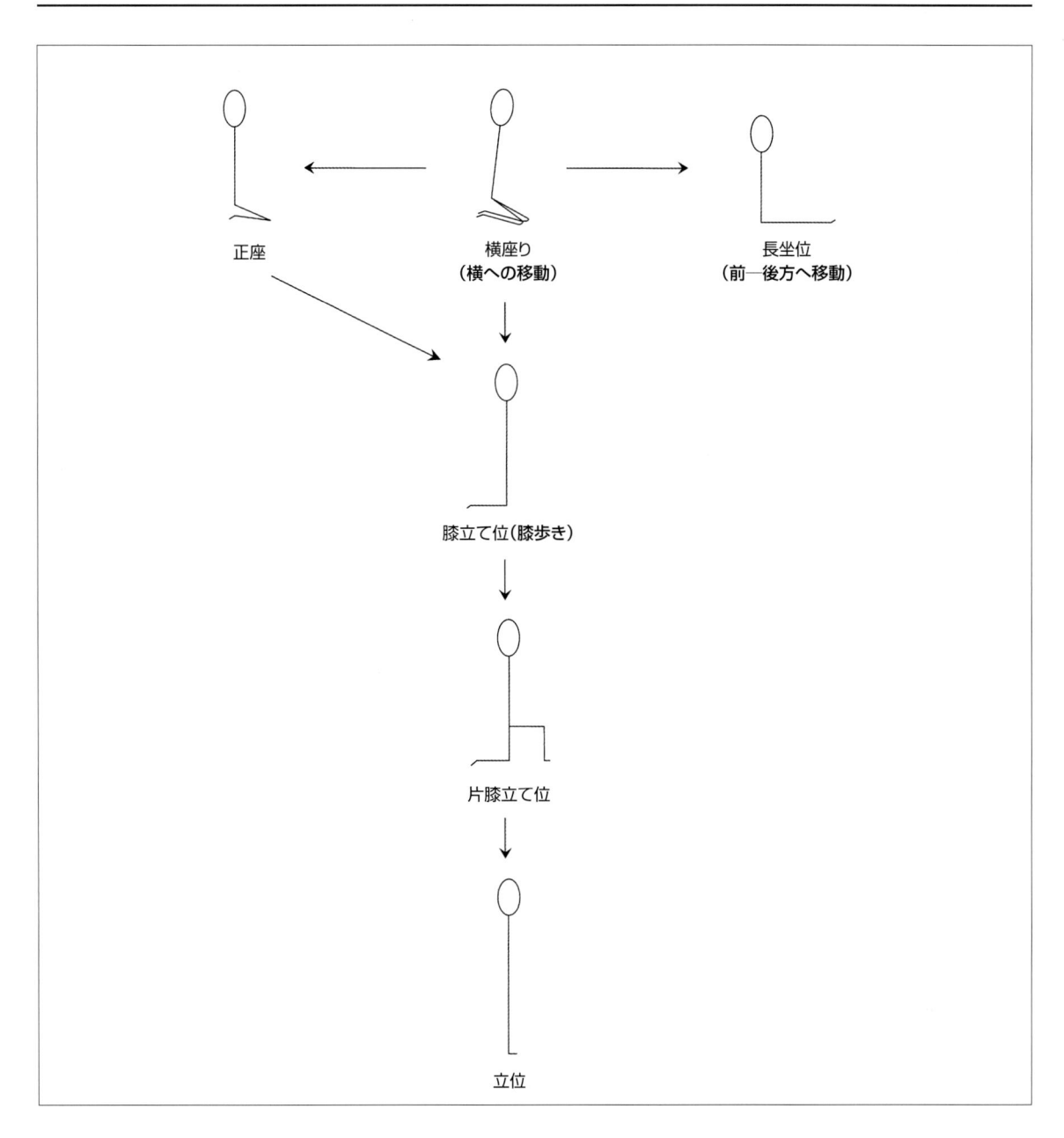

図 7-78
"坐位から立位"の一覧
前進運動は（　）内に太字で記載した．開始肢位は通常の太字である．

1. 横座り

この横座りは,「腹臥位から坐位へ」(256頁),「背臥位から坐位へ」(280頁)のなかで,すでに短く紹介している.ここでは,簡単に運動の流れをまとめて説明する.

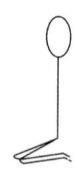

実施方法

- **肢位変換**:"腹臥位から坐位"へ移行する際に,患者は横座りとなる.
  ― 四つ這い位から(図7-49と7-50)
  ― 正座から(図7-81と7-82)

  "背臥位から坐位"への移行の際に,患者は横座りとなる.
  ― 両手で支持した背臥位から(図7-69と7-70)

- **安定性訓練**:患者が横座りの姿勢になったら,新しく獲得した姿勢ですぐに安定性訓練を行う.

- **安定性があるなかでの動的訓練,体重移動と平衡反応**も,横座りで行うことが可能である.

- **前進運動**:横への移動は,多くの患者にとって重要な機能的動作である.床に転倒した際の前準備や床からの起き上がりの準備として利用することができる.

7.3 臨床的な実施方法

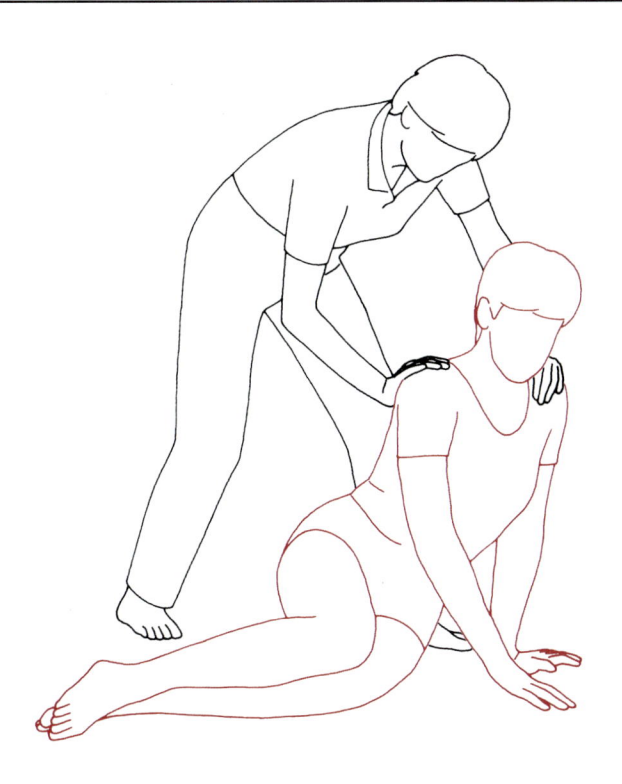

図 7-79
横座りで，肩への圧縮と抵抗を伴う安定性訓練

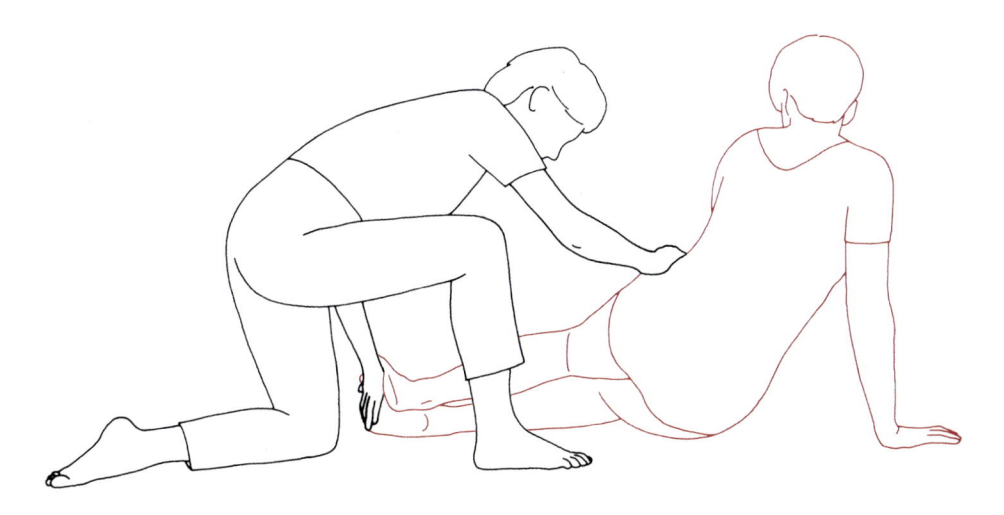

図 7-80
横座りでの前進運動：足底を固定し，骨盤の引き上げに対して骨盤の前方を保持した横への移動．
この横への移動の後に，下肢屈曲のため足の甲と大腿骨に抵抗を加える．そのようにして患者は新しい開始肢位を獲得する．

2. 正座

実施方法

- **肢位変換**：患者は以下の姿勢から正座となる．
    - 骨盤，両肩，頭部と上肢または"チョッピング"と呼ばれる上肢と頭部を組み合わせたマニュアル・コンタクトや抵抗を伴い，横座りから行う．
    - "腹臥位から坐位"への移行のように，四つ這い位から行う．患者は体重を後方へ移動させ，後ろへ座るようにし正座となる．
    （マニュアル・コンタクト：図 7-81 から 7-83 までを参照．この動作は遠心性の筋収縮を使って実施，訓練することも可能であるが，より高度なコントロールが必要となる．）

- **安定性訓練**：姿勢を正した正座では，新しい開始肢位として，圧縮と抵抗を使い支持性訓練を行う（図 7-83 参照）．

- **安定性を伴う動的訓練**：上肢，頭部／頸部または肩甲骨の運動パターンは正座でも行うことが可能である．

- **体重移動**：支持基底面を固定した正座では，四つ這い位の方向や膝立て位の方向，もしくは一側の坐骨結節に体重を移動し片膝立ちの方向への体重移動が可能となる．

- **平衡反応**

- **前進運動**：正座では困難である．

注意
- 患者が正座をした際に足背に痛みを感じる場合は，足背の下にクッションを入れることも可能である．
- 膝屈曲の可動域が十分でない場合には，臀部と下腿の間にクッションを入れることも可能である．

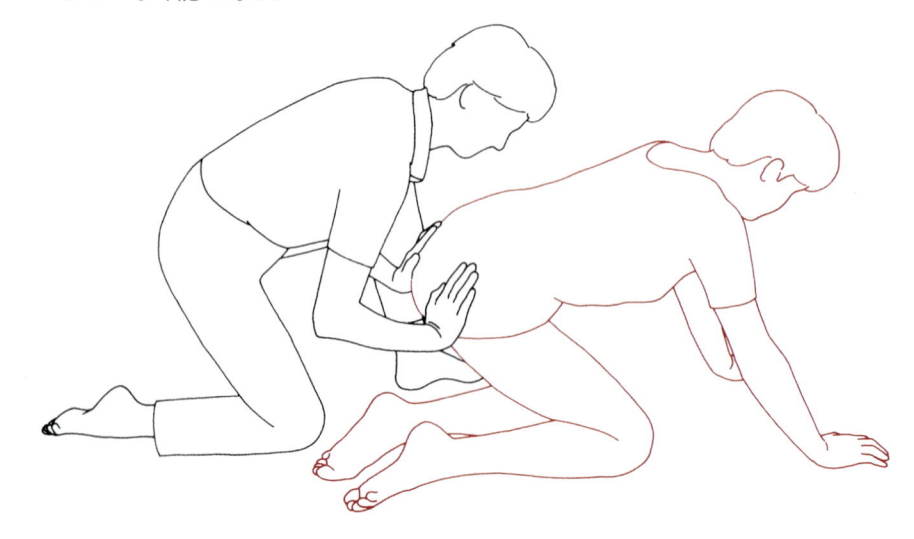

図 7-81
骨盤後方下制のため，坐骨結節にマニュアル・コンタクトした四つ這い位から正座への肢位変換

7.3 臨床的な実施方法

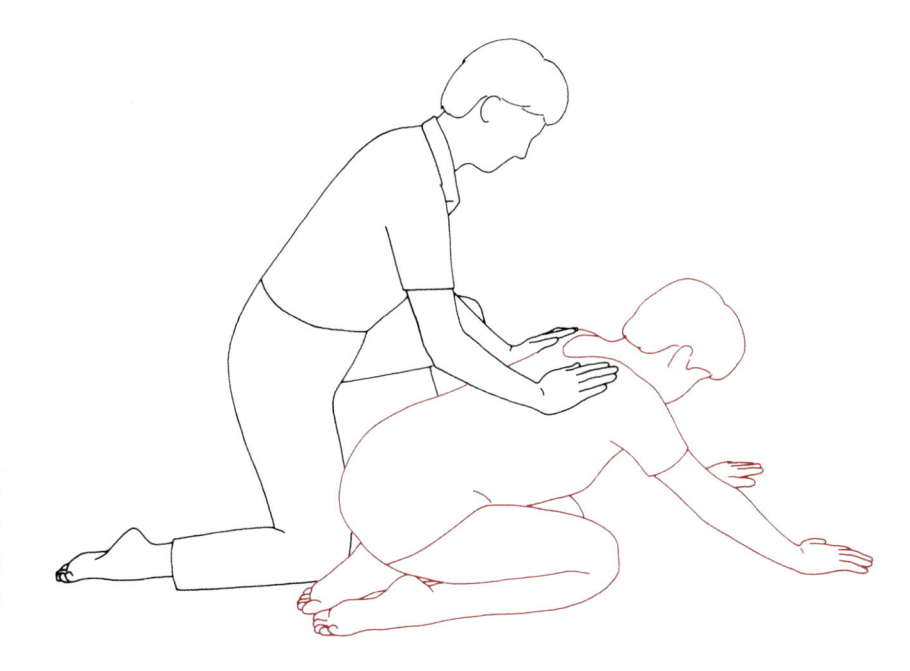

図 7-82
肩甲骨後方下制のため，マニュアル・コンタクトを両肩甲骨にした方法での四つ這い位から正座への肢位変換

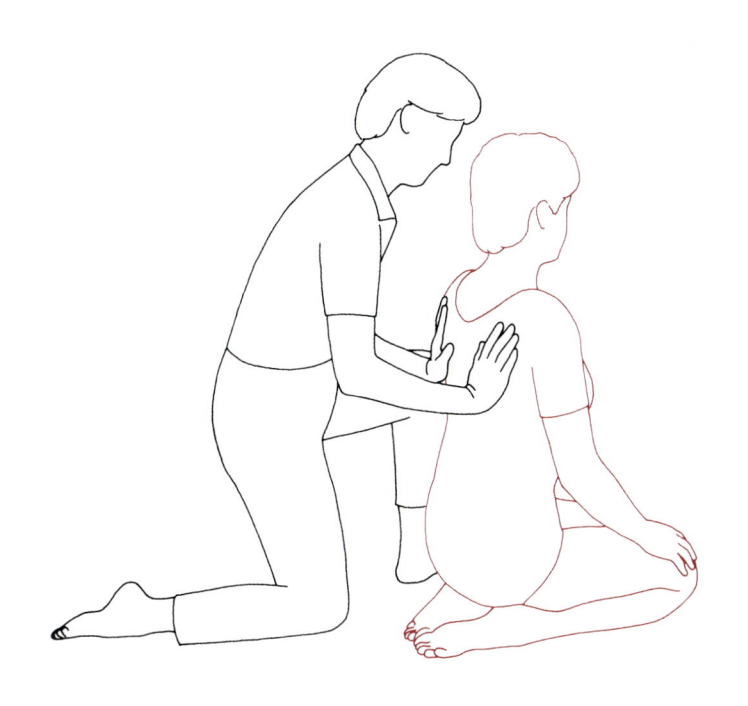

図 7-83
正座で安定性訓練を行い，体幹のアライメントを整える．マニュアル・コンタクトは肩甲骨後方下制のため，両肩甲骨後面とする．

3. 長坐位

長坐位では，坐骨結節への荷重，左右への体重移動，臀部や背筋の伸張が可能となる．それ以外に，歩行への準備のためのよい開始肢位となる．この場合，骨盤の運動を強調する．

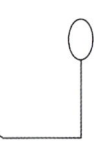

実施方法

- **肢位変換/安定性訓練**：安定性訓練を伴う動作の流れは，すでに腹臥位/背臥位から横座りを経て長坐位への移行で説明している（図7-51から7-57までと7-69から7-77まで）．

- **安定性を伴う動的訓練**：上肢，頸部，肩甲骨や骨盤の運動パターン以外に体幹の訓練と難易度を上げることも可能である．例えば：
  — プッシュ・アップ台を用いた両手での"プッシュ・アップ（Push Up）"：支持機能の改善と杖歩行の準備や移乗動作のため（図7-84から7-89までを参照）
  — 両側性下肢運動パターンや相反性両側性の下肢屈曲—伸展パターンを用いて下部体幹屈筋と伸筋群の筋力強化．

- **体重移動**：前進運動の準備として，左右坐骨結節への体重移動．

注意 坐骨結節への荷重が不十分である，片側/両側下肢切断患者や片麻痺患者にとってよい訓練となる．

- **平衡反応**

- **前または後方移動**：マニュアル・コンタクトを骨盤，足部または両肩にし，前または後方へ移動する．

長坐位から横座りへの移行は，適した抵抗を骨盤，肩，頭部または"チョッピング"と呼ばれる頸部の屈曲を伴う両側性非対称性上肢運動パターンで行うことが可能である．

7.3 臨床的な実施方法

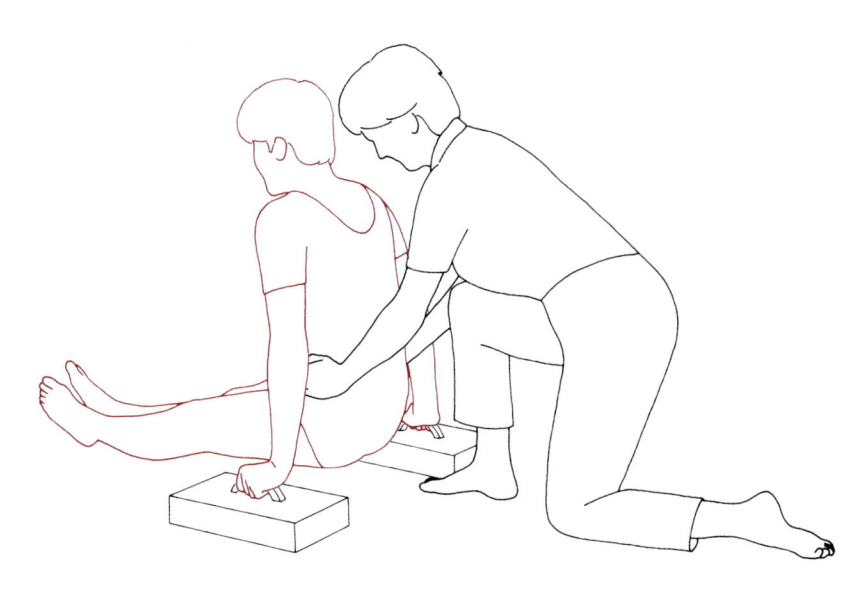

図 7-84
安定性を伴う動的訓練：プッシュ・アップ台を利用しての"プッシュ・アップ"
マニュアル・コンタクトは両側骨盤

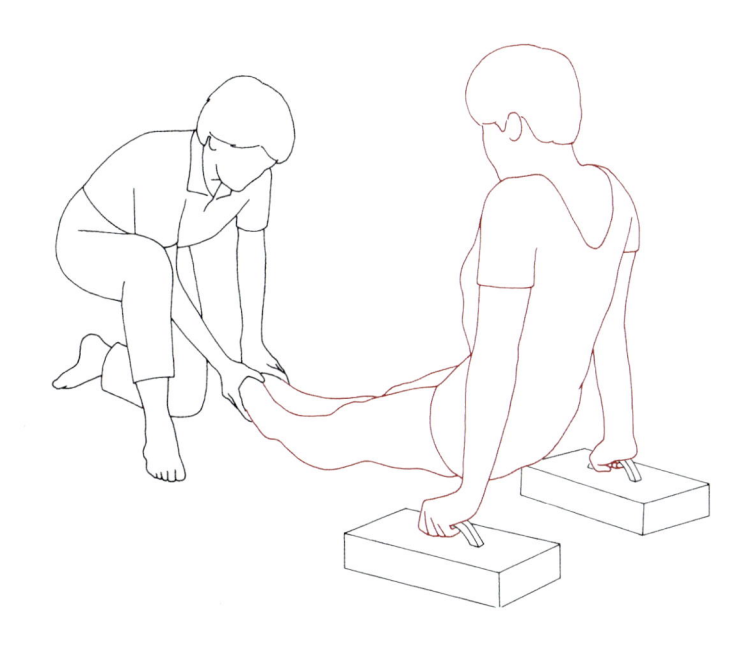

図 7-85
安定性を伴う動的訓練（続き）：両側性非対称性の下肢運動パターンを用いた下部体幹屈筋群の筋力強化．マニュアル・コンタクトは足背側—遠位部

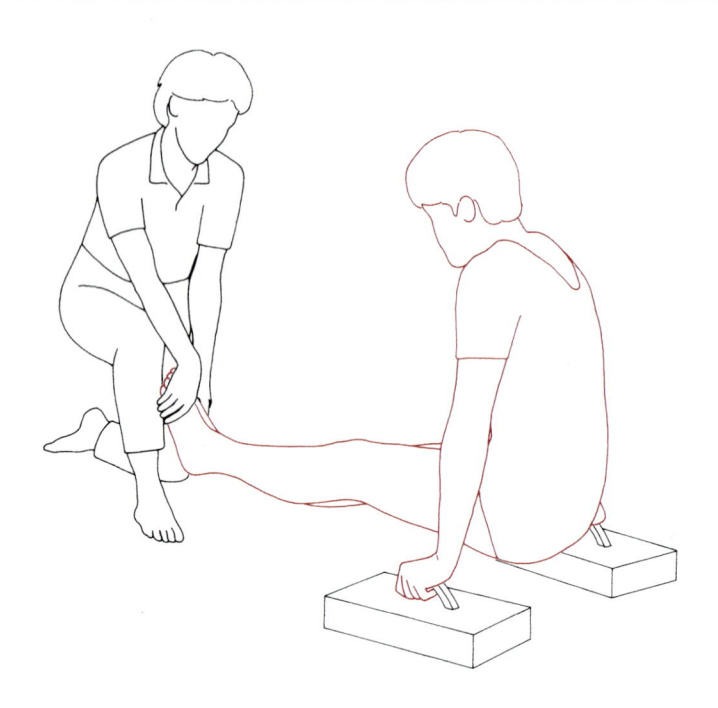

図7-86
安定性を伴う動的訓練（続き）：両側性非対称性の下肢運動パターンを用いた下部体幹屈筋群の筋力強化

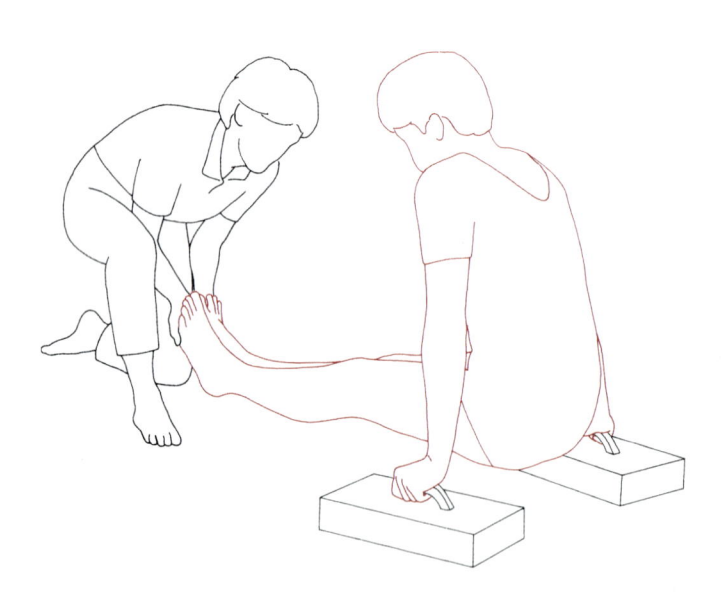

図7-87
両側性非対称性の下肢伸展運動パターンを用いた下部体幹伸筋群の筋力強化の開始肢位．マニュアル・コンタクトは足底側─遠位部

7.3 臨床的な実施方法

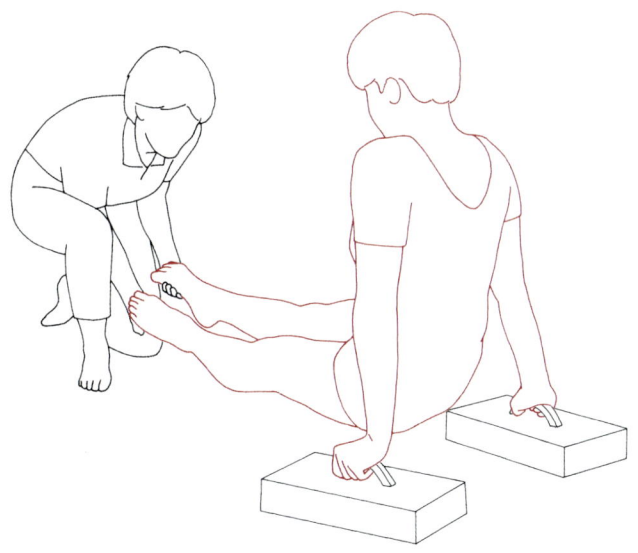

図 7-88
安定性を伴う動的訓練（続き）：両側性非対称性の下肢運動パターンを用いた下部体幹伸筋群の筋力強化

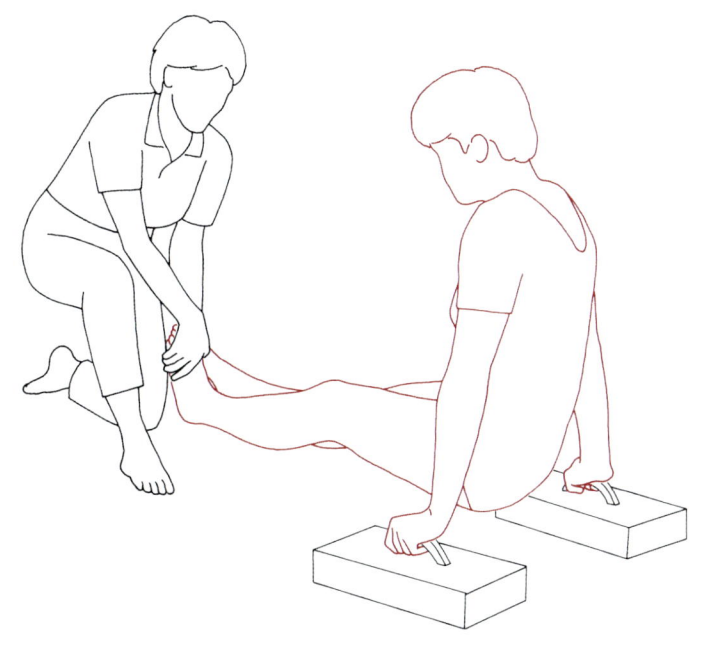

図 7-89
安定性を伴う動的訓練（続き）：相反的な歩行の準備としての両側性相反性下肢運動パターンを用いた下部体幹筋群の筋力強化

第 7 章　マット トレーニング

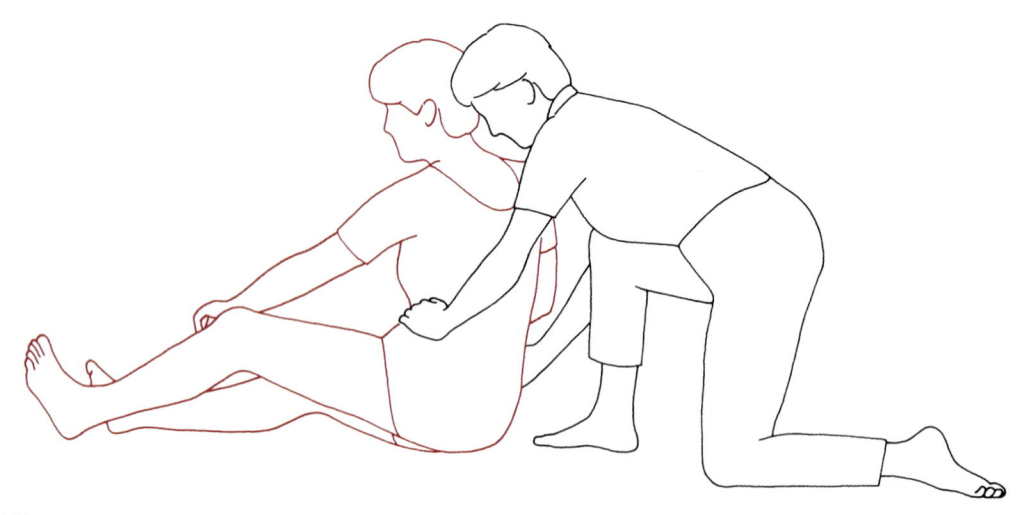

図 7-90
前―後方への移動を通して坐骨結節部での体重移動による前進運動．マニュアル・コンタクトは，骨盤挙上に対して抵抗を与えるため両側骨盤

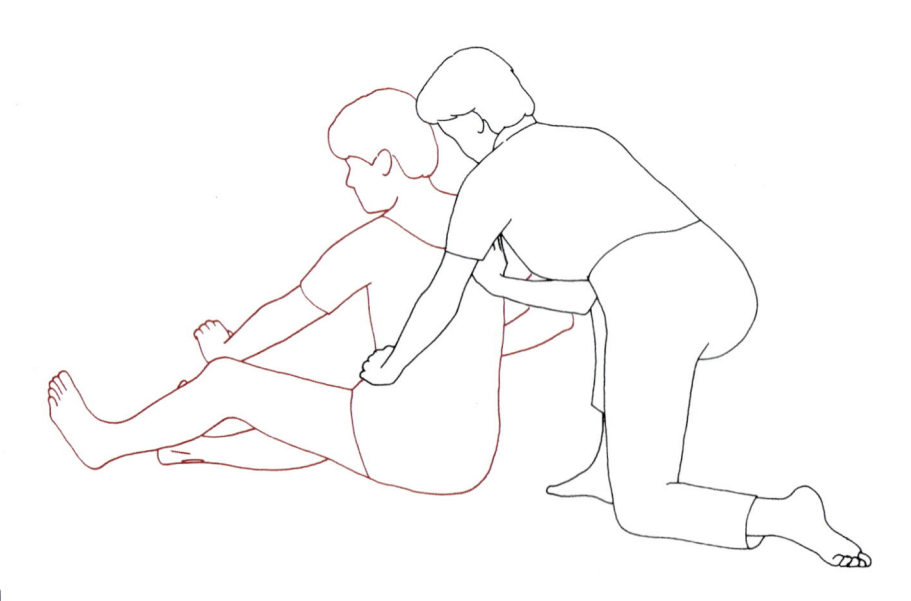

図 7-91
長坐位での前進運動．前―後方への移動．マニュアル・コンタクトは体幹のアライメントを保持し，さらに骨盤前方挙上のため骨盤と肩甲骨後方挙上のため反対側肩後面とする．

4. 膝立ち位

膝立ち位は，下肢へのある程度の荷重によって可能となる．直立姿勢での体重負荷，バランスによって，骨盤，股関節のコントロールを膝立ち位で促通することが可能である．

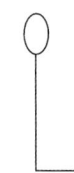

|実施方法|

- **肢位変換**：患者は以下の姿勢から膝立ち位となる．
    — 骨盤，肩，上肢もしくは頭部のマニュアル・コンタクトを使って，横座りから膝立ちまで．そして，その肢位で安定性を得る訓練．（図 7-92 から 7-94 まで参照）．
    — 横座りのときと同様のマニュアル・コンタクトを利用して，正座から膝立ちまでの動作（図 7-95 から 7-97 まで参照）．

- **安定性訓練**：骨盤，肩，頭部の圧縮とマニュアル・コンタクトを利用し，膝立ち位で安定性を高める（図 7-97 参照）．

- **安定性を伴う動的訓練**：以下の方法が可能である．
  骨盤，肩甲骨，上肢と頭部を動かす．その際に，患者は壁やハイ・マットを用い，体を安定させたなかで行ってもよい．

- **体重移動**：例えば，前後に揺れることや，歩行時の遊脚相や立脚相の訓練のため，支持基底面を縮小することなく，または縮小をし，体重移動／負荷の訓練をする．

- **平衡反応**

- **前方移動**：歩行訓練の前準備として，骨盤にマニュアル・コンタクトした膝歩きが可能である．
  この動作は，歩行時の遊脚と立脚相に類似しており，第 8 章「歩行訓練」で紹介している．ここでは，概要を説明する．
  患者は前進運動の際，自分の手を治療者の肩の上に置き支持することが可能である．難易度を上げる場合は，つかまらずに訓練する．
  マニュアル・コンタクトのバリエーション：両肩

第7章 マットトレーニング

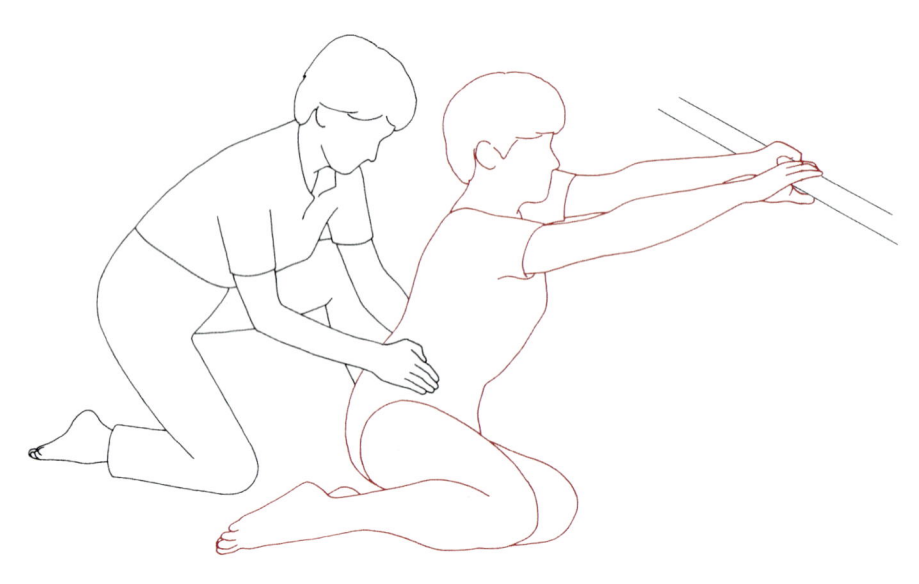

図 7-92
横座りから膝立ち位への肢位変換．マニュアル・コンタクトを両側骨盤にした開始肢位

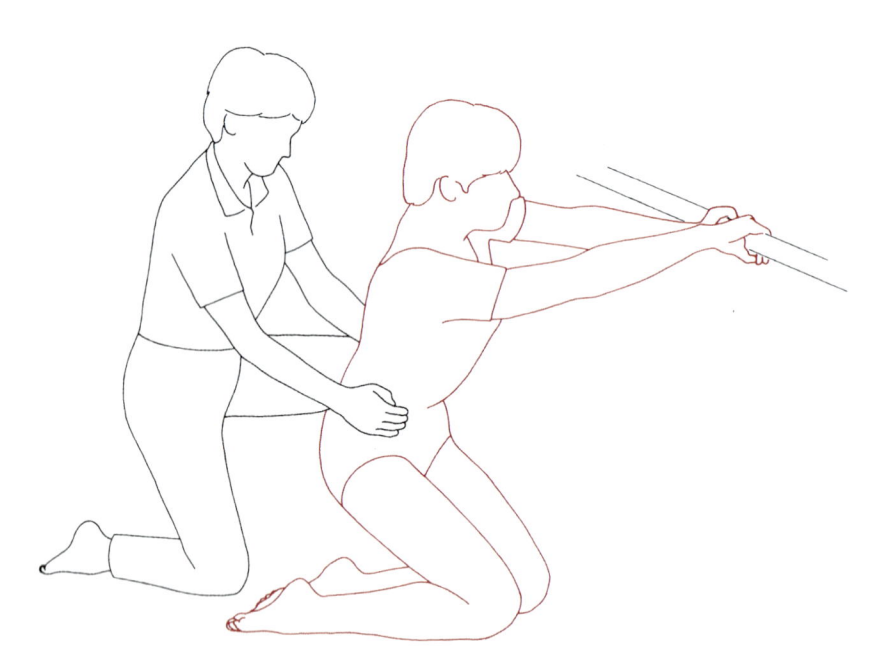

図 7-93
横座りから膝立ち位への肢位変換．マニュアル・コンタクトを両側骨盤にし，最適な抵抗を加えている．

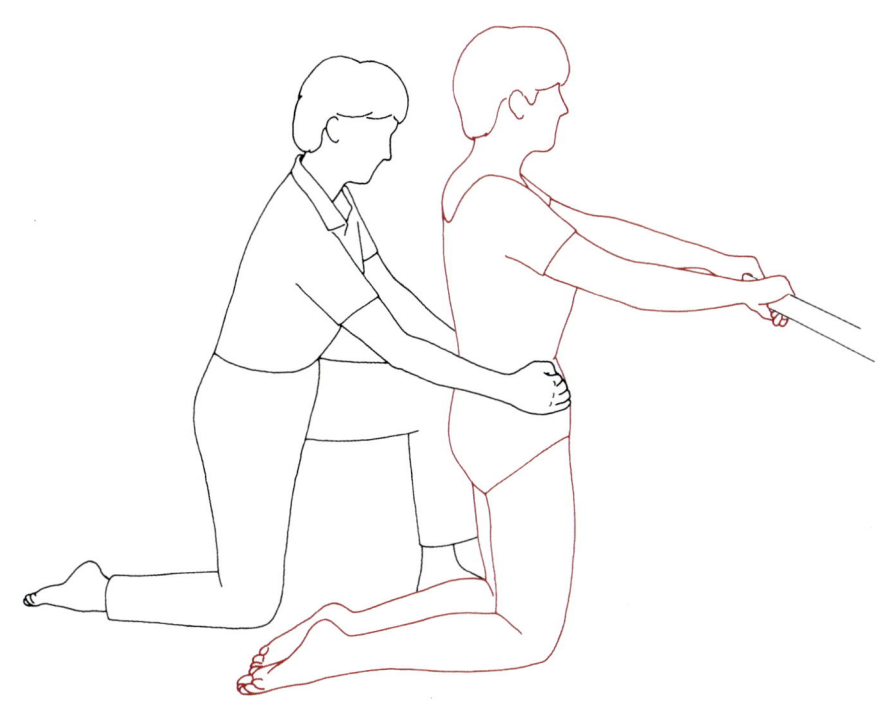

図 7-94
横座りから膝立ち位への肢位変換.マニュアル・コンタクトを両側骨盤にした開始肢位.新しく獲得した開始肢位で,骨盤への圧縮と抵抗を加え安定性訓練を行う.

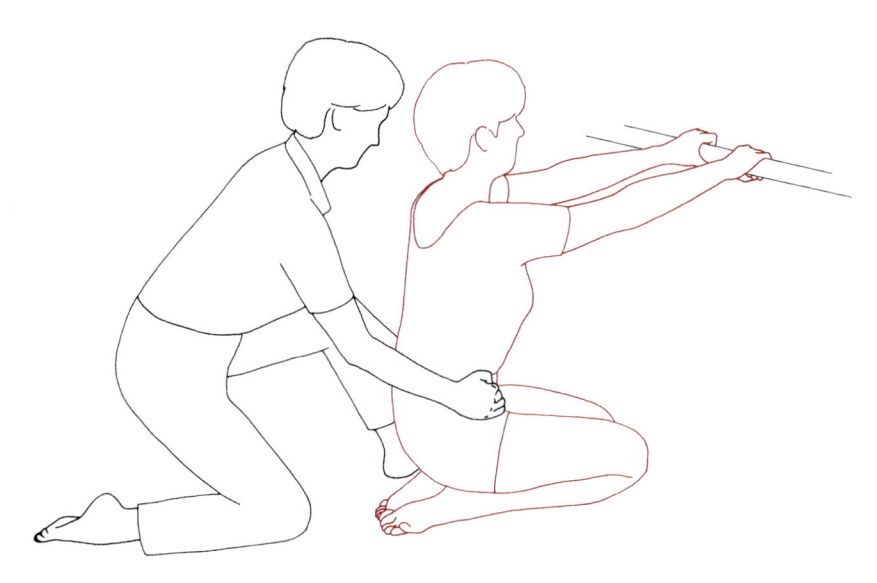

図 7-95
正座から膝立ち位への肢位変換.マニュアル・コンタクトを両側骨盤にした正座での開始肢位

第 7 章　マット トレーニング

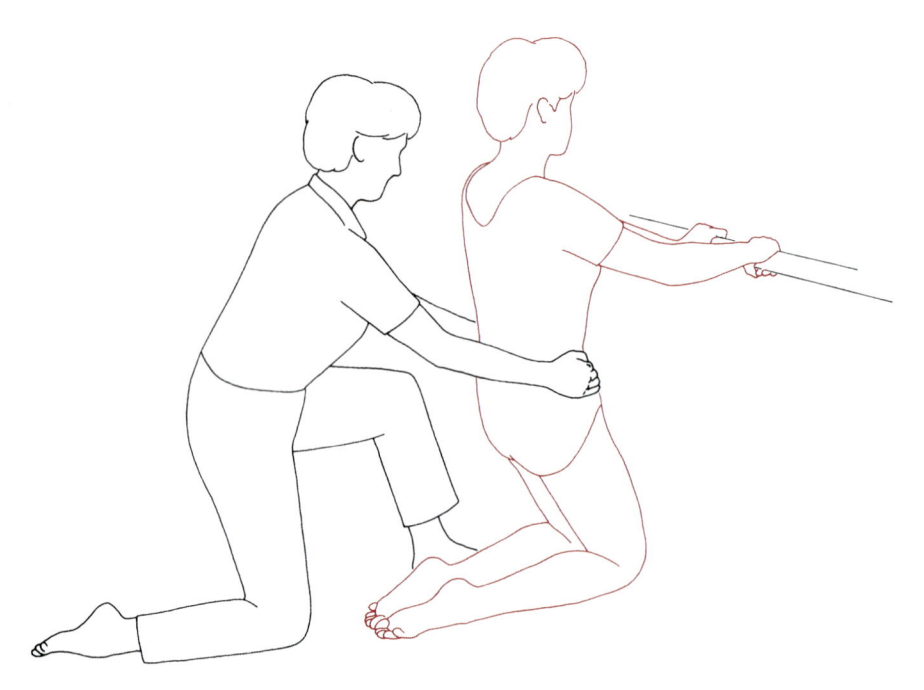

図 7-96
正座から膝立ち位への肢位変換．マニュアル・コンタクトを両側骨盤にし，最適な抵抗を加えている．

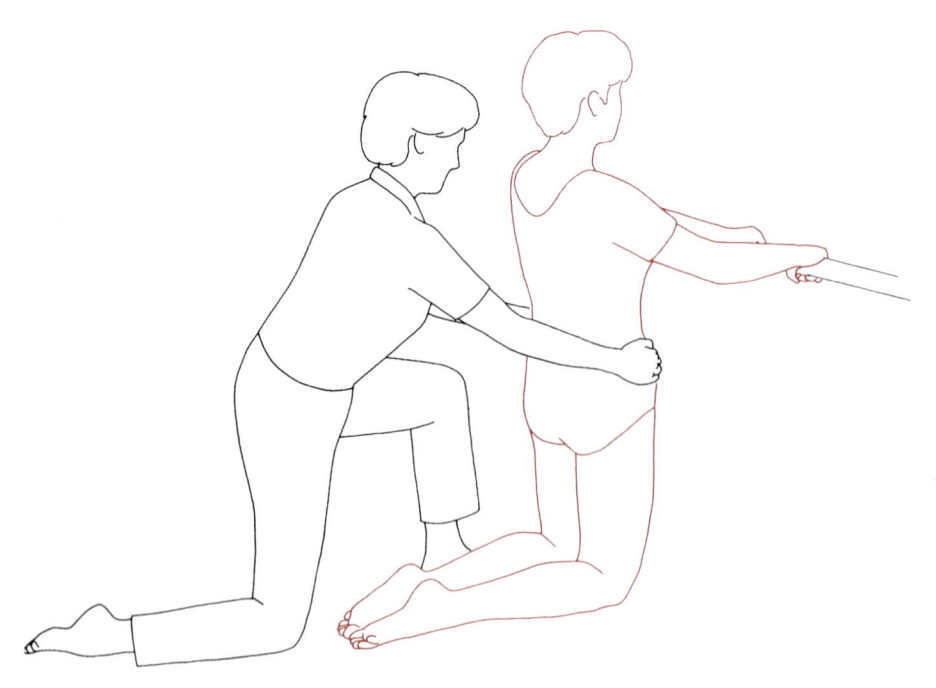

図 7-97
正座から膝立ち位への肢位変換．骨盤に圧縮と抵抗を加え，膝立ち位での安定性訓練を行っている．

7.3 臨床的な実施方法

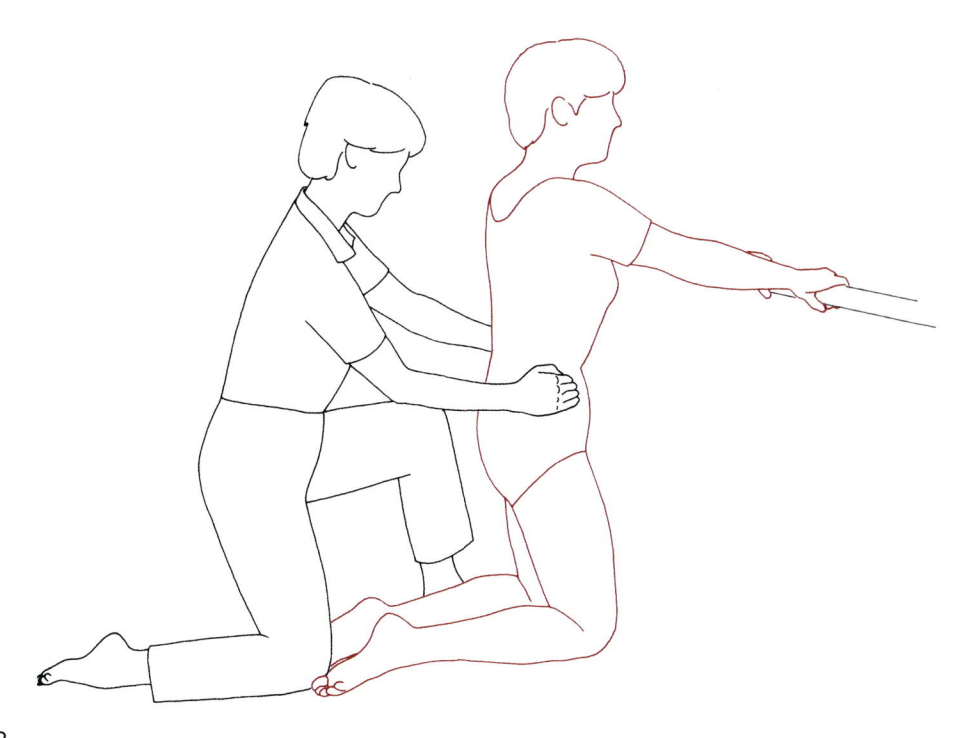

図 7-98
体重移動を行い安定性を得たうえでの動的訓練：歩行訓練の準備，遊脚相そして骨盤の前方挙上のためのエロンゲーション，後方下制のため伸張刺激（ストレッチ）と同時に反対側骨盤への体重移動と圧縮を加えた開始肢位

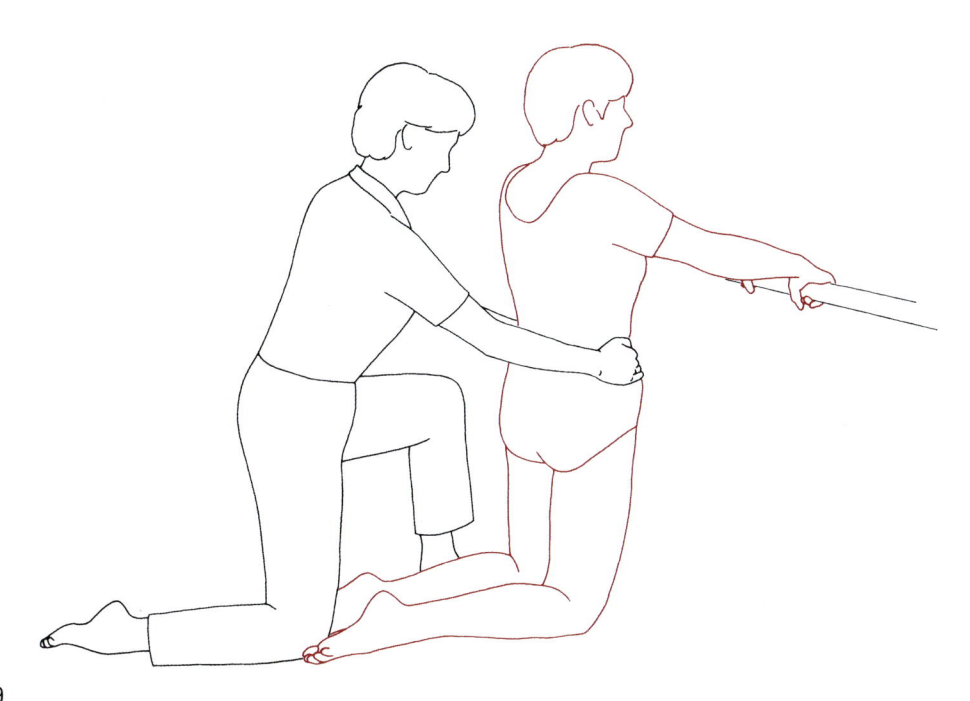

図 7-99
体重移動を行い安定性を得たうえでの動的訓練：歩行訓練の準備，遊脚相そして右側骨盤の前方挙上と同時に反対側骨盤への体重移動と圧縮を加えた状態

第 7 章 マット トレーニング

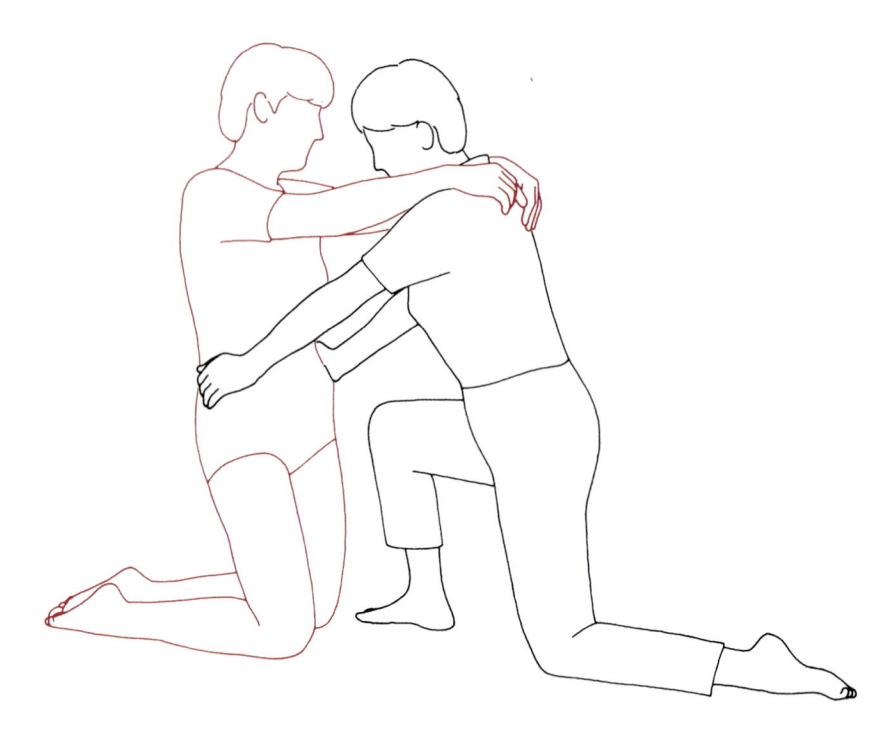

図 7-100
膝立ち位での前進運動：膝歩き．開始肢位．左側の圧縮と静的な抵抗による支持性と同側下肢への体重移動．右側股関節は骨盤後方下制の方向にエロンゲーションと必要に応じて伸張刺激（ストレッチ）を使い他動的に，遊脚下肢の準備をする．

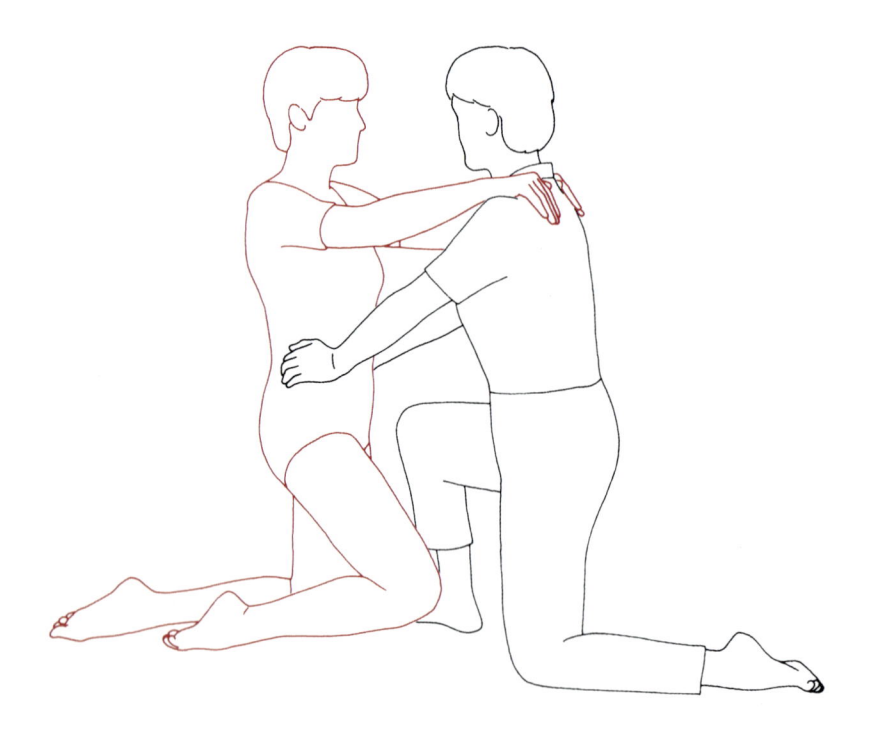

図 7-101
膝立ち位での前進運動：膝歩き．伸張刺激（ストレッチ）の後，患者は右側骨盤を前方挙上方向に動かし，一歩前へ出す．

7.3 臨床的な実施方法

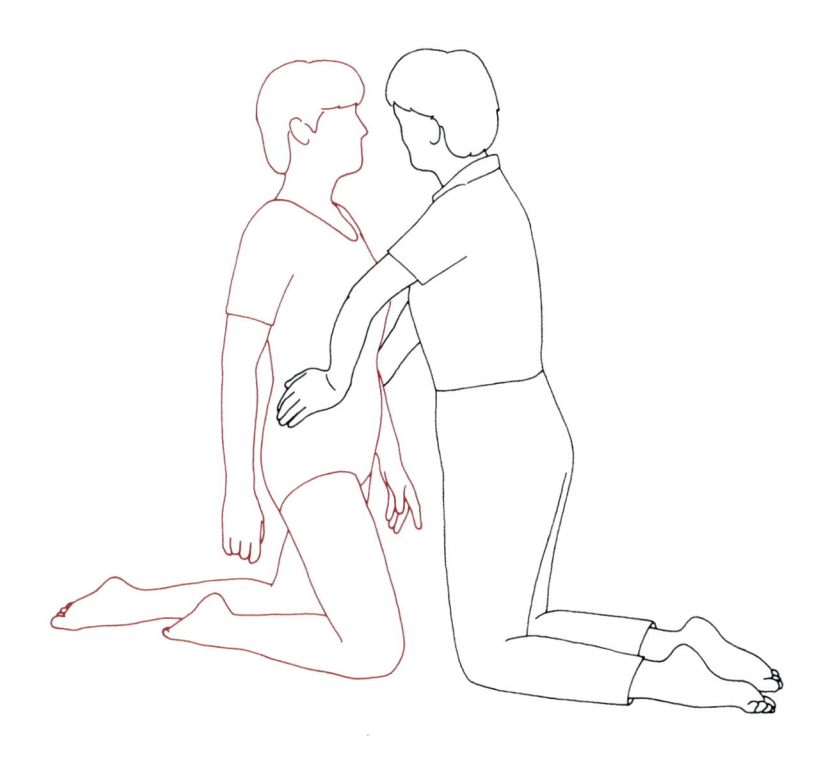

図 7-102
膝立ち位での前方移動：膝歩き．膝が床と接触する際に，同側に早い圧縮を加える．伸展を保持するため，骨盤への抵抗を与える（圧縮の保持）．
患者は，圧縮と抵抗に抗して，さらに前へ行くように体重を押出す．その際，立脚中期のように負荷は下肢に対し垂直にかかるようにする．同時に新しく圧縮を加える．骨盤の反対側は，図 7-98 で示したように遊脚相の準備をする．

5. 片膝立ち位

この姿勢は，立位と歩行の準備として使用されることが多い．

疾患により部分荷重しか許可されていない患者の場合，そのことを考慮した姿勢をとる．

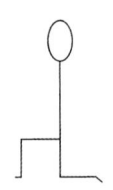

バランスを保持するため，壁，椅子またはハイ・マットなどを利用する．

実施方法

- **肢位変換**：両膝立ち位から，体重を支持する側の圧縮と静的な抵抗を通して支持性を保ち支持基底面を縮小しながら，体重を片側に移動する．患者は支持脚のみで体重を支持し，反対側は前方へ移動する．

    マニュアル・コンタクト
    ― それに適した下肢運動パターンのときのような方法（足部の背―遠位部と大腿の前―外もしくは内側）で，運動を促通，介助と抵抗を与えることが可能である（図7-103）．
    ― 体重移動を介助するため，マニュアル・コンタクトを支持脚側の骨盤，肩甲骨にし，同時に遊脚側の骨盤の前方挙上を介助することも可能である（図7-104）．（第8章「歩行の遊脚相」（326頁）参照）．

- **安定性訓練**：新しい姿勢を獲得したら，圧縮と抵抗を加え，安定性訓練を行う．マニュアル・コンタクトは頭部，肩，骨盤と下肢の単独と組み合わせが可能である．訓練の難易度をあげる場合，両手の支持なしで行う．

- **安定性を伴う動的訓練**：「膝立ち位」（307頁）参照．

- **体重移動**（図7-104参照）：前後や側方へ体を揺らすことや体重移動は，片膝立ち位でも可能である．

- **平衡反応**

- **前方移動**：この姿勢では困難である．

7.3　臨床的な実施方法

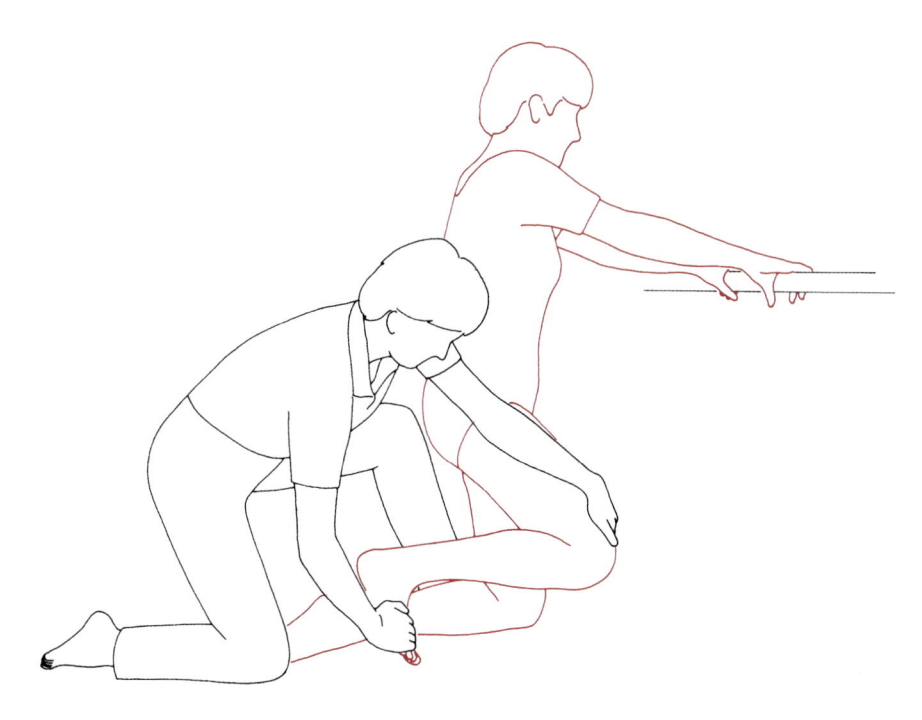

図 7-103
両膝立ち位から片膝立ち位への肢位変換．"遊脚下肢"の前方への移動（膝と股関節の屈曲）に対し抵抗を与える．支持基底面は縮小される．マニュアル・コンタクトは，下肢運動パターン，膝の屈曲を伴う屈曲―内転―外旋のため足部の背内側―遠位部と大腿部の前内側にする．

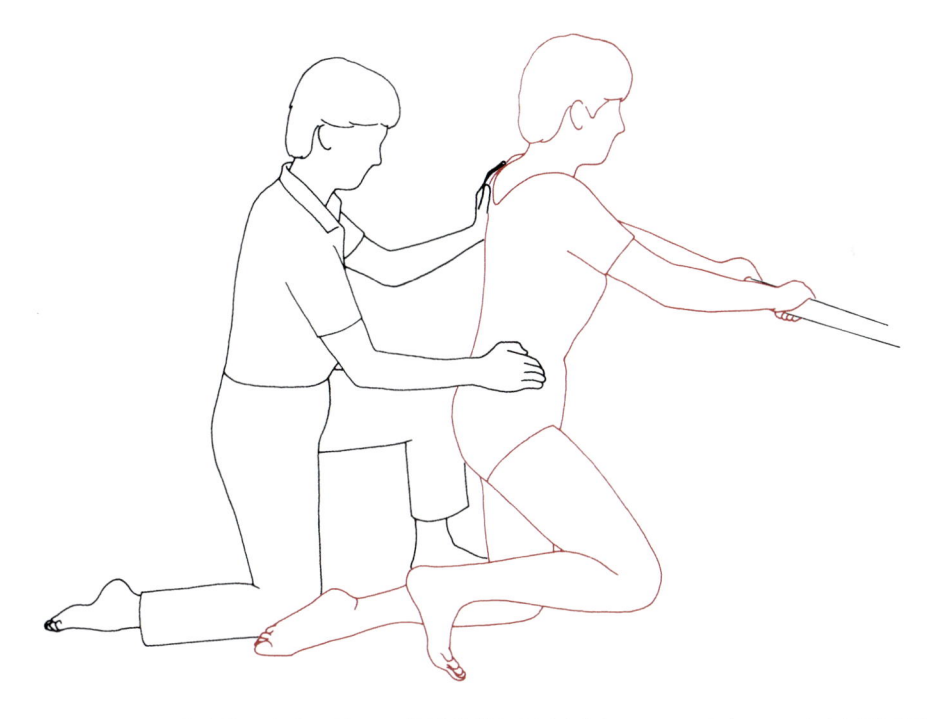

図 7-104
両膝立ち位から片膝立ち位への肢位変換．立脚下肢への体重移動を促すように，マニュアル・コンタクトは肩甲骨後方下制のため肩甲骨にする．"遊脚下肢"の前方移動の実施のため，骨盤の前方挙上に対しマニュアル・コンタクトと抵抗を与えるため，骨盤に手を置く．

第 7 章　マット トレーニング

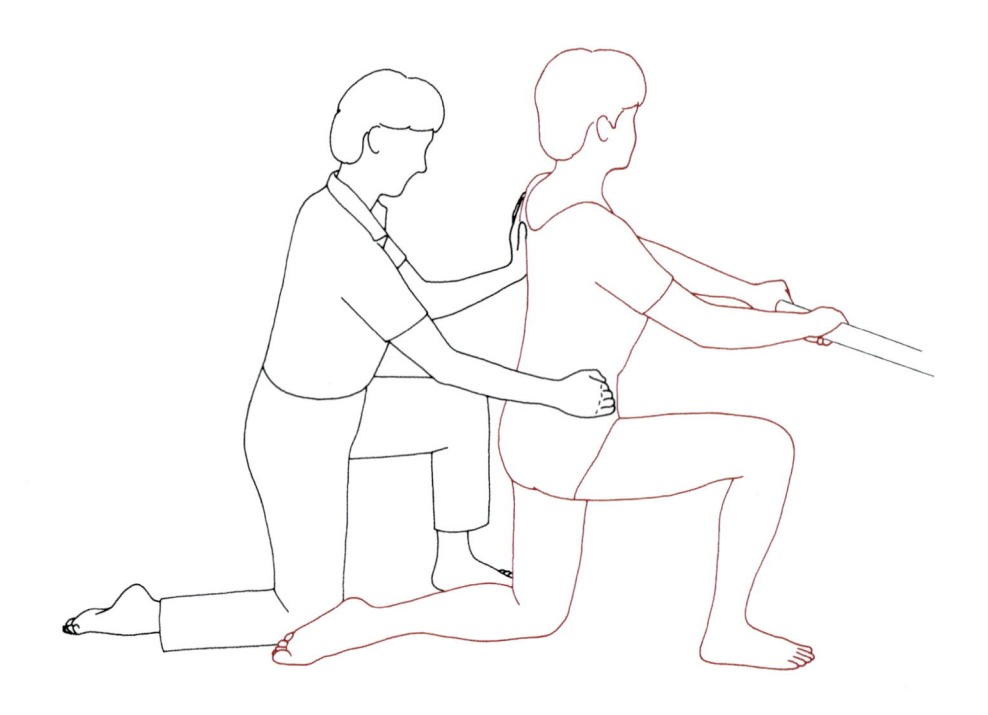

図 7-105
片膝立ち位での安定性訓練．患者は何かをつかみ，自分自身を支える．マニュアル・コンタクトは"支持脚"側の肩甲骨と"遊脚下肢"側の骨盤である．

6. 立位

立位に到達することで，患者は"坐位から立位"への移行のなかで，一番高度な段階に達したといえる．両下肢には全体重がかかり，高度なバランスが要求される．

実施方法

- **肢位変換**：片膝立ち位から，骨盤，肩もしくは頭部への最適な抵抗を単独もしくは組み合わせて与え，患者はそれに抗して上へ上がり立位となる．この動作は，頭—頸部と体幹の屈曲で始まり，伸展に移行する．患者は，壁などの助けを借り，自分自身を引き寄せるようにし上へ上がり，足部を立てることも可能である．

- **安定性訓練**：新しく獲得した肢位で，すぐに支持性訓練を行う．「第8章 歩行訓練」で紹介する．

- **安定性を伴う動的訓練**：立位で頭部，上肢，下肢または体幹を動かすことが可能である．

- **体重移動**：異なる足部の位置で訓練することが可能である．例えば，足幅を広げた姿勢．訓練は以下のことが可能である．

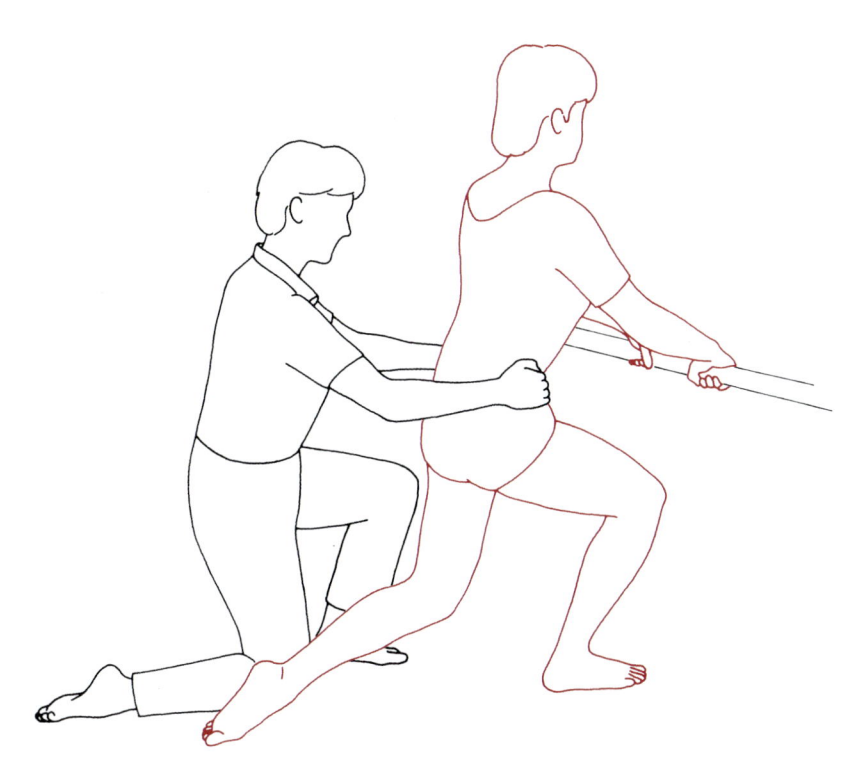

図 7-106
片膝立ち位から立位への肢位変換．マニュアル・コンタクトは骨盤両側にし，上に上がることに対し抵抗を加えている．患者は，壁の手すりを握っている．

― 足を前後，左右に動かすことなく体重移動すること．圧縮と抵抗を伴う安定性訓練．
― 下肢を前後，左右に動かし，体重移動すること．圧縮と抵抗を伴う安定性訓練．

患者は，支持脚に荷重することと，遊脚下肢の前方移動を学習することができるため，この2つの訓練は前進運動の準備に適している．

- **平衡反応**

- **前進運動**：一歩前に出した姿勢または，歩隔を広げた状態で，体重を移動した後，患者は支持脚を保持したままにする．新しい肢位で，圧縮と抵抗を加え，支持性訓練を行う．動作に対する口頭指示："立位を保って！"

遊脚相：遊脚下肢側の骨盤は，後方下制方向へエロンゲーションし，場合によっては伸張刺激（ストレッチ）を加え，患者はそれに追従し骨盤を前―上方と下肢を前方へ動かす．動作に対する口頭指示は，"前に一歩出して！"．骨盤と下肢の前方移動に対し，最適な抵抗を加える．

立脚相：立脚下肢の踵接地後すぐに，圧縮を加える．この圧を保持したまま，立脚中期に達するまで支持脚の運動に対し抵抗を加える．その後，すぐに圧縮を加える．この流れを繰り返すことで，前進運動となる．

注意　安定性訓練，**体重移動と前方移動**の詳細は，第8章「歩行訓練」で紹介する．

7.3 臨床的な実施方法

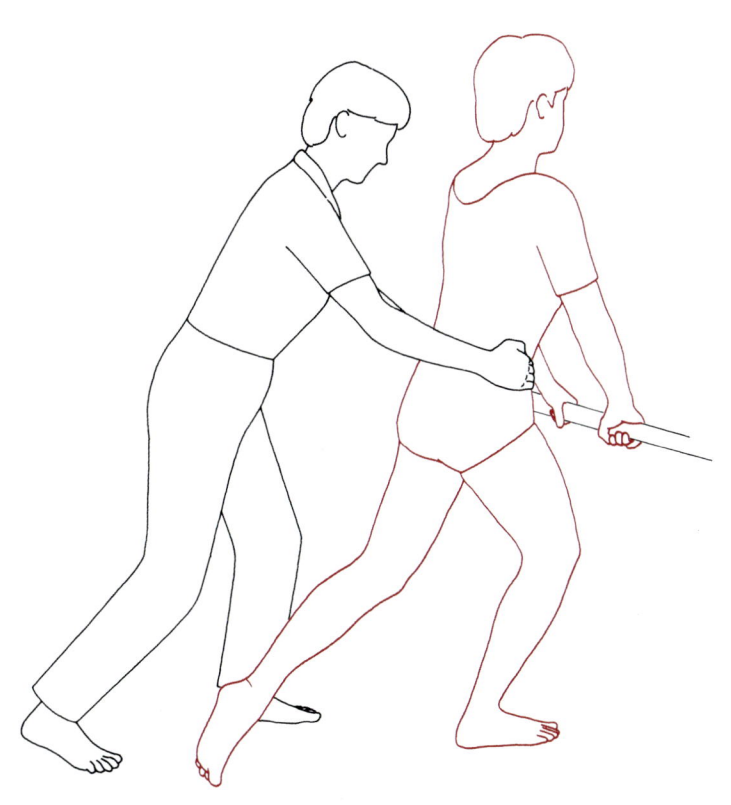

図 7-107
片膝立ち位から立位への肢位変換（続き）．
立位方向への姿勢の移行

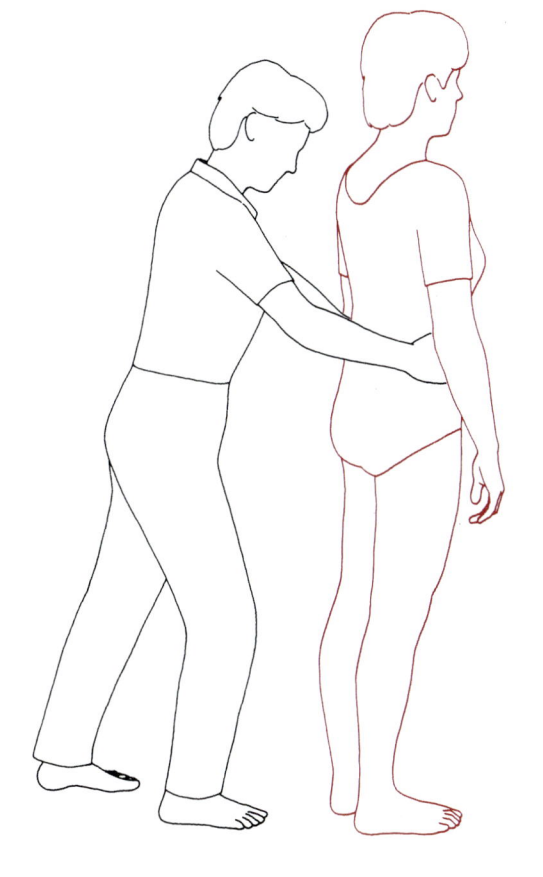

図 7-108
片膝立ち位から立位への肢位変換（続き）：新しく獲得した姿勢ですぐに圧縮と抵抗を加え，安定性訓練を行う．ここでは，骨盤へのマニュアル・コンタクトを保持している．

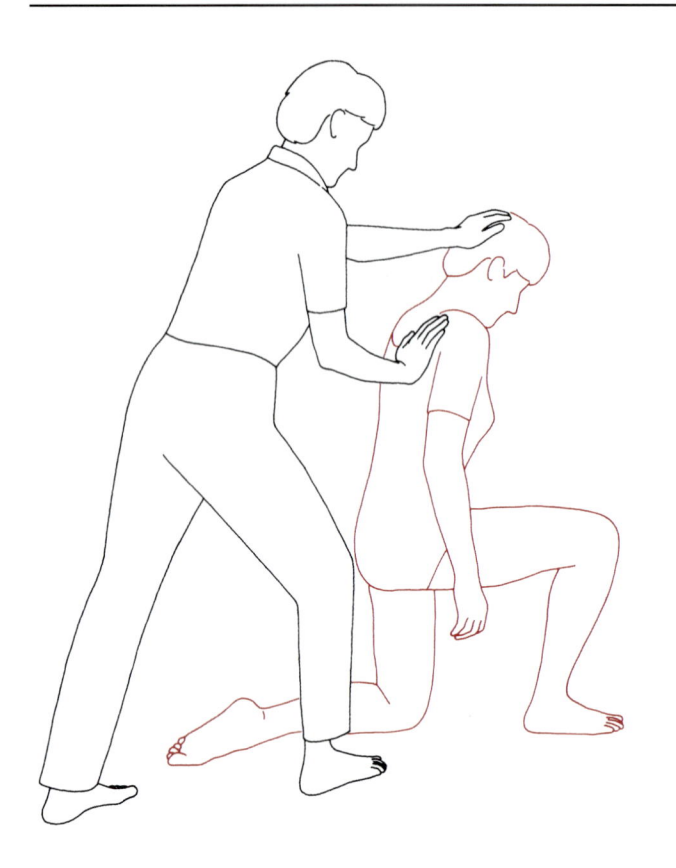

第7章 マット トレーニング

図 7-109
片膝立ち位から立位への肢位変換のバリエーション．マニュアル・コンタクトは保持することのない状態で頭部と肩甲骨にしている．マニュアル・コンタクトを前方から行うことで，頸部の屈曲を強調することが可能である．内転位でマニュアル・コンタクトを頭部背側に移動させ，抵抗を加えると伸展を強調することが可能である．

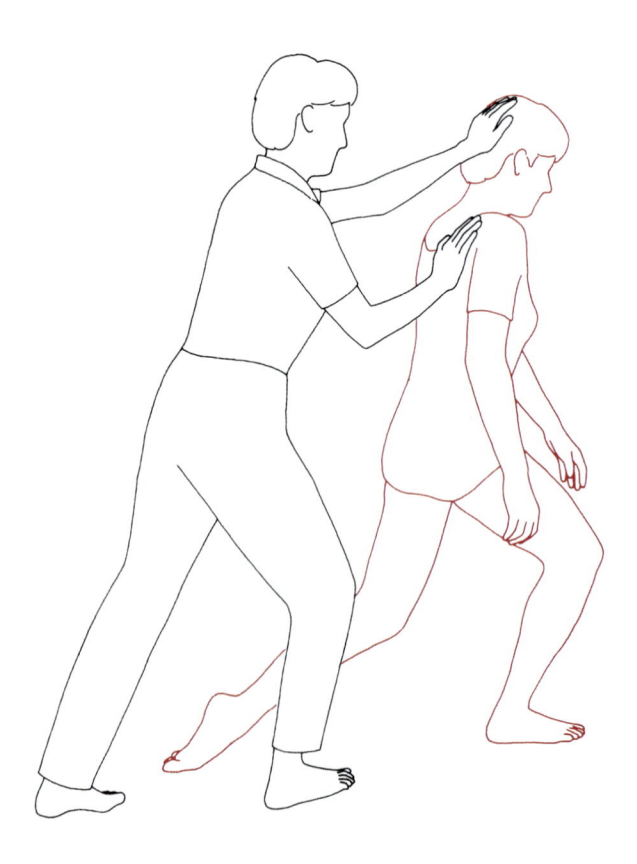

図 7-110
片膝立ち位から立位への肢位変換（続き）．立位方向へ動作を続け，体重を前方へ移動する．

7.3 臨床的な実施方法

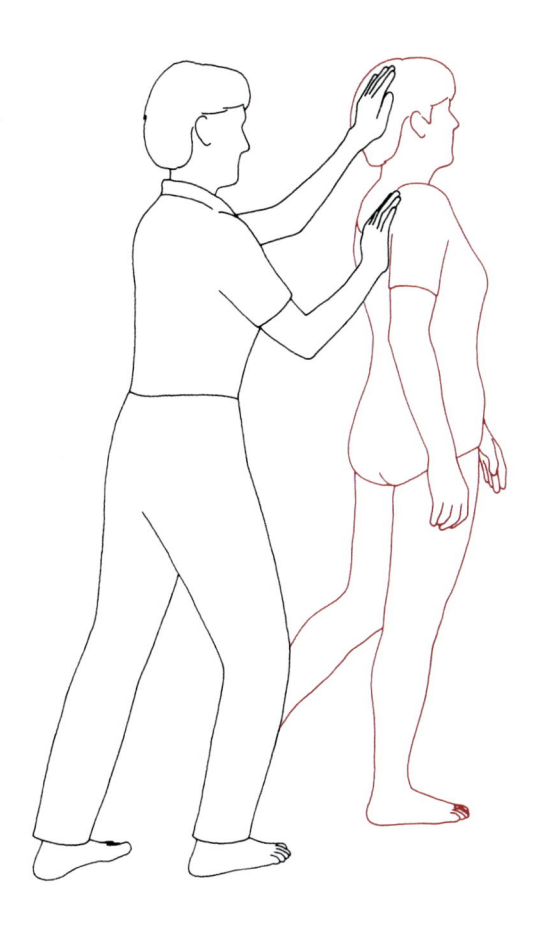

図 7-111
片膝立ち位から立位への肢位変換（続き）．立位方向への
さらなる移行

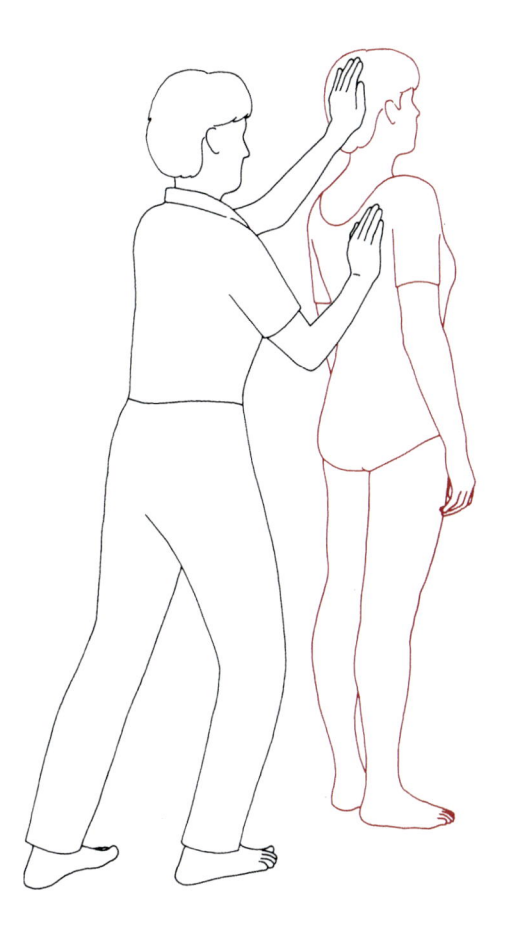

図 7-112
片膝立ち位から立位への肢位変換（続き）．立位姿勢に到達
したら，頭部，肩甲骨のマニュアル・コンタクトを保持した
まますぐに安定性訓練を行う．

第8章
歩行訓練

8.1 **歩行―正常歩行の理論**
    歩行周期
    歩行相の分類
    歩行時の各身体部位の主な動き
    正常歩行時に重要な要素

8.2 **歩行訓練：理論的な解釈**
    アプロキシメーション（圧縮）
    骨盤＝コントロール ポイント
    誇張した歩行
    ポジティブ アプローチ

8.3 **歩行訓練：臨床における実施**
    観察
    実施
    坐位での訓練方法
    立ち上がりへの準備
    坐位から立位へ
    立位での訓練方法
    歩行時の訓練方法

8.4 **患者の分類**
    一側に障害のある患者
    両側に障害のある患者
    固縮のある患者
    失調のある患者
    （歩行時に）痛みを伴う患者

8.5 **歩行のための自助具**
    歩行介助具
    装具

8.1 歩行―正常歩行の理論

歩行周期

歩行は，リズミカルで周期的な運動によって行われ，一連の動きを歩行周期として表す．一歩行周期は，踵接地から始まり，その踵が再び接地するまでをいう．

一歩行周期は，**立脚相**と**遊脚相**の2つの相に分類される．一側下肢に荷重していることを立脚相もしくは"立脚"という．自由になっている下肢を前方に移動させることを遊脚相もしくは"遊脚"という．正常の歩行周期では60％が立脚相で，40％が遊脚相である．この大きな歩行の2つの相は，さらに分類される．文献によって異なる名称と分類を見ることがあるが，アメリカ合衆国カリフォルニア州 Downey にある Rancho Los Amigos の歩行分析研究所の編纂と長年の経験によって，以下のように分類，紹介されている．

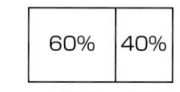

Rancho Los Amigos 研究所の Dr. Jaqueline Perry によるバイオメカニズム装置による歩行分析と運動学に基づいた長年の調査と経験により"観察歩行分析"が確立された．これは，様々な歩行分析の方法を統一，完全なものとなるように歩行時のそれぞれの関節運動要素をシステム化し，分析が可能となるように発展させたものである．

これにより，正常歩行の理解の指標となる，大まかな構成や把握が可能となった．

歩行相の分類

立脚相

この相は5つに分類される．

初期接地：イニシャル コンタクト（Initial Contact）

足部が接地する瞬間である―正常の場合，踵から接地する．これは両脚支持期（＝両足部が接地している）である．

多くの文献では，この相を"踵接地"または"ヒール ストライク（Heel strike）"としている．初期接地"イニシャル コンタクト"は，足部が床に触れる瞬間を表しており，足のどの部分が接地するかは特にこだわらないため，病的な歩行の場合にも適している．

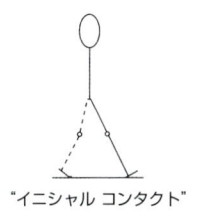

荷重反応期：ローディング リスポンス（Loading Response）

この相では，体重を荷重し，踵からの衝撃を足と膝関節で吸収する．両脚支持期である．

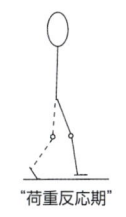

立脚中期：ミッド スタンス（Mid-stance）

足底が全面接地していて，体重が前方に移動し足部の上にかかっている状態である．この時期は，片脚支持期である（＝片側足部が床に接している）．

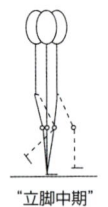

"立脚中期"

立脚終期：ターミナル スタンス（Terminal stance）＝"ロール オフ"（Roll off）

体重は，固定された前足部に移動する．これは，反対側の歩幅によって決定される．
踵は持ち上げられ，足部は中間位を保持し脛骨を固定したまま，体重を前足部に移動する．この時期は，片脚支持期である．

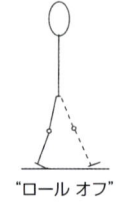

文献によっては，この時期を"蹴り出し / プッシュ オフ（Push off）"と呼んでいることも多い．この呼び方には，自動での底屈による踵離地も含まれる．バイオメカニズムの研究により，足関節の底屈は上部足関節によって支持されているということが判明した．そのため，"蹴り出し"ではなく，"ロール オフ（Roll off）"という表現にした！

"ロール オフ"

ロール オフ運動の要素：
— 中間位での足関節の支持性
— 踵を上げること
— 体重を前足部に移動すること

遊脚前期：プレ スウィング（Pre-swing）

この相では膝関節を屈曲し，遊脚の準備をする．この運動は，体重が前足の上に移動することによって起きる．同時に体重は，反対側下肢で支持し，立脚下肢への負荷と，遊脚下肢の膝屈曲となる．このときは，両脚支持期である．

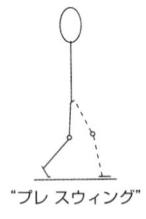

"プレ スウィング"

立脚の機能
— 身体を垂直位に保つため，片側下肢で支持する．
— 支持している足の上に，体を前方移動する．
— 遊脚下肢の準備．

遊脚相

この相は3つに分類される．
第1相：イニシャル スウィング（遊脚初期 Initial Swing）
足部は床から離れ，大腿が前方に移動することによって始まる．

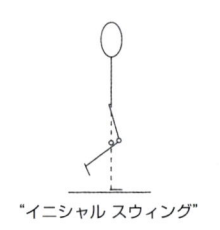

"イニシャル スウィング"

遊脚中期：ミッド スウィング（Mid Swing）
遊脚下肢は，下腿（脛骨）が床に対して垂直位になるまで，前に振り出す．

遊脚終期：ターミナル スウィング（Terminal Swing）
　下腿を膝関節完全伸展または，ほぼ完全伸展位になるまで前へ振り出す．これによって，**一歩の長さ**が決まる．
　この相では，次の体重負荷への準備が行われている．
— 大腿の前方移動は抑制される．
— 足部は体の前方で中間位をとり，床へ接地するための最適な肢位となる．

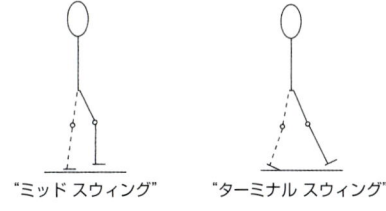

"ミッド スウィング"　　"ターミナル スウィング"

遊脚の機能
— 下肢を前に移動させ，足を床に接地させる．
— 膝関節伸展により，**一歩の長さ**を獲得する．
— **体を前方移動**させる．
— 立脚下肢の準備．

　PNFの歩行訓練では，外受容器と固有受容器の刺激入力と促通のため，遊脚初期の**床からの離地**と**立脚中期**を初めに行う．

歩行時の各身体部位の主な動き

頭部
中間線上，**中間位**を保つ．

体幹
　体幹は，肩甲骨や骨盤の反対方向へ回旋をとおして，現象として**垂直中間位**を保つことが可能となっている．このことは，歩行周期全体をとおして行われる．

骨盤
回旋
　"骨盤回旋"と呼ばれる運動は，股関節で行われ，遊脚側の骨盤がそれに追従している．外見上，骨盤の動きのように見えるため，骨盤の前方回旋や後方回旋と呼ばれている．

| 骨盤の前方回旋 |
＝同側股関節の外旋．反対側の内旋．

骨盤の後方回旋

＝同側股関節の内旋．反対側の外旋．

立脚相

初めは，骨盤回旋は前方回旋を保つ．立脚中期に中間位に達し，その後，骨盤は後方回旋する．

遊脚相

初めは，骨盤は後方回旋位である．遊脚中期に中間位に達し，その後，骨盤は前方回旋する．

股関節
屈曲—伸展

立脚相

初めは屈曲し，立脚中期は中間位となる．

遊脚相

屈曲

それ以外の動き

— 立脚期の内転
— 遊脚期の外転
　（上記の運動は，運動範囲が非常に小さいのであまり考慮されない．）
— 回旋．骨盤の欄を参照．
— 足部のロール オフの際の過伸展．骨盤の傾きと腰椎の前弯の状態によって出現する．これは骨盤，股関節と腰椎の前方移動である．股関節の角度は，中間位を保つ．

膝関節
屈曲—伸展

立脚相

伸展で開始し，床へ接地したために屈曲が起こる．その後，立脚中期に再び伸展し，プレスウィング時に（局部の）ロール オフに伴い屈曲をする．

遊脚相

初めは屈曲し，最終的には"完全"な伸展位となる．

足関節
底屈—背屈

> 立脚相

初めは中間位で,床接地開始時に底屈する.立脚中期に背屈し,体重を前方移動する.ロール・オフ時には中間位を保ち,体重が足指上にかかると足部は底屈する.

> 遊脚相

初めは底屈で,その後,足関節中間位となる.

足指
伸展
足指はロール オフ期とプレ スウィングに達するまで,歩行周期全体をとおして,中間位である.

筋
歩行時に筋は重要な役割を果たす.運動は,筋の求心性と遠心性の動的活動と静的な筋収縮による安定性を保ちながら,誘導,促進,抑制している.

運動エネルギー
下肢の前方への振り出し,振り出しの抑制と体重移動(遊脚相)によって維持される.接地時は,反対側の遊脚下肢が前に出ることによって,体重を負荷する下肢につなげることが可能となる(立脚相).

正常歩行時に重要な要素

今まで記載したこと以外に,以下のことが正常歩行を行ううえで重要である.

— **正常なエネルギーの供給**(筋肉内の代謝,正常な呼吸,循環器)
— **正常な神経筋システム**(運動機能,筋肉,筋緊張,感覚,協調性,平衡反応と姿勢コントロール)
姿勢コントロールとは,"重力に抗し姿勢を保持するため,またどのような姿勢(肢位)でも姿勢を安定させるための自動的な判断/筋緊張の変化"のことである.
— **正常な関節**(骨,軟骨,関節包と靭帯)
— **中枢運動プログラム**(特に歩行プログラム)

正常歩行とは:
個々に最適な,経済的な(エネルギー効率のよい)歩行である.その反対は,正常から逸脱した病的な歩行であり,非常に多くのエネルギーを要する歩行である.

8.2　歩行訓練：理論的な解釈

　歩行訓練，徒手による抵抗を加えた歩行をアメリカでは"抵抗を加えた歩行（Resistive Gait）"と呼んでいる．患者を機能的問題により5つのグループに分類することが可能である．

- **一側に障害のある患者**（例：切断，股関節症，片麻痺）
- **両側に障害のある患者**（例：両側切断，両下肢骨折，両麻痺）
- **固縮のある患者**（例：固縮，高齢者，硬い患者，パーキンソン病）
- **失調のある患者**
- **（歩行時に）痛みのある患者**（例：関節炎，腰痛，膝・股関節術後）

　臨床への応用．PNFの歩行訓練では，訓練中の関節の支持性を保つため，必要に応じて様々な装具を用いることもある．装具や自助具などを使い歩行できることは，患者にとってポジティブな印象を与え，治療の経過によって可能であれば装具を外していくことも必要である．

- 歩行自助具（歩行器，杖）
- 装具
- 踵と足底の補高

歩行訓練の目的

以下を改善し，患者にとって最適で安全で機能的な歩行を再獲得する．
—　安定性
—　平衡反応
—　筋力
—　持久力
—　協調性
—　反応能力

歩行訓練においても，PNFの**基本原理**は使用される．特に，
—　マニュアル・コンタクト
—　視覚と聴力刺激
—　エロンゲーションと伸張刺激（ストレッチ）
—　最適な抵抗
—　圧縮

　運動の流れを反復することによって，機能的で正常な生理的歩行を獲得することが可能となる．

アプロキシメーション（圧縮）

- 方法
- 目的
- いつ？
- どこに？
- どのように？

方法
歩行訓練で使用される圧縮
— 反射を起こすためのクイック アプロキシメーション（す早い圧縮）
— 姿勢／位置／肢位の反応を保持するための圧縮（持続的圧縮）を行い，抵抗と組み合わせる．

目的
圧縮による促通
— 姿勢反射（垂直位を保つための反射）
— 股関節と膝関節の伸展
— 安定性と平衡反応

いつ
圧縮を使用するか？
— 立脚期のどの相で行うのか．伸展と安定性の改善が望まれるとき．特に歩行訓練開始時など
— 最適なのは以下の時期である
— 初期接地時／"イニシャル コンタクト"
— 立脚中期／"ミッド スタンス"

どこに
圧縮をかけるか？
— 骨盤腸骨稜の一番高いところ
— 膝と股関節伸展を促通するため，骨盤を垂直位にした状態（立脚期）

どのように
圧縮を加えるか？
— 虫様筋握りで．手首から圧をかけるようにする（指先は垂直位の方向を指し，保持する）．
— 方向は対角線の下―後方で，患者を座らせるような方向にする．

第8章　歩行訓練

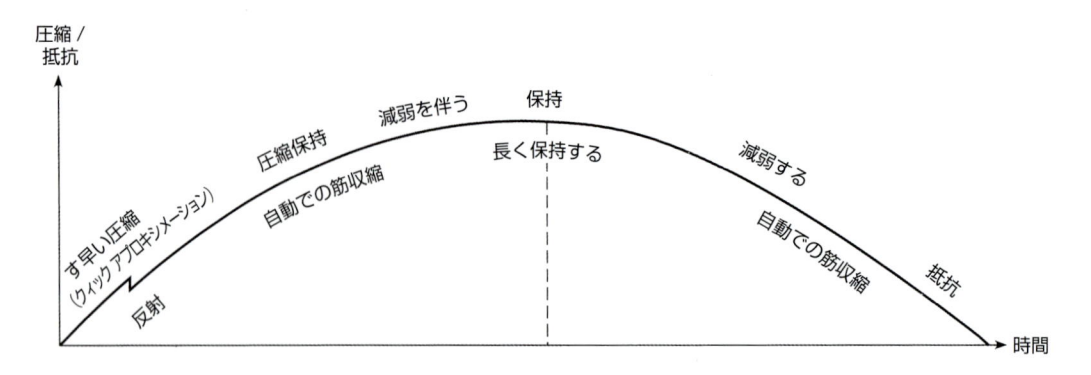

図 8-1
圧縮の方法
抵抗をすぐになくした場合：平衡反応を誘発する

注意：安定性訓練時など，抵抗を保持したまま崩さないこともあり，そのまま，保持するか，前方運動の学習のために強めることもある

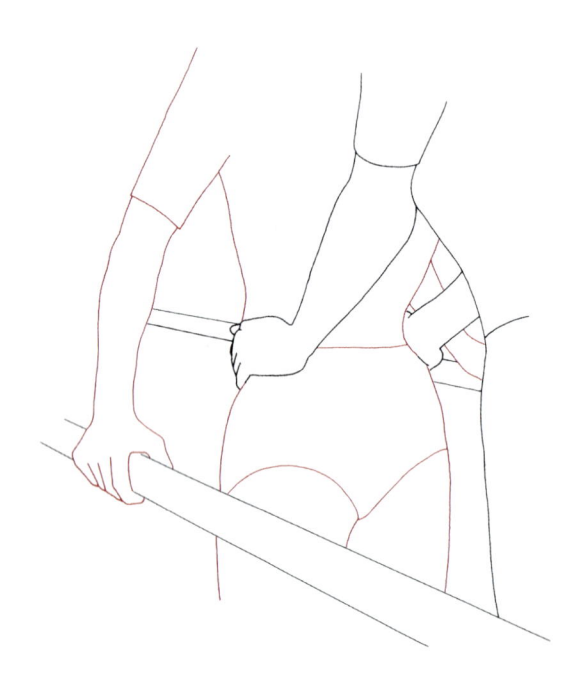

図 8-2
骨盤への圧縮

骨盤＝コントロール ポイント

Margaret Knott は，骨盤は正常歩行の"コントロール ポイント"だと言っていた．これは，歩行のキーポイントであり，歩行訓練で強調するべきである．

なぜ？

遊脚初期時に後方回旋していた骨盤は，遊脚の終わりまでに中間位を経て，前方回旋する．立脚期に骨盤は中間位を経て後方回旋する．この回旋が非常に重要である！ この骨盤の動きは正常歩行時の生理学的な股，膝，足関節の運動の前提条件である！

例えば，片麻痺の患者は歩行時に骨盤を生理学的に動かすことができない．骨盤は固定されたかのように後方へ留まり，"分回し"歩行となってしまう．また，股関節症の患者も"分回し"と呼ばれる股関節屈曲，外旋と内転を行う．これも正常歩行ではない．

誇張した歩行

歩行訓練では"誇張した歩行"を利用する．生理学的な歩行の運動パターンを，訓練時には誇張する．その後，誇張した運動を徐々に減らしていく．

以下の運動が強調される．
- 骨盤の運動
- ステップ（高さ）

骨盤の運動

— **回旋**．骨盤の動きの中では一番重要である．
　しかし，歩行訓練ではその他の動きも強調される．
— 立脚下肢の**後方下制**
— 前方歩行時遊脚下肢の**前方挙上**
— 後方歩行時遊脚下肢の**後方挙上**
— 前方歩行時に必要な**垂直位**
　立脚下肢：股，膝関節伸展の促通
　遊脚下肢：下肢振り出しの促通
— 後方歩行開始時の**後傾**（エロンゲーション）

ステップ（高さ）

ステップの高さは，麻痺側への負荷と安定性を訓練するために強調する．その際には，非麻痺側のステップを高くする．

ステップの高さを強調することで，遊脚下肢を訓練することも可能である．

前方移動への十分なエネルギーが出せない場合，ステップの高さを両側交互に強調することも必要である．

ポジティブ アプローチ

歩行訓練時にも，ポジティブ アプローチを利用すべきである．効果的な"フィード バック"を与えるため，または麻痺側に"放散"を起こすため，患者の身体機能のよい側や部位を使って訓練を開始する．その後，麻痺側に対し訓練を行う．

イラディエーション（放散）

より強いところが働いている場合，反対側の麻痺側にイラディエーション（放散）の活動が起こる．それを使って，麻痺側の活性化を図る．

注意　イラディエーションによって，患者に異常な筋緊張が増強されないようにする．

8.3 歩行訓練：臨床における実施

観察

機能的分析

歩行の機能的障害がある場合には，その歩行の治療前に機能障害の種類，場所，重症度などを明らかにし，分析，記載しておくことが重要である．歩行訓練後の観察，分析によって治療後の歩行の変化，治療効果を判断することができる．

分析の際には，患者は裸足で，自助具もできるだけ少なくする．

歩行訓練のための準備

歩行訓練のために，ベッドまたはマット上の訓練をして準備をする（第6章「体幹のパターン」，7章「マット トレーニング」参照）．その場合，体幹，特に骨盤や肩甲骨を重点的に訓練する．その際には，様々なテクニックや運動パターンが利用できるように（第3章「テクニックと治療方法」参照），異なる開始肢位で前方運動をすることが可能である（図8-3参照）．例えば，前方への体重移動に問題のある患者の治療結果が，期待したどおりにならない場合，歩行訓練の方法を患者に合わせ，変化させることも可能である．

必要に応じて，患者にとって最も適切な歩行訓練やマットトレーニングをさせることは重要である．

安定性―可動性

マット上などでの訓練中に垂直位をとっている場合，新しい肢位を獲得したらすぐに安定性訓練を行う．体幹の中間点を見つけ，安定性を保てるようになったら，可動性訓練を始めることが可能である．

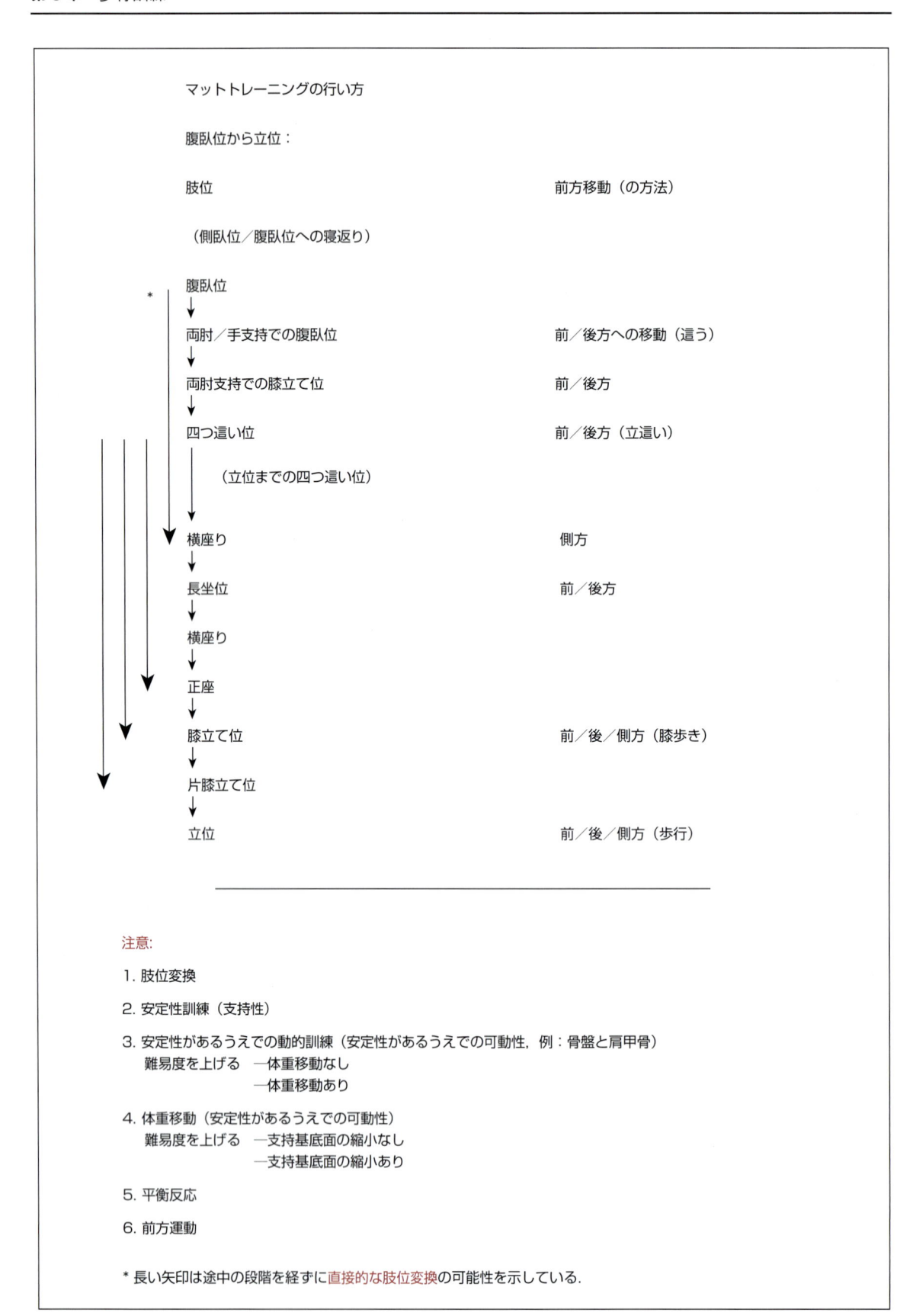

マットトレーニングの行い方

腹臥位から立位：

肢位	前方移動（の方法）
（側臥位／腹臥位への寝返り）	
* 腹臥位 ↓	
両肘／手支持での腹臥位 ↓	前／後方への移動（這う）
両肘支持での膝立て位 ↓	前／後方
四つ這い位 ↓	前／後方（立這い）
（立位までの四つ這い位）	
横座り ↓	側方
長坐位 ↓	前／後方
横座り ↓	
正座 ↓	
膝立て位 ↓	前／後／側方（膝歩き）
片膝立て位 ↓	
立位	前／後／側方（歩行）

注意:

1. 肢位変換
2. 安定性訓練（支持性）
3. 安定性があるうえでの動的訓練（安定性があるうえでの可動性，例：骨盤と肩甲骨）
   難易度を上げる　—体重移動なし
   　　　　　　　　—体重移動あり
4. 体重移動（安定性があるうえでの可動性）
   難易度を上げる　—支持基底面の縮小なし
   　　　　　　　　—支持基底面の縮小あり
5. 平衡反応
6. 前方運動

* 長い矢印は途中の段階を経ずに直接的な肢位変換の可能性を示している．

8.3 歩行訓練：臨床における実施

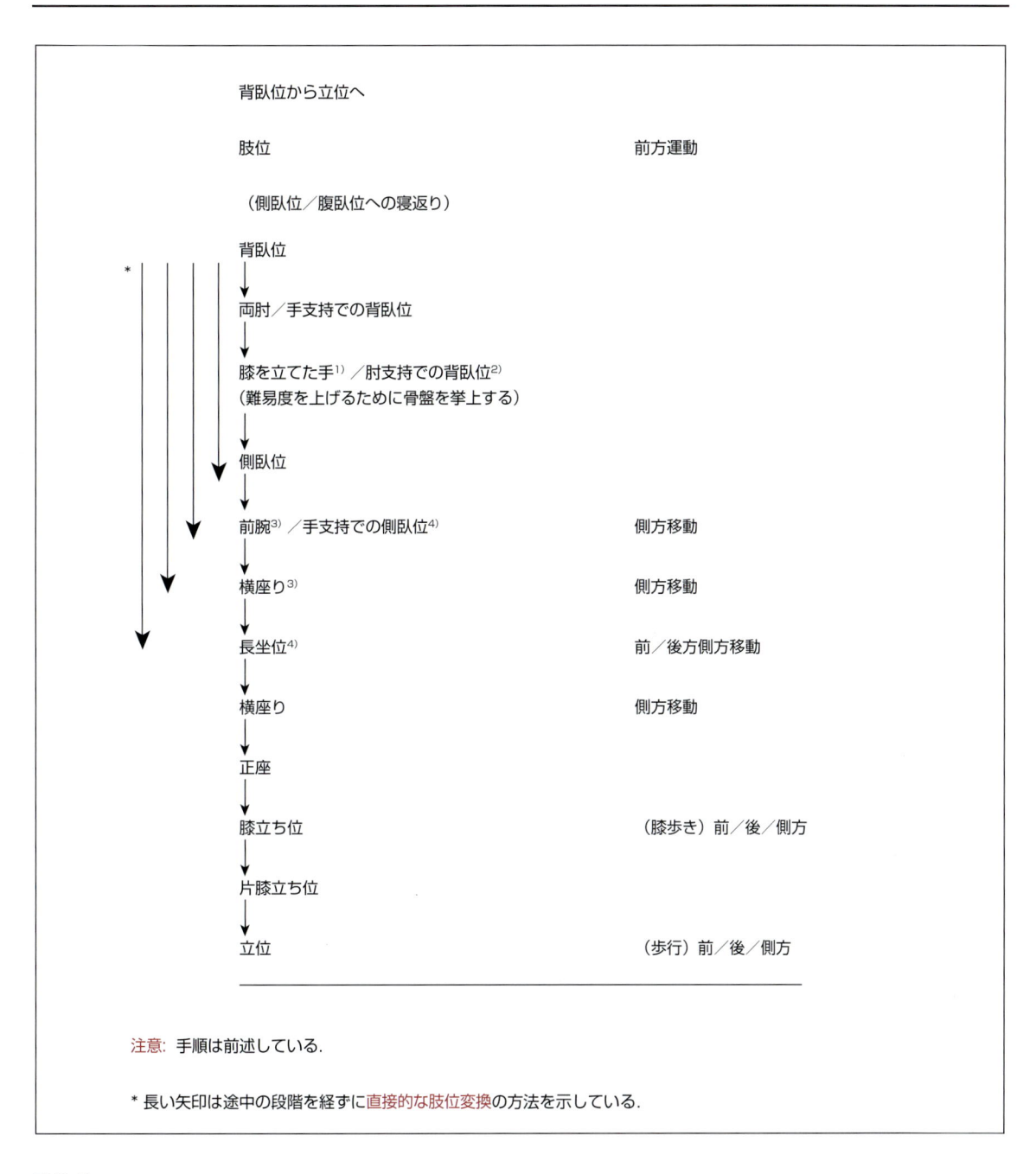

```
                    背臥位から立位へ

            肢位                          前方運動

       （側臥位／腹臥位への寝返り）

       背臥位
*       ↓
 │ │ │  両肘／手支持での背臥位
 │ │ │  ↓
 │ │ │  膝を立てた手¹⁾／肘支持での背臥位²⁾
 │ │ │  （難易度を上げるために骨盤を挙上する）
 │ │ ↓
 │ │    側臥位
 │ │    ↓
 │ │    前腕³⁾／手支持での側臥位⁴⁾              側方移動
 │ ↓
 │      横座り³⁾                              側方移動
 │      ↓
 ↓      長坐位⁴⁾                              前／後方側方移動
        ↓
        横座り                                側方移動
        ↓
        正座
        ↓
        膝立ち位                              （膝歩き）前／後／側方
        ↓
        片膝立ち位
        ↓
        立位                                  （歩行）前／後／側方
```

注意：手順は前述している．

＊ 長い矢印は途中の段階を経ずに直接的な肢位変換の方法を示している．

図 8-3
"プレゲイト（Pre-gait）"と呼ばれる歩行訓練の準備運動の一覧

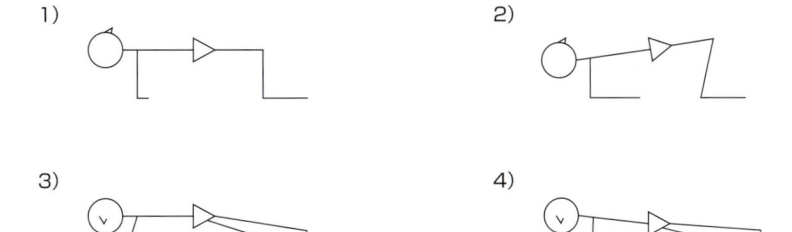

歩行訓練時のテクニックと治療方法

目的	テクニックと治療方法（第3章）
― 安定性 （ひとつの肢位で，運動開始前に行う）	― 安定性訓練 ― スタビライジング リバーサル ― リズミック スタビリゼーション
― 活性化 （介助や伸張刺激（"ストレッチ"）を加え，目的とする身体部位に活動を促す）	― リズミック イニシエーション ― リピーティッド ストレッチ 　a) リピーティッド ストレッチ フロム ビギニング オブ レンジ 　b) リピーティッド ストレッチ スルーレンジ
― 筋力強化／反復 （筋力強化のため，運動に抵抗を加える） （運動コントロール，速度，協調性，持久力，円滑性と安全性を獲得し，"運動プログラミング"を再獲得するために運動を繰り返す）	― コンビネーション オブ アイソトニック ― ダイナミック リバーサル ― リピーティッド ストレッチ 　a) リピーティッド ストレッチ フロム ビギニング オブ レンジ 　b) リピーティッド ストレッチ スルーレンジ ― 強調のタイミング ― リズミック スタビリゼーション（静的リバーサル）
― リラックス （筋緊張の高い筋の伸張と弛緩のため筋収縮後のリラクセーションを行う）	― コントラクト-リラックス ― ホールド-リラックス

実施

ここでの臨床的な訓練の例は，一側に問題のある患者グループを中心に書かれている．一側に麻痺があり，反対側が"健側"である．その他の疾患，整形，中枢疾患にも原則を応用して使用することは可能である．その場合は，禁忌事項に留意する．

この章の後半で，その他の患者グループについても説明する．

訓練方法
- 坐位
- 立位への準備
- 立ち上がり
- 立位
- 歩行

治療方法の中に，運動パターンや機能的訓練が利用される．そのため，治療者は自身のボディ・メカニズムや運動方向に注意する．この機能的な肢位や運動は治療テクニックや方法にも同じことがいえる．それによって，患者にとっては最適な刺激，機能的訓練となる．

目的

次項以降で説明する静的な訓練方法は，以下の目的のため動的訓練として行うことも可能である．
― 体幹の可動性改善
　　注意力と認識，位置変化と修正能力の改善（安定性と平衡反応）

各々の方法（肢位と運動）とも，個々に実施，訓練するとともに，歩行につながるように訓練していくことが重要である．

通常は，訓練は健側から開始する．

治療者の姿勢保持：自身の体重を利用するため，両上肢はできるだけ伸展位を保つ．

坐位での訓練方法

1. **体幹の姿勢を正す**（動的）
2. **安定性**（静的）
3. **車椅子での活動**

　患者の多くが車椅子を使用しており，ここで立ち上がりのために体幹を準備することは，坐位ですでに歩行訓練が始まっているといえる．初めに患者の坐位を観察し，必要に応じて修正する．例えば，患者が片側に寄っている場合は，始めに中間位まで戻し，その（中間）姿勢を保持することを学習しなければいけない．この姿勢から，車椅子での活動を開始する．

注意　車椅子のブレーキの効きがよい場合には，前輪を前向きにする．ブレーキの効きが弱い場合には前輪を横に向けることで対応できる．この場合，回旋の抵抗によって車椅子が回転することがあるので注意する．
　　　　図の中では，患者と治療者の足が見えやすいように車椅子の前輪を横に向けていることが多い．

　　開始肢位1と2
患者：　背もたれに寄りかかった車椅子坐位もしくは椅子坐位
治療者：患者の前に立つ．
　　　　（変法：患者の後ろに立つ）

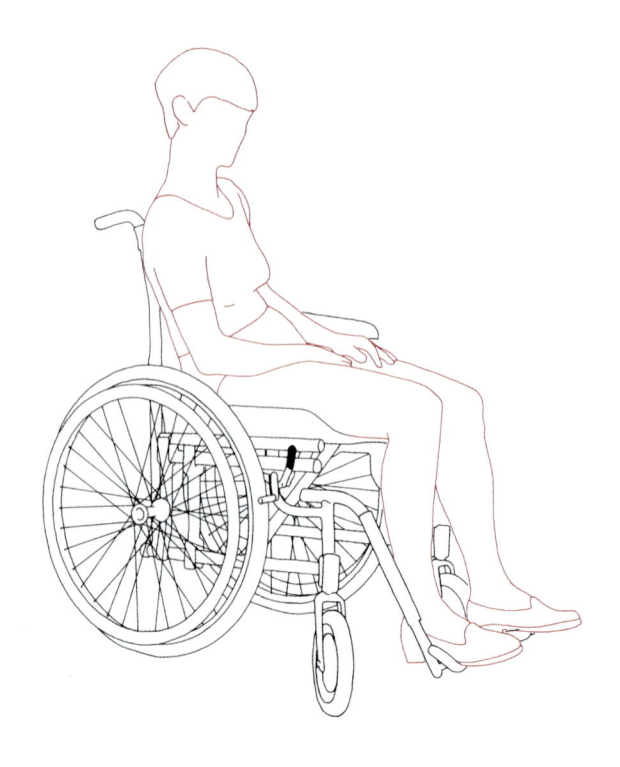

図8-4
治療前の坐位姿勢の一例

1. 体幹の姿勢を正す（動的）

マニュアル・コンタクト
虫様筋握りで
— 両肩
— 一側の肩と頭部
— 頭部

実施方法
姿勢を正すことに対し，前方もしくは後方から対角線の前方もしくは後方方向への圧を強調して抵抗を加える．

準備に対する口頭指示
例："真っ直ぐに座りましょう．背筋を伸ばしてください．"

動作に対する口頭指示
例："真っ直ぐに座って！　背筋を伸ばして！"

2. その姿勢を保持する / 安定性（静的）*

マニュアル・コンタクト
虫様筋握りで
— 両肩
— 一側の肩と頭部
— 骨盤両側
— 一側骨盤と頭部
— 頭部

実施方法
場合によっては，す早い圧縮や持続的圧縮，抵抗なしで，姿勢を正した状態を保持する．対角線の前方向，後ろ方向または回旋を強調する．

注意　— 頭部に単独で回旋方向の抵抗を加えない！（第3章「スタビリゼーション」(58頁) 参照）
　　　　— 頭部へのす早い圧縮は加えない！　しかし持続的圧縮であれば可能である．

＊　第6章「坐位での体幹の活動」(198頁) 参照

第 8 章　歩行訓練

準備に対する口頭指示

"姿勢を保って！"

動作に対する口頭指示

"保って！" "そのまま！"

注意　訓練1と2は体幹の中間姿勢が崩れてきたときや，新しく活動を始める場合などに繰り返し行うことが可能である．

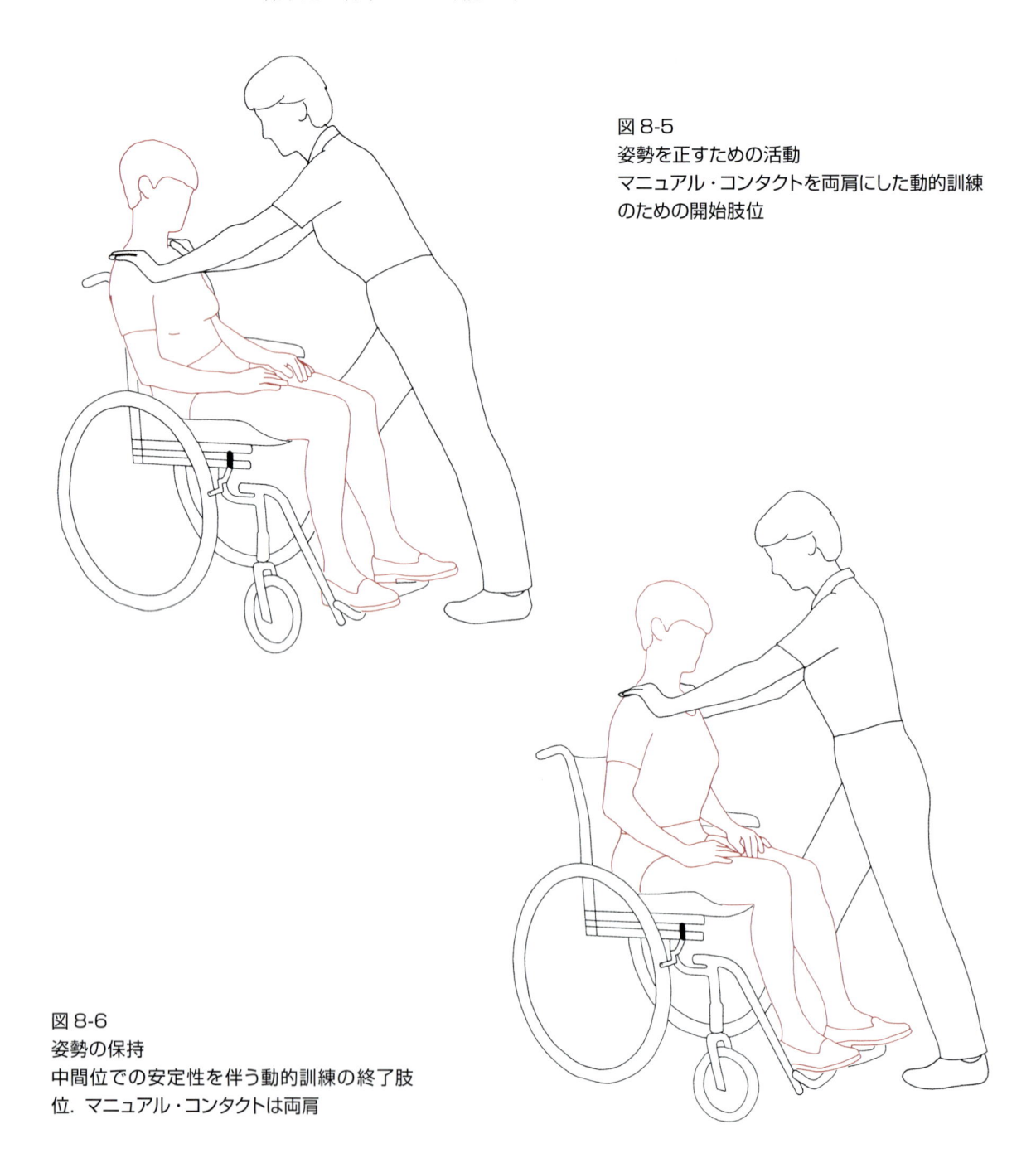

図 8-5
姿勢を正すための活動
マニュアル・コンタクトを両肩にした動的訓練のための開始肢位

図 8-6
姿勢の保持
中間位での安定性を伴う動的訓練の終了肢位．マニュアル・コンタクトは両肩

8.3 歩行訓練：臨床における実施

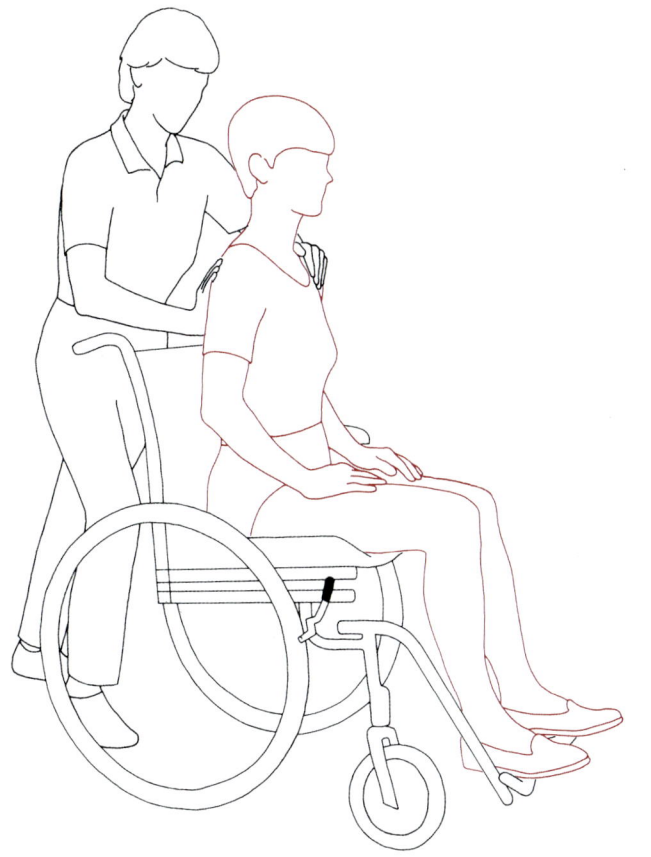

図8-7
姿勢の保持（続き）
中間位での安定性．マニュアル・コンタクトは両肩で前後から対角線の回旋方向に抵抗を加えている（治療者の位置は変法で，患者の後方）

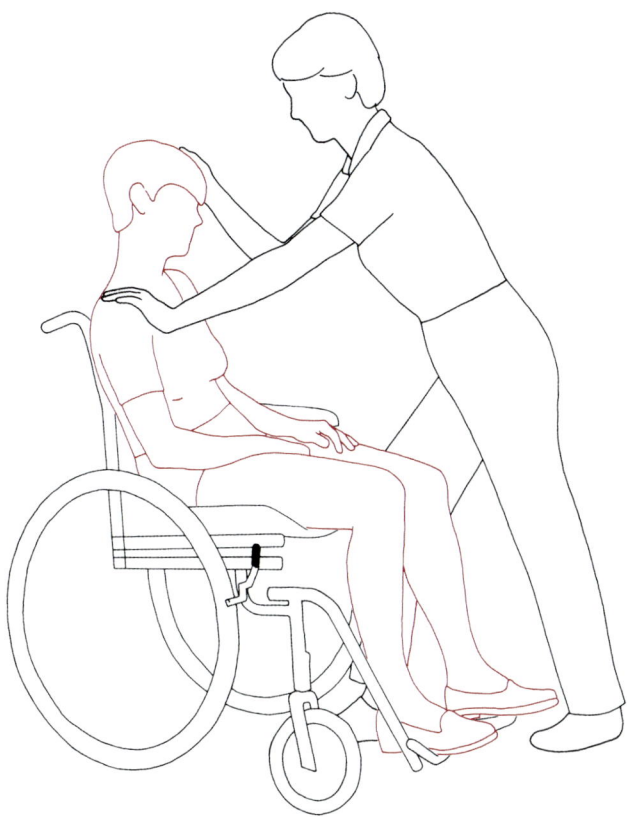

図8-8
姿勢を正すための活動
マニュアル・コンタクトを一側を肩，他側を頭部にした動的訓練のための開始肢位

第 8 章　歩行訓練

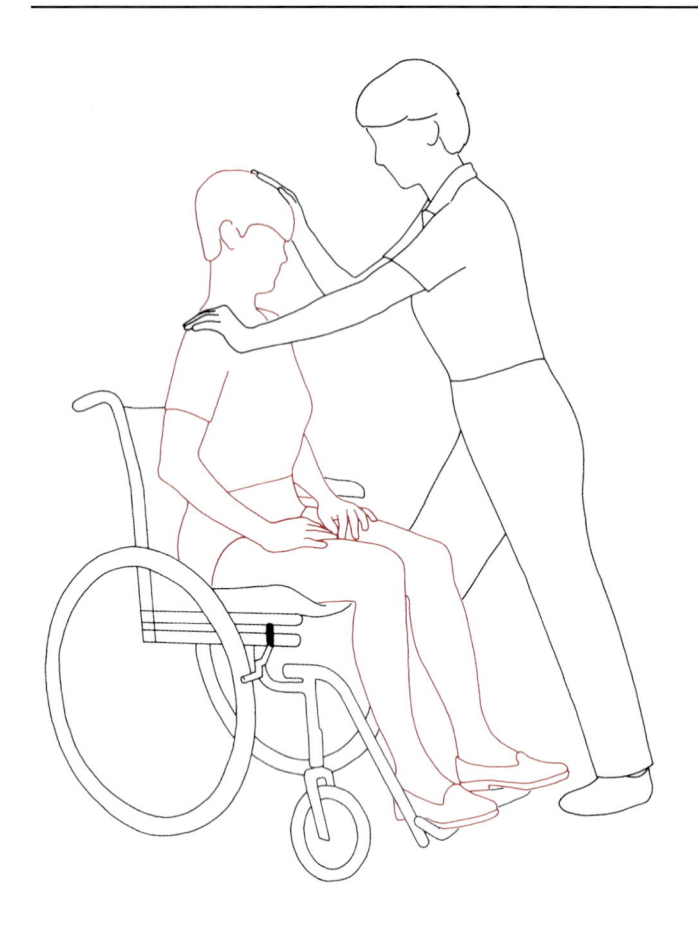

図 8-9
姿勢の保持
中間位での安定性を伴う動的訓練の終了肢位．マニュアル・コンタクトは肩と頭部

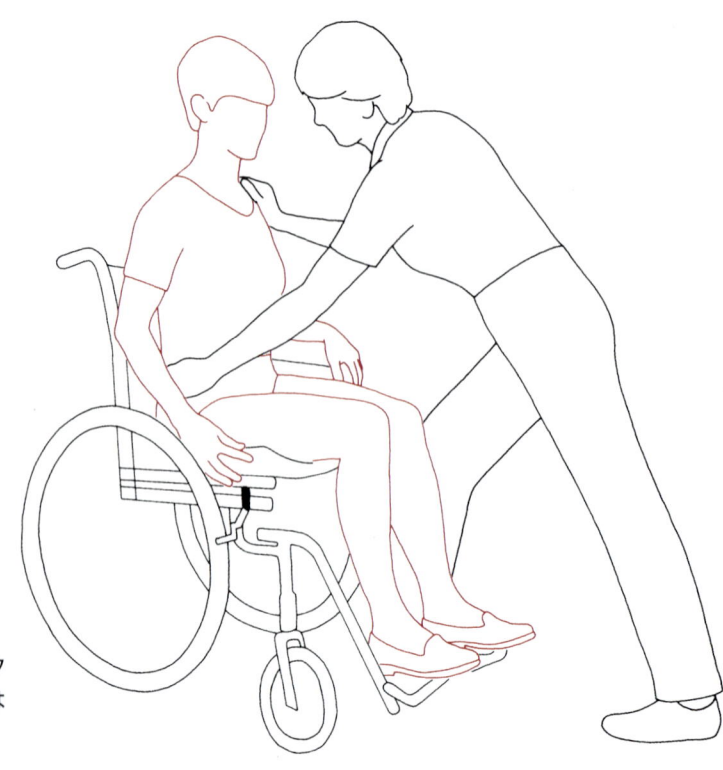

図 8-10
姿勢の保持（続き）
中間位での安定性．マニュアル・コンタクトは変法で，一側の肩を前からと他側は骨盤

8.3 歩行訓練：臨床における実施

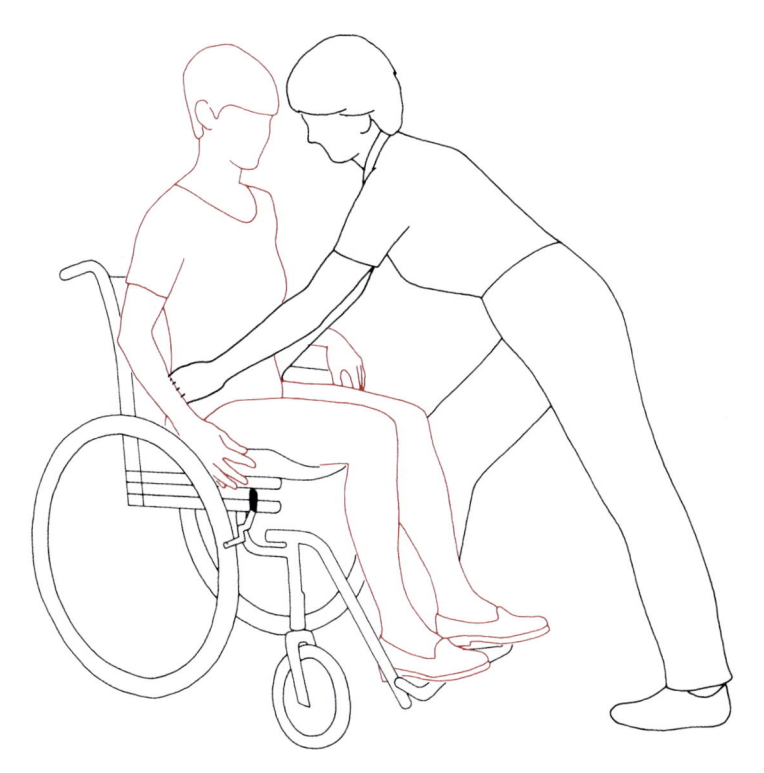

図 8-11
姿勢の保持（続き）
中間位での安定性．マニュアル・コンタクトは変法で，両側骨盤

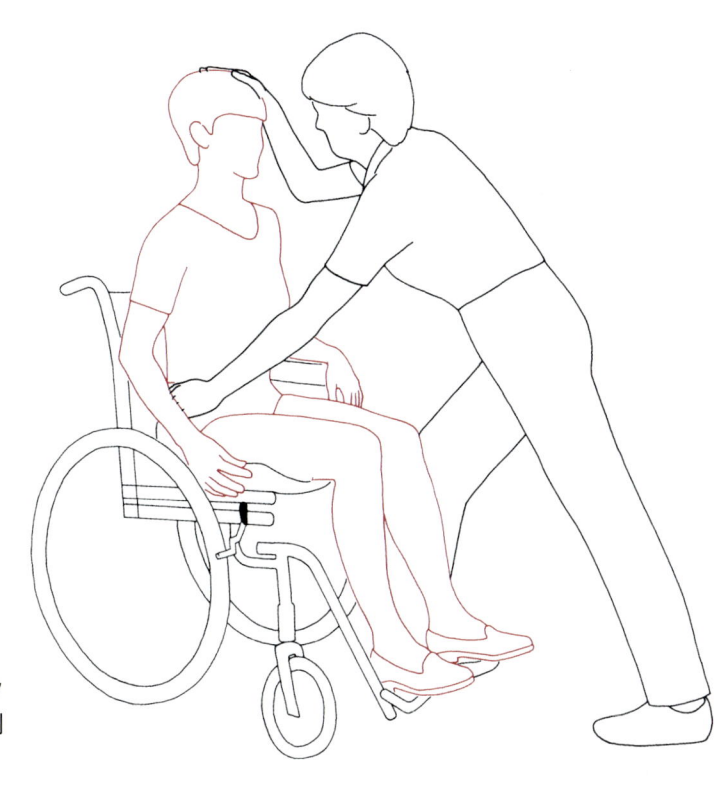

図 8-12
姿勢の保持（続き）
中間位での安定性．マニュアル・コンタクトは変法で，一側の骨盤を前からと他側は頭部

3. 車椅子での活動

a) ブレーキ
b) 足で支持する
c) 車椅子の車輪を前後に駆動，回転する

　患者が車椅子で治療に来院した場合，安全で自立した活動ができるように，車椅子の訓練を行う．それは，セルフケア（ADL）の訓練でもある．

a) ブレーキを外す，かける

| 開始肢位 |

患者：　車椅子坐位で中間位をとる．
治療者：患者の前か後ろに立つ．

| マニュアル・コンタクト |

虫様筋握りで，肩の前と尺骨遠位部と前腕の橈側をグリップする．
（変法：ブレーキの視覚による確認を強調するため，尺骨の遠位部と頭部をグリップする場合もある）

| 実施方法 |

患者は，ブレーキに手を伸ばし，握り，ブレーキをかけるまたは外す．

| 準備に対する口頭指示 |

― 手を伸ばして，ブレーキを握って！
― ブレーキを外して！
― ブレーキをかけて！

| 動作に対する口頭指示 |

― 手を伸ばして，握って！
― （ブレーキを）外して！
― （ブレーキを）かけて！

注意　― 非麻痺側から開始する．麻痺側のブレーキを忘れてしまう場合は，その後，麻痺側の訓練も行う．
　　　― 患者は，ブレーキを目で確認する．
　　　― ブレーキを握る際に，患者がよく握れるように指と拇指に抵抗をかけるようにするとよい．

8.3 歩行訓練：臨床における実施

図 8-13

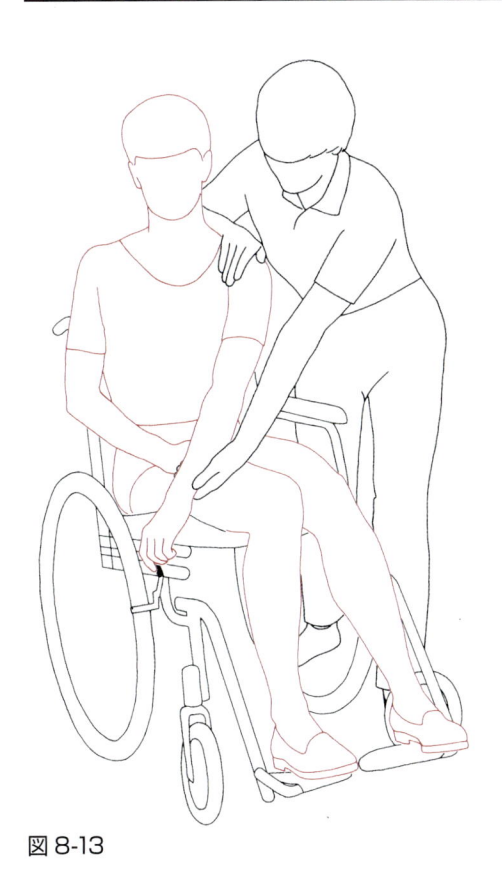

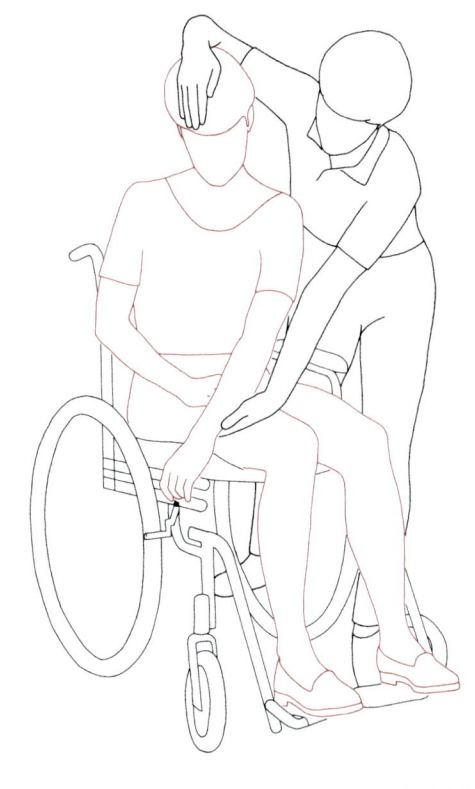

図 8-14

図 8-13
ブレーキをかける．
マニュアル・コンタクトは肩を前方から
と前腕の遠位部

図 8-14
ブレーキをかける（続き）．
アイ・コンタクトを強調するため，マニュ
アル・コンタクトは変法で，前腕遠位部
と頭部である

図 8-15
同側の握り機能のための訓練

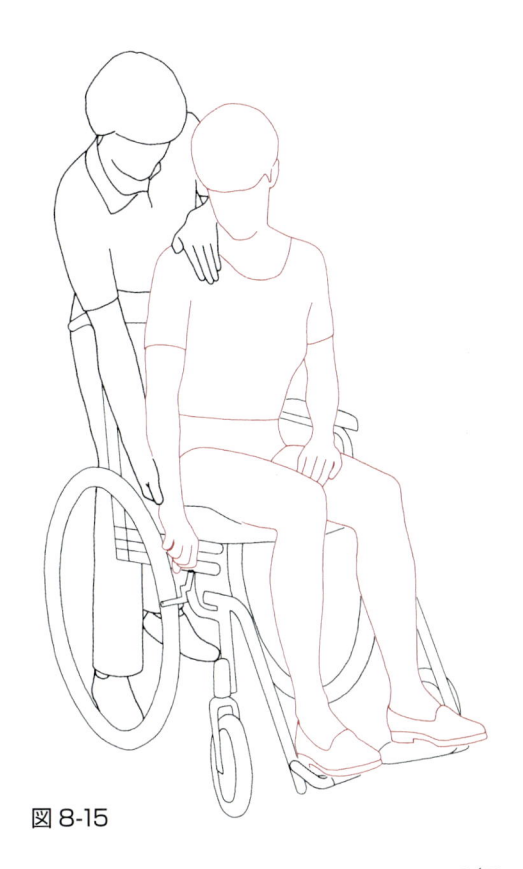

図 8-15

347

b) フット レストの引き上げと押し下げをする

麻痺側を以下の方法で，フット レストから下ろす．
— 自動運動に抵抗を伴って，あるいは抵抗なしで
— 自動介助または他動的に手，前腕や反対側の足での介助を伴いながら
その後，フット レストを押し上げることを練習する．

開始肢位
患者：　車椅子上，中間位の姿勢をとり，麻痺側足は床に付き，反対側はフット レストの上にある状態にする．
治療者：患者の前に立つか，場合によっては肩膝立ちとなる．

マニュアル・コンタクト
— 麻痺側のフット レストを上げる際には，非麻痺側の前足部内側と大腿部
— 非麻痺側のフット レストを上げる際には，同側の前足部内側と大腿部
— 麻痺側を行う際にも同様のことが可能である．

実施方法
フット レストは足を使って，対角線方向への抵抗を加えながら上へ上げる．

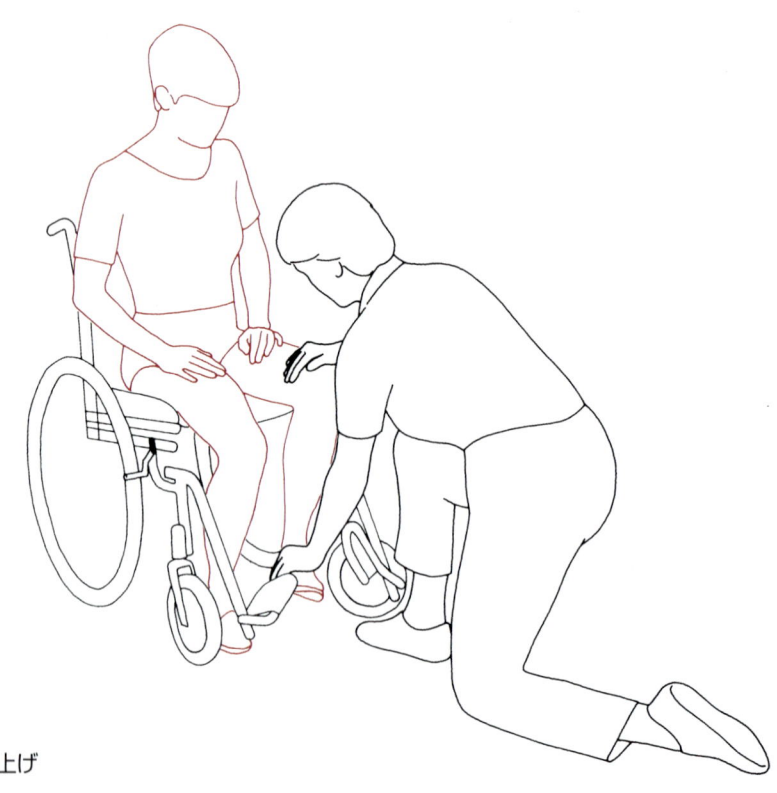

図 8-16
強い足による，フット レストの引き上げ

| 準備に対する口頭指示 |

"フットレストを足で引き上げて！"

| 動作への口頭指示 |

"フットレストを上げて！"

注意 フットレストは手で引き上げることも可能である．
指の巻き込みに注意する！

c) 車椅子の前後への駆動と方向転換

抵抗は，その方向に応じて，手またはタイヤに対し与える．患者の中には足を使って車椅子を駆動する場合もある．その場合には，手を使ってタイヤの方向操作をする．抵抗を床にある足に対し加え，前後運動が楽に行えるよう訓練する．

坐位バランスと良肢位保持のため，必要に応じて体幹の安定性を再確認し，安定性訓練を再度行うことも必要である．

立ち上がりへの準備

1. 椅子上で，殿部を交互に使い前方移動する（スクーティング scooting）
2. 手すりを握る
3. 体重を前に移動する

　立ち上がりの準備のために，患者の状態によって上記の［1~3］の手順を変えることも可能である．

| 開始肢位 |

患者：　坐位
治療者：足を一歩前に出した状態で，患者の前に立つ．

1. 椅子上で，殿部を交互に使い前方移動する（スクーティング scooting）

| マニュアル・コンタクト |

虫様筋握りで，骨盤の両側を持つ．
（変法：運動が，自動介助もしくは他動で行われる場合は，片側もしくは両側坐骨結節をグリップする．）

| 実施方法 |

— エロンゲーションまたは必要に応じての伸張刺激（ストレッチ）の方向は，片側骨盤の後方下制である．
— 患者は，骨盤を前—上方向（前方挙上）に動かし，体重を反対側に移動し，前へ移動する．その際に，適切な抵抗を与えることが必要である．
— 同様のことを反対側でも行う．患者が目的としている位置に到達するまで繰り返す．

| 準備に対する口頭指示 |

"お尻を片側ずつ椅子の前のほうまで移動して！"

| 動作に対する口頭指示 |

例："右，前！""左，前！"

注意　　椅子上で後方への移動も行うことができる．その際には，骨盤の後方を握る．骨盤を，上—後方（後方挙上）方向に動かす．
　　　　坐位バランスと良肢位保持のため，必要に応じて体幹の安定性を再確認し，安定性訓練を再度行うことも必要である．

8.3 歩行訓練：臨床における実施

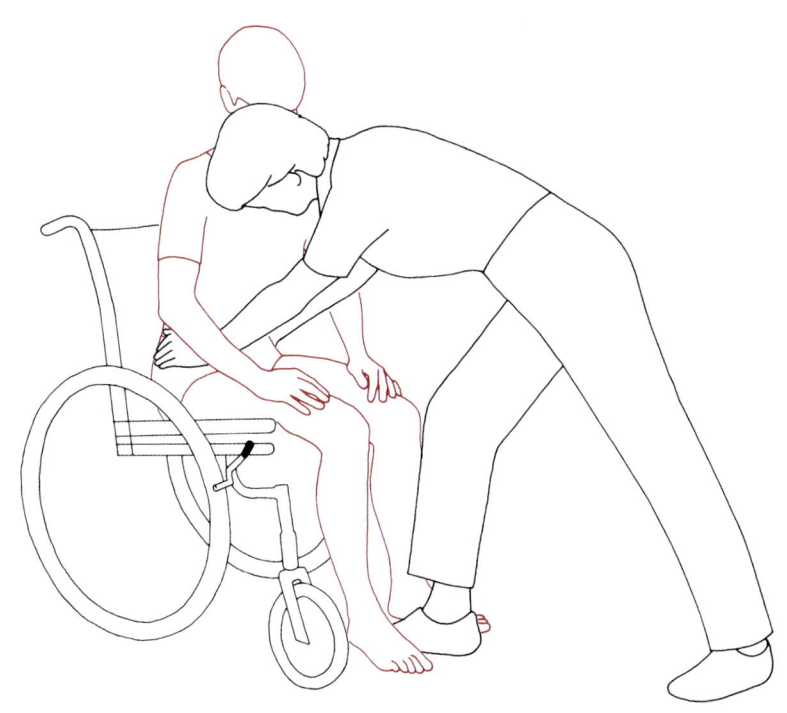

図 8-17
坐位でのスクーティング（殿部を用いての前方移動）．
後方下制方向へのエロンゲーションを伴う開始肢位

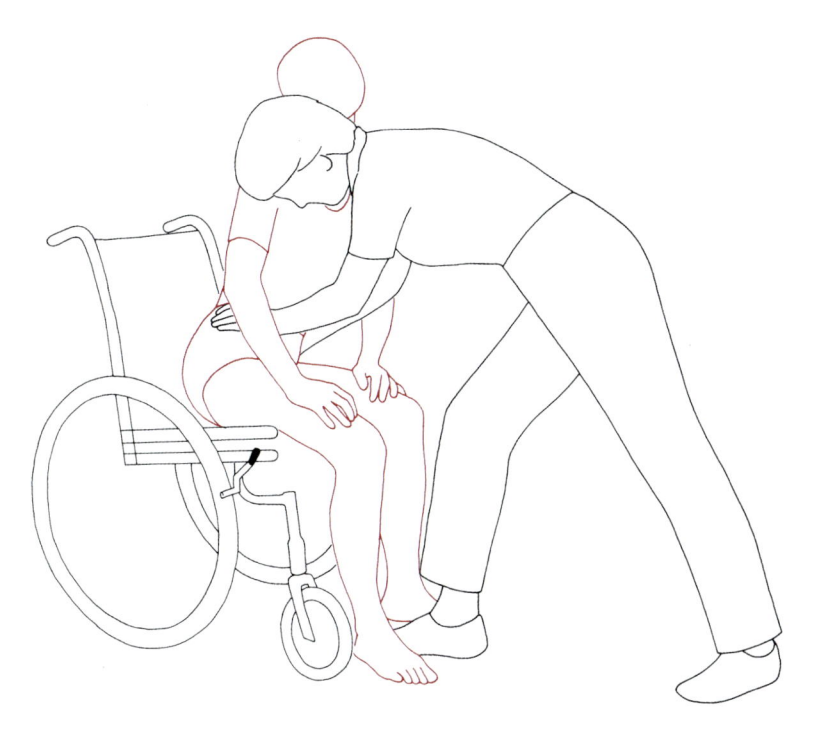

図 8-18
坐位でのスクーティング（殿部を用いての前方移動）（続き）．
片側骨盤を前―上方向に押し上げての体重移動と同側の前方移動

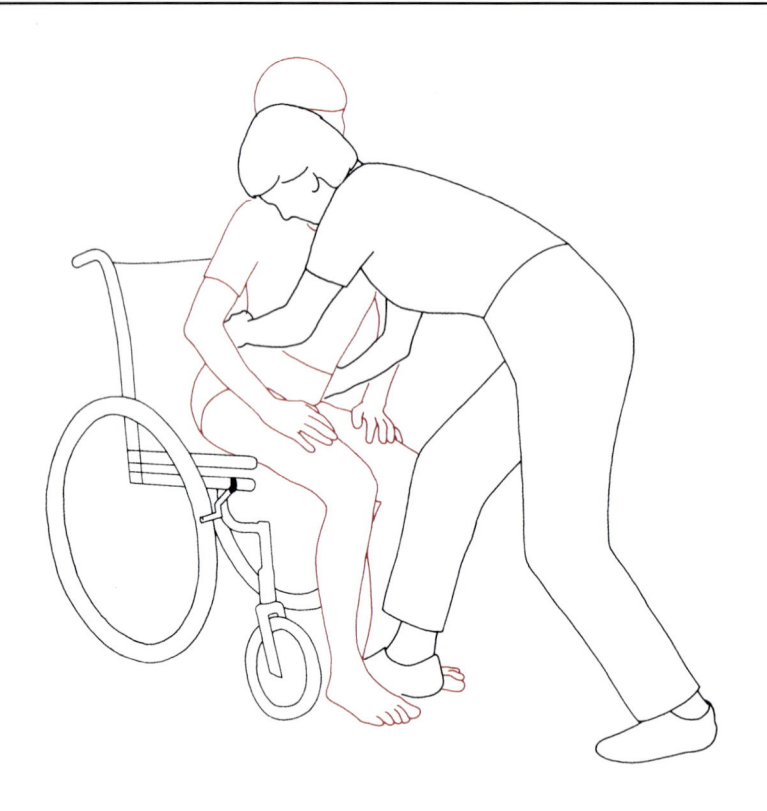

図 8-19
坐位での後方へのスクーティング.
骨盤の後方挙上.場合によっては前方下制方向にエロンゲーションを加える

8.3 歩行訓練：臨床における実施

2. 手すりを握る

マニュアル・コンタクト
虫様筋握りで肩関節の前方と前腕の尺側または橈側を握る．

実施方法
患者は軽く前傾し，手すりを掴む．その運動に対し対角線方向の抵抗を与えるが，肩が前に来すぎないように注意する．

準備に対する口頭指示
"手で，手すりを掴んで！"

動作に対する口頭指示
"手すりを掴んで！"

注意 — 麻痺側でも手すりを掴める場合は，麻痺側でも同じことを行う．それ以外の場合には，麻痺側上肢を膝の上か，アームレストに置く．
— 手すりを保持することによって，握りの安定性訓練が可能となる．

坐位バランスと良肢位保持のため，必要に応じて体幹の安定性を再確認し，安定性訓練を再度行うことも必要である．

3. 体重を前に移動する

マニュアル・コンタクト
両肩前方．
(変法：片側は肩関節前方で，もし2や3，つまり"手すりを握る"，"体重を前に移動する"場合には，遠位部は前腕の尺側または橈側をグリップする．)

実施方法
体幹に対角線方向の抵抗をかけ，前へ移動する．

準備に対する口頭指示
"体を前に移動して！"

動作に対する口頭指示
"前へ来て！"

坐位バランスと良肢位保持のため，必要に応じて体幹の安定性を再確認し，安定性訓練

を再度行うことも必要である．

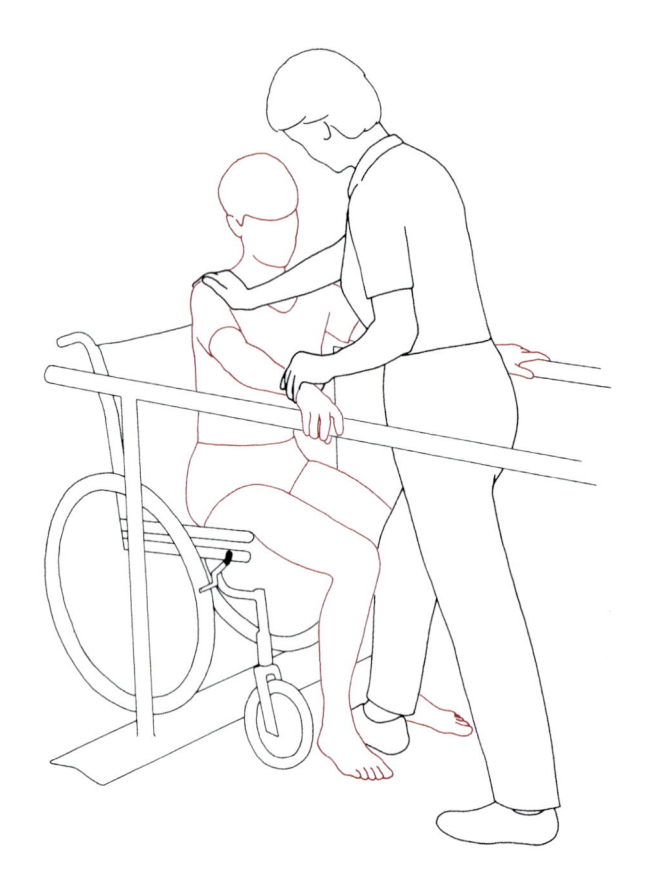

図 8-20
手すりを握る

8.3 歩行訓練：臨床における実施

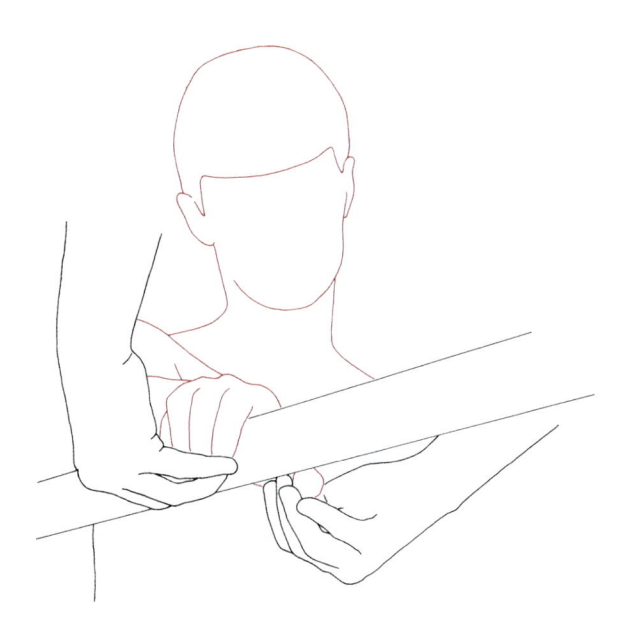

図 8-21
握りの支持性．手と手指の握りを確かめる

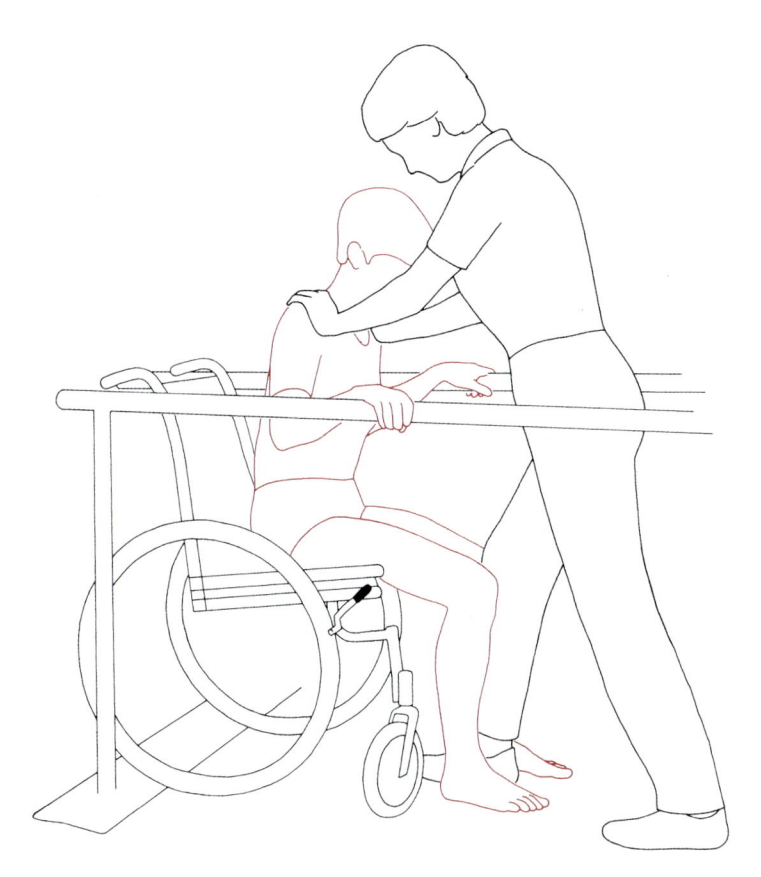

図 8-22
体幹の前方移動

坐位から立位へ

1. 骨盤の前傾とアライメントを整えた姿勢（"骨盤の前後傾"）
2. 立位への立ち上がり（と座るまでの動作）

　患者が立ち上がりやすいように，非麻痺側下肢を若干後ろに置く．麻痺側は膝が足関節の真上に来るように若干前に置く．

　患者がこの姿勢をとれない場合などは，膝を伸展する際に，治療者が支持性を補う．治療者の足は患者の足の横に置き，治療者の膝を使って，患者の膝の支持性を保つ．このような"ブロッキング"の仕方を"クロス ブロッキング"と呼んでいる（図 8-23 参照）．

| 開始肢位 |

患者　：　上半身の重心を支持基底面上で前傾させた坐位．（両）手で手すりを掴む．
治療者：足を一歩前に出した状態で，患者の前に立つ．

1. 骨盤の前傾とアライメントを整えた姿勢

| マニュアル・コンタクト |

骨盤の両側

| 実施方法 |

— 骨盤はエロンゲーションと伸張刺激（ストレッチ）のため，治療者によって他動的に起こすようにする．
— 患者はそれに追従し，骨盤を抵抗に抗して前傾させる．
— 骨盤の位置を学習するため，前傾と中間位をそれぞれ事前に練習する〔エロンゲーション，伸張刺激（ストレッチ）と抵抗〕．

| 準備のための口頭指示 |

"骨盤を私の押す力に負けないように前に倒して！"（前傾）

| 動作のための口頭指示 |

"骨盤を前へ！"

8.3 歩行訓練：臨床における実施

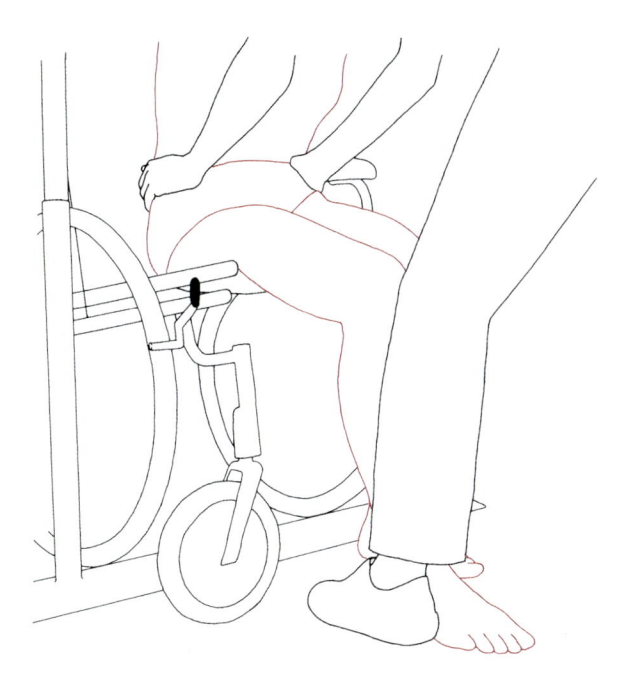

図 8-23
骨盤前傾介助方法．骨盤を起こした状態での開始肢位．
下肢のブロッキングを"クロス ブロッキング"と呼び，立ち上がりの準備をしている

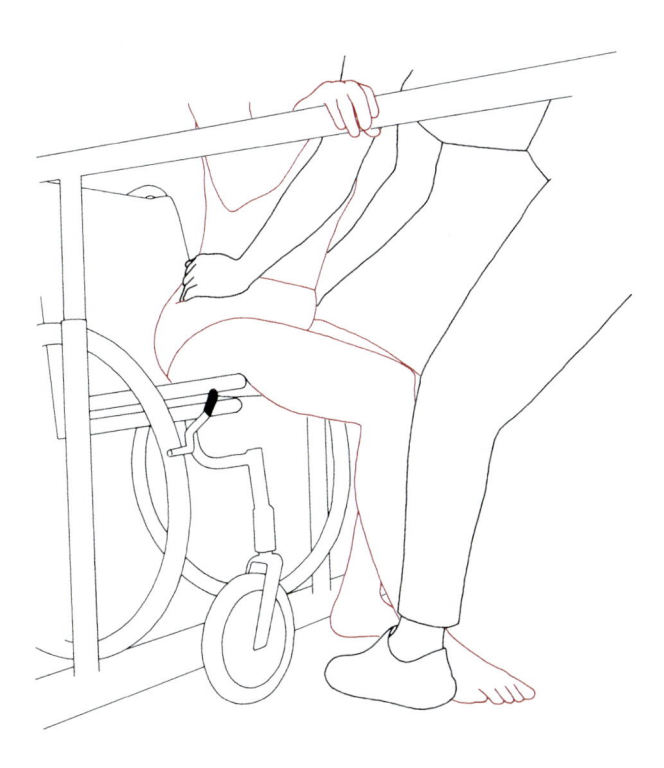

図 8-24
骨盤前傾介助方法（続き）．骨盤前傾の終了肢位

2. 立位への立ち上がり（および座るまでの動作）

マニュアル・コンタクト
骨盤両側

実施方法
患者とともに上半身を前傾し，後方にある下肢を使って立ち上がる．

準備に対する口頭指示
"上半身を前へ．後ろの足を使って立ち上がって！"

動作に対する口頭指示
"立ち上がって！"（坐位から立位へ）

注意　立ち上がりへの抵抗は，方法にバリエーションがあり，運動がスムーズに行えるようにする．

実施方法　（続き）
骨盤が前傾し，体重が垂直に立脚下肢に乗るまで前傾運動し，立位でも継続する．その後，その姿勢で両側から圧縮を加え，安定性を出す（"安定性訓練""スタビライジング リバーサル"）．圧縮は立脚下肢の安定性を強調することが可能である．

動作に対する口頭指示
"更に前へ，足の真上に体が来るように立っていて！"

準備に対する口頭指示
— 更に前へ！（立脚下肢の上へ）
— "立位を保って！"（圧縮／安定性訓練時）

注意　患者がコントロールしながら座れることも重要である（遠心性筋収縮）．その際にマニュアル・コンタクトは骨盤上を保つ．

準備に対する口頭指示
"私の手から離れないように，ゆっくり椅子に座って！"
（変法："私が早く押し戻してしまわないようにしてください！"（運動にブレーキをかける．））

動作に対する口頭指示
"ゆっくり座って！"

8.3 歩行訓練：臨床における実施

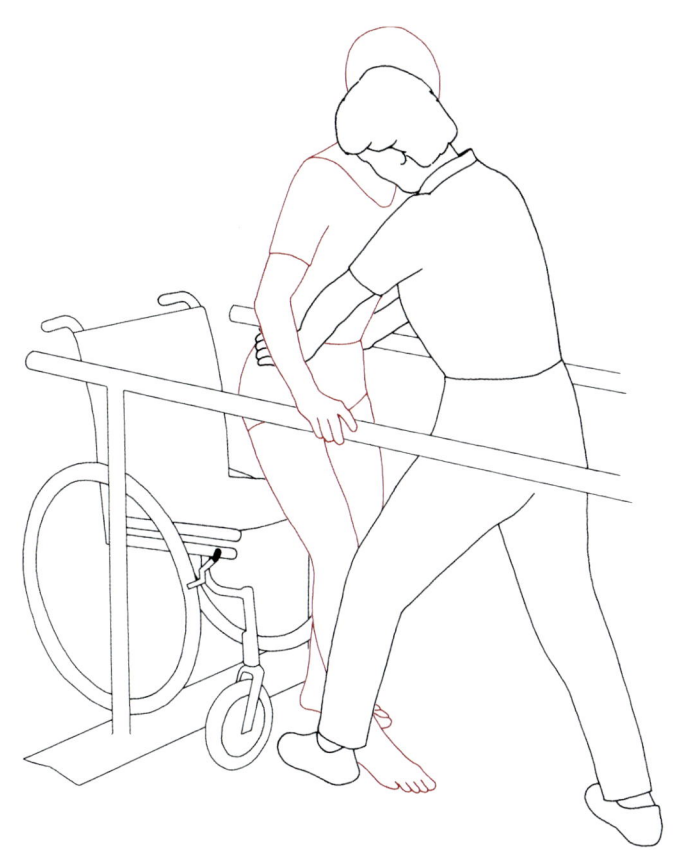

図 8-25
下肢のブロッキングを伴う，立ち上がり

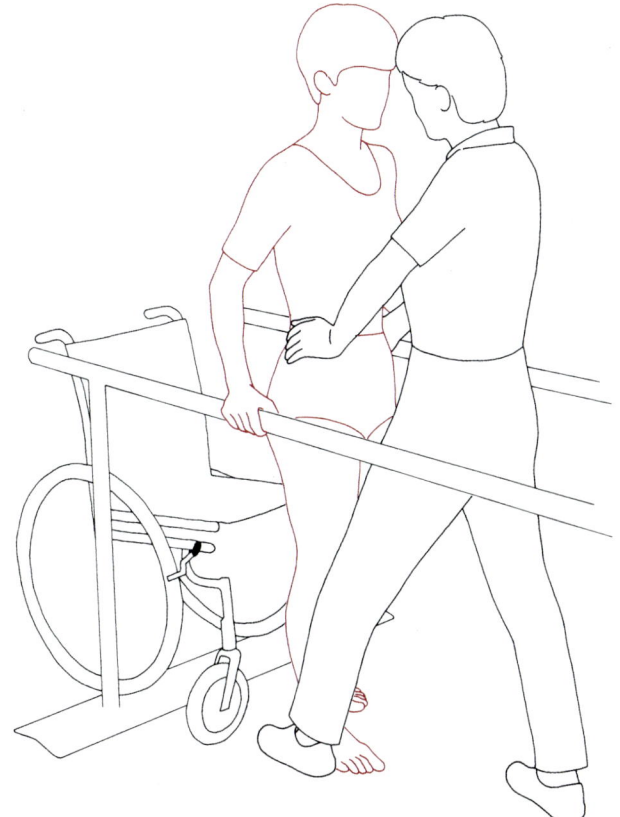

図 8-26
立位．立脚下肢への圧縮

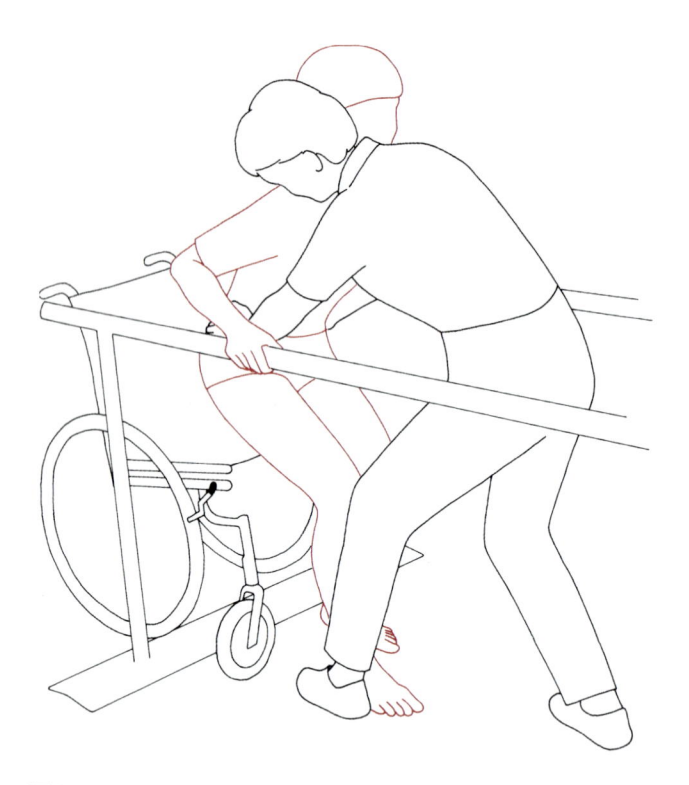

図 8-27
座り．遠心性収縮を使った椅子坐位への戻り

1と2の組み合わせ：骨盤前傾と立ち上がり

患者に運動を教えるために，テクニック（リズミック イニシエーション）を使うことが可能である．

実施方法

まずはじめに骨盤の中間位と前傾位を他動的に繰り返す．その後，自動で骨盤前傾を行い，徐々に抵抗を加えていく．

準備に対する口頭指示

（リズミック イニシエーション）
— "骨盤を私が動かします！"
— "少しだけ手伝ってください！"
— "もう少し手伝って，前に押して！"

動作に対する口頭指示

（エロンゲーションし，場合によっては伸張刺激（ストレッチ）と抵抗）
— "1-2-3-前へ！"
　（"1-2-3"と言っている間にエロンゲーションする（中間位へは介助で，前傾は自動運動で繰り返す．）"前へ"と言うときに，自動運動で前傾する．）

前傾運動を練習したら，次に立ち上がりを行う．
立ち上がり：エロンゲーション―伸張刺激（ストレッチ）―抵抗と立ち上がり

実施方法　（続き）

骨盤は他動的に中間位へ戻し，前傾は自動運動で行い，徐々に抵抗を加えていく．立ち上がりを促すために，1-2-3と数を数える（1-2-3と数えている間にエロンゲーションを加え，骨盤を自動運動で前傾する．3の後，"上へ"と付け加え，患者は立ち上がる．）．

訓練の難易度を上げる

立ち上がりの際には，立脚中期の状態になるまで，前への移動を行う．体重は垂直に立脚下肢にかかるようにする．

準備に対する口頭指示

"私の手の力に負けないように骨盤を前へ押して，3と言ったら上半身を前に倒し，後ろ足を使って立ち上がって！"

動作に対する口頭指示

— "1-2-3"（他動的に中間位へ戻り，自動運動で前傾する）
— "上へ！" "立って！"（坐位から立位へ）

― "更に前へ！"（立脚下肢上へ）
― "そのまま立っていて！"（圧縮／安定性訓練）

立位での訓練方法

1. 体幹安定性訓練
2. 遊脚下肢の準備（立位での骨盤の動きの促通）
3. （遊脚と）立脚下肢の準備（安定性訓練と片脚立ちでの骨盤運動の促通）

1. 立位もしくは一歩前に出した状態での安定性訓練

開始肢位
患者： 平行棒内に立ち，平行棒を握る．
治療者：患者の前で，一歩前に出した状態で対角線上に立つ．
　　　　（変法：患者が大きい場合は，患者の後ろに立つ．）

マニュアル・コンタクト
虫様筋握りで，骨盤両側をグリップする．
（変法：
― 一側骨盤，肩関節
― 両側肩関節
― 一側肩関節，頭部
― 頭部）

実施方法
テクニックや治療方法によって，抵抗の量に注意を払いながらす早い圧縮を，両側に加える．
圧縮の方向：後方下制方向，斜め後方―下．
抵抗の方向：対角線方向に，前方から後方，後方から前方と両対角線方向への回旋．

準備に対する口頭指示
例："真っ直ぐに立って！"

動作に対する口頭指示
例："止まって！" "そのまま！"

訓練の難易度を上げる
― 脚幅を広げた立位で両側に同じように荷重し，実施する．
― 歩行の準備として，脚幅を広げた立位で，体重負荷を左右交互に増やしていく．

または，一歩前に出した状態で，後ろ足から前足に体重を移動する．その場合，麻痺側や非麻痺側の下肢を交代することが可能である．
- 例えば，患者が右側に体重負荷をした立位をとる．この肢位で安定性訓練を行い，抵抗に抗しながら体重を左へ移動させる．その後，左下肢上での支持性と体重移動 / 負荷訓練を実施する．その際に，体幹の支持性は保たれていなければいけない．

注意
- 頭部へのす早い圧縮は加えない！　頭部中間位で，慎重に圧をかける．
- 抵抗を増やす際には，時間をかけて徐々に行うことが大切である．
- 難易度を上げるために圧縮なしで行い，患者はその姿勢を自分で保つようにする．

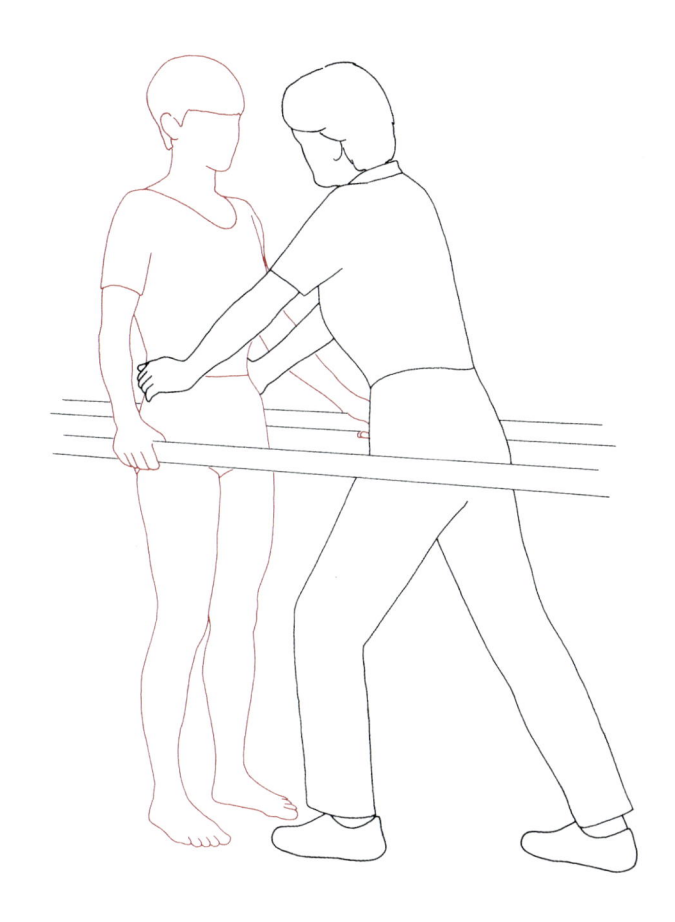

図 8-28
マニュアル・コンタクトが両側骨盤の状態で，幅を広げた立位での安定性訓練．
抵抗方向は，対角左前から→右後方へ

第 8 章　歩行訓練

図 8-29
マニュアル・コンタクトが一側骨盤，肩関節での幅を広げた立位での安定性訓練（続き）．
抵抗方向は対角左前→右後方へ

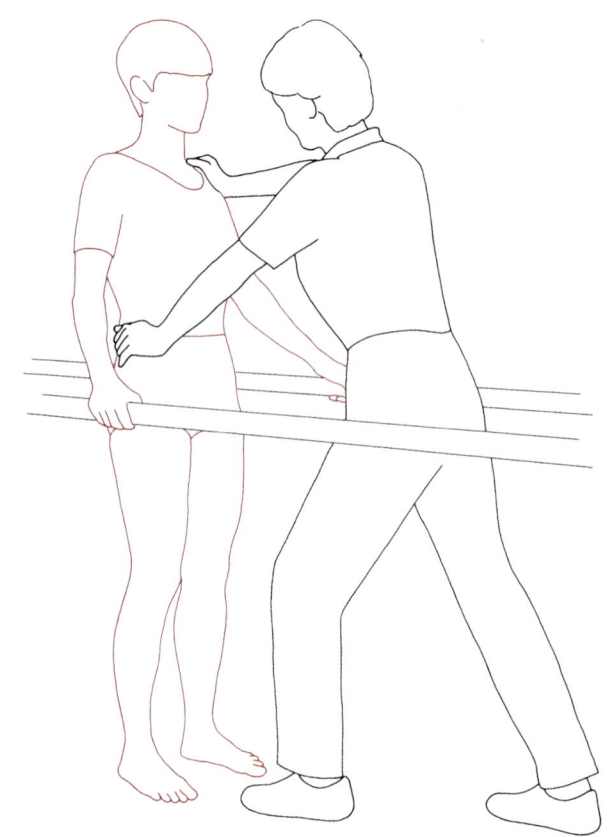

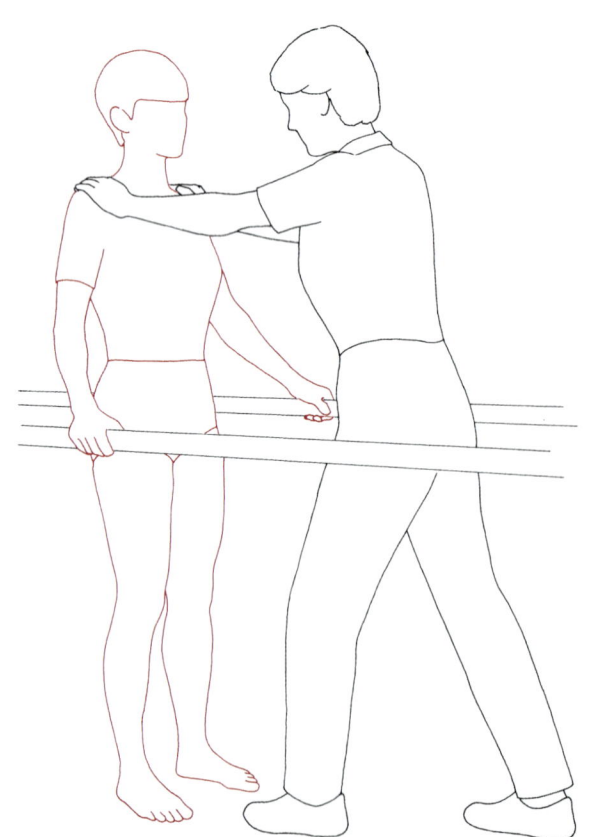

図 8-30
マニュアル・コンタクトが両側肩関節の状態で，幅を広げた立位での安定性訓練（続き）．
抵抗の方向は前から後ろへ

図 8-31
マニュアル・コンタクトが一側肩関節，頭部の状態で，幅を広げた立位での安定性訓練（続き）．抵抗の方向は，対角前から後ろへ

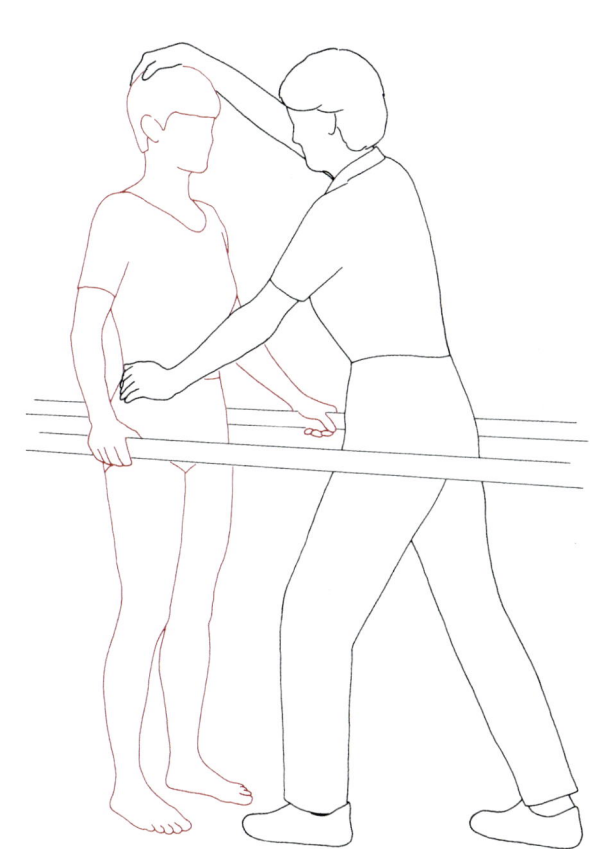

図 8-32
マニュアル・コンタクトが頭部と骨盤の状態で，幅を広げた立位での安定性訓練（続き）．抵抗の方向，頭部は対角左後方→右前，骨盤は右前→左後方．この方法で，体幹を中間位に保つことができる

第8章 歩行訓練

図8-33
マニュアル・コンタクトは両側骨盤を後方からグリップし，幅を広げた立位での安定性訓練（続き）.
骨盤は，治療者の前腕を使い中間位にし，保持する．治療者は椅子などに座って行うことも可能である

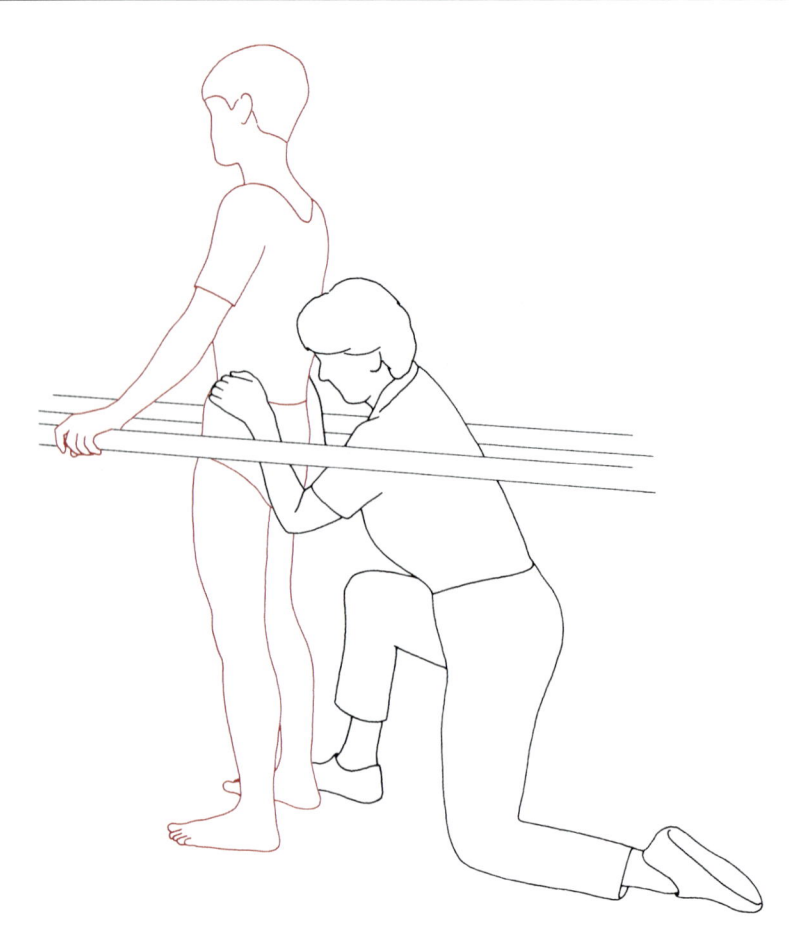

2. 遊脚への準備（立位での骨盤運動の促通）

　遊脚は，骨盤運動の促通をとおして，準備する．その際に骨盤の運動パターン，前方挙上─後方下制を利用する．その後，骨盤両側に圧縮を与え，立脚下肢を強調する．遊脚側骨盤は後方下制方向にエロンゲーションし，同方向への伸張刺激（ストレッチ）を与える．立脚下肢への圧縮は保持し，患者は抵抗に抗して骨盤を前方挙上する．

開始肢位
患者：　立位，もしくは下肢を一歩前に出した状態
治療者：下肢を一歩前に出した状態で，患者の前対角線上に立つ．
　　　　（変法：患者の後方に立つ）

マニュアル・コンタクト
虫様筋握りで，両側骨盤を握る．

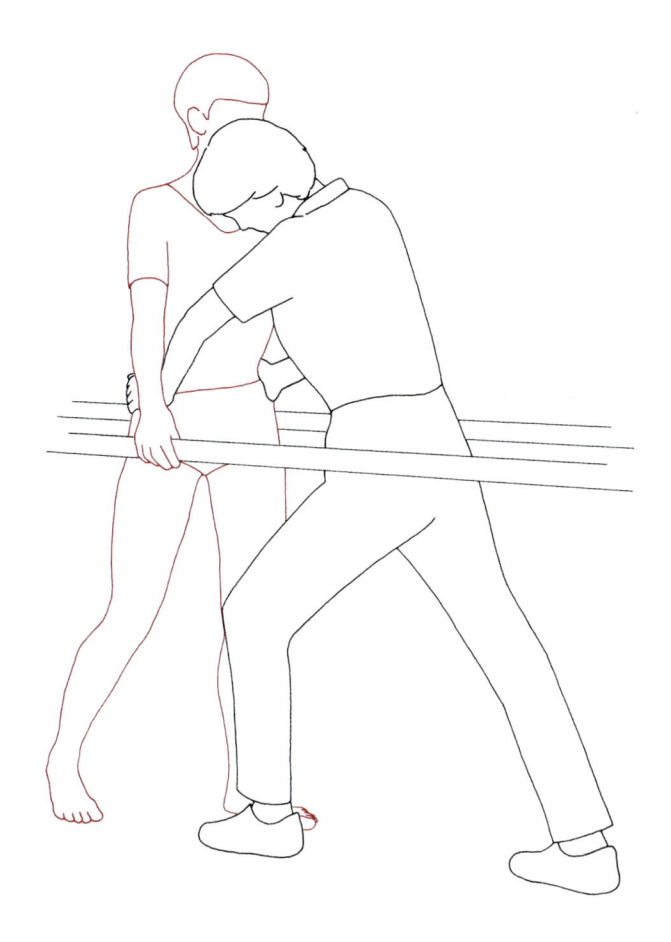

図 8-34
一歩前に出した状態で，体重を前足へ移動する．立脚への安定性訓練，遊脚への伸張刺激（ストレッチ）

実施方法
左右，前後への体重移動を伴う，あるいは伴わない，安定性訓練を行う．
圧縮は立脚下肢を強調し，反対側の体重を立脚側へ移動する．

動作に対する口頭指示
"止まって！" "そのまま動かないで！"

実施方法 （続き）
遊脚側骨盤は，エロンゲーション，場合によっては伸張刺激（ストレッチ）のため他動的に後方—下（後方下制）移動させる．患者は骨盤を抵抗に抗し，前—上方向（前方挙上）に動かす．

準備に対する口頭指示
— "骨盤を前，上に動かして！"（ストレッチに続いて）
— 場合によっては，"反対側の足で立ったままでいて！"

動作に対する口頭指示
例："前へ押して！"（ストレッチに続いて）

注意
— 立脚下肢への圧縮と抵抗は，伸張刺激を加えている間も継続していること！
— 遊脚下肢へ伸張刺激後，すぐに抵抗を与える！
— 反対側に移る前に，同側下肢での訓練を何回か行う．
— この訓練は，様々な状態で行うことが可能である．

3. 立脚（と遊脚）への準備（片脚立ちでの骨盤運動の安定性訓練と促通）

立脚下肢
立脚と遊脚の目的は以下のとおりである．
— 股関節と膝関節の伸展
— 麻痺側への負荷
— 支持性
— 筋力強化
— 平衡反応の学習
— 立脚下肢への体重負荷
— 反張膝のコントロール改善

反張膝側の膝を"クロス ブロッキング"し，訓練する．患者は治療者の膝を押すようにする．この運動をとおしてハムストリングスが収縮し，膝関節は軽度屈曲し，その膝関節周囲筋群の収縮を大きくし，それを保持する．重要なことは，膝の過伸展を避けることである．

遊脚下肢
— 股関節屈曲筋群の強化をとおして，股関節屈曲の改善
— 立脚下肢外転を強化し，骨盤安定性の改善．これは，遊脚側の挙上をとおして訓練する．
— 筋力強化
— 下部体幹のリラックスと"正常な肢位"へ戻ること．例：腰方形筋の筋緊張亢進時など．

　筋緊張が高い筋肉には，テクニック"ホールド-リラックス"や"コントラクト-リラックス"を使う．患者は骨盤を静的（"ホールド"）または動的（"コントラクト"）に側方挙上，保持，または後方挙上や前方挙上方向へ引き上げる．
　どの筋肉を弛緩させるかによって，骨盤を自動または他動で，目的に応じて前方挙上または後方下制する．

| 開始肢位 |

患者： 以下の肢位での片脚立ち
　　　a）非麻痺側を約90度股関節屈曲し，骨盤を中間位に保つ．
　　　b）麻痺側を約90度股関節屈曲し，骨盤を中間位に保つ．

注意　患者が自動運動で屈曲位を保てない場合，間違った伸展への刺激が入ってしまう可能性があるので平行棒に脚をかけたり，椅子の上に置いたりせず，治療者が介助する．

治療者：患者の前で脚を一歩前に出した状態で立つ．場合によっては，麻痺側（弱い側）の下肢を"クロスブロッキング"する．

| マニュアル・コンタクト |

　虫様筋握りで，立脚側の骨盤をグリップする．反対の手は，膝関節の前内側／外側をグリップする（場合によっては，この手で麻痺側を介助する．）
（変法：患者が遊脚下肢を自分の力で保てる場合や，治療者の大腿部を使って介助できる場合は，両側で骨盤を握る．図8-35参照．）

| 実施方法 |

a）麻痺側／弱い側での立位
　圧縮を加えた安定性訓練と弱い立脚側骨盤に抵抗を加え，"遊脚"膝関節の筋力強化．
　膝関節には大腿骨長軸方向への圧縮を加え，下—外側，場合によっては内側への抵抗を加える．この訓練は，反対側の伸展反応を強めるために利用している（同側の屈曲が反対側の伸展を促通する）．

| 動作に対する口頭指示 |

"止まって！""立ったままでいて！"

第8章 歩行訓練

屈曲位で下肢を保持できる場合は，マニュアル・コンタクトを両側骨盤，肩関節もしくは頭部の組み合わせあり，または組み合わせなしで行うことが可能である．

安定性訓練時には，患者の評価として坐位や立位で違う組み合わせのマニュアル・コンタクトを与え，結果を記載するようにする．

エロンゲーション，場合によっては伸張刺激（ストレッチ）を伴う遊脚側骨盤の前方挙上方向への動的訓練は，両下肢立位で記載した方法で，この開始肢位で訓練することが可能である．

実施方法

b) a) で記載した同様の訓練

非麻痺側（強いほう）の下肢での立位

治療者は麻痺側（または弱い側）を介助することも可能である．

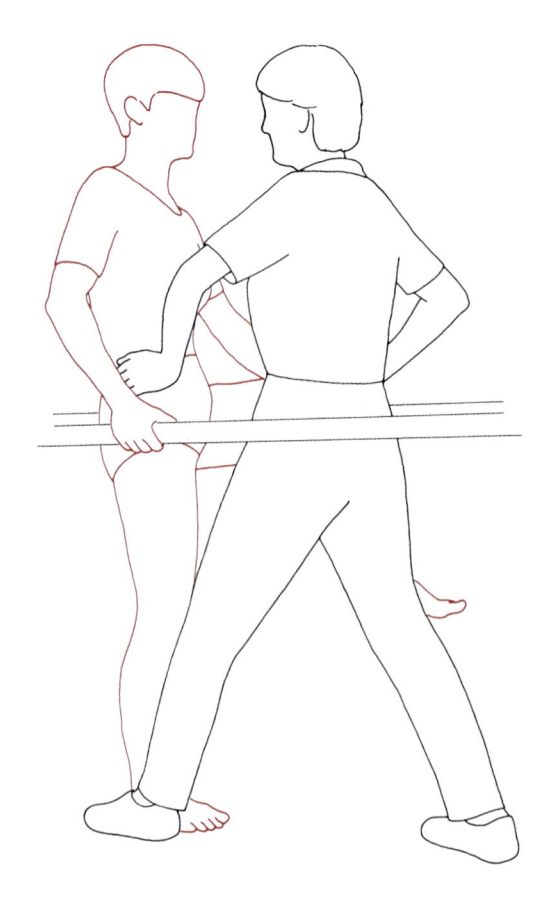

図 8-35
片脚立ち．"クロス ブロッキング"した弱い側での立位．
非麻痺側に対しては股関節屈曲に対し，膝関節近位部から抵抗を与える

8.3 歩行訓練：臨床における実施

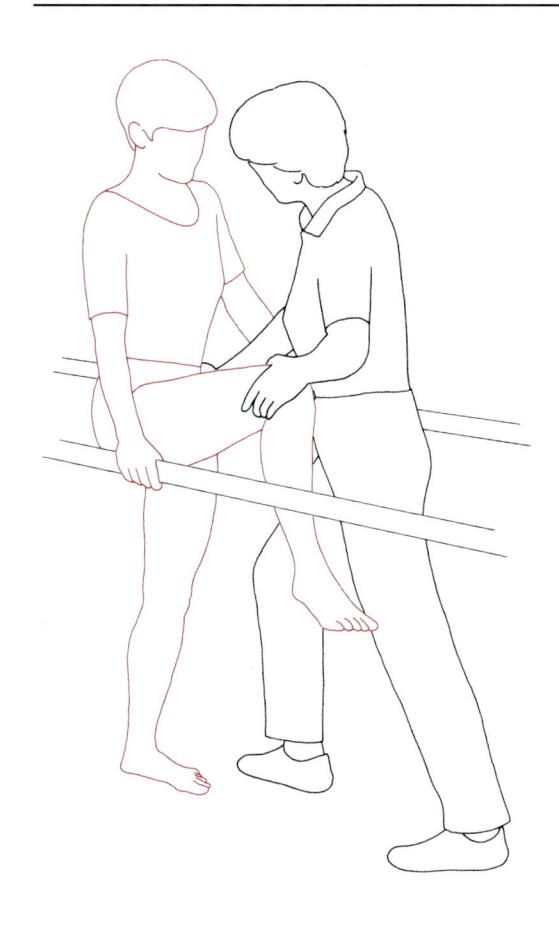

図 8-36
片脚立ち（続き）．
強い側の下肢で立ち，弱い側の下肢は介助する．介助している手で，同時に屈曲に対する抵抗を与えることができる．立脚側骨盤の安定性を要する

図 8-37
片脚立ち（続き）．
治療者の大腿部を使って弱い側の下肢を介助している．体を使って，患者が下肢を前に押し出すのに対し，抵抗を与えることができる．
骨盤にも抵抗を加えることができる．
— 遊脚側の前方挙上の促通のため
— 腰方形筋や反対側の外転の促通のための側方挙上（骨盤の片側を側方に引き上げること）

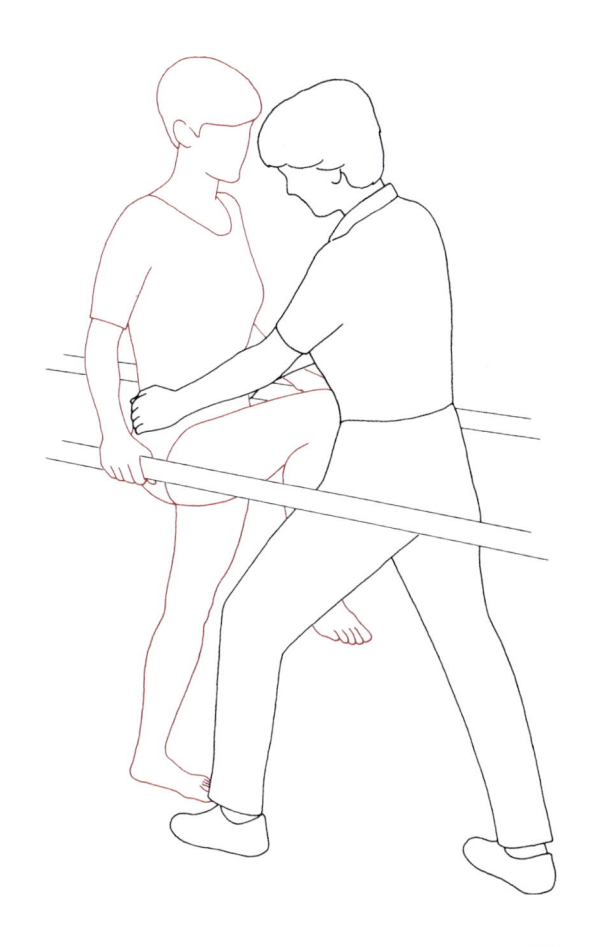

歩行時の訓練方法

1. 前歩き
2. 後ろ歩き
3. 横歩き
4. 杖歩行
5. 階段昇降

1. 前歩き

　立位や下肢を一歩前に出した状態で，立脚下肢の安定性と遊脚下肢の骨盤運動を一側ずつ準備し，その後，両側一緒に行えるようにする．

　その際には以下を交代しながら組み合わせる：一歩ずつ交互に出し，歩行に繋がるように遊脚側―"ストレッチ"と立脚側への圧縮―抵抗―圧縮．

開始肢位
患者：　下肢を一歩前に出した状態で立ち，平行棒を握る．
治療者：一歩前に出した状態で対角線の延長線上，患者の前に立つ．
　　　　（変法：大きな患者の場合には後方に立つ）

マニュアル・コンタクト
虫様筋握りで両側骨盤をグリップする．

実施方法
― 患者が片脚立ちになれるような前方への体重移動
― 立脚下肢：立脚側の支持性訓練．患者は立脚下肢が垂直になるように立つ．両側に始めは静的な早い抵抗で，その後その圧縮を保つように移行する圧縮を加える．圧縮は立脚側を強調する．

準備に対する口頭指示
"立ったままでいて！"

動作に対する口頭指示
例："止まって！" "そのまま！"

遊脚相
― 遊脚側骨盤はエロンゲーションと伸張刺激（ストレッチ）のため，他動的に後方下制方向に移動させる．
― 伸張刺激（ストレッチ）

8.3 歩行訓練：臨床における実施

　　準備に対する口頭指示

"骨盤を前に，一歩前へ！"

　　動作に対する口頭指示

"一歩前へ！"

立脚相

— 踵が床に付くまで，骨盤に抵抗を加えた状態で下肢を前へ移動する．保持していた抵抗を伴う圧縮に加え，早い圧縮を加える．

　　準備に対する口頭指示

"踵を付けて！"

　　動作に対する指示

"更に前へ！"

— 立脚中期に達するまで，体重と骨盤を更に前方移動する．そのため，骨盤への抵抗を加える．

　　準備に対する口頭指示

"骨盤が足の上に来るまで，前へ！"

　　動作に対する口頭指示

"更に前へ！"

— 体重が垂直に下肢にかかるようになったら，新しく圧縮を加える（反対側の下肢が，遊脚のためエロンゲーションされ，準備が整った直後）．
— 立脚下肢は保持していた抵抗を伴う圧縮を終了し，新しい遊脚として準備される．

注意 — 治療者が異なる圧縮のため協調性の問題を抱えている場合，踵接地の際の圧縮を除外し，立脚中期のみ与えるようにする．
— 踵接地，または立脚中期に圧縮を加えることが理想的ではあるが，姿勢反射や伸展あるいは背筋を伸ばした姿勢を再獲得したい場合，立脚期のどの相においても圧縮を加えることができる．
— 遊脚相では，高く上げて誇張したり，高く上げて遊脚相の時間を延長することができ，"誇張した一歩"と呼んでいる．圧縮が有効であれば，その際，患者は直接立脚中期に達する．
— 骨盤がその動きを行う．それを通し遊脚下肢のエロンゲーションと前方移動の前に，立脚中期での体重移動訓練ができる．正常の生理的な歩行では，これらの相は円滑に行われる．

第8章　歩行訓練

以上の訓練方法は，各相に分割して反復し，難易度を上げて行くことが可能である．
例えば：
— 床接地までの遊脚相での"ストレッチ"と抵抗，そしてす早い圧縮を加える（一歩の長さを変えることが可能）．
— 立脚中期までの遊脚相と更なる圧縮
— スムーズな前進歩行

　上記のように各相に分割して訓練を行う際にも，準備に対する口頭指示を利用することが可能である．動作に対する口頭指示は，ほぼ全て使うことが可能である．

　テクニック"リズミック イニシエーション"は，一連の流れをスムーズにするため，前進歩行訓練で用いることができる．
　遊脚相の誘導：骨盤を他動的に後方下制の位置から前方挙上方向に移動する．その後，自動運動を介助し徐々に抵抗を加え，前方挙上を訓練する（骨盤の傾き／正中位にしながらの立ち上がりを訓練する要領で）．

（リズミック イニシエーションの際の）
| 準備に対する口頭指示 |
— "骨盤を私が動かします！"
— "少し，手伝って！"
— "もう少し手伝って，前へ押して！"
— "一歩前へ"

［エロンゲーション，場合によっては伸張刺激（ストレッチ）と抵抗を与える］

| 動作に対する口頭指示 |
"1-2-3-前へ！"
（1-2-3のときに後方下制方向へのエロンゲーションと抵抗を加えた自動運動での前方挙上を繰り返す．
「前へ！」と言うときに，伸張刺激，自動運動での前方挙上，一歩前へ出し，抵抗を加える）

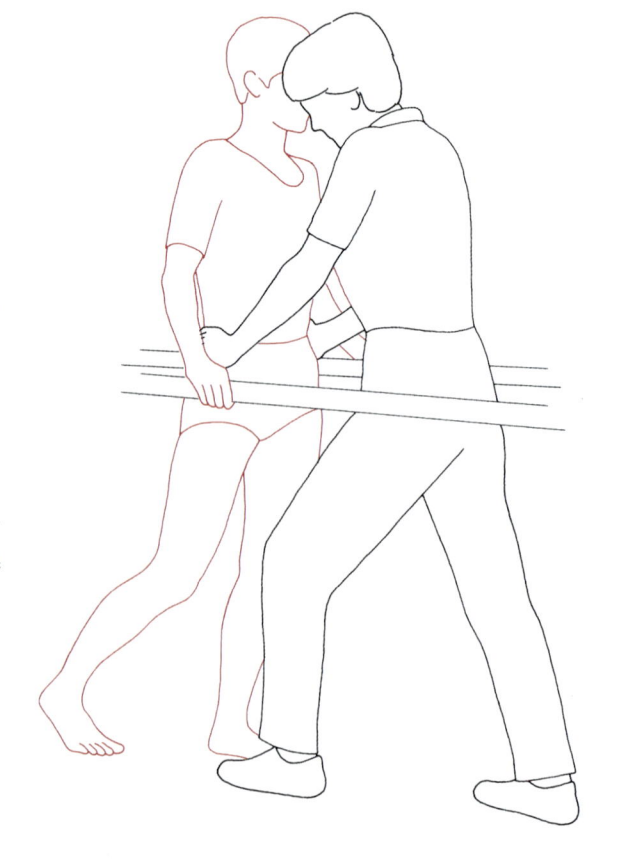

図 8-38
遊脚の誘導と促通のための骨盤からの"ストレッチ"．
同時に立脚に圧縮を加えている．治療者の姿勢と前足への体重移動に注意する

8.3 歩行訓練：臨床における実施

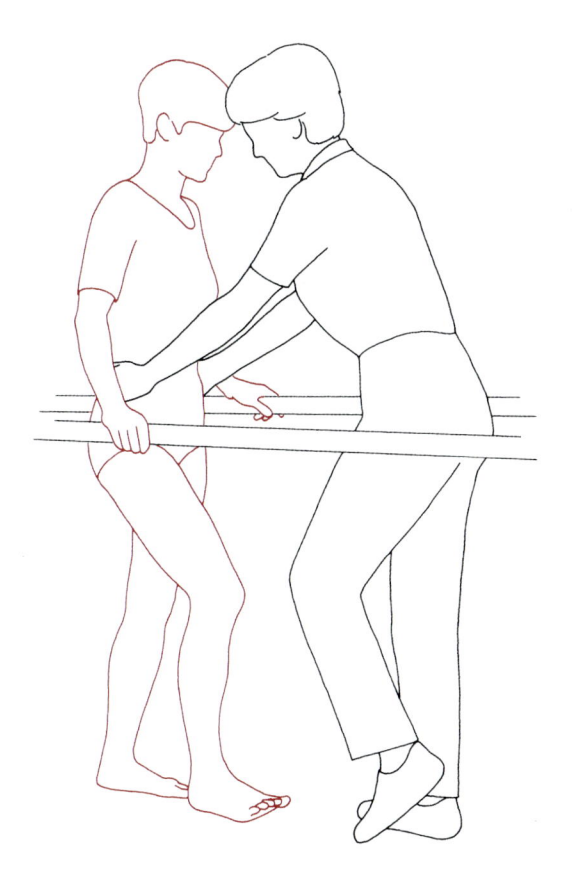

図 8-39
骨盤に抵抗を加えた遊脚中期．
治療者の姿勢に注意する

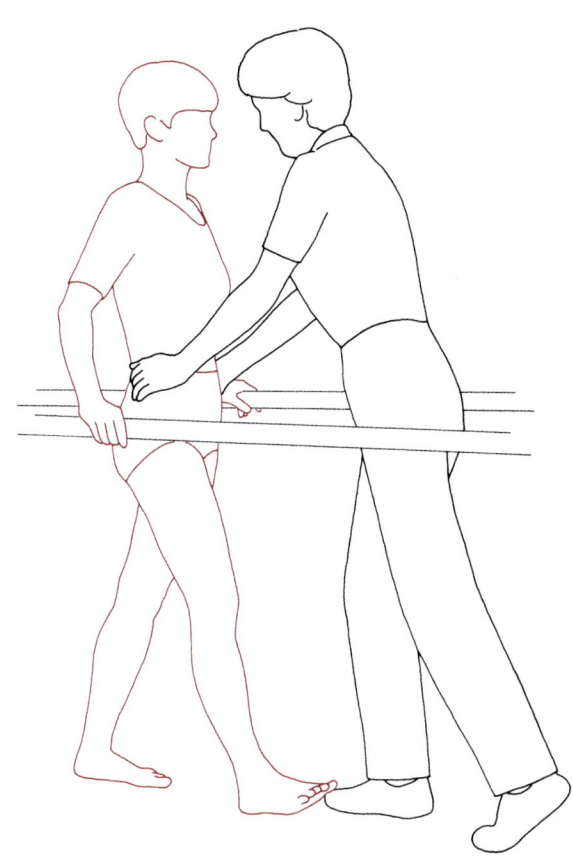

図 8-40
床接地時の圧縮

第8章　歩行訓練

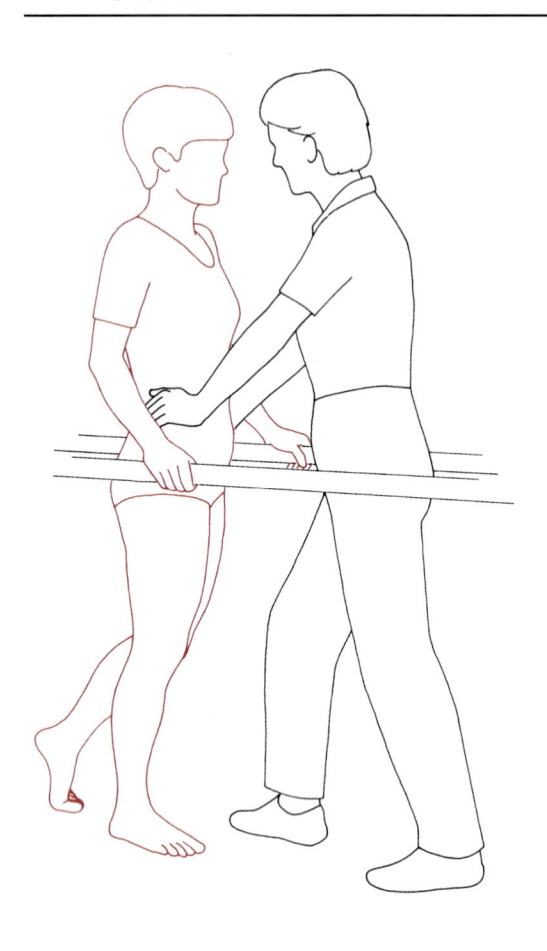

図8-41
立脚中期の圧縮

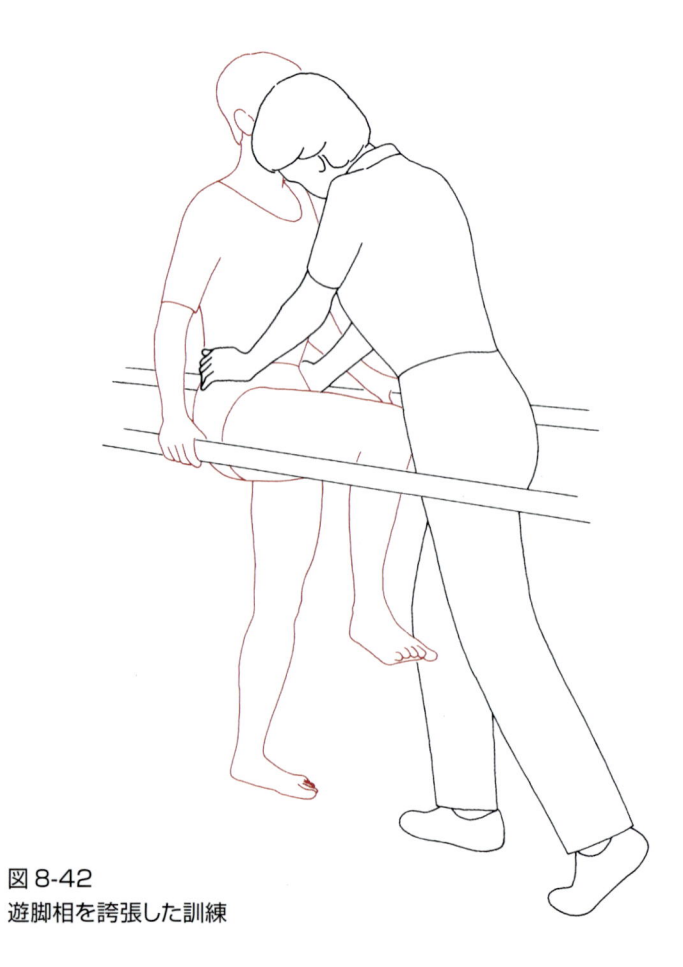

図8-42
遊脚相を誇張した訓練

2. 後ろ歩き

　一歩の幅が大きい場合，後ろ歩きでは股関節の伸展を促すことができる．後ろ歩きはセルフケアや"ADL"訓練の一部として，椅子やトイレへの座りの準備のために行うことが可能である．

目的
— 特定の筋群，特に股関節伸展筋群の機能的訓練
— 病的パターンの抑制／減少
— セルフケア／"ADL"

後ろ歩き訓練のときには，以下を強調する．
— 骨盤の後方下制
— 股関節の伸展
— 股関節の過伸展（後方への一歩が大きいとき）

開始肢位
患者：　一歩前に出した状態で，平行棒を掴む．
治療者：一歩前に出した状態で患者の後ろに立つ．

マニュアル・コンタクト
虫様筋握りで骨盤の後方部をコンタクトする．
(変法：
— 一側骨盤，一側は反体側の肩甲骨にし，肩甲骨の後方下制を使い姿勢が前傾しないようにする．
— 一側骨盤，一側は頭部にする．)

実施方法
— 立脚の支持性と体重移動を行うため，立脚を強調しつつも，両側に圧縮を加えて開始する．

動作に対する口頭指示
例："止まって！" "立っていて！" "そのまま！"

実施方法 （続き）
— エロンゲーションと場合によっては伸張刺激（ストレッチ）を遊脚側骨盤に前方下制方向で加える．立脚下肢の圧縮は保持する．
— 患者は，骨盤を後方—上方（後方挙上）方向に動かし，適切な抵抗に抗した状態で，一歩後ろへ（大きく）出す．

第8章 歩行訓練

| 動作に対する口頭指示 |

"一歩（後ろへ）出して！"

| 実施方法 |　（続き）

— 立脚は足指の床接地から始まる．適切な抵抗は保ったまま，踵が床に接地したらすぐにクイック アプロキシメーション（す早い圧縮）を加える．

| 動作に対する口頭指示 |

"更に（後ろへ）！"

注意　— 前歩きのときのように，後ろ歩きも各々の細かな相に分けることができる．その際には，上記の口頭指示を利用することができる．
　　　— 股関節伸展と膝関節屈曲を組み合わせた後ろ歩きは，病的な筋緊張の亢進のある運動パターンの治療で，特に重要である．
　　　重症な患者には強調しすぎないように注意する．

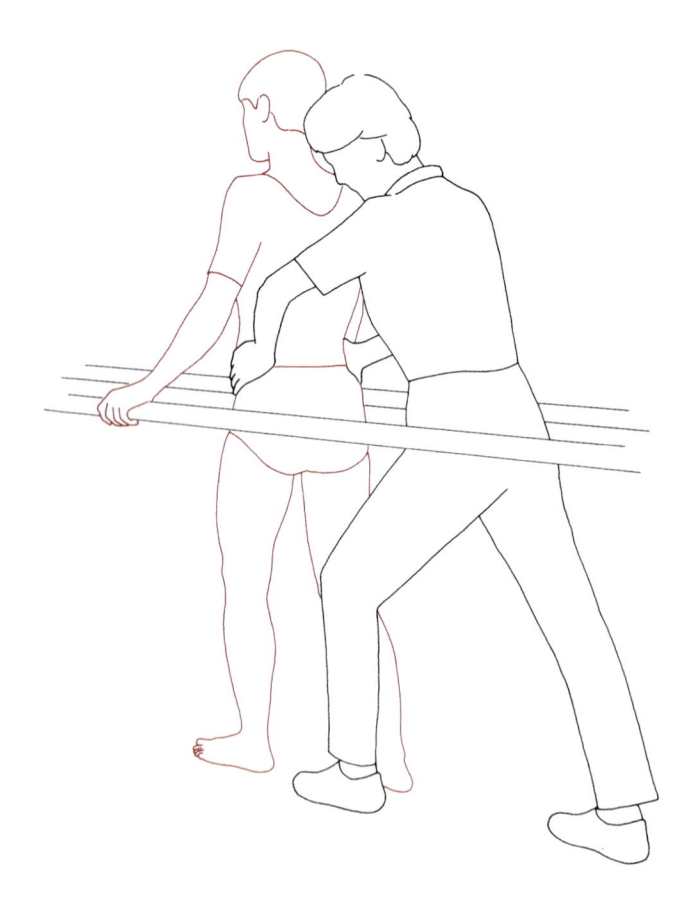

図 8-43
後ろ歩きの際の遊脚側骨盤への"ストレッチ"．反対側下肢への圧縮は保持する

8.3 歩行訓練：臨床における実施

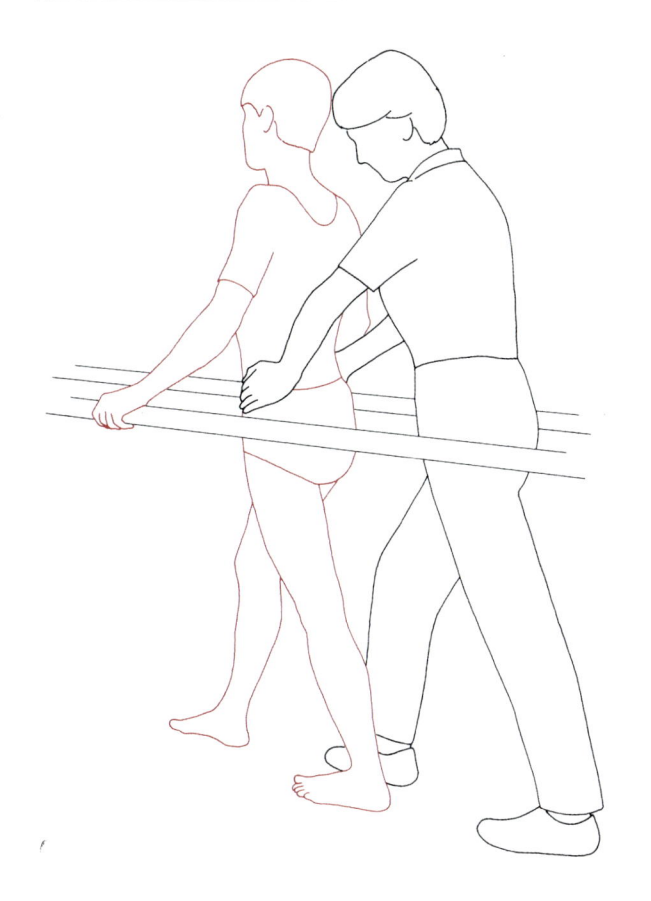

図 8-44
後ろ歩き（続き）．踵接地後の圧縮

図 8-45
後ろ歩き（続き）．
マニュアル・コンタクトの変法で，体幹のコントロールのため体幹にコンタクトしている

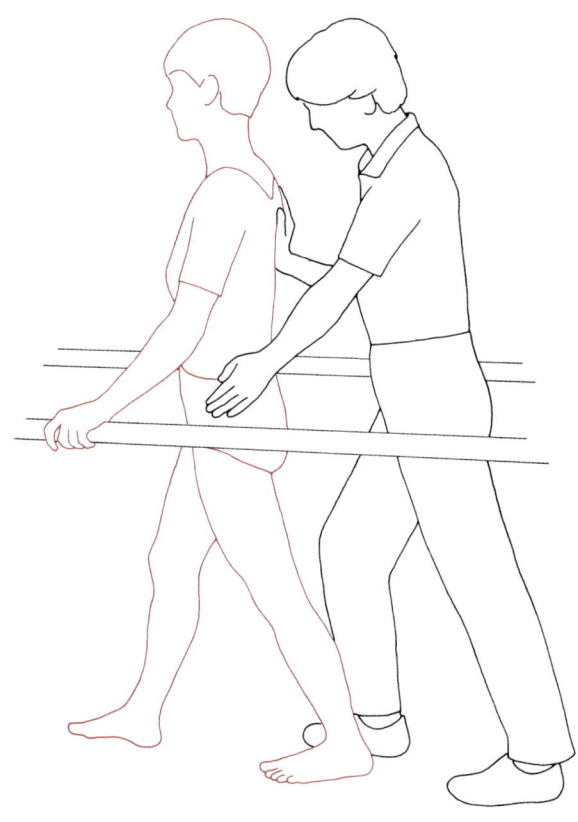

3. 横歩き

横歩きは，ベッドを整えるなど，日常生活における機能的な動作のために訓練する．

目的
— 特定筋群の機能的訓練　例：股関節外転／内転筋群，大腿筋膜張筋，腰方形筋など．
— 平衡反応の促進
— 体重移動
— 病的パターンの修正
— セルフケア（ADL）

横歩きのやり方
- **足を揃える横歩き**（主な立脚と遊脚筋群）
- **足を前または後ろに交差させた横歩き**（"交差歩行"）

足を揃える横歩き

a) **横へ足を出す**
　遊脚下肢の腰方形筋と外転筋群，立脚下肢の外／内転筋群の訓練のため
b) **足を斜め前に出す**
　遊脚下肢の股関節屈曲を伴い大腿筋膜張筋と立脚下肢の殿筋群の訓練のため
c) **足を斜め後ろに出す**
　股関節の伸展を伴い，遊脚下肢の中・小・大殿筋と立脚下肢の大腿筋膜張筋の訓練のため

開始肢位
患者：　バーを握り横向きに立つ．
　　　　屈曲や伸展をより強調し訓練したい場合は，それに応じてバーに対し，適切な角度に立つ．
治療者：患者の a) 対角線横に立つ．　b) 前　c) 後ろ．

マニュアル・コンタクト
虫様筋握りで：
a) 骨盤上縁の前，または後ろ
b) a)のようなかたちか，骨盤上縁を側方からと股関節屈曲のため大腿の外前側
c) a)のようなかたちか，骨盤上縁を側方からと股関節伸展のため大腿の外後面
　　（変法：片手を骨盤上縁にし，体幹のコントロールのため片手を肩関節外側に置く．）

実施方法
エロンゲーションと場合によっては伸張刺激（ストレッチ）を以下の方向に加える．
a) 中間下制．つまり骨盤を体の中間位で下方に下げる（側方挙上，骨盤を上に引き上げるため）
b) 後方下制（前方挙上のため）
c) 前方下制（後方挙上のため）

横への一歩
以下のことを続けて行う．

a)
適切な抵抗に抗して，骨盤の側方挙上（骨盤を上へ引き上げる），股関節の外転と横への一歩

動作に対する口頭指示
"横へ一歩出して！"

b)
適切な抵抗に抗して，骨盤の前方挙上，股関節の屈曲を伴う外転

動作に対する口頭指示
"斜め前に一歩出して！"

c)
適切な抵抗に抗して，骨盤の後方挙上，股関節の伸展を伴う外転

動作に対する口頭指示
"斜め後ろに一歩出して！"

圧縮
足が着いたときにす早い圧縮を加え，その後は圧縮を保持する．

動作に対する口頭指示
"（そのまま）立っていて！"

反対側下肢への活動
立脚の反対側で行う．立脚に圧縮をかけ，場合によっては伸張刺激（ストレッチ）を内転する下肢に加える．

第8章　歩行訓練

> **動作に対する口頭指示**

"足を近づけて！"

注意
— 体幹は中間位
— 前歩きや後ろ歩きのときのように，小さく分割して訓練を行うことができ，その際には，準備に対する口頭指示はそのまま利用することができる．
— 横歩きの際に，純粋な外転を望んでいる場合は，骨盤の挙上や引き上げは起こらないようにする！

図8-46
下肢を揃えたかたちからの横歩き．
一歩のための"ストレッチ"

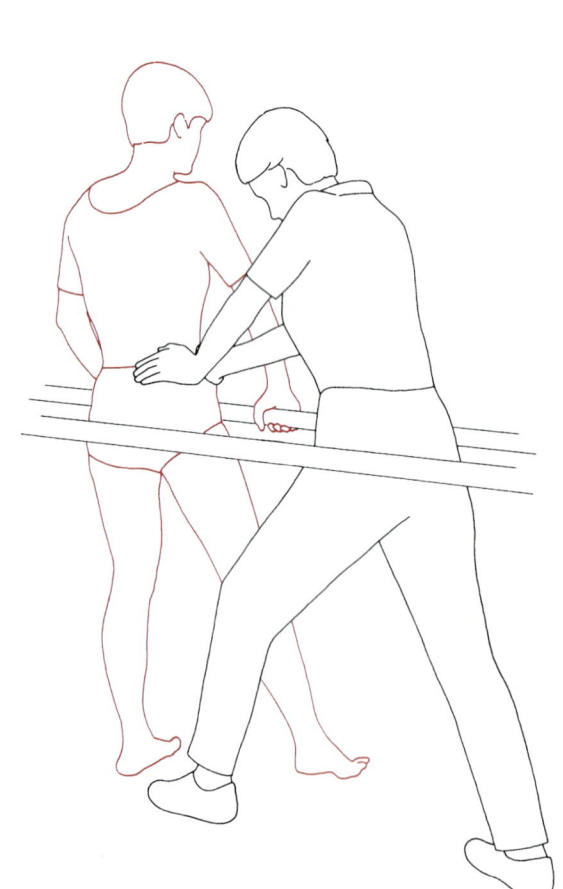

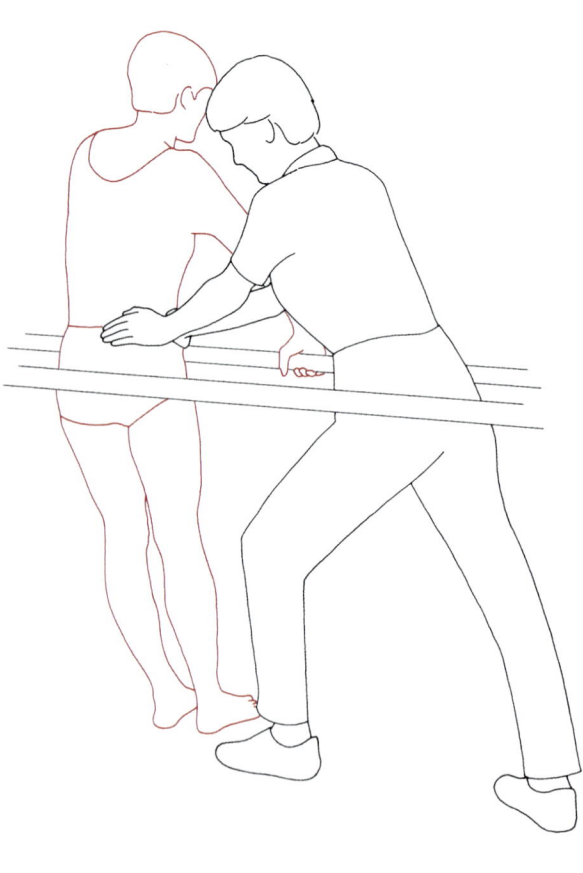

図8-47
下肢を揃えたかたちからの横歩き（続き）．
遊脚下肢の外転

8.3 歩行訓練：臨床における実施

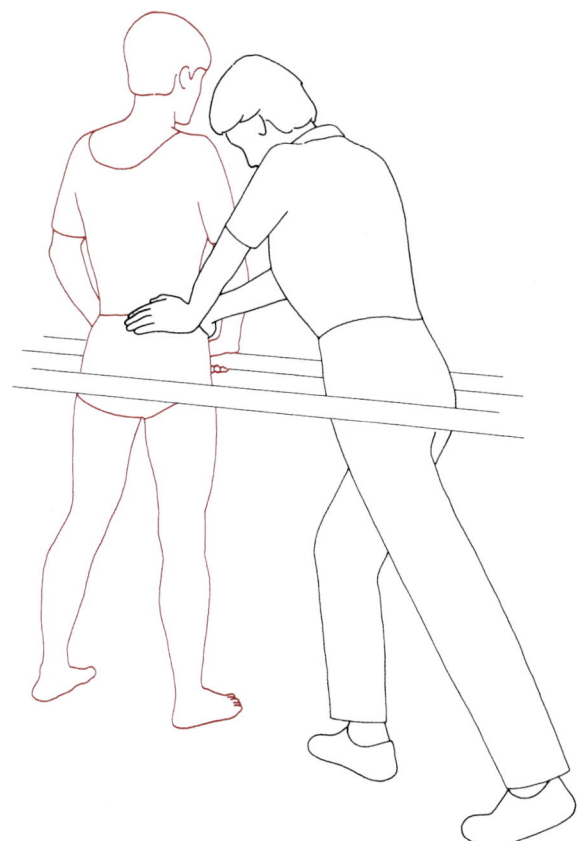

図 8-48
下肢を揃えたかたちからの横歩き（続き）．
両下肢での立位と新しい立脚への体重移動

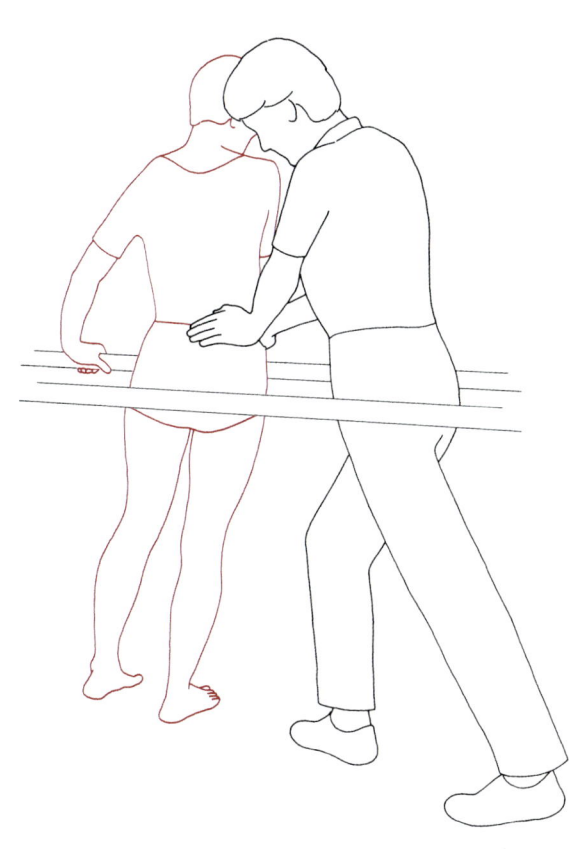

図 8-49
下肢を揃えたかたちからの横歩き（続き）．
継ぎ足．遊脚下肢の内転

第8章　歩行訓練

図 8-50
下肢を揃えたかたちからの横歩き（続き）．
両下肢での立位．圧縮を伴う支持性と抵抗

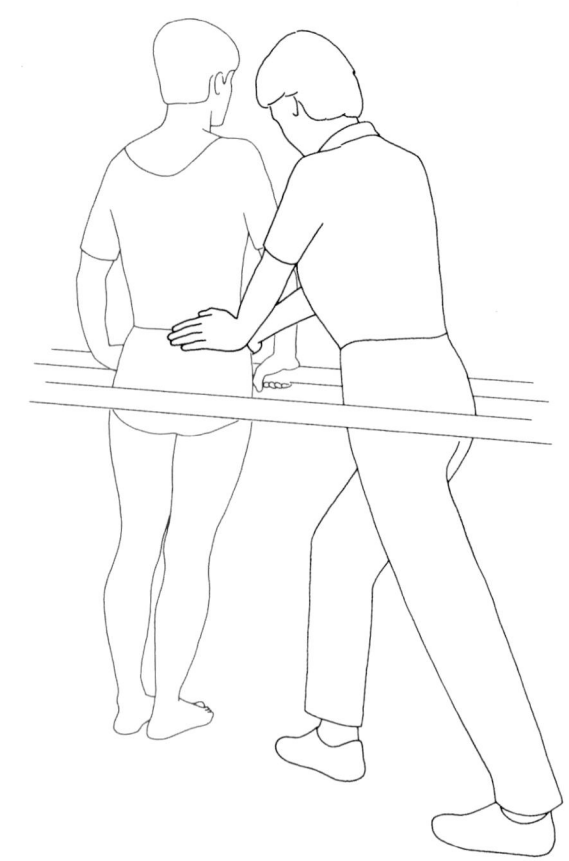

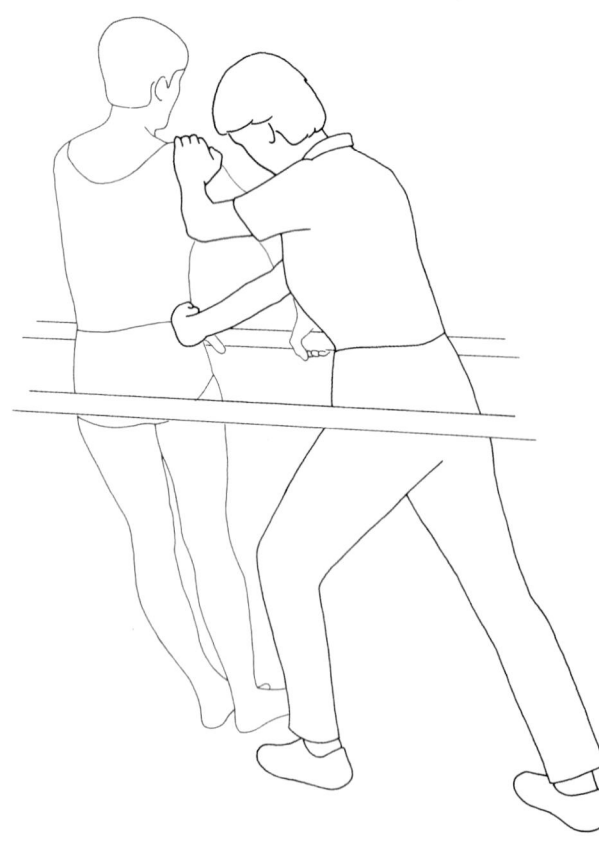

図 8-51
下肢を揃えたかたちからの横歩き（続き）．
マニュアル・コンタクトは骨盤と体幹のコントロールのため肩を触り，エロンゲーションしている開始肢位

8.3 歩行訓練：臨床における実施

図 8-52
横歩き．マニュアル・コンタクトは骨盤と大腿の側方

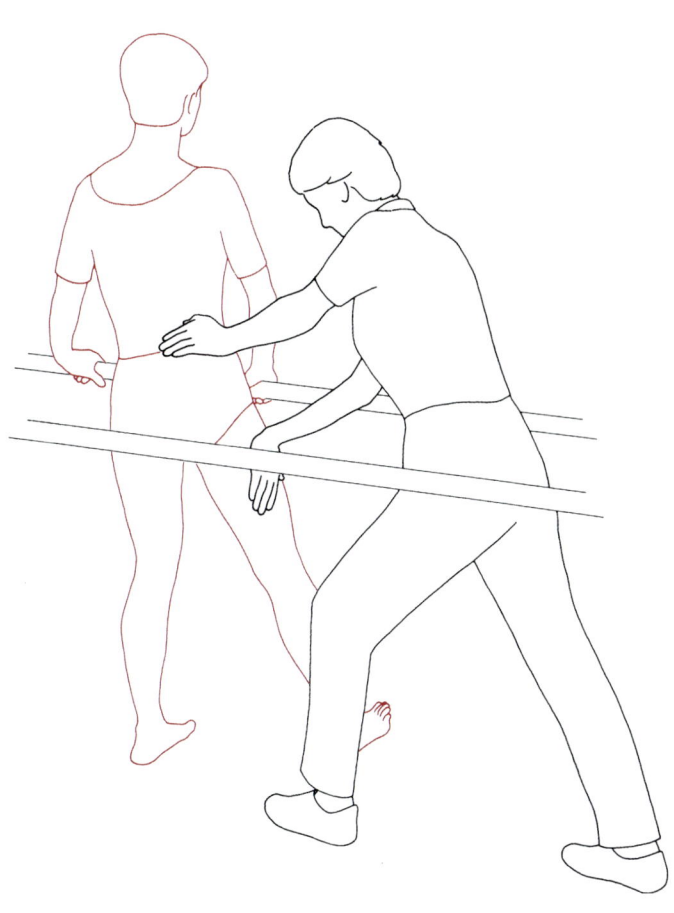

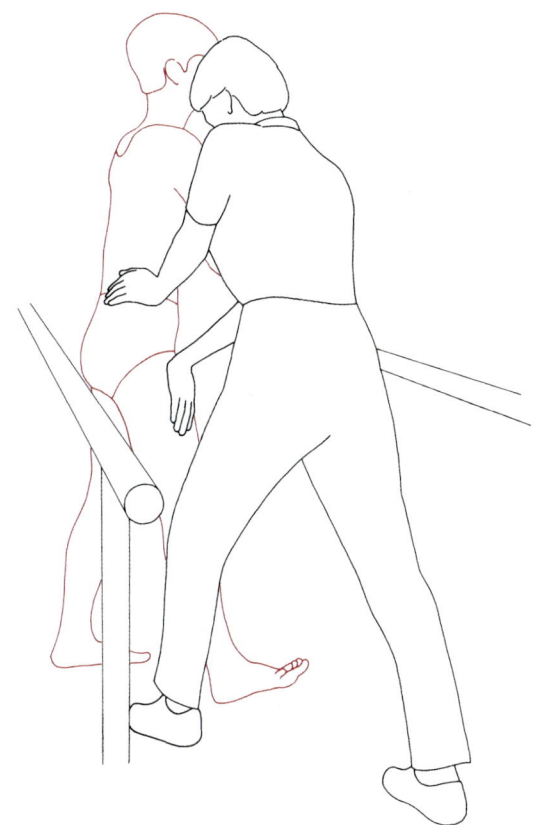

図 8-53
斜め前への横歩き．
マニュアル・コンタクトは骨盤と大腿の前方

第 8 章　歩行訓練

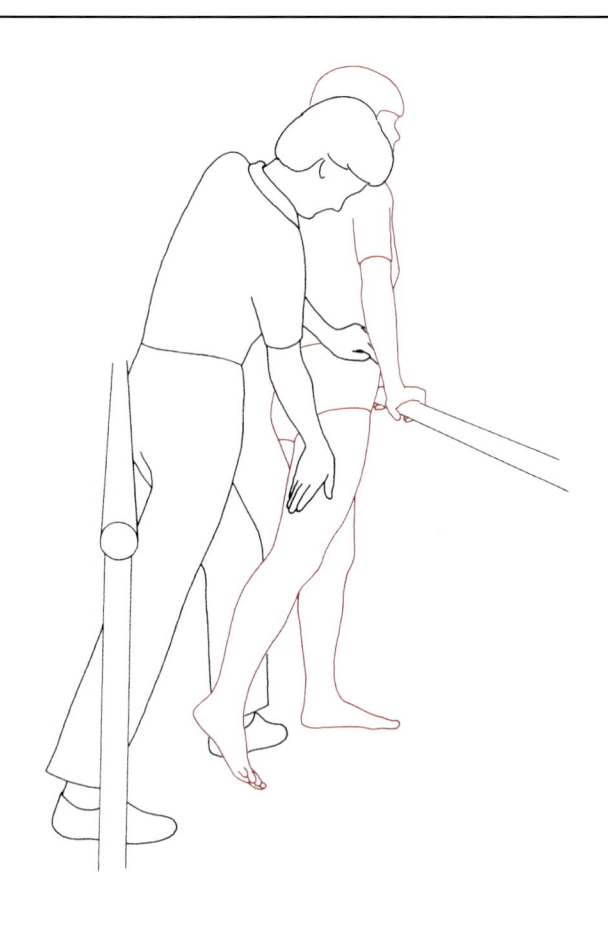

図 8-54
斜め後ろへの横歩き．
マニュアル・コンタクトは骨盤と大腿の後方

前または後ろへ足を交差させた横歩き（交差性歩行）

交差歩行では，前または後ろへの両下肢の動きを組み合わせて訓練することができる．

目的
　反対側下肢への活動を目的とした歩行のように行うが，遊脚下肢は交差し中間線を越えて接地する．その際に，下部体幹回旋の訓練も行うことができる．

開始肢位
患者：　平行棒内で横向きに立ち，前方もしくは後方の棒を握る．
治療者：患者の対角線上斜め前もしくは後ろに交互に立つ．

マニュアル・コンタクト
虫様筋握りで骨盤の側方前と後ろをグリップする．

実施方法
— エロンゲーションと必要に応じて伸張刺激（ストレッチ）を後方下制方向に加える（左下肢）．

動作に対する口頭指示

"足を斜め前に！"

実施方法　（続き）

— 患者は適切な抵抗に抗しながら，側方斜め前に一歩出す（左下肢）．
— 反対側は，エロンゲーションと場合によっては後方下制方向への伸張刺激（ストレッチ）を加え，次の一歩への準備をする．その後，適切な抵抗を加え，側方へ一歩出す（右下肢）．

動作に対する口頭指示

"横へ一歩出して！"

実施方法　（続き）

— 左下肢は，前方下制方向にエロンゲーションされ，後—側方への一歩の準備をする．その後，適切な抵抗に抗し，一歩後ろへ出す．

動作に対する口頭指示

"後ろへ一歩出して！"

実施方法　（続き）

— 右下肢は，もう一度，前方下制方向にエロンゲーションされ，抵抗に抗し後ろへ一歩出す．

動作に対する口頭指示

"横へ一歩出して！"

実施方法　（続き）

— 一連の動作を続けて，スムーズに行えるようにする．

注意
— 体幹は中間位！
— 治療者は，患者の斜め前と後方に交互に立つ．

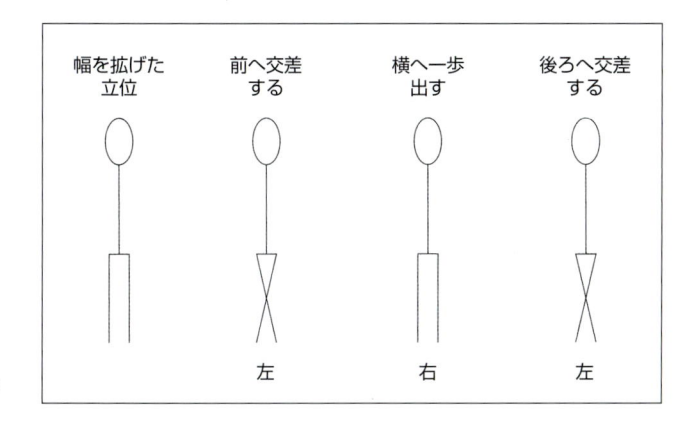

図8-55　交差歩行

幅を拡げた立位　　前へ交差する（左）　　横へ一歩出す（右）　　後ろへ交差する（左）

4. 自助具（杖）を使った歩行

目的
— 自助具，杖を用いて荷重の改善
— 杖を使った状態での歩行パターンの訓練
　初めは平行棒内で訓練し，体幹の安定性が保てるようであれば難易度を上げるため平行棒の外で訓練を行う．一側に障害がある場合は，実際の杖の使用方法を訓練する．

開始肢位
患者：　平行棒内に立ち，片手でバーを掴む．反対側に杖を持つ．
治療者：一歩前に出した状態で患者の前に立つ．
　　　　（変法：患者が大きい場合は，患者の後方に立つ．）

マニュアル・コンタクト
一側は骨盤上縁で，一側は杖を握る．

実施方法
— 立位で杖を握った状態で安定性訓練を行う．
— 骨盤への伸張刺激（ストレッチ）を伴い遊脚下肢の準備をする．同時に杖を持っている側は支持性を保つ．
— 杖を持っての前方歩行．初めに，抵抗に抗して杖を前に移動することを学習する．

動作に対する口頭指示
"杖を前に！"

実施方法（続き）
— 麻痺側骨盤には後—下方向にエロンゲーションと場合によっては伸張刺激（"ストレッチ"）を実施する．その後，その下肢は抵抗に抗して前へ移動する．

動作に対する口頭指示
"前へ一歩出して！"

実施方法（続き）
— 初めの床接地時に早い圧縮と麻痺側骨盤に抵抗を加える．この強調は，非麻痺側下肢が前進運動を行っている間，保っておく．この前への移動をとおし，放散が促通される．

動作に対する口頭指示
— "立っていて！"（立脚下肢への圧縮）
— "もっと前へ！"（立脚下肢が中間位になるまで，圧縮を保持する．）
— "反対側の足を出して！"（反対側の遊脚相）

注意　患者が杖に寄りかかっているような場合は，麻痺側への荷重を強調，改善する．

歩行様式
歩行様式は以下のように，難易度に合わせ実施する．
- **3点歩行**
  — 杖を前に
  — 麻痺側下肢を前に
  — 非麻痺側下肢を前に

- **4点歩行**
  — 杖を前に
  — 反対側の下肢を前に
  — 反対側の杖を前に
  — もう一方の足を前に

- **2点歩行**

バリエーション　a)　1. 両側の杖を前に
　　　　　　　　　　2. 両下肢を跳ねるように前へ振り出す
バリエーション　b)　1. 一側の杖と一方の下肢を前に
　　　　　　　　　　2. 反対側の杖と下肢を同時に前へ

訓練の難易度を上げる／異なる環境下での歩行訓練
平行棒内での歩行訓練の後は，平行棒の外で訓練を行う．以下の方法が可能である．
— 平行棒外，整地歩行
— 不整地（例えば階段，敷居，芝生，砂利など）
— 傾斜
— 石を上る，縁石と丘
— 自然の中で

注意　平行棒外で訓練するときには，患者がバランスを失わないようにするための，徒手刺激は最小限にしていかなければいけない．以上の理由から，伸張刺激（ストレッチ）と抵抗は極少なく与える．圧縮はす早い圧縮あるいは持続的圧縮を組み合わせて，多く用いられる．

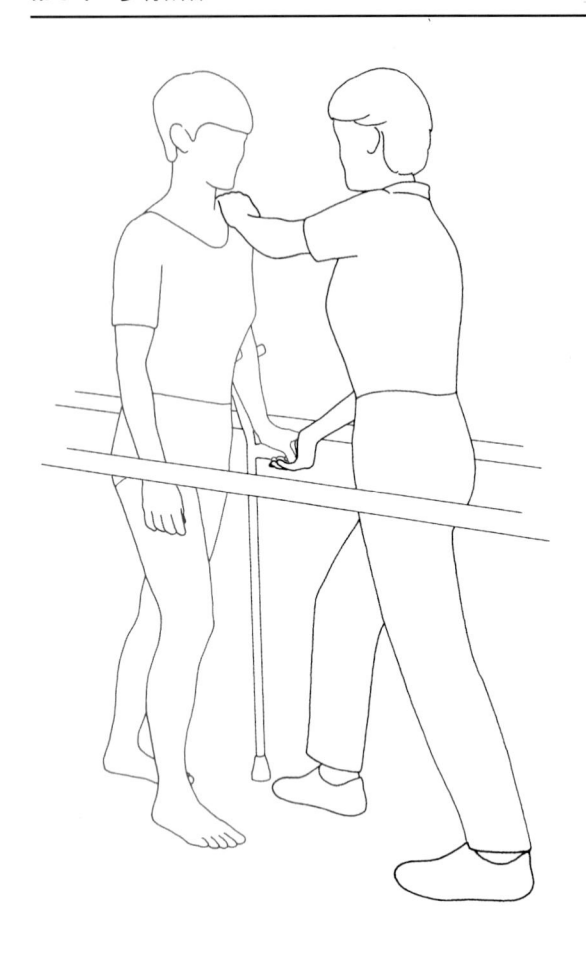

図 8-56
杖歩行．安定性訓練．
マニュアル・コンタクトは杖と肩

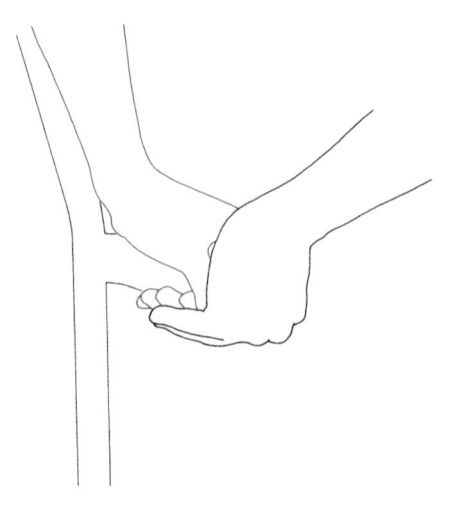

図 8-57
杖歩行（続き）．
杖への安定性訓練時の握りの詳細

8.3 歩行訓練：臨床における実施

図 8-58
杖歩行（続き）.
骨盤に圧縮を加えた状態での麻痺側下肢への体重移動

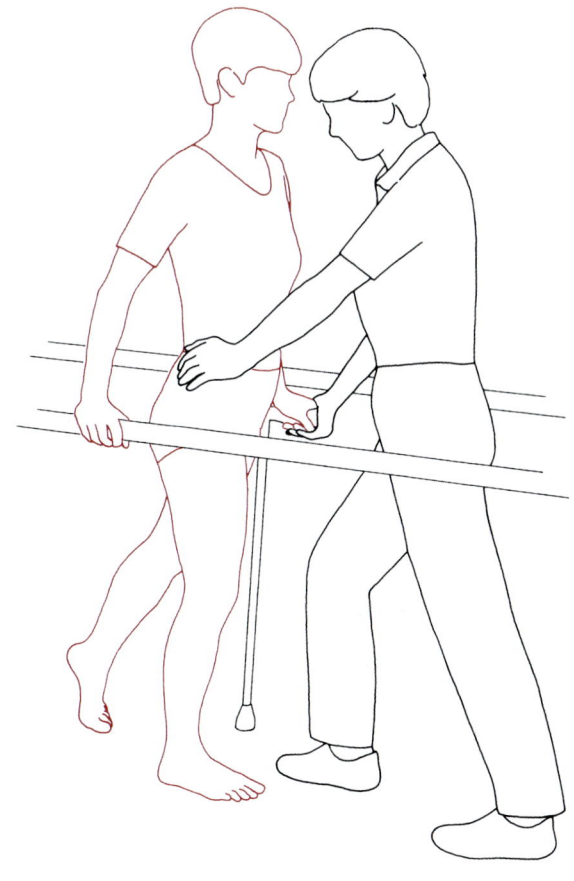

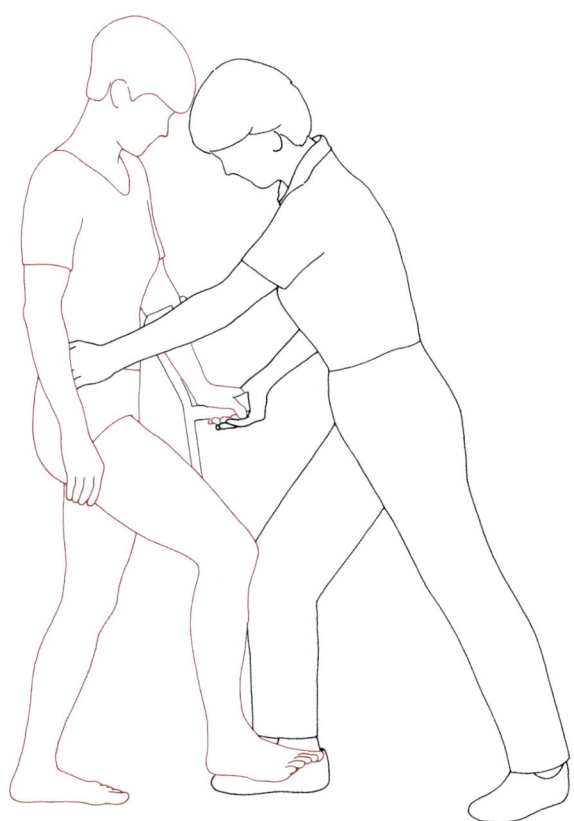

図 8-59
杖歩行（続き）. 杖 1 本での平行棒外歩行

5. 階段昇降

階段昇降は，杖あり・なしで訓練することが可能である．

開始肢位
患者：　階段前の床上に立ち，片手で手すりを握る．場合によっては，反対側の手で杖を握る．
治療者：足を一歩前に出した状態で対角線の延長線上，患者の後方に立つ．
　　　　（変法：患者により安心感を与えたい場合，患者の前に立つ．）

マニュアル・コンタクト
両側骨盤上縁

実施方法
様々な足の位置での安定性とバランス訓練
足幅を広げた立位，一歩前に出し階段の上に足を置いた状態，麻痺側と非麻痺側を交代に行う．

動作に対する口頭指示
"止めて！" "立ったままでいて！"

実施方法　（続き）
階段昇り
　　初めは，杖は床についたままにする．エロンゲーション，場合によっては伸張刺激（ストレッチ）のため，非麻痺側下肢の骨盤を他動的に後方下制する．
　　患者は適した抵抗に抗し，骨盤を前—上方（前方挙上）に動かし，下肢を上げ，足部を階段の上に乗せる．床接地後すぐに骨盤に圧縮を加える．杖はその後，適した抵抗に抗して持ち上げ，階段の上につく．
　　麻痺側骨盤は同時にエロンゲーション，場合によっては伸張刺激（ストレッチ）のため，後方下制させる．患者は適した抵抗に抗し，骨盤を前—上方（前方挙上）に動かし，下肢を上げ，足部を階段の同じ段上に乗せ，床接地後すぐに骨盤に圧縮を加える．

階段降り
　　杖は，初めに一段下の段につき，麻痺側の下肢を上げ，下の段に足を下ろす．非麻痺側は追従する．必要に応じてエロンゲーション，伸張刺激（ストレッチ），抵抗と圧縮を利用する．

注意　階段昇降には以下のことが利用できる．
　　　　— 伸張刺激（ストレッチ）
　　　　— 圧縮
　　　　— 抵抗

8.3 歩行訓練：臨床における実施

― 患者が他の方法で階段昇降を行いたいと思っている場合，患者の安全が保たれるならば，徒手刺激を加え，その方法を試すことも可能である！
― 可能なかぎり，通常の方法で階段昇降する訓練を行う．

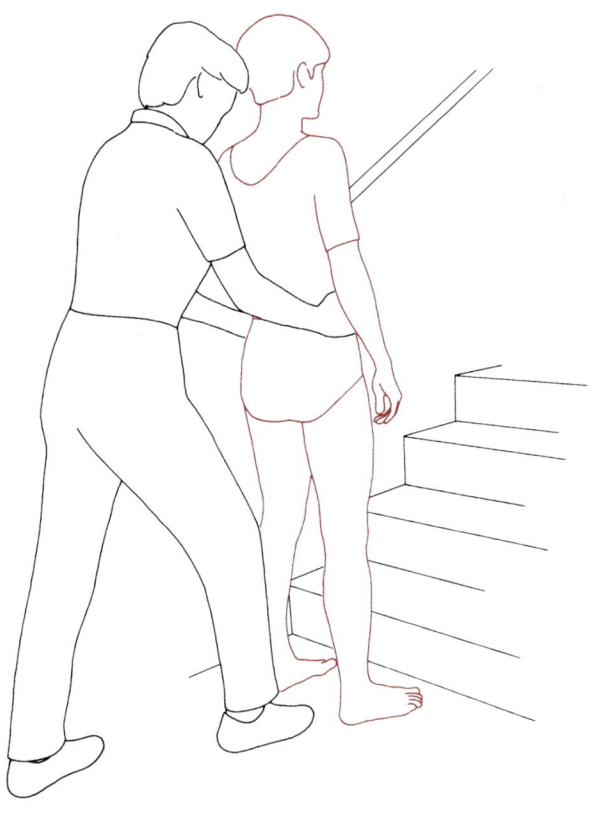

図 8-60
強い側の上肢で手すりを掴み，足幅を広げた状態での安定性訓練

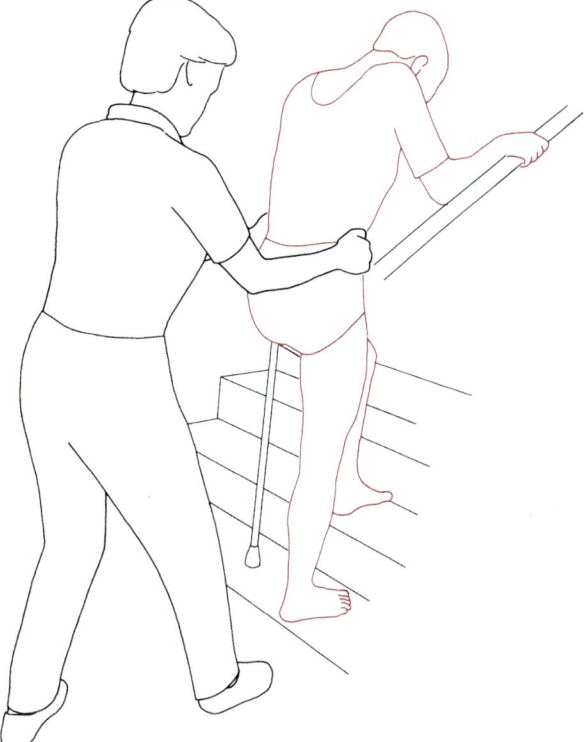

図 8-61
杖を持ち，弱い側の上肢で手すりを掴んだ状態での階段昇り．
強い側の下肢を先に上段に乗せる

第8章 歩行訓練

図8-62
杖を持ち，弱い側の上肢で手すりを掴んだ状態での階段降り．
麻痺側下肢を先に上段に乗せる．治療者は患者の後ろに立つ

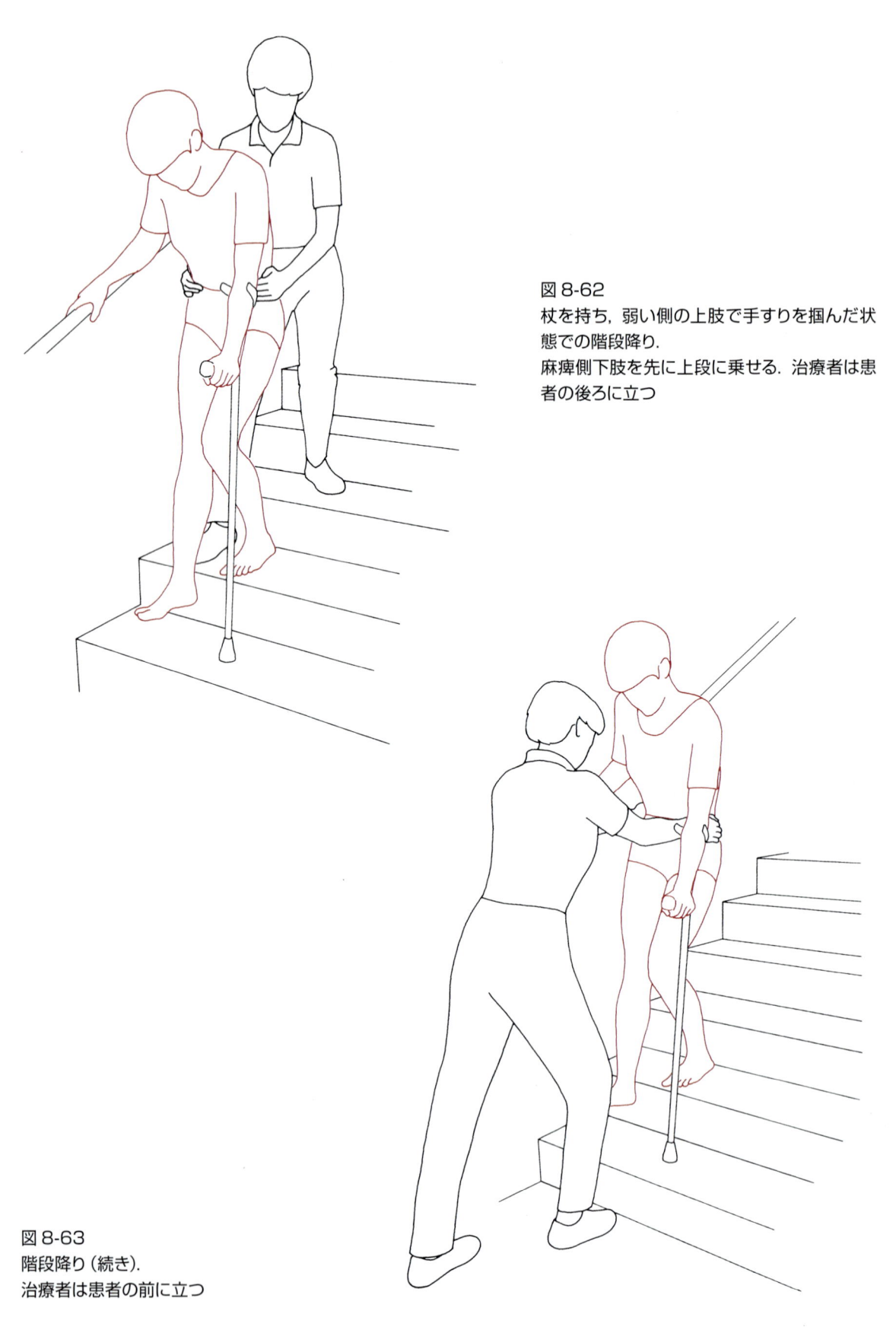

図8-63
階段降り（続き）．
治療者は患者の前に立つ

8.4 患者の分類

患者のグループ分けでは，麻痺の仕方と機能障害を考慮し，理論的な紹介をする．ここでは以下のグループ分けをしている．

- 一側に障害のある患者
- 両側に障害のある患者
- 固縮のある患者
- 失調患者
- （歩行時に）痛みを伴う患者

一側に障害のある患者
（例：切断，股関節症，片麻痺）

歩行訓練の方法で紹介した，片側麻痺のある場合の訓練方法を使用することが可能である．それらの訓練は様々な患者に使用することができ，整形疾患の患者でも中枢疾患患者の訓練方法をその患者に応用し，訓練の重点を変えて行うことができる．このグループにおける課題は，体重移動，支持性，バランスと骨盤のコントロール不良であることが多い．以下に義足の場合の例を紹介する．

義足患者の課題

| 目的 |
- 義足立位での安定性とバランス
- 立脚期の延長
- 骨盤のコントロール

歩行訓練時の重点
- 治療台で義足でない側，断端，体幹，両上肢の筋力強化
- 安全に義足側任意の肢位がとれるように，切断していない側の立位を訓練する．
- 義足足部を様々な位置に置き，異なる負荷での安定性訓練，体重移動と負荷，および動的な骨盤のコントロールを準備する．
- 仮義足で訓練したように，本義足でも立位，体重負荷訓練を行う．体重負荷，股関節・膝関節の伸展は，一歩前に出した状態や片脚立ちでも圧縮を加えながら行うことが可能である．

注意	― 下腿切断の場合：膝関節伸展のために，段端を義足後面に押し付けるようにする．
	― 大腿切断の場合：坐骨結節への負荷と"義足内で座ること"を学習する．歩行訓練を目的に，骨盤の後方下制を強調し促通する．
	― 義足内で断端を後面に押し付けるようにし，膝関節の伸展をブロックする（膝継ぎ手の構造による）．
	― 歩行時の骨盤の動きを訓練する（特に遊脚のため前方挙上と立脚のための後方下制を強調する）．エロンゲーション，場合によっては伸張刺激（"ストレッチ"），抵抗と圧縮を加え促通する（様々な肢位で訓練する）．

人工関節の患者

訓練の重点は，患側下肢への圧縮と片脚立ちを除いて，切断の患者とほぼ同じである．患者が体重負荷をしてもよい場合，医師と相談しながら圧縮と片脚立ちの訓練も開始する．

注意	― 関節脱臼方向への下肢，骨盤の運動は予め，治療台で訓練する．治療台，側臥位で骨盤の運動を行う場合，両下肢の間に枕を挟む．
	― 片脚立ちは慎重に訓練する．股関節の禁忌回旋方向への運動が行われないように，近位部の要素である骨盤の運動を十分に考慮しながら行う．

両側に障害のある患者
（例：両下肢の切断，両下肢骨折，両側麻痺）

これらの患者は，立位や歩行時に支持性が低く効率が悪い，バランス能力低下と骨盤コントロールの低下がよくみられる．

目的
― 歩行時の異常要素の改善

歩行訓練時の重点

実施方法
― 車椅子の駆動：非常に重要であり，患者はそれをとおして自立した移動が可能となる．
― 両上肢と上部体幹の筋力強化
― 装具／義足の着脱を学習する．
― 立ち上がり時の足部の固定
― 安定性とバランス訓練（場合によっては，"C-ポジション"と呼ばれる股関節の過伸

展を伴う）

"C-ポジション"（この肢位は，両側麻痺の患者に有効である）：
　身体長軸より骨盤が前で肩が後ろ，もしくはその延長線上．患者は，このC-ポジションで支持すること，再度，その肢位に戻ることを学習する．両手は，平行棒を掴むか，可能であれば手を離す．

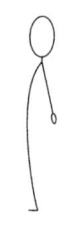

マニュアル・コンタクト
骨盤，肩，頭部，両手

注意：伸筋群と姿勢反射の促通に圧縮を多用する．

— 前方歩行のための準備：両手を用いた動的な骨盤の運動
— 歩行様式別訓練
　　a) 手までのスウィング（手の位置まで跳ねるようにしながら前進する）：頭部の屈曲により運動を誘発させる．
　　b) 振出しによる歩行（手を越える位置まで跳ねて前進する）：頭部の屈曲により運動を誘発する．
　　c) 四点歩行：骨盤，場合によっては骨盤交互の挙上による運動の誘発．腰方形筋が機能していない場合，運動は頭部または体幹の強い側屈を使い動作を行う．

固縮のある患者
（例：固縮，高齢の患者，硬い患者，パーキンソン患者）

これらの患者は運動の開始や歩行時のリズムに問題がある場合が多い．可動性や運動エネルギーに欠け，骨盤や体幹の回旋と歩行時の上肢の振り（相反歩行と呼ばれる）が減少している．一歩の長さが減少し，歩行速度が低下し，足底全面で初期の床接地し安全面を確保していることも多い．方向転換や，途中で止まることも困難である．

目的
歩行時の以下の要素を改善する．
— 骨盤運動のリズムとコントロール
— 運動開始
— 運動の変換と終了
— 上肢の振り
— 相反性歩行

歩行訓練時の重点

一側に問題のある患者の臨床的な訓練は, リラックス, リズムと動的な訓練が重点となる. その際には, 運動の誘発, 変換能力などを促通するために, "リズミック イニシエーション", "ダイナミック リバーサル", 場合によっては "リピーティッド ストレッチ" を使用することもある. 治療の効果が出ている場合, 可能であれば平行棒外で, 患者に適した環境下で訓練を行うことが大切である.

開始肢位
患者： 平行棒外で幅を広げた立位か一歩前に出した肢位
治療者：患者の前, 対角線上, 一歩前に出した状態で立つ.
 　　　 (変法：患者の前に立つことによって運動をさまたげている場合は, 患者の後ろに立つ.)

マニュアル・コンタクト
骨盤上縁
(変法：下肢を持ち上げ前方歩行を促通したい場合は, 坐骨結節)

実施方法
— 骨盤運動の教育："リズミック イニシエーション"を使い, 始めは他動的, その後自動介助, そして適切な抵抗に抗した自動運動を行う.

準備／動作に対する口頭指示
— "骨盤を私に動かさせてください！"（目的：リラックス, 他動的運動）
— "少しだけ手伝ってください！"（目的：自動介助運動）
— "もう少し, 手伝って／押して！"（目的：自動運動, 場合によっては抵抗に抗して）

実施方法　(続き)
— 骨盤の自動運動は, エロンゲーション, 場合によっては伸張刺激（ストレッチ）を使って促通することも可能である.

動作に対する口頭指示
"1-2-3-4"
(1-2-3のとき：後方下制方向へエロンゲーションし, 他動／自動で前方挙上する.
4のとき：骨盤が自動運動で上へ押し上げられる際に, 必要に応じて伸張刺激（ストレッチ）を加える.)

実施方法　(続き)
— 前方歩行の学習：ここでは, 今までに前述した訓練を行うことが可能である. 付加的に, 遊脚を訓練することもある.

準備に対する口頭指示

前述のとおり．追加として："一歩前へ！"

動作に対する口頭指示

"1-2-3-一歩前へ！"
[1-2-3 のとき：後方下制方向へのエロンゲーション．
一歩前へのとき：必要に応じて伸張刺激（ストレッチ）を加え，一歩前に出す．]

実施方法 （続き）

— 停止と方向転換訓練：これらの訓練に圧縮を利用する．
— 上肢の振りの促通：歩行時の上肢の振りを介助または抵抗を加えるため，マニュアル・コンタクトは肩にする．
— 相反性歩行：骨盤と肩甲骨の反対方向への運動を促通する．この訓練は立位，歩行時に行うことが可能で，治療台や坐位で準備をすることが可能である．

注意　— 前方歩行をする際に，治療者は前腕で患者の骨盤を正中位に保ち，股関節を伸展の介助をするために，患者の後方でローラーチェアーに座って訓練することが可能である（図 8-33 参照）．
　　　　— 歩行訓練の前に，マット，治療台上または椅子坐位で準備をしておく．

失調のある患者

　この患者は，中枢神経や固有受容感覚からの情報に障害があり，協調性や感覚に問題を抱えている．この種の患者全てが，小さな動作や指標の上を移動するなどにおいて機能的な障害をもっている．
　（中枢部の）運動コントロールと立位時や歩行時の安定性や平衡反応が低下している．
　歩行様式は一歩の長さも様々で，骨盤や体幹の回旋が少ないため不安定で，動揺が激しく，足幅が広くなっている．遊脚は股，膝，足関節の協調性が低く，分回すようにしている．足部は，この遊脚の動きのため立脚期に押し上げられ，コントロール不十分で音をたてながら接地する．
　立脚期に体重が踵にかかっている場合が多い．
：足指は床接地していないか，上に上がっていて，立位での感覚やバランス低下の原因となっている．立脚期の安定性低下のため，股関節の伸展が少なく，膝は過伸展していることが多い．

目的

— 安定性
— バランス訓練
— 体幹の安定性を保持した状態での体重移動

― コントロールされた骨盤運動
― 立脚期の重心の変化とそれをとおして足指の床接地の改善
― 股関節伸展の促通
― 膝関節屈曲の促通

歩行訓練の重要事項

　一側に問題のある患者の治療同様，安定性（静的筋活動）と運動コントロール（動的筋活動）に重点を置いて行う．その際には，適切なテクニックを使用する．
　患者は固有受容器，外受容器刺激を強調し，治療者が足指の状態も観察できるよう，可能な限り，裸足で歩行する．

実施方法
― 立位で異なる足の位置での安定性とバランス訓練．始めは大きな支持基底面で行い，その後，支持基底面を小さくしていく．
　マニュアル・コンタクトは，骨盤，肩と頭部を単独もしくは組み合わせて行う．
　　安定性を強調したい場合には，圧縮を組み合わせる．適している治療方法，テクニックは"スタビライジング リバーサル"と"リズミック スタビリゼーション"（静的リバーサル）である．
― 前方歩行の準備として，立位において異なる足の位置で動的な抵抗を伴う，バランス訓練を行う．この訓練は，体幹の支持性を保った状態で実施する．
― 骨盤運動コントロールの学習：ここではひとつの例として，"リズミック イニシエーション"を使用することが可能である．
― 立脚下肢へ体重を前に移動し負荷すると，足指の床接地が改善する．
　足指屈筋群は床接地改善のため，分けて促通することも可能である．
　a) 長，短足指屈筋群を刺激するため，氷を使用することも可能である（氷の破片で作った氷のボールか角氷，図 8-64）．
　b) 異なる開始肢位で，適切な抵抗を加えた足指屈筋群の単独的な動的筋活動（臥位，坐位，立位，図 8-65）を行う．
　c) 立位で骨盤に圧縮を加えながらの動的な足指屈筋群の筋活動の組み合わせ（図 8-66）．
― 歩行時の股関節伸展の促通．

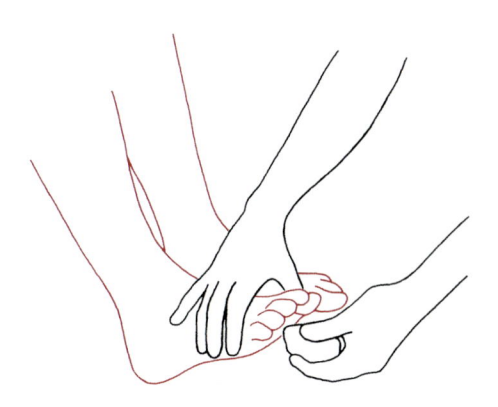

図 8-64
氷による足指屈筋群への刺激

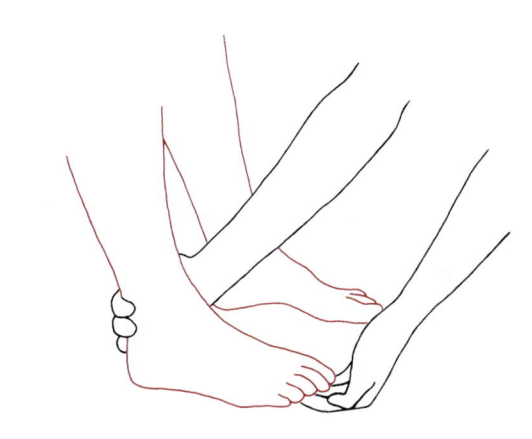

図 8-65
足指屈筋群の自動運動による動的な筋活動

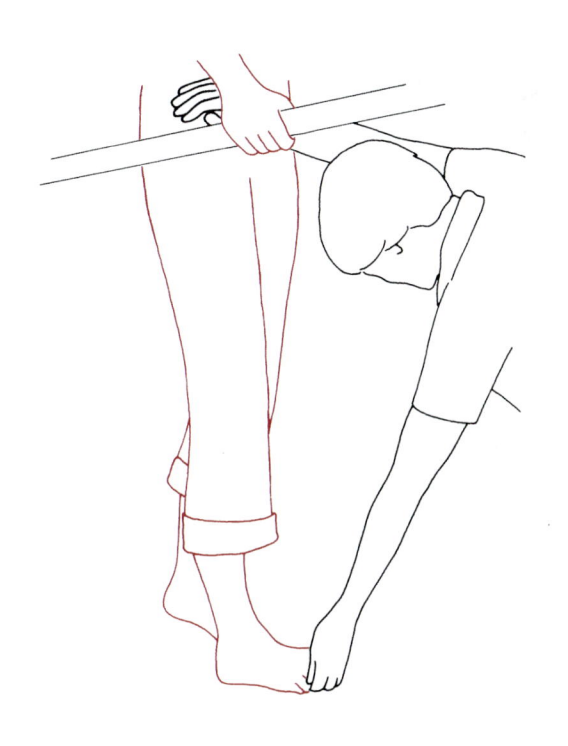

図 8-66
立位での安定性訓練，圧縮と足指屈筋群の
自動運動の組み合わせ

治療ベッドでの準備
— 必要に応じて，異常歩行により短縮している可能性のある大腿筋膜張筋や股関節伸展筋群をリラックスさせ，伸張する．
  テクニック：例 — コントラクト-リラックス（Contract-relax）
        — ホールド-リラックス（Hold-relax）
— 股関節伸展筋群の筋力低下がある場合は，筋力強化
  テクニック：例 — リピーティッド コントラクション
        — ダイナミック リバーサル（旧：スロー リバーサル）

立位，歩行時の訓練
— 片足立ちでの股関節伸展／過伸展の訓練
— 前方歩行時のハイステップにより，"誇張したステップ"
— 治療者は患者の後方でローラーチェアーに乗り，前腕を使い患者の骨盤を正中位に保ち，それをとおして股関節の伸展を行う（図 8-33）．
— 過伸展を強調するための後ろ歩き（大きな一歩）

（歩行時に）痛みを伴う患者
（例：関節症，腰痛，膝・股関節術後）

痛みのある患者は，歩行様式が変化していることが多い．床接地時の足部や膝関節への衝撃が加わるような，歩き方をしていることも多い．また，立脚の足関節での転がり運動が少なくなっていることが多い．

目的
負荷時の衝撃過敏を改善

歩行訓練時の重要事項

一側に問題のある患者は，以下のことを利用し訓練を行う．
— 治療ベッドを用いて準備をする際に，治療コンセプトを使い，痛みのある部位から遠い活動から始める（必要に応じて氷を使う！ 第3章「痛みの治療の観点から」(56頁) 参照）．
— 歩行介助具を使った免荷
— 痛みを取り除くための装具
— 足・膝関節の運動を強調する．負荷がいくつかの関節に分散され，スムーズな歩行が可能となるように，足関節の転がり運動を強調する．体幹の動きは，足指と足関節の運動によって強調する．平行棒内で一歩前に出した状態で，強調した足指，足関節の動きを準備する．

— 痛みが誘発される場合は，安定性・歩行訓練時のとき，アプロキシメーション（圧縮）は行わない！
— 骨盤と肩甲骨を反対方向に回旋し相反歩行を強調する（**注意**：腰痛のある場合は気をつけて行う）．
— 必要に応じて，踵や靴底，靴に"転がりを助ける"ものを使用する（本章「5 歩行のための自助具」参照）．
— 必要に応じて靴の中に軟らかい靴底や補高を使用する．

8.5　歩行のための自助具

　PNFの治療では，歩行時の関節の安定性を獲得するため，装具を使って行うことも多い．Margaret Knottは，装具を使うことによって早期に歩行を再開することが可能となり，患者へのポジティブな影響を与えることができると考えていた．治療の結果，可能であれば，装具を外していくこともある．

- **歩行介助具**（歩行器，杖）
- **装具**
- **踵と足底の補高**

歩行介助具

　歩行介助具は，患者に外からの安定性や良姿勢を与えることが可能である．歩行時の支持基底面が大きくなることをとおして，バランスは保ちやすくなり，下肢は免荷される．重要なことは，歩行介助具に正しく荷重し，最適な使用方法で使うことである．そうすることによって，患者にとっての手助けとなる．

支持基底面を拡大するためや安全性を確保するため，様々な歩行介助具が存在する．
— 杖
— ロフストランド杖
— 松葉杖（腋窩へ圧がかかりやすいため，使用頻度は低い．）
— 3点，または4点杖（3点は不安定であることも多い．）
— 歩行器（例：キャスター付，シルバーカー）

　歩行介助具は，患者の状態によって選択する（例：安定性の度合いや支持基底面の広さなど）．

　患者の安全性が改善し，支持基底面が小さくなっても問題なく行える場合は，介助具を外していく．
　歩行介助具を使用した訓練は，平行棒内での体幹の安定性訓練から開始する．立位や，下肢を一歩前に出した状態で，骨盤の動的な訓練を行い，その後，歩行訓練を行う．
　臨床的な訓練方法と難易度を上げる方法は，「自助具（杖）を使った歩行（388頁）」で紹介したとおりである．

装具

装具は，患者に外からの安定性と安全を与える．これらによって，歩行訓練が楽に行えるようになり，患者も介助から早く自立することができる．

不安定な関節に装具を付けることによって，歩行訓練時の圧縮や抵抗が行いやすく，関節を捻挫する可能性が低くなる．それによって，弱い筋肉は装具内で安定性を獲得でき，強い抵抗をかけることができるようになるため，強い筋肉からの放散が起こりやすくなる．

以上の理由から，装具を歩行訓練時に装着する．そして，可能であれば装具なしの状態でも訓練し，外からの支持を徐々に外すようにしていく．

部位や障害の重症度，そして歩行分析によって，装具を選択する．

装具の選択肢，様式，新しい機能などが多岐に渡るため，ここではいくつかの原則だけ紹介する．

足装具

適応
— 不安定な足関節
— 不安定な膝関節
— 大腿四頭筋や下腿の筋の麻痺（この場合，膝関節を中間位に保つため，装具によって足関節を中間位にする．）
— 筋緊張の亢進

膝装具

適応
— 股関節からの問題による不安定な膝関節
— 足装具によって十分な支持性が得られない場合，膝装具と組み合わせる．
— 膝関節 15 度以上の過伸展がある場合

長下肢装具

適応
上の装具で十分な支持性を得られない場合．

立位訓練時の補助：平行棒へのベルト

股関節と膝関節を横切るようにベルト装着することにより，立位を介助することが可能である．

適応
装具なしでは不安定な場合や装具に加え必要に応じて適応する．

踵への補高

適応
— 反張膝．足関節を底屈することによって，膝関節を屈曲しやすくする．
— 反張膝を伴う膝蓋骨軟骨症の場合
— つま先歩行の場合，踵への接地を促通し，下腿三頭筋の筋緊張を低下させることが可能である．

踵と靴底の補高

a) 障害のある側
b) 障害のない側

まず始めに，（様々な厚さの板を）平行棒内に置き，どちら側にどれだけの補高が必要なのか，補高をした場合，歩行にどのような影響を与えるのか確認する．

a) 障害のある側

適応
— 障害側の骨盤の位置が低い場合
— 脚長差（1~1.5cm くらいの修正）
— 痛み．例：腰痛などがあるとき，一時的な手助けとなる場合がある！（障害がない側も試してみるとよい）

b) 障害のない側

適応
— 例：麻痺側の遊脚が問題となるような麻痺や痛み．

それ以外の靴底と整形靴

— **外側の靴底を補高**，末梢神経麻痺などによる内反がある場合
— **内側の靴底を補高**，膝関節の障害による外反がある場合
— **軟らかい靴底や踵**，インソールによる衝撃吸収．例：下肢の痛みや腰痛
— **靴内にアーチをつける**，足の転がりを促通するため．下肢の痛みや腰痛のある場合．これを靴底につけることも可能である．例："ロッカーズ"と呼ばれる特殊な木靴（Rancho Los Amigos 病院，USA）

第9章
セルフケア トレーニング/ "ADL"

9.1　セルフケア トレーニング/ "ADL" に対する治療の重要点
　　　セルフケア トレーニング準備のための訓練
　　　機能分析

9.2　セルフケア トレーニングのための臨床的な例
　　　ベッドでの動作
　　　移乗動作
　　　車椅子動作
　　　口腔, 顔面機能の促通

9.1 セルフケア トレーニング /"ADL" に対する治療の重要点

- セルフケア トレーニング準備のための訓練
- 機能分析

> "ADL" の定義

日常生活の機能的動作("Activities of Daily Living")

> 目的

患者それぞれの状況下における，日常生活動作の自立と介助量の軽減．

　支持性，バランス，可動域，筋力，協調性と認知の改善とそれを通して上記の目的に到達するために，機能的動作を訓練する．

セルフケア トレーニング準備のための訓練

— マットトレーニング
　（セルフケア トレーニングの準備はマット上での訓練を通して，機能を促通する．例えば，骨盤の挙上/"ブリッジ"とベッド上での寝返り）

— 歩行訓練
　（坐位での動作の例として車椅子上での動作や立位での支持性）

— 治療ベッドでの訓練
　（機能的動作に必要な筋群を目的とした訓練．例えば食事動作のために肘の屈曲を伴う上肢の屈曲—内転—外旋パターン）

セルフケア・トレーニング時のテクニックと治療方法

目的	テクニックと治療方法（第3章）
― 安定性 （ひとつの肢位で，運動開始前に行う）	― 安定性訓練 ― スタビライジング リバーサル ― リズミック スタビリゼーション（静的リバーサル）
― 筋の活性化 （介助や伸張刺激（ストレッチ）を加え，身体部位に目的とする活動を促す）	― リズミック イニシエーション ― リピーティッド ストレッチ 　a) リピーティッド ストレッチ フロム ビギニング オブ レンジ(Repeated Stretch from begginning of range) 　b) リピーティッド ストレッチ スルー レンジ(Repeated Stretch through range)
― 筋力強化 （筋力強化のため，運動に抵抗を加える） （運動コントロール，速度，協調性，持久力，円滑性と安全性を獲得し，"運動プログラミング"を再獲得するために運動を繰り返す）	― コンビネーション オブ アイソトニック ― ダイナミック リバーサル ― リピーティッド "ストレッチ" 　a) リピーティッド ストレッチ フロム ビギニング オブ レンジ(Repeated Stretch from begginning of range) 　b) リピーティッド ストレッチ スルー レンジ(Repeated Stretch through range) ― 強調のタイミング ― リズミック スタビリゼーション
― リラクセーション （筋緊張の高いもしくは過剰努力している筋の伸張と弛緩のため筋収縮後のリラクセーションを促す）	― コントラクト リラックス ― ホールド リラックス

機能分析

マット トレーニングや歩行訓練など他の機能的動作のように，セルフケア トレーニングの治療前，中，後に評価と機能的検査をすることは，非常に重要である．それによって，長期と短期の目標を設定し，治療の計画を立てることができる．それ以外に，促通や抑制に最適な徒手による刺激を見出すことができる．

目的
— 患者の"現状と今後"の状態を比較検討する．
— 患者が自分自身の進歩を認識することによって，モチベーションが高まる．
— 進歩がわずかな場合でも，治療に対するモチベーションを保つ．
— 他の患者に利用できるようになるための経験を積む．
— 理学療法効果の評価

機能的評価には以下のことが含まれる：

— 動作の実施：
 行われた動作の記載（＝どのように？）
 自立，要介助，不可能
 （例えば，ベッド上動作：寝返り，起き上がり，ベッド端への移動）

— 必要な自助具（＝何を？）
 テクニック的な自助具，人力による介助

— 機能的に必要，重要な様々な肢位におけるバランスの評価

— "移乗動作"の遂行
 "移乗動作"の実施（＝どのように？　どのくらい介助が必要か？）
 自立，要介助，不可能
 （例：側方へ移動しながらの移乗，骨盤から動かす移乗，下肢から動かす移乗，自助具を必要とする移乗方法）

— 車椅子動作の評価（＝どのような介助が必要か？）
 自立，要介助，不可能
 （例，ブレーキ・フットレスト・アームレスト操作，自走と方向転換）

— 口腔，顔面機能の評価（例：食事動作，眼，模倣，話す機能）

9.2 セルフケア トレーニングのための臨床的な例

- **ベッドでの動作**
  例：寝返り，ベッド上での端坐位，ベッド端への移動，ベッドへの出入り

- **移乗動作**
  例：車椅子—ベッド／ハイマット，—トイレ，—シャワー，—浴槽，—車，—床

- **車椅子動作**
  車椅子が必要な患者には，車椅子での動作が早く自立できることが重要である．ブレーキ操作，フットレストの上げ下ろし，アームレストの脱着などを始めに訓練する．整地での自走，方向転換，坂道，不整地，敷居や縁石なども訓練する．これらの訓練の原則は，第 8 章「歩行訓練」で歩行訓練とまとめて紹介している．

- **口腔，顔面機能の促通**
  顔，顎，口，舌，咽頭は，PNF の原則，テクニックと運動パターンを使って，促通される．必要に応じて，氷による刺激も加える．

それ以外に重要なことは，
— 体幹安定性の訓練
— 上肢機能の訓練（例，屈曲—内転—外旋）
— 頸部の安定性を含む頭部—頸部の運動パターン訓練
— 呼吸訓練

注意 患者それぞれ，自立した日常生活動作を実施するにあたり，可動性や許容範囲など，個人的な前提条件がある．セルフケア トレーニングでは，それらを考慮し，個々の患者に応じた潜在能力を最適に使用することが重要である．

セルフケア トレーニングの臨床的な訓練では，患者それぞれ開始肢位が異なるため，個別には紹介していない．そのため，一例として訓練の成り立ちをまとめて紹介している．

9.2　セルフケア トレーニングのための臨床的な例

　機能的訓練の一部は，第7章「マット トレーニング」と第8章「歩行訓練」で準備の詳細と記載をしている．

ベッド上での動作

- ベッド上での寝返り
- ベッドへの出入り

　寝返りは，体幹の屈曲もしくは伸展を伴う回旋によって遂行することができる（図9-1～7参照）．

　運動は，体の強い部分から始める．この動作はマット上(第7章)や治療ベッド上(第5章)でローリング（寝返り）動作を用いて準備することができる．

　寝返りのための最適な開始肢位を獲得するため，骨盤を必要に応じて押し上げ，横移動する．この骨盤の押し上げ（"ブリッジ"動作）は，ベッド上での衣服の着脱やベッド用便器の使用などにも重要な動きである．

ここでは，体幹の屈曲を伴う右への寝返りを紹介する．

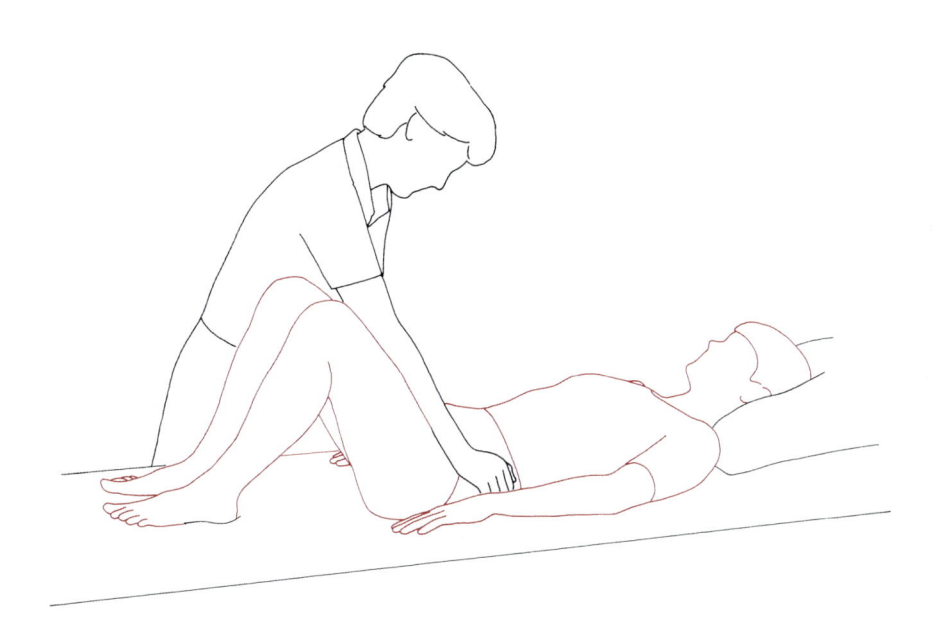

図 9-1
骨盤の押し上げを伴うベッド上での寝返り動作．開始肢位．背臥位で，マニュアル・コンタクトは骨盤

第9章 セルフケア トレーニング / "ADL"

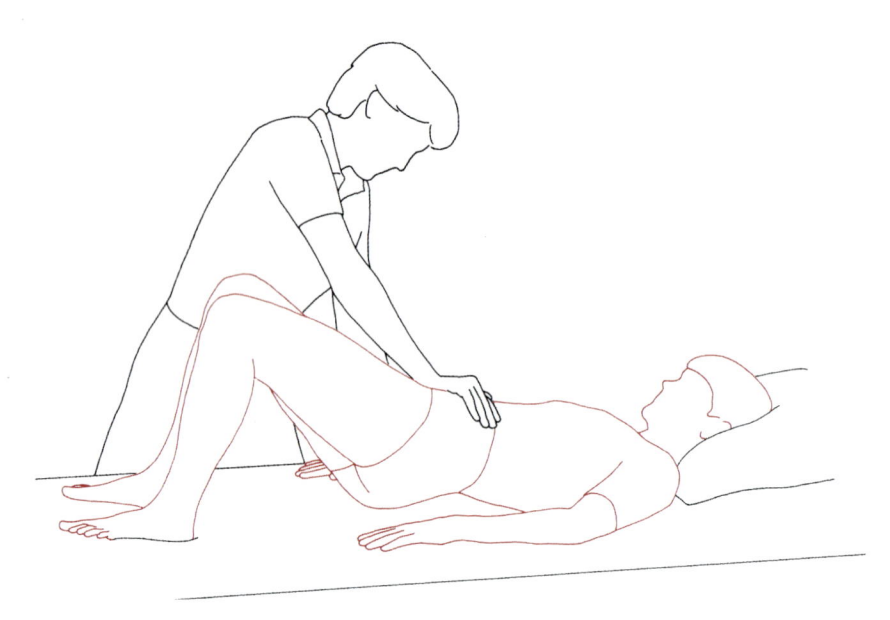

図9-2
骨盤の押し上げを伴うベッド上での寝返り動作（続き）.
患者は，抵抗に抗して骨盤を左上方（前方―挙上）へ押し上げている

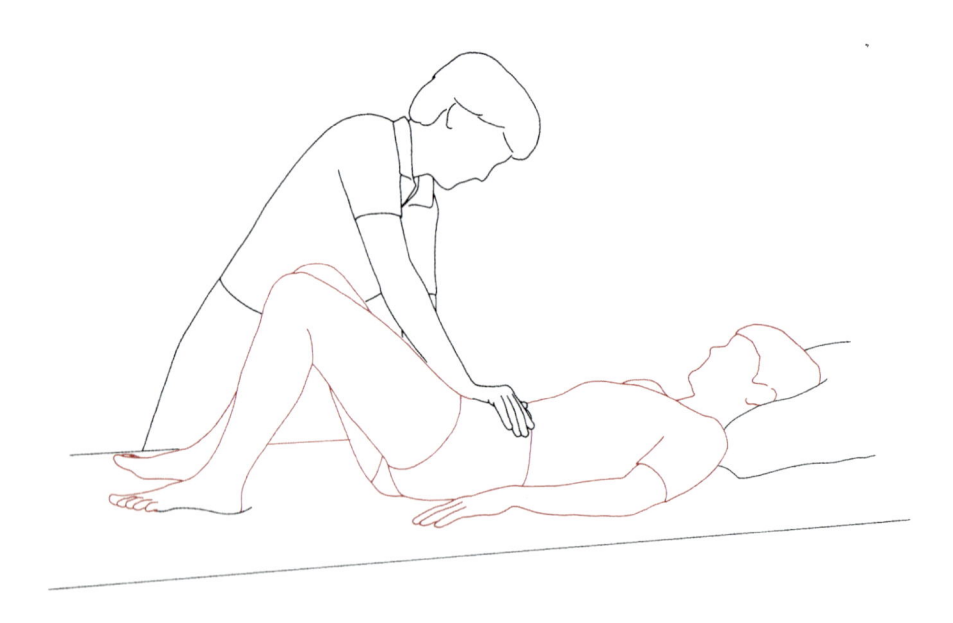

図9-3
骨盤の押し上げを伴うベッド上での寝返り動作（続き）.
抵抗に抗して，遠心性収縮を用い骨盤を収縮. 左―下方, 横へ向けるように降ろす

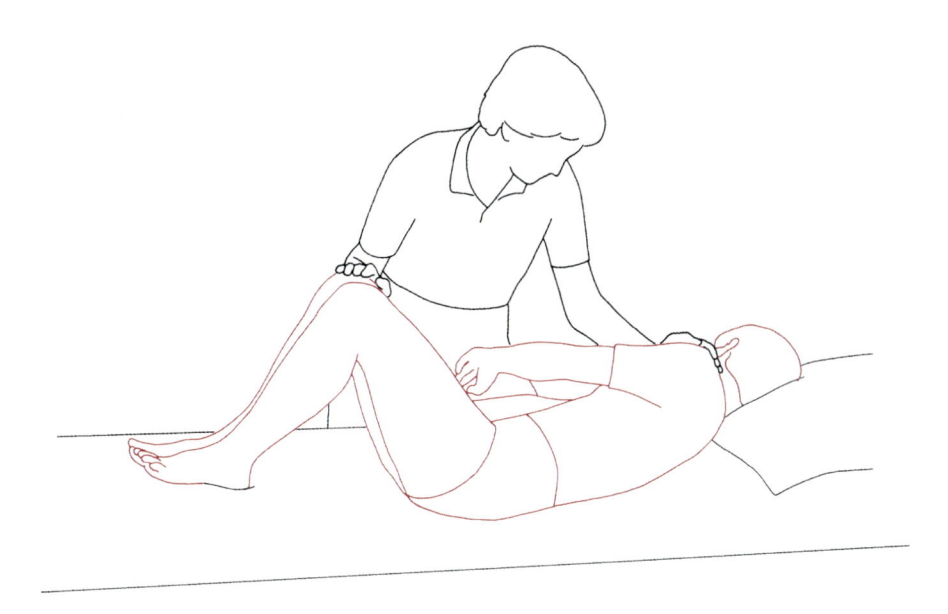

9.2 セルフケア トレーニングのための臨床的な例

図9-4
ベッド上での寝返り動作．
骨盤を最適な開始肢位にした状態から，肩関節（前方―挙上）と大腿（屈曲―内転―外旋）への抵抗に抗した体幹の屈曲を使って，側方へ寝返りする

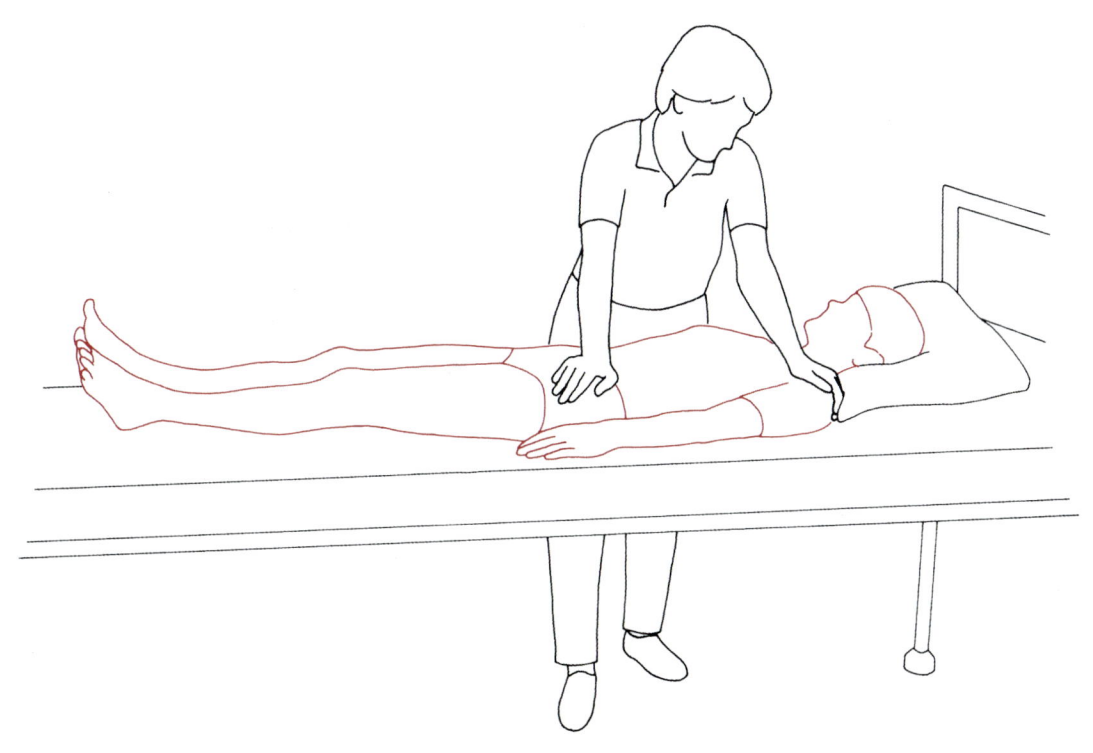

図9-5
"マス・フレクション"を使った，ベッド上での寝返り動作．
肩甲骨前方下制と骨盤前方挙上のための開始肢位

第9章　セルフケア　トレーニング／"ADL"

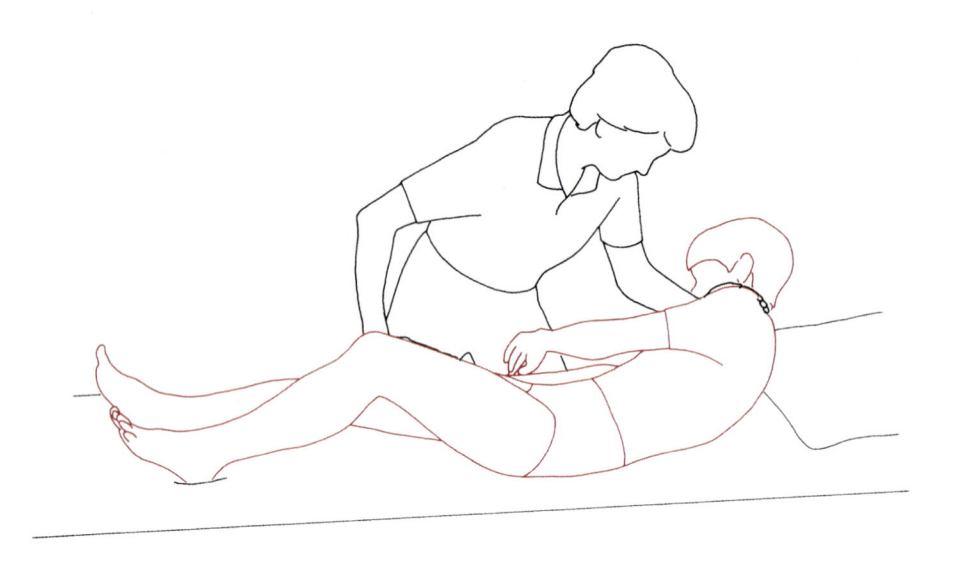

図9-6
体幹の屈曲と回旋を伴うベッド上の寝返り動作.
適したマニュアル・コンタクトを使って抵抗を与え，肩甲骨の前方挙上と大腿の屈曲を使って寝返りを実施している

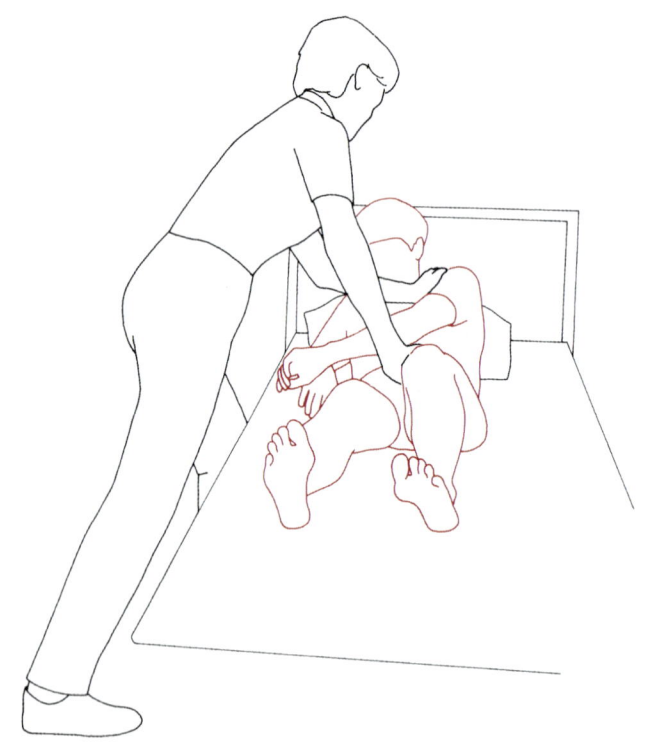

図9-7
ベッド上での寝返りから，体幹と同側下肢屈曲と体幹右回旋を使って起き上がり坐位まで.
抵抗は，肩甲骨前方—下制と大腿の屈曲に対して加える

ベッド上での衣服の着脱

抵抗に抗して，衣服の着脱を，促通する．

体幹の安定性，殿筋群の伸張，股関節伸展筋群と下部体幹の筋力は，この動作における重要な要素である．

いくつかの例を，図で示す．

図 9-8
ベッド上でのズボンの着衣．
圧縮と抵抗を肩関節とズボンを引く前腕の遠位部に加え，長坐位での体幹の安定性訓練を行う．この動作には筋の伸張が保たれていることが必要である

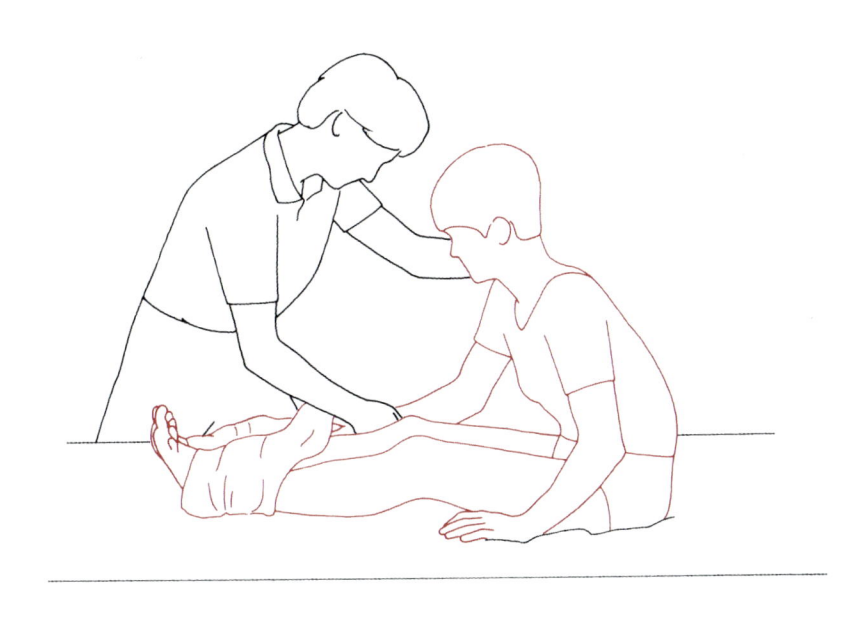

図 9-9
ベッド上でのズボンの着衣（続き）．
抵抗に抗して骨盤を挙上し，同時にズボンを引き上げる

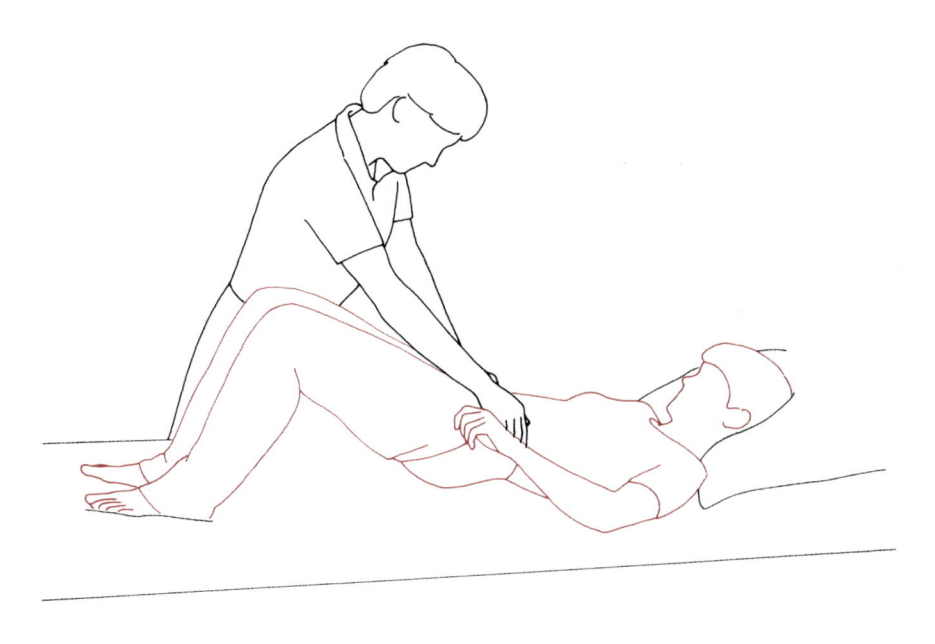

移乗動作

- 車椅子からベッドやハイマットへ
- 車椅子からトイレ

一側に障害のある患者

可能な"移乗動作"
— 患者が立ち上がらずに，回転する"移乗動作"．
— 立位で回転する"移乗動作"．

　ベッドの位置は，麻痺側もしくは非麻痺側が壁についていることが多い．患者に適している方法を試してみることが重要である！　この方法は，トイレ，シャワー，浴槽と車でも行うことが可能である．

両側に障害のある患者

　"移乗動作"は坐位で行うことが多い．
　両側に障害のある患者の場合，車椅子をベッドの頭側，ベッド端に対して斜めに設置する．両下肢は，"移乗動作"の前，もしくは後から持ち上げなければいけない．つまり，"移乗動作"を端坐位もしくは長坐位で行う．
　スライディングボードは，患者のバランスを崩してしまう可能性があるので注意が必要である（例：脊椎損傷，多発性筋炎や両切断患者など）．
　車椅子からベッドやハイマット，椅子，座る場所への"移乗動作"は，ベッドやハイマットが車椅子と同じ高さか，それよりも若干低いとやりやすい．車椅子に戻る際にも同じことがいえ，車椅子が低いとやりやすい．

　図9-16~18で図解している"移乗動作"は，車椅子と同じ高さでの移乗でトイレ，車，シャワー チェアーなどで行うことができる．その際には，下肢を下げて行う．

車椅子からベッドやハイマットへ

　一側に障害のある患者の"移乗動作"は，非麻痺側から行う．車椅子をベッドに対し斜めにつける．
　両側に障害のある患者は，長坐位でスライディングボードを使い"移乗動作"を行う．

注意　ベッドへの"移乗動作"の例もハイマットへの移乗に応用できる．

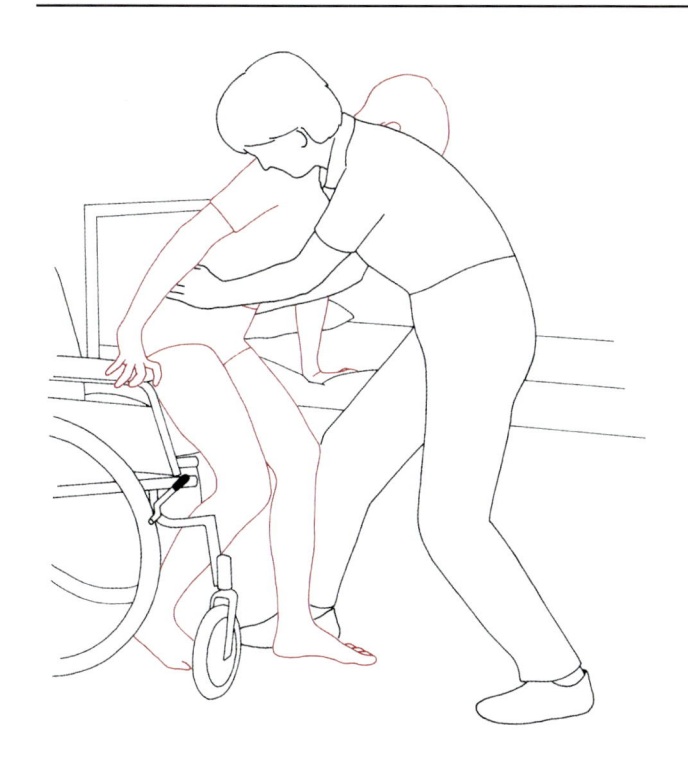

9.2 セルフケア トレーニングのための臨床的な例

図 9-10
一側に障害のある患者の車椅子からベッドやハイマットへの"移乗動作".
患者が完全に立ち上がらず,障害のある側へ回転している.患者がお尻を上げる際に,骨盤に抵抗を加える.可能であれば,両手で車椅子のアームレストやベッド柵を掴む.障害のある下肢には,必要であればクロス ブロッキング("Cross-blocking"参照(368~369頁))し,支持性を与える

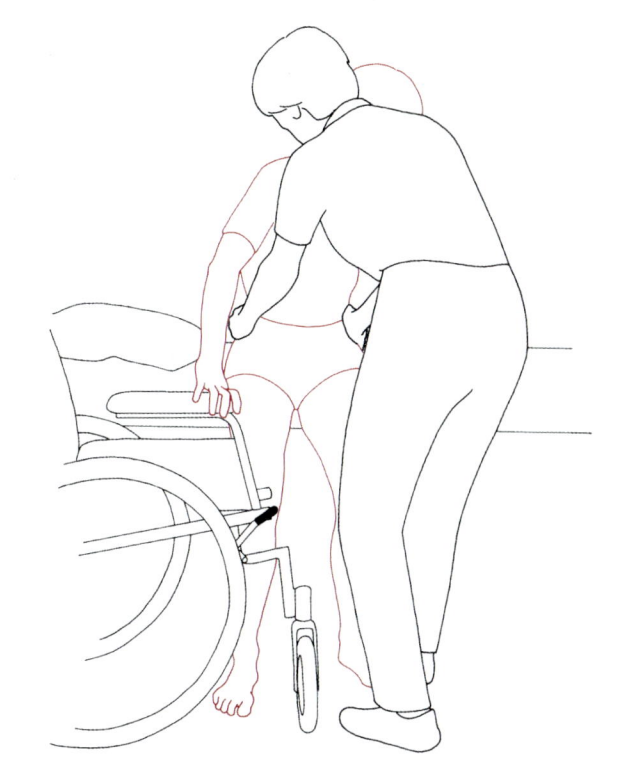

図 9-11
一側に障害のある患者の車椅子からベッドやハイマットへの"移乗動作"(続き).
患者が完全に立ち上がらず,障害のある側へ回転している.ベッド端に座る.可能であれば,遠心性収縮に対し,骨盤から抵抗を加える

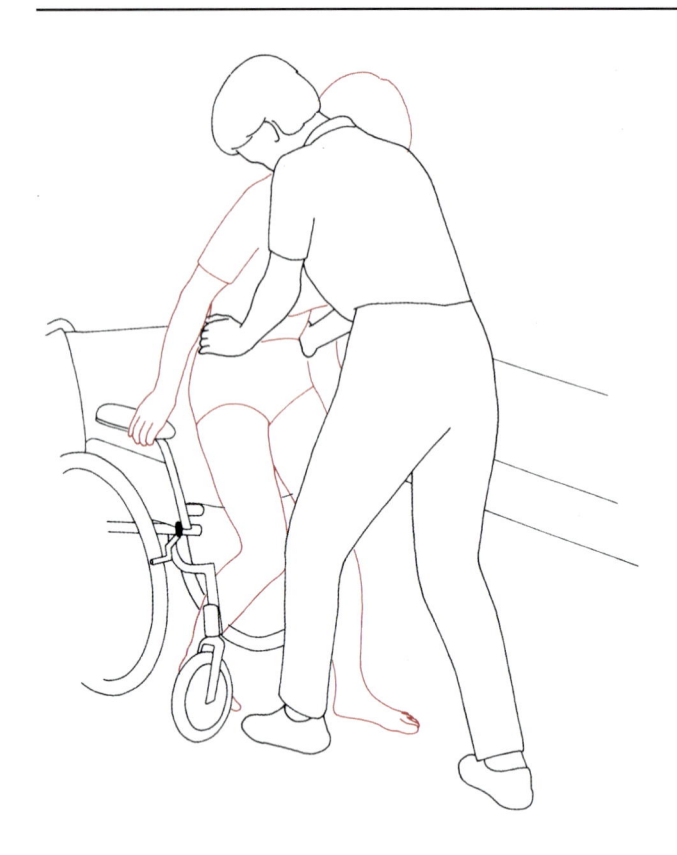

第9章　セルフケア トレーニング／"ADL"

図9-12
一側に障害のある患者の車椅子からベッドへの"移乗動作".
非麻痺側をベッドに近づけている．骨盤に抵抗をかけ，お尻を上げている

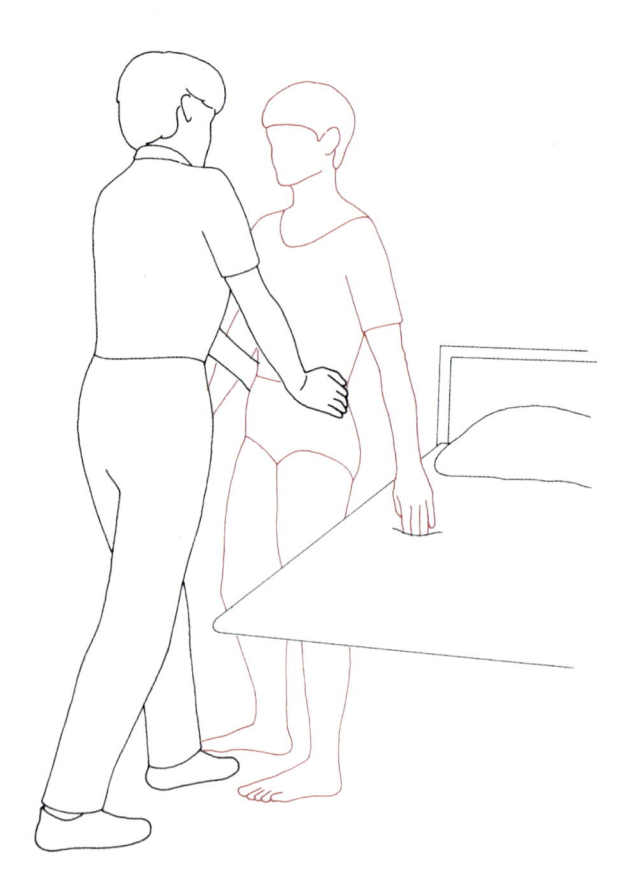

図9-13
一側に障害のある患者の車椅子からベッドへの"移乗動作".
非麻痺側をベッドに近づけている（続き）．骨盤への抵抗と立位での圧縮を伴う，安定性訓練

9.2 セルフケア トレーニングのための臨床的な例

図 9-14
一側に障害のある患者の車椅子からベッドへの"移乗動作".
非麻痺側をベッドに近づけている（続き）. 患者はベッド端に座る. 遠心性収縮に対し, 骨盤から抵抗を加える

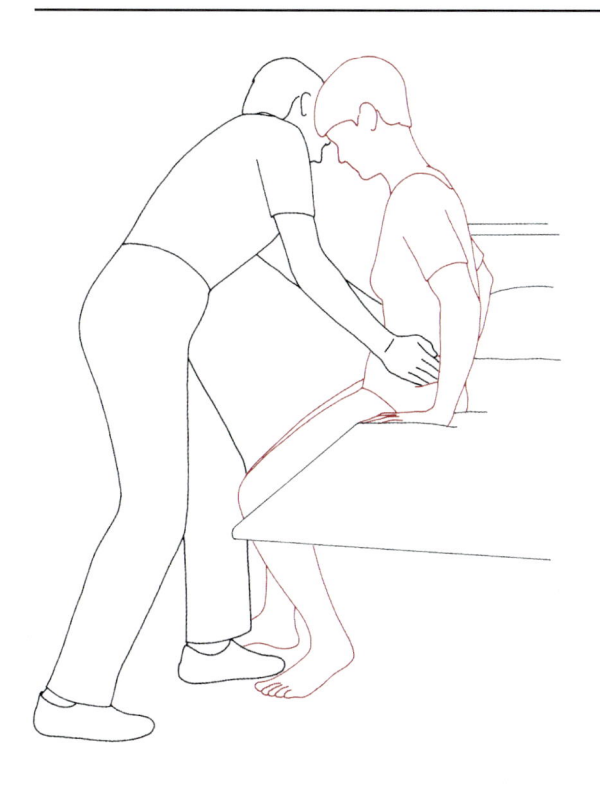

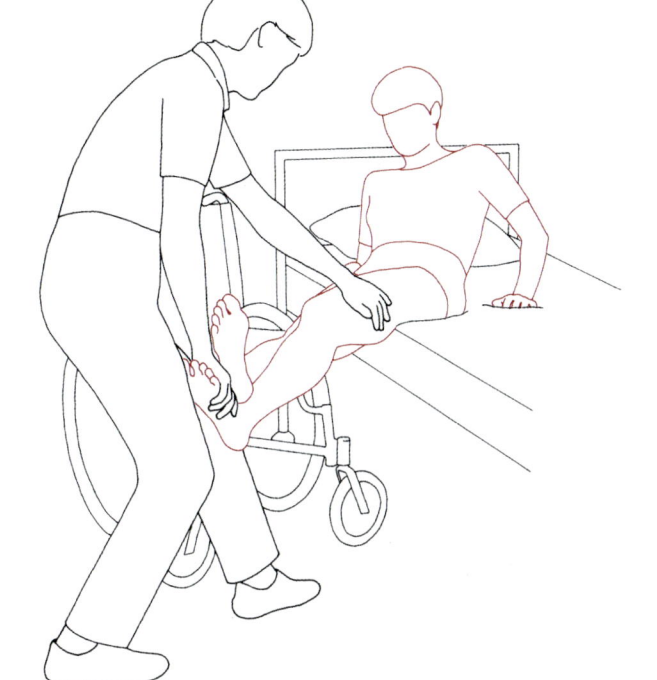

図 9-15
一側に障害のある患者の車椅子からベッドへの"移乗動作"（続き）.
両下肢を交差させ麻痺側を補い, ベッド上に持ち上げることに対しては抵抗を加える. マニュアル・コンタクトは大腿と足部である

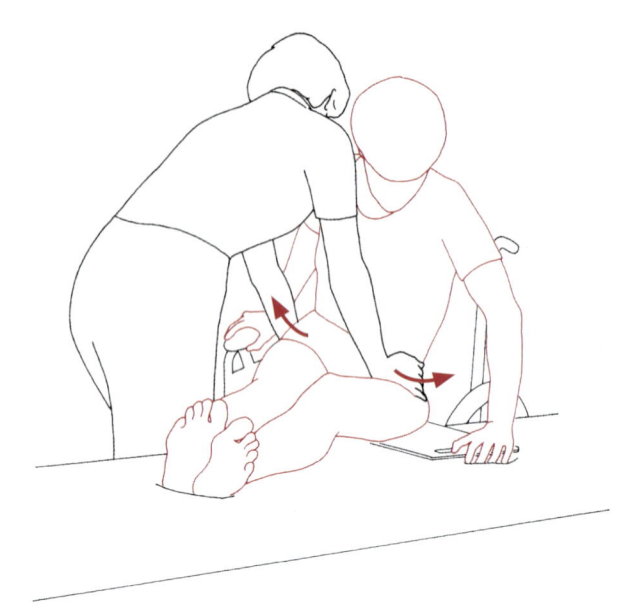

第9章 セルフケア トレーニング／"ADL"

図 9-16
両側に障害のある患者がスライディングボードを使用しての車椅子から，ベッドへの"移乗動作"．
骨盤左側は治療者が他動的に後方下制，右側は前方挙上する．同じ方向にエロンゲーションし，必要に応じて伸張刺激も加える（この"移乗動作"には，殿筋群の伸張ができる必要がある）

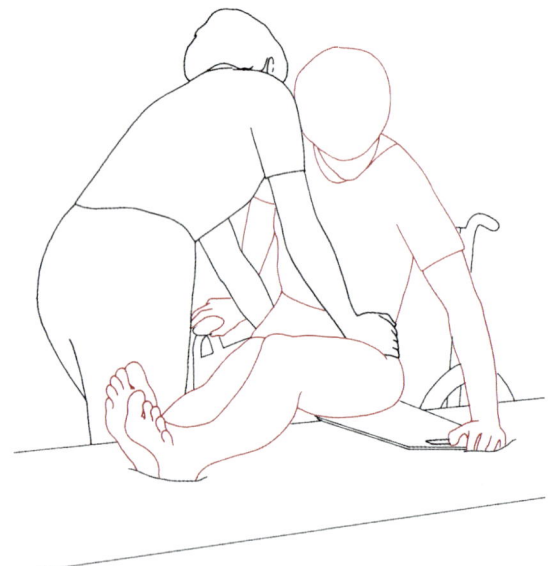

図 9-17
両側に障害のある患者がスライディングボードを使用しての車椅子から，ベッドへの"移乗動作"（続き）．
患者は，可能であれば抵抗に抗しながら，前方挙上／下制を何回か行い，スライディングボードを使って，車椅子からベッドに移る．患者は両手で自分の体を支持する

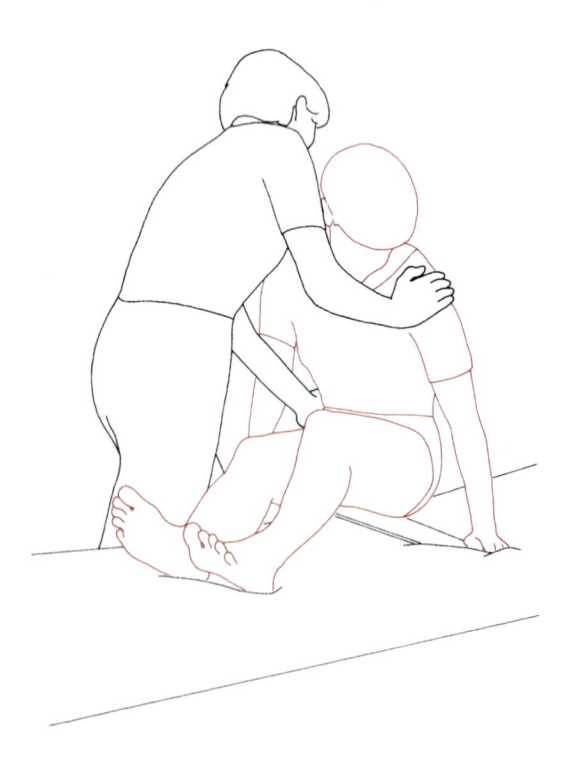

図 9-18
両側に障害のある患者がスライディングボードを使用しての車椅子から，ベッドへの"移乗動作"（続き）．
ベッド上両上肢支持での安定性訓練と必要に応じて反対側骨盤へ適切な抵抗を加える（この訓練では，体幹筋群の収縮を強調することで，下肢への放散が起こりやすい）

車椅子からトイレ

　一側に障害のある患者の訓練室での車椅子，平行棒とポータブルトイレや肘掛・背もたれつき椅子への"移乗動作"準備訓練を図解している．平行棒や手すりは立位時のバランスを保つために使用され，トイレでは壁などを使用する場合もある．

　もちろん，この訓練はトイレで行うことも可能である．

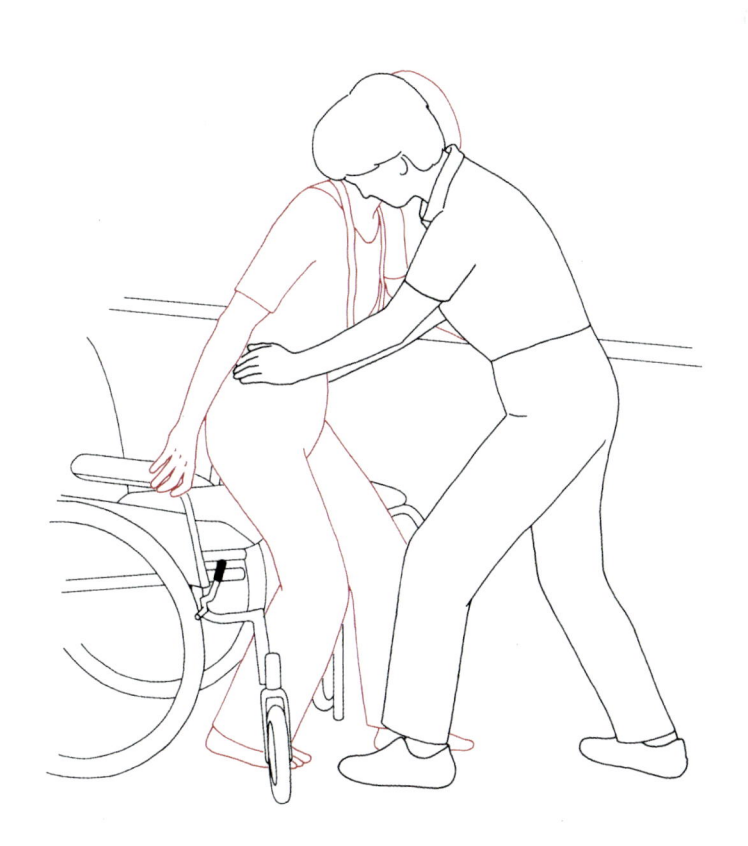

図9-19
車椅子からトイレへ立位の"移乗動作"．
車椅子から立ち上がる際に，抵抗を骨盤から与える．患者は立ち上がる際に平行棒や手すりを掴むか，可能であればアームレストを押す

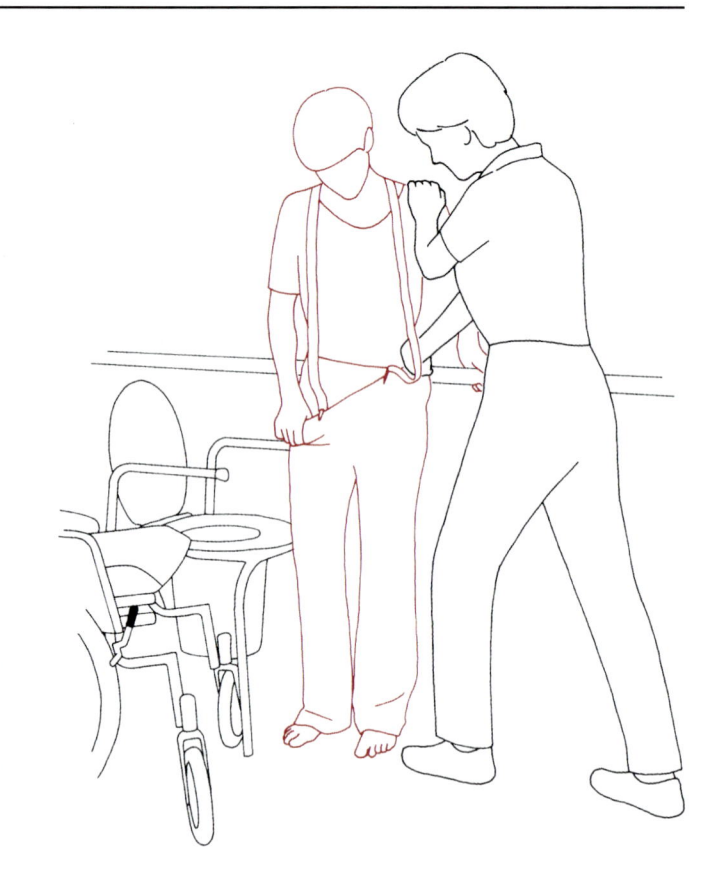

第9章 セルフケア トレーニング／"ADL"

図9-20
車椅子からトイレへ立位の"移乗動作"（続き）．
圧縮と抵抗を骨盤と肩から加えた，立位での
安定性を促通するための安定性訓練．
患者は手すりか壁に寄りかかるようにする．ト
イレ内でズボンを履く際には，"クリップ"の
付いたゴムバンドを使い，ズボンが床に落ち
るのを防ぐ

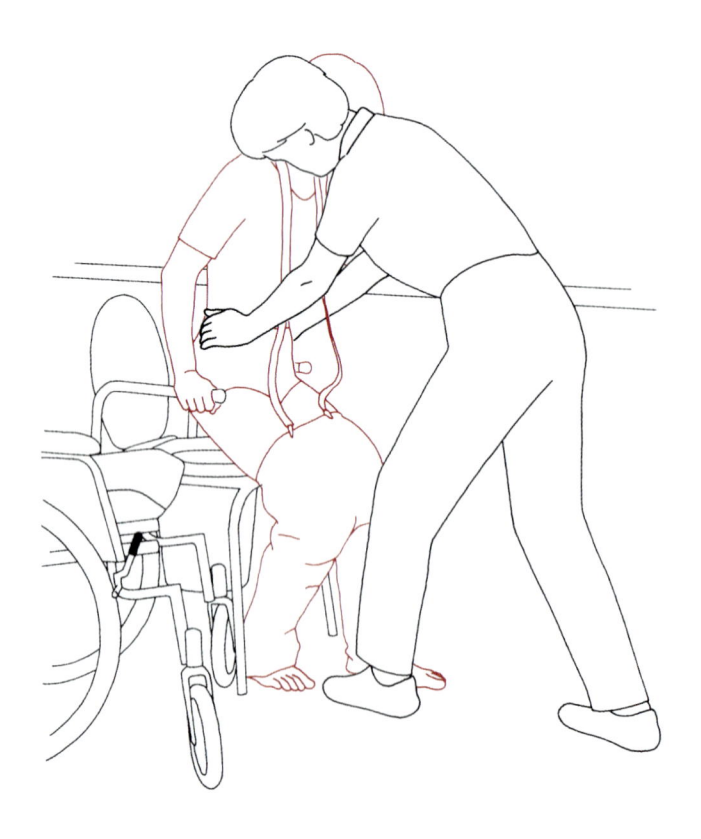

図9-21
車椅子からトイレへ立位の"移乗動作"（続き）．
骨盤前方から抵抗を加え，遠心性収縮を使い
トイレに座る．患者は手すりを握って支持する
か，可能であればトイレのアームレストを使う

車椅子操作*

車椅子が必要な患者は，移動動作を他の人に依存しない，また，そう感じないで済むように車椅子操作が早く自立して行えるようになることが非常に重要である．以下の機能が必要である．

— ブレーキをかける，外す．
— フットレストの上げ下ろし
— 車椅子での走行・不整地走行，方向転換と敷居や縁石を越えることなど．

これらの訓練の原則は，第8章「歩行訓練」で紹介している．

口腔・顔面機能の促通**

顔，顎，口，舌と咽頭はPNFの原則，テクニック，運動パターンなどを使って，促通され，必要であれば氷による刺激も追加する．
目的は，表情を作る，瞬き，口の開閉，噛む，飲み込みと話す機能の改善である．

以下のことも重要である．
— 体幹の安定性
— 上肢機能（屈曲―内転―外旋）
— 頭部―頸部の運動パターン
— 呼吸運動

顔面筋，舌と呼吸運動の促通は第10章「顔面と呼吸」で紹介している．

---

* 第8章「歩行訓練」参照
** 第10章「顔面と呼吸」参照

第 10 章
顔面と呼吸

10.1　顔面筋の促通

10.2　呼吸運動の促通

第9章「セルフケア トレーニング／"ADL"」で記載したように顔，顎，口，舌と咽頭のような口腔・顔面筋の機能はPNFの原則，テクニック，運動パターンなどを使って，促通され，必要であれば氷による刺激も追加する．

目的は，表情をつくる，瞬き，口の開閉，噛む，飲み込みと話す機能の改善である．

この章では，顔面筋，口，舌と顎の筋群の促通や呼吸訓練について詳細を記載している．今日では，これらのトレーニングは専門化され独立しているため，ここではまとめとして要約し紹介する．

重要なことは，口腔・顔面筋の促通を通し，患者の言語障害の改善に貢献することである．

10.1 顔面筋の促通

　両側性対称性の運動訓練を通して，顔面筋を促通することができる．これらの訓練は，緊張性頭痛，顔面神経麻痺（例：顔面麻痺），言語障害，摂食・咀嚼障害など異なる様々な問題に対して，使用することができる．

口腔・顔面筋の治療は以下に対して行うことが可能である．

a) 以下の促通および正常化
　― 表情筋の収縮
　― 顎関節の可動性
　― 話すこと
　― 食事

a) 以下の抑制と弛緩
　― 顔面筋の過剰努力
　― 顔面筋の過筋緊張（痙性，固縮）

目的
― 顔面と顎関節筋の活性化
― 舌筋群の反応を促通
― 過緊張または過剰努力している筋の抑制と弛緩
― 弱い筋へのイラディエーション
― 機能訓練／摂食訓練の準備

適応
― 筋緊張亢進（弱い部位の過剰努力，痙性，固縮）
― 弱い顔面筋　例えば顔面麻痺
― 歯軋り（"歯軋り"〈音〉を伴う）
― 痛み　例えば，緊張性頭痛
― 摂食と咀嚼困難
― 運動性言語障害

第10章 顔面と呼吸

顔面のための運動の促通

　解剖学的な図解は，顔面の運動筋でもある顔面を作る筋を示している．これらの筋は，両側性または一側性で訓練される．筋はほぼ対角線に存在し，他の部位の筋群と同様にエロンゲーションし，抵抗に抗して収縮させる．両側性に対称性に筋が付着しているので，両側性対称性運動を行うことは，自然で効率がよい．

　両側性の運動を行う際には，過緊張に注意する．例えば，片麻痺の場合など強いほうの過活動を引き起こしてしまう場合がある！

　一側が弱い場合は，麻痺側を促通するため，よい側を強調することもある（第3章「タイミング フォー エンファシス」(62頁) 参照）．

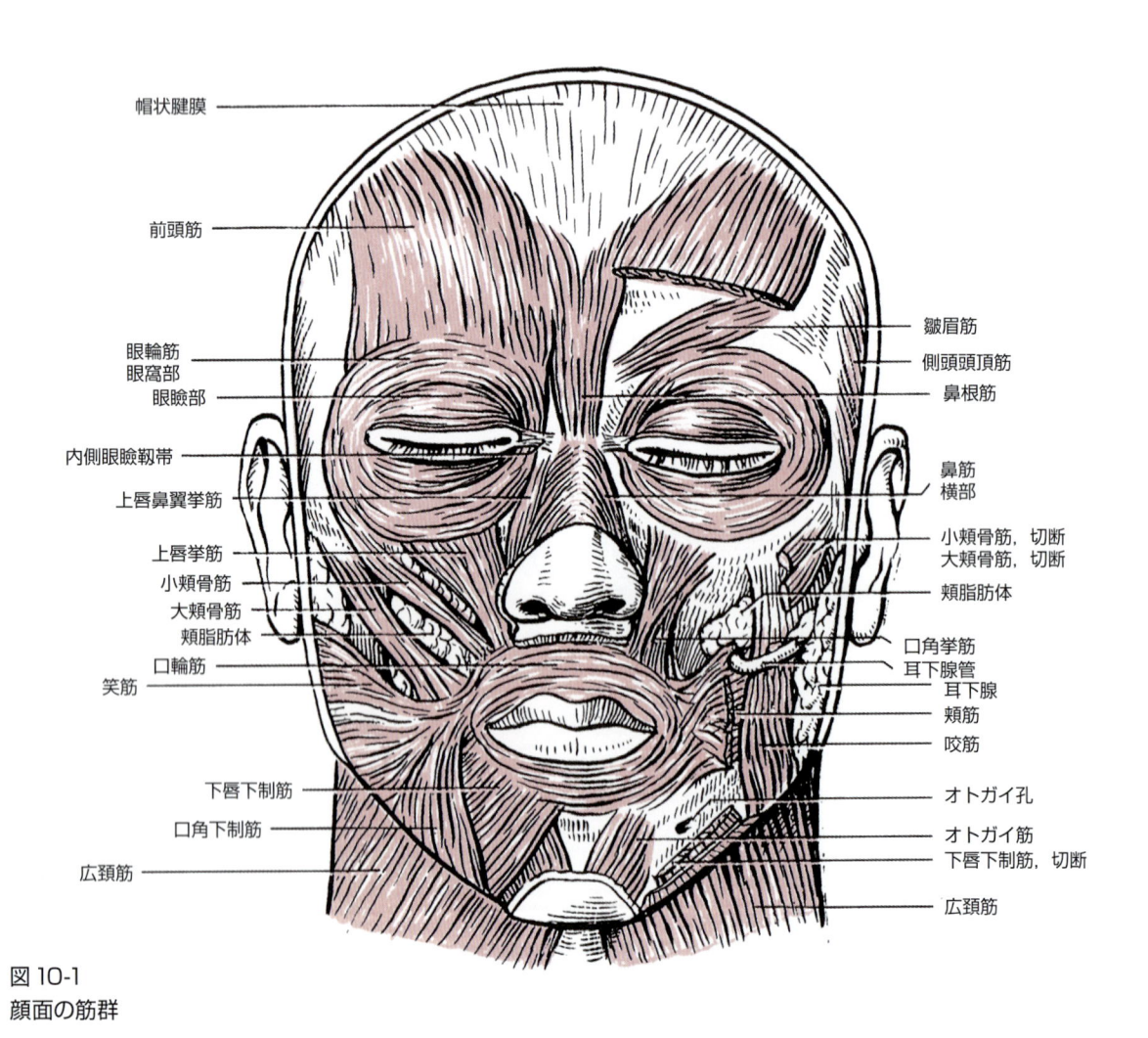

図10-1
顔面の筋群

10.1 顔面筋の促通

開始肢位
— 坐位
— 背臥位

実施方法
— 両側性
— 患者が机／椅子などを掴んでいるとイラディエーションを起こしやすい.

注意 — 顔面筋の治療は，"クイック アイス"と呼ばれる，氷による刺激を組み合わせることが可能である．その際には，筋を四角い氷です早く，短く刺激する．または，氷のついた濡れタオルを弛緩のために利用することもある（第3章「テクニックと治療方法」参照）.
— マニュアル・コンタクトは指先もしくは拇指で行う.
— 口頭指示は，図の中で紹介している.

顔面のための運動の一覧

・眉毛を上へ上げる.
・両眉毛を引き寄せる.
・眼を閉じる.
・眼／上まぶたを"閉じる".
・眼／下まぶたを"閉じる".
・鼻をすする.
・上唇を上へ上げる／歯を見せる.
・微笑む
・笑う
・唇を前へ押出す"キスの口"
・口角を下へ引き下げる.
・口を真っ直ぐ／対角方向に開ける.
・口を真っ直ぐ／対角方向に閉じる.
・頬を吸い込むようにする：両側／片側
・舌を横に出す.
（舌は真っ直ぐに出し,戻すことや上／下に押すことも可能である．これらは，舌圧子,綿棒,手袋をはめた指を使って行う）

　顔面筋の運動は，基本的に背臥位で紹介している．背臥位は運動パターンを学習するのによい開始肢位である．この姿勢で頭部は安定していて，イラディエーションを起こしやすい.
　この姿勢で学習した運動パターンを後から，日常生活により適している坐位で行う．この場合，咀嚼や呼吸運動がしやすくなる.
　坐位では，それぞれの訓練の指導／準備のために鏡を使うことも可能である.

第 10 章　顔面と呼吸

| テクニック / 治療方法 |

第 3 章「テクニックと治療方法」参照

顔面の治療の場合，以下のことを利用する．
— リピーティッド ストレッチ（repeated stretch）
　　a）　リピーティッド ストレッチ フロム ビギニング オブ レンジ（Repeated Stretch from beginning of range）
　　b）　リピーティッド ストレッチ スルー レンジ（Repeated Stretch through range）
— 強調のタイミング
— コントラクト-リラックス（Contract-Relax）
— ホールド-リラックス（Hold-Relax）

前頭筋

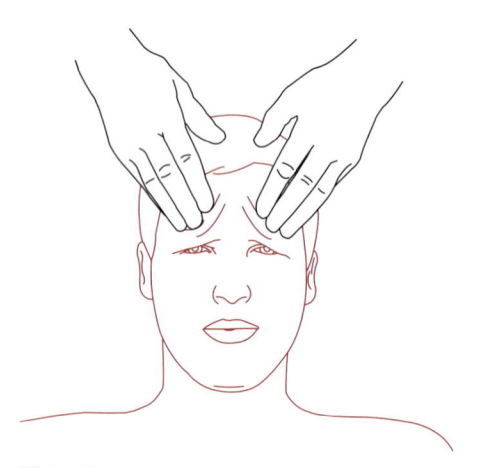

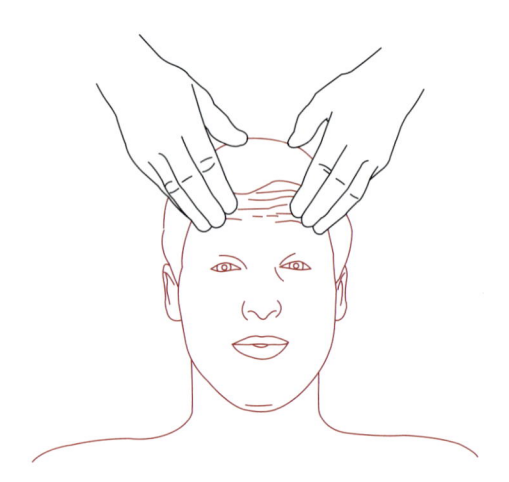

図 10-2
"眉毛を押し上げる"，開始肢位―終了肢位

皺眉筋

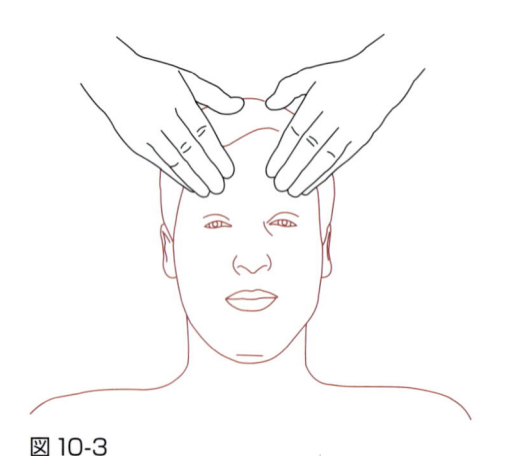

図 10-3
"眉毛を寄せる"，開始肢位―終了肢位

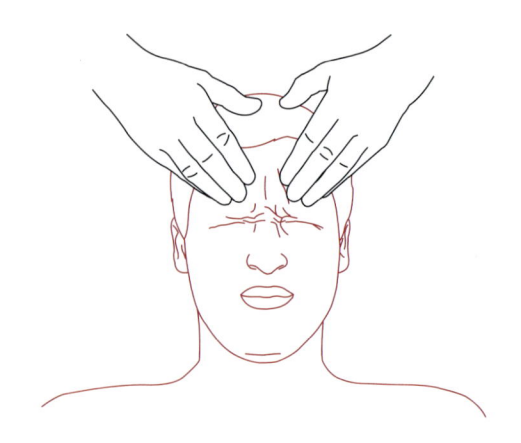

眼輪筋眼窩部

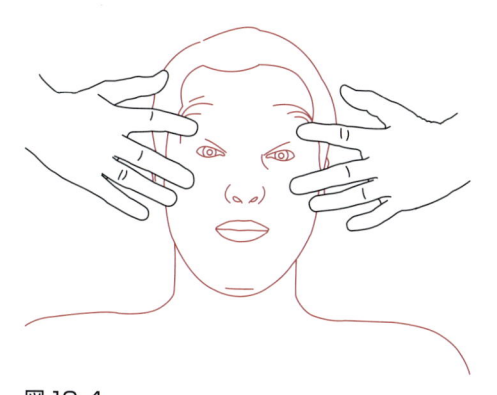

図 10-4
"眼を閉じる",開始肢位―終了肢位

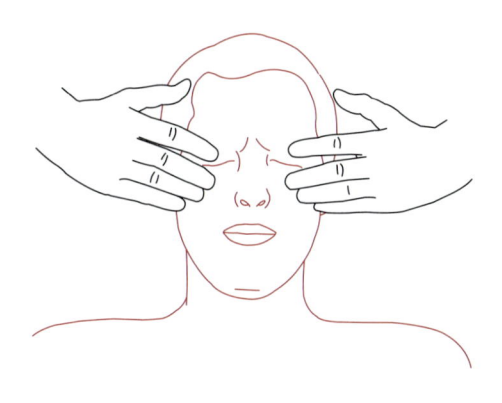

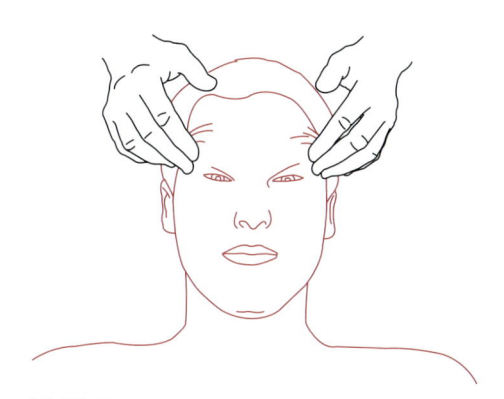

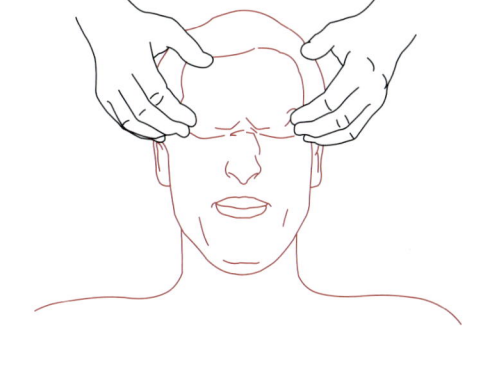

図 10-5
"眼／上瞼を閉じる",開始肢位―終了肢位.マニュアル・コンタクト変法

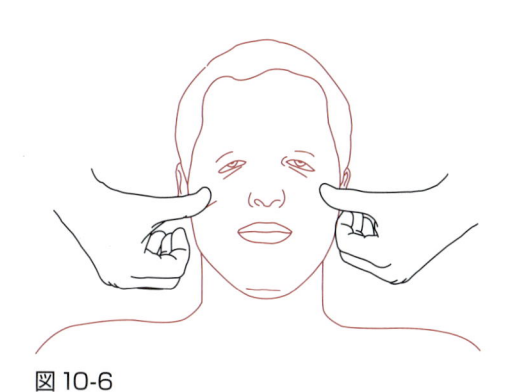

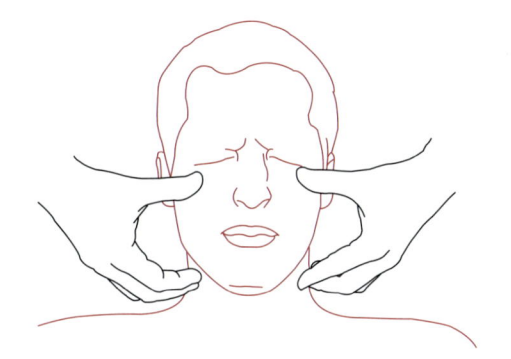

図 10-6
"眼／下瞼を閉じる",開始肢位―終了肢位.マニュアル・コンタクト変法

鼻根筋

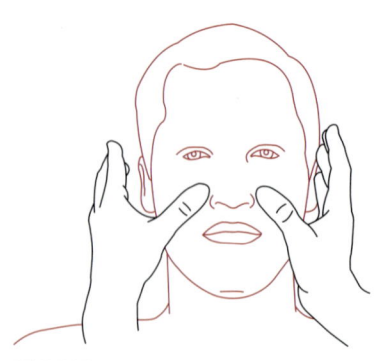

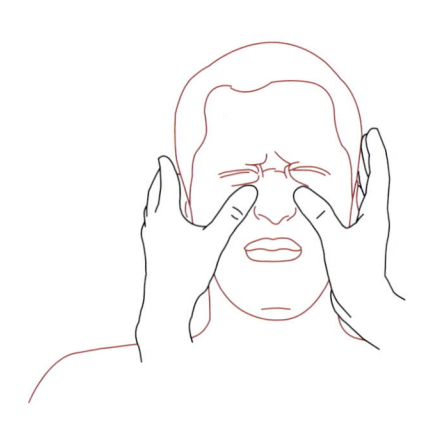

図 10-7
"鼻をすする",開始肢位―終了肢位

上唇挙筋

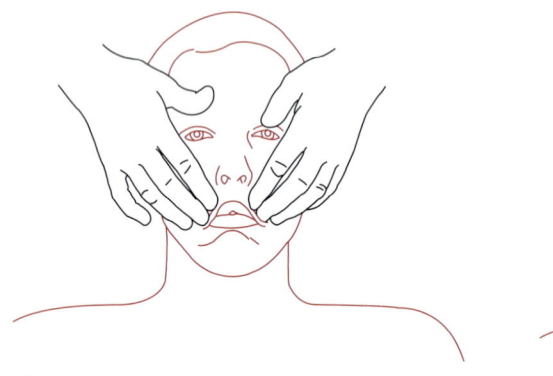

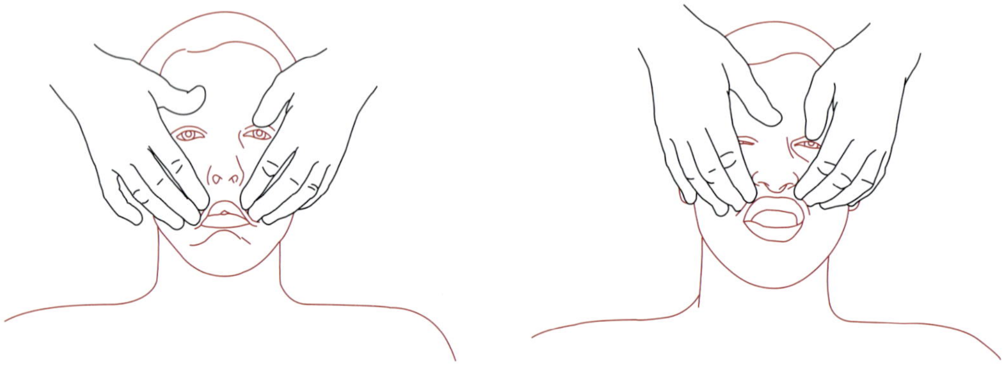

図 10-8
"上唇を押し上げる/歯を見せる",開始肢位―終了肢位

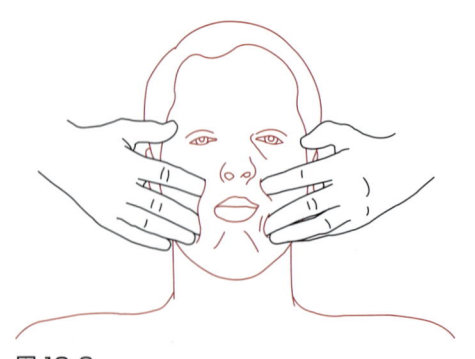

笑筋

図 10-9
"微笑む",開始肢位―終了肢位

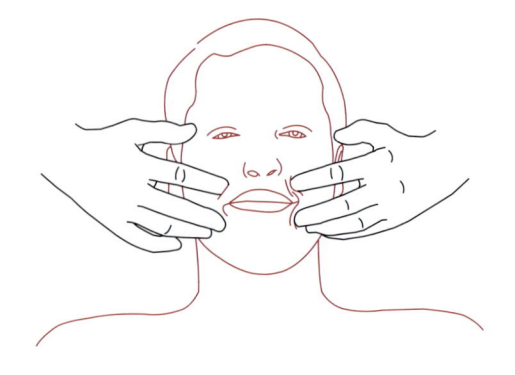

頬骨筋

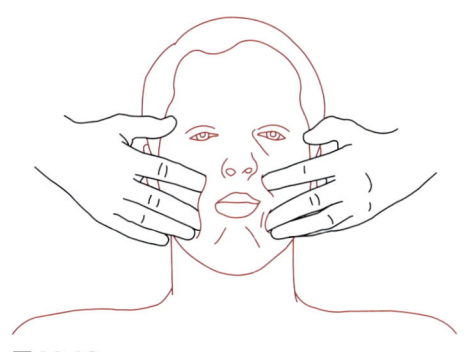

図 10-10
"笑う",開始肢位―終了肢位

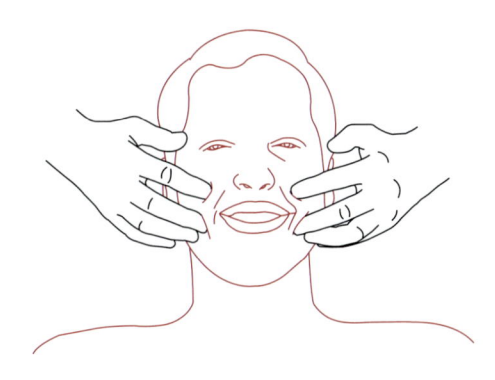

口輪筋

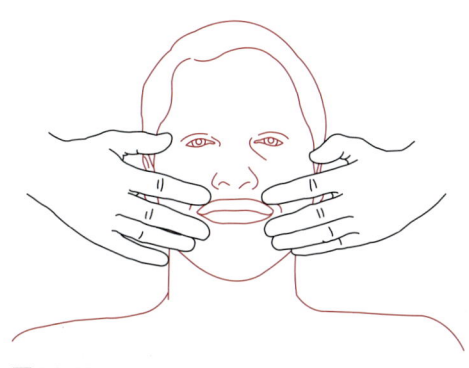

図 10-11
"唇を前に押出す"／"キスの口",開始肢位―終了肢位

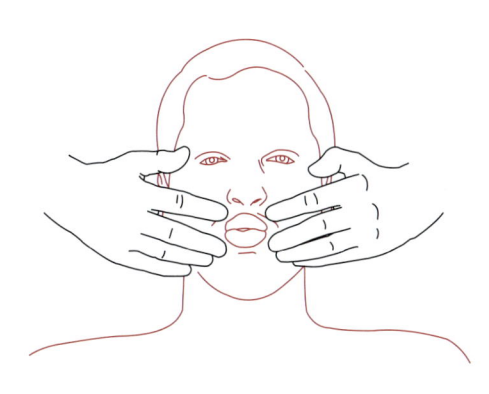

口角下制筋

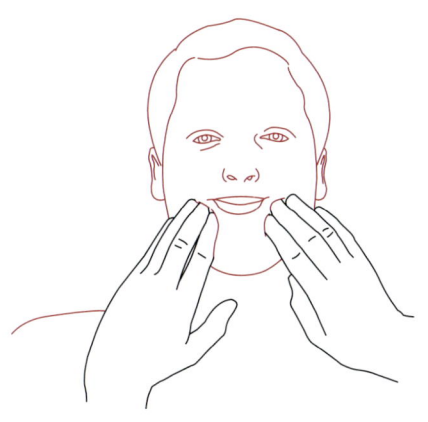

図 10-12
"口角を下へ下げる",開始肢位―終了肢位

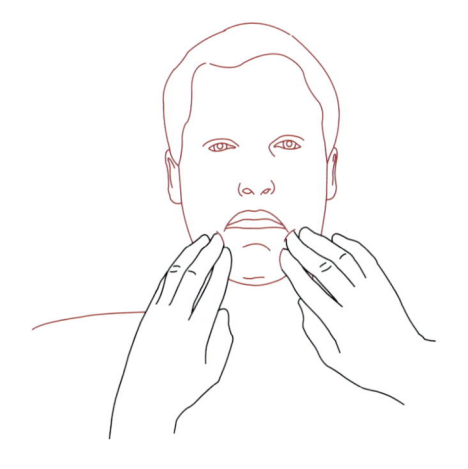

舌骨下筋/上筋

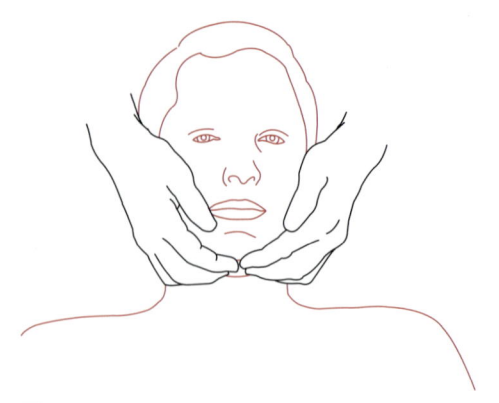

図 10-13
"口を開ける" 開始肢位―終了肢位

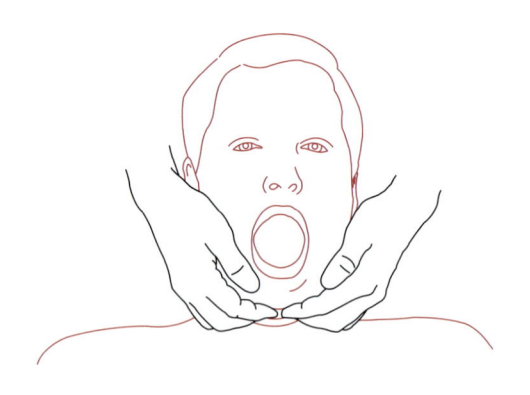

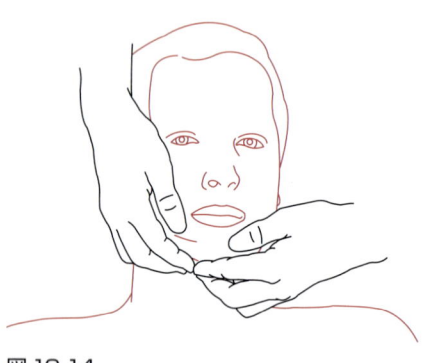

図 10-14
"口を斜めに開ける" 開始肢位―終了肢位

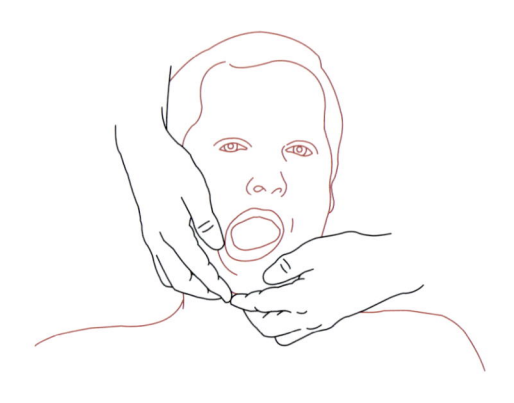

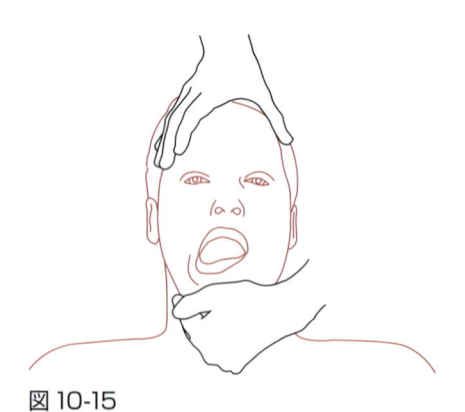

図 10-15
"口を斜めに開ける" 頭部の安定性訓練を伴う終了肢位

咬筋 / 側頭筋

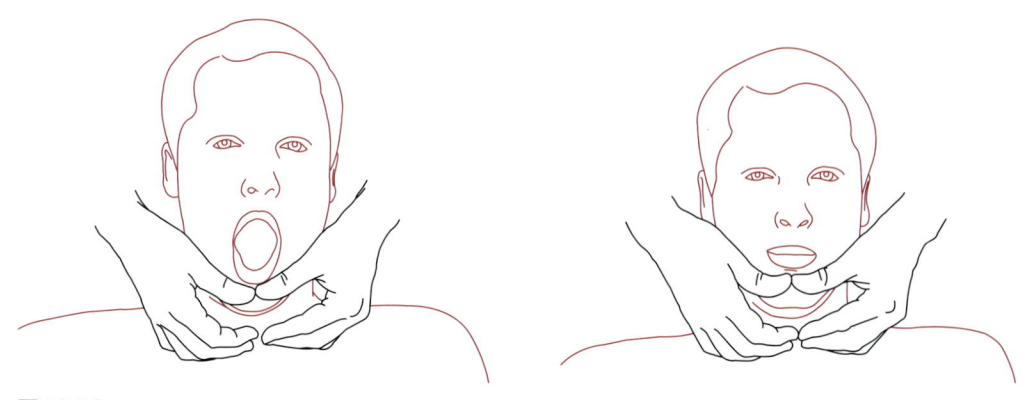

図 10-16
"口を閉じる" / 真っ直ぐ，または斜めに．開始肢位―終了肢位（真っ直ぐ，または斜め）

頬筋

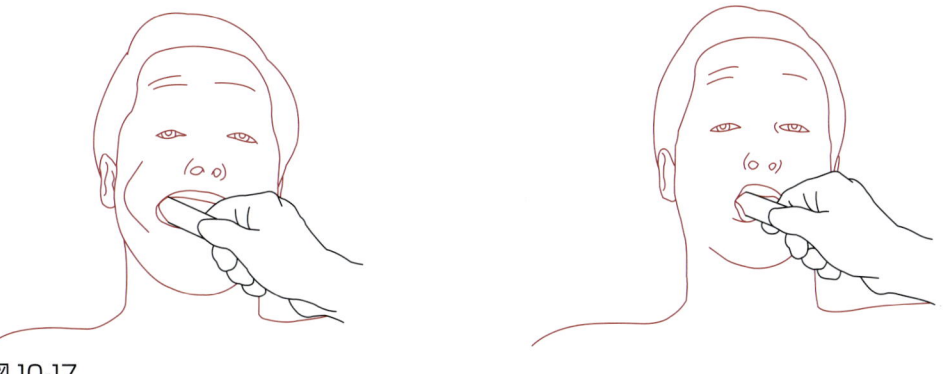

図 10-17
"頬を吸い込む" / 片側．開始肢位―終了肢位

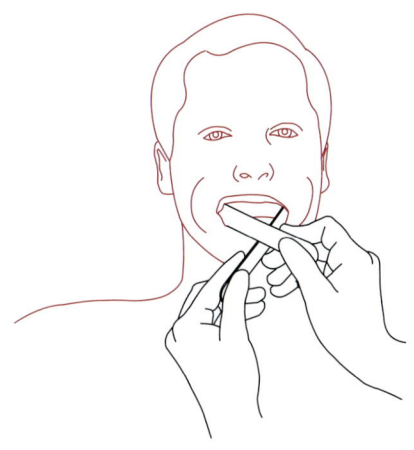

図 10-18
"頬を吸い込む" / 両側．開始肢位

第 10 章　顔面と呼吸

舌の運動

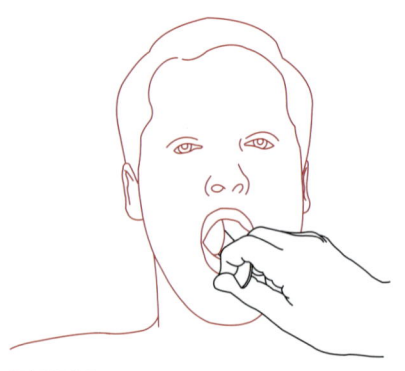

図 10-19
"舌を左側に出す",開始肢位―終了肢位

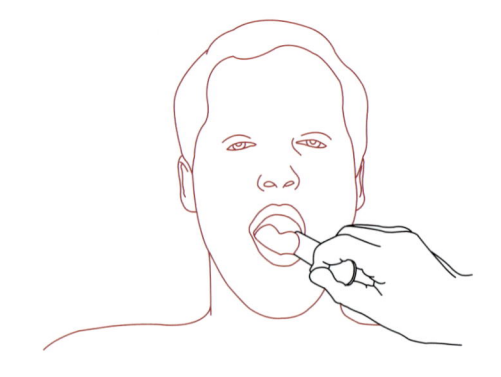

10.2　呼吸運動の促通

目的
— 自動でのリラクセーションを得る.
— 吸気の促通
— 胸郭運動の促通
— 筋緊張亢進の抑制

開始肢位
— 背臥位
— 側臥位
— 腹臥位
— 坐位

実施方法
— 両側性
— 呼吸は，胸骨，肋骨と腹部（横隔膜）の運動から成り立つ.
— 伸張刺激により吸気が深くなり，横隔膜単独で促通することも可能である．拇指の先端でリラックスしている腹筋に対し，肋骨弓の下から頭側と外側にす早い伸張刺激（クイック ストレッチ）を加える．その後，尾側への横隔膜の運動に対し，適切な抵抗を加え，患者はそれに抗して深く吸い込む.

　今日のリサーチでは，呼吸療法の効果と実施方法について，異なる様々な意見が発表されている．そのため，ここでは治療時の休憩として利用できる"自動でのリラックス"について，基本的な幾つかの例のみを紹介する.

　筋収縮や中枢疾患患者の筋緊張の亢進（固縮，痙性）の治療のような場合，リラックスが呼吸運動の目的である場合もある．呼吸運動を誘発し，胸郭運動を拡大するための訓練と同じものを利用して行うことができる.

注意　— マニュアル・コンタクトは両側性．（図 10-20~23）
　　　　— 両手で呼吸運動を促進する.

テクニック / 治療方法
第3章「テクニックと治療方法」参照

以下のテクニックを呼吸運動の促通に利用することができる.
— リピーティッド ストレッチ

第10章　顔面と呼吸

　　a）リピーティッド ストレッチ フロム ビギニング オブ レンジ（Repeated Stretch from beginning of range）
　　b）リピーティッド ストレッチ スルー レンジ（Repeated Stretch through range）
― 強調のタイミング

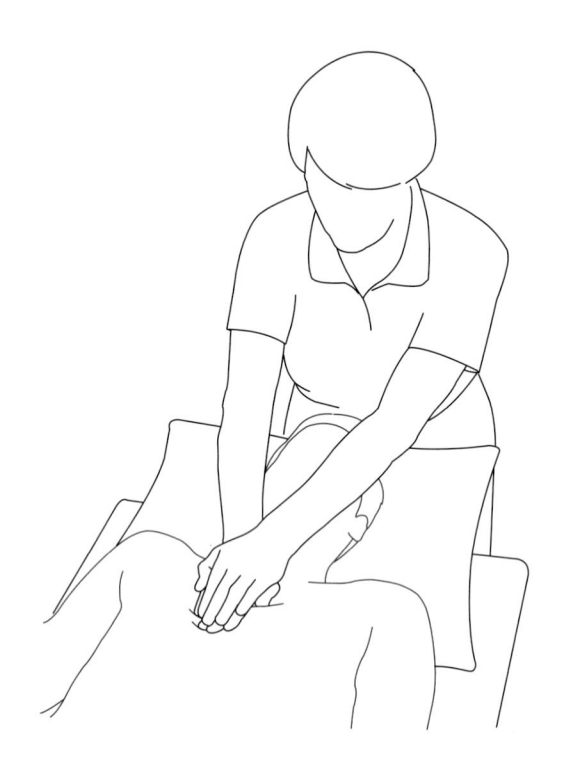

図 10-20
胸骨を強調した呼吸訓練.
開始肢位　背臥位

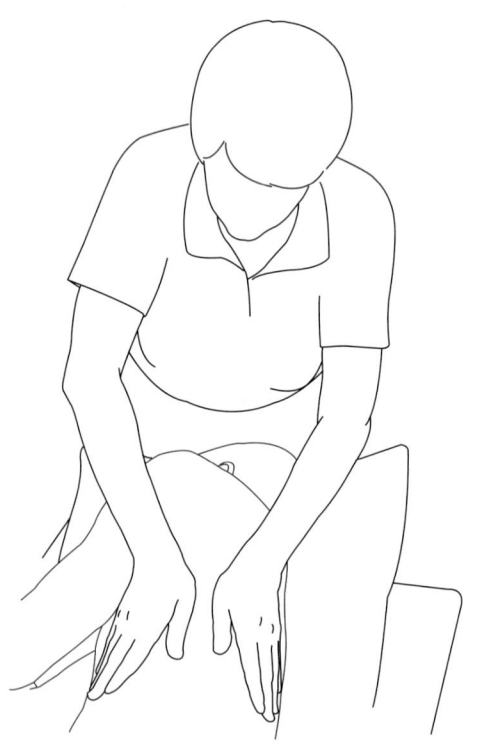

図 10-21
肋骨を強調した呼吸訓練.
開始肢位　側臥位

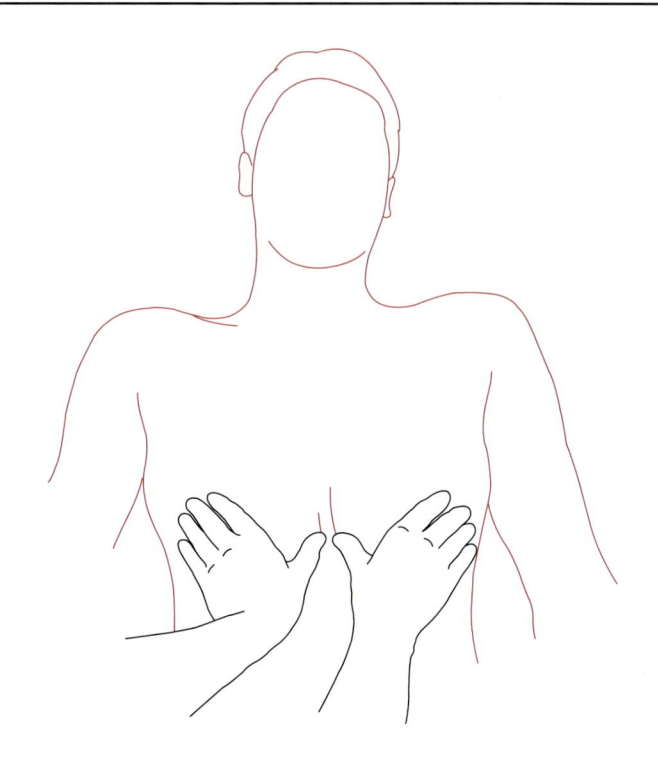

10.2 呼吸運動の促通

図 10-22
呼吸：横隔膜の促通，開始肢位．拇指です早く中央，頭側，外側に伸張刺激を与えている．"深呼吸"させる

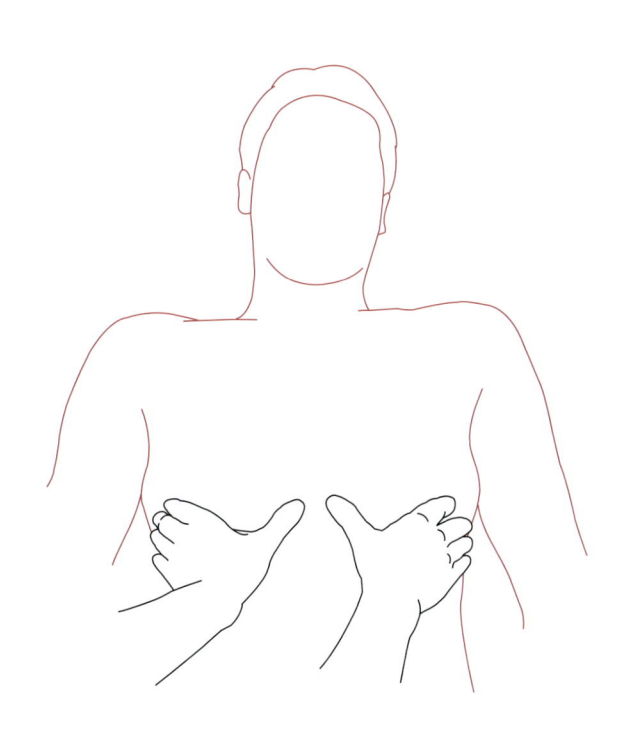

図 10-23
呼吸：横隔膜の促通．
終了肢位

第 11 章
PNF とコンピュータ作業時の人間工学

11.1　基礎

11.2　原因とリスク要因

11.3　コンピュータ作業時の人間工学的な抑制

11.4　訓練/トレーニング プログラム

11.1 基礎

　40年以上に渡り，北欧諸国は労働医学と人間工学の発展に努めている．すでに30年以上，医師，看護士，理学療法士と人間工学士が共同で，労働時の姿勢について研究している．(1)*

　人間の体は座った姿勢での日常生活ではなく，"動く"ためにつくられているにもかかわらず，今日の労働環境はコンピュータに支配されていることが多い！　しかし，多くの人々が仕事中，座っている時間が長く，またストレスを抱えていることも多い．"マウス アーム"と呼ばれる，労働と負荷による上肢，肩と頸部の過緊張について紹介する．(2)*

　60%以上の人が仕事中，コンピュータと何らかの関わりをもっており，そのうち約50%の人が手，上肢と頸椎・胸椎移行部症状と呼ばれる頸部/肩周囲筋の緊張による問題を抱えている．(3)*

　偏った筋への負荷，静的な筋収縮，ストレスなどにより，医療にかかることが多く，その費用が社会的問題となっている．そのような理由から，労働環境の中で人間工学的な運動のバリエーションを可能にし，これらの問題を予防するため，以下のことを紹介する．

　コンピュータを使った作業は，静的な筋収縮が多い．打ち込みやコンピュータのマウスを使っての作業時に拇指，肩甲骨挙上と（または）前腕中部の伸展筋群の過剰な収縮が起こっていることは筋電図検査を使って証明されている (4)*．

　マウスを使っている上肢は，体から離され，場合によっては肩を挙上，外旋されている．これらの原因として，マウスの位置が体から遠い，上肢が宙に浮いていて支持されていない，または画面，椅子や机の高さがあっていないことが考えられる．

　これに追加して，明るさが合っていない(5)*，労働環境が整っていない，ストレスによる過緊張などによって，様々な疲労のサインを感じる可能性がある．人間の仕事の能力(6)*と労働者の作業効率は低下してきている．

　そのため，予防のため，仕事中に筋の抑制トレーニング，休息できるということは非常に重要な意味をもっている．

　これらの幾つかの方法は，PNFの原則に基づきつくられており，テクニックも使用することが可能である．

　これに加え，労働環境と人間工学の観点から見た作業方法を分析すること，労働環境を最適にし，環境を整えることも，もちろん重要である．

＊　この章末に文献を紹介している．

11.2 原因とリスク

Ergonomie　人間工学
ergon（ギリシャ語）＝労働
nomos（ギリシャ語）＝〜からの教え
人間工学は労働時の人間について研究する学問である．
重要なことは，労働が人間に適した状況であることで，その逆ではない！

非生理学的な負荷と労働環境問題

— 重いものを持ち上げる
— 身体をまるめたような姿勢，回旋運動とリーチ動作
— 単調な作業
— 動作の反復
— 静的な筋収縮＝筋による静止活動
— 長時間労働
— ストレス

　静的筋活動，運動軸が長い場合，単調な反復作業，長時間労働とストレスは，筋肉を疲労させ，酸素不足にする．それによって，疲労感や痛み，循環障害を引き起こす場合がある．労働環境や仕事内容は，筋電図やビデオ／写真やチェックリストなどを使って客観的に分析する．その後，人間工学的な仕事の仕方，人間工学に適した家具や自助具などのアドバイスをし，ストレスを減らすようにする．必要であれば，その仕事の仕方を実際に（仕事場で）使いまたは類似の状態（訓練室）で筋電図を使って繰り返し訓練することも可能である．

コンピューター作業時のリスク要因(7)＊

— 1日の大部分が静的な筋収縮となる．
— 時間的なストレスなど，労働負荷が大きい．
— 労働環境の問題など，精神的緊張
— "自然な休憩"の欠如
— 非効率的な作業姿勢：前に押し出し，またはねじれた頭部の肢位，または外側に回旋し，肩・肩甲骨を挙上し静止した状態でのリーチ動作など．

ストレスの定義
　ネガティブなストレスとは，個々の精神的な負荷の限界を超えてしまった場合である．つまり，その人が望んでいる要求や期待が満たされていない状態である．
　ポジティブなストレスとは，多くの場合，多大なストレスホルモンで反応し，身体にマイナスの効果が現れる場合である．短期間であれば，このストレスが効果的に作用し，目的到達に有効であるかもしれない．しかし，ポジティブなストレスは，ネガティブなストレスに移行してしまう場合があるため，この反応が長期化したり，頻回に現れるべきではない．

その他の重要な因子：
—　生理学的，精神的，社会的な負荷
—　期待が過剰または低すぎる場合
—　技術的な問題
—　効率の問題

　石器時代は，体を戦いや逃亡の準備をするために，適量のストレスホルモンが生産されていた．今日，人間は過剰な労働負荷，同じ筋群を繰り返し使用することや個人的な問題から逃れるために，過剰なストレスホルモンをつくり出し，筋緊張を高める結果となっている．この筋の過緊張とストレスホルモンは，体に残ってしまう．そのため，私たちは何かを変えなければいけないのだ！
　静的な筋活動を減少させることは，大きな意味をもっている！

11.3　コンピュータ作業時の人間工学的な抑制

以下の方法で抑制することが可能である．
— 休憩（短い，自然なもしくは積極的な休憩）
— 極短時間の休憩（手関節／前腕を机で免荷するなど，作業中2~10秒の，ごく短時間の休憩）
— 自主トレとして仕事中に，上部僧帽筋，肩甲挙上筋，菱形筋など肩甲骨を挙上する筋などを抑制するようなリラクゼーション
— 下部僧帽筋，前鋸筋など肩甲骨下制筋の促通と仕事場での訓練（セラ・バンドを使うこともある）を通して，肩甲骨挙上筋のリラクゼーション
— 深層部にある頸椎屈筋群のリラクゼーションと抑制（第9章「セルフケア トレーニング／"ADL"」参照）
— 頭部を修正し，坐位での休息肢位：前腕は支持され，肩はリラックスしている．
— 坐位姿勢のバリエーション，電話するときあるいは立位で作業するときは，高さを調整できる机を用いる．

　作業中の筋のリラクゼーションについてアドバイスをするための基本は，労働環境を確認，仕事の仕方の分析をすることである．

11.4 訓練 / トレーニング プログラム

　臨床での実施方法は，既に他の章で紹介したトレーニングを職場に応用することである．それらは，坐位や立位での安定性訓練であることが多い（第6章「体幹のパターン」，第8章「歩行訓練」参照）．

　それ以外に日常生活での状況を治療ベッド(訓練内)に応用し準備することは可能であり，肩甲骨挙上筋の過緊張を抑制することや，肩甲骨周囲筋の安定性訓練と拮抗筋である肩甲骨下制筋群の動的な訓練も可能である（第6章「体幹のパターン」参照）．

　これらの訓練は自主トレとして，仕事中に繰り返し行えるように分けることが可能である．

訓練の一覧
1. コンピュータ使用時のリラックスした人間工学的な坐位の提案
2. 筋電図を使って静的筋活動を保つ
3. 姿勢を正した坐位での安定性訓練
4. 筋電図を使って姿勢を正した坐位での安定性訓練
5. 極短い休息を伴う筋電図を使ってのリラックスした仕事の仕方
6. 坐位にてコンピュータでタイピングする際に，筋電図を使用して僧帽筋トレーニングを組み合わせる．
7. 姿勢を正した立位での安定性訓練
8. 前腕のリラクゼーション訓練
9. 肩・頸部のリラクゼーション訓練
10. セラバンドを使って，持久力 / 効率のよい訓練（肩関節周囲筋群の訓練など）

　これらの訓練は運動後の制止時間を長くしたり，反復の回数を増やすことで難易度を上げることができる．

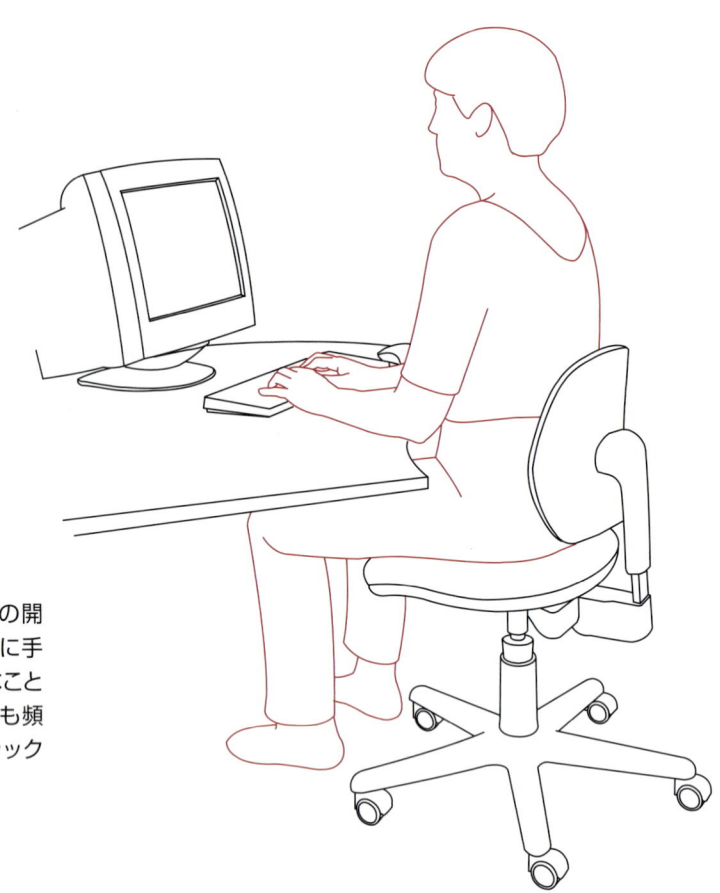

第 11 章　PNF とコンピュータ作業時の人間工学

図 11-1
人間工学的なコンピュータ作業時の開始肢位．手と前腕は肘掛や机の上に手を置き，リラックスしている．重要なことは，スクリーンで読んでいるときでも頻回に休憩を取り，肩を垂直にしリラックスさせていることである

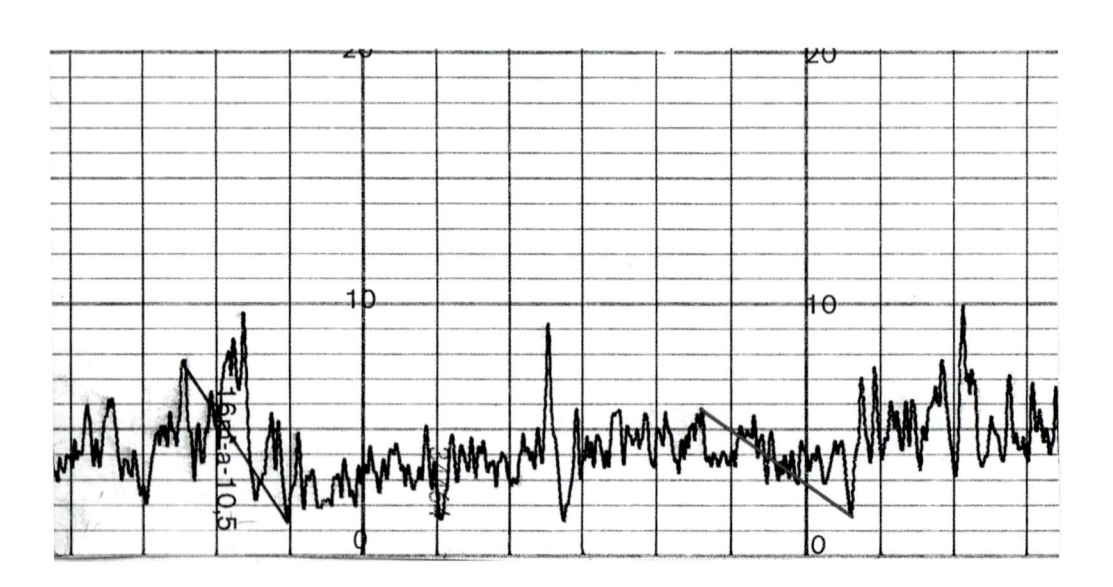

図 11-2
筋電図を使って筋が弛緩することのない静的な筋収縮．僧帽筋は，休むことなく収縮しており，そのためすぐに疲労してしまう．これは酸欠の原因になりやすい

11.4 訓練 / トレーニング プログラム

図 11-3
姿勢を正した坐位での安定性訓練.マニュアル・コンタクトは肩,骨盤と頭部とその組み合わせが可能である（第 8 章「歩行訓練」参照）

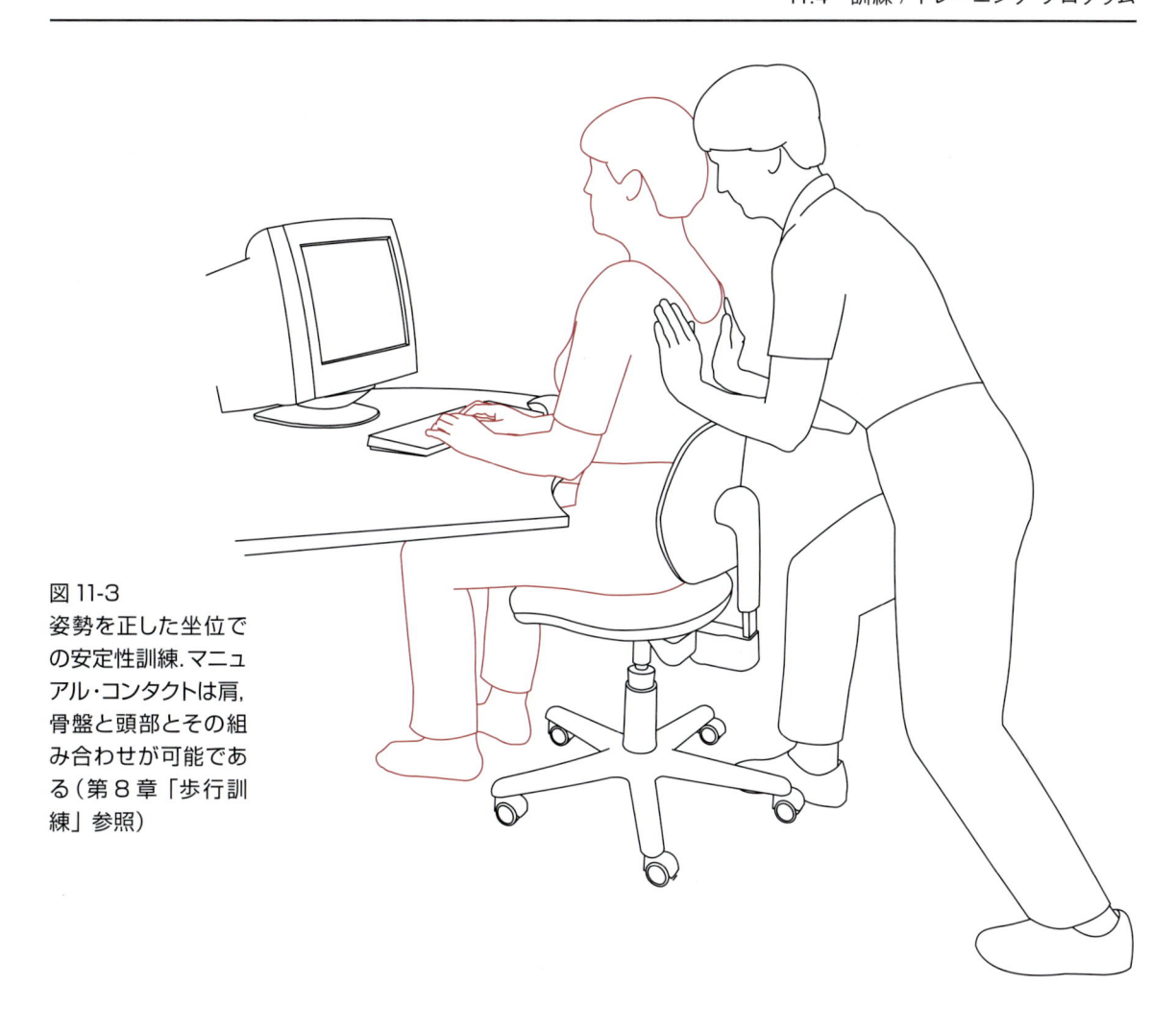

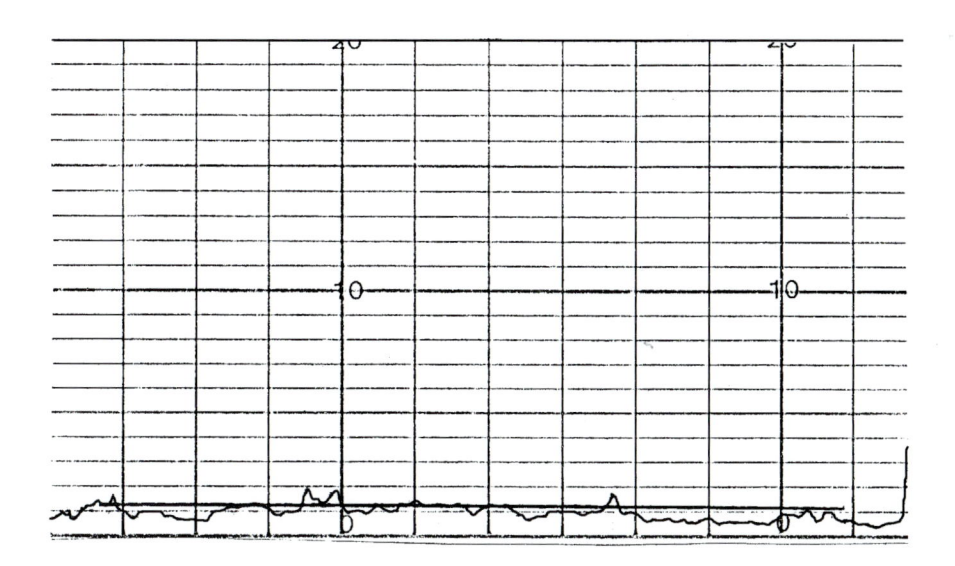

図 11-4
筋電図を使った姿勢を正した坐位での安定性訓練.筋電図を使った安定性訓練（僧帽筋）では,図 11-2 と比較し,筋収縮が減少している

453

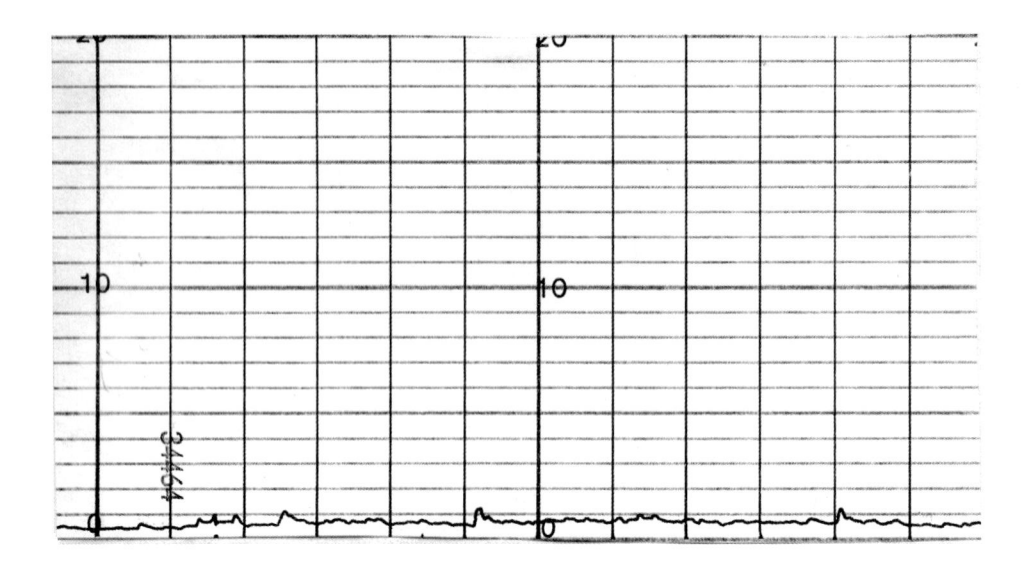

第11章　PNFとコンピュータ作業時の人間工学

図11-5
極短い休息を伴う筋電図を使ってのリラックスした仕事の仕方．テキストを読んでいるときに，患者の手と前腕を時々机にのせ，休んでもらっている．緊張の流れは筋の休息とリラックスした仕事の仕方により，中断される．重要なことは休憩が2-10秒くらいの長さがあることで，理想は4-8秒である

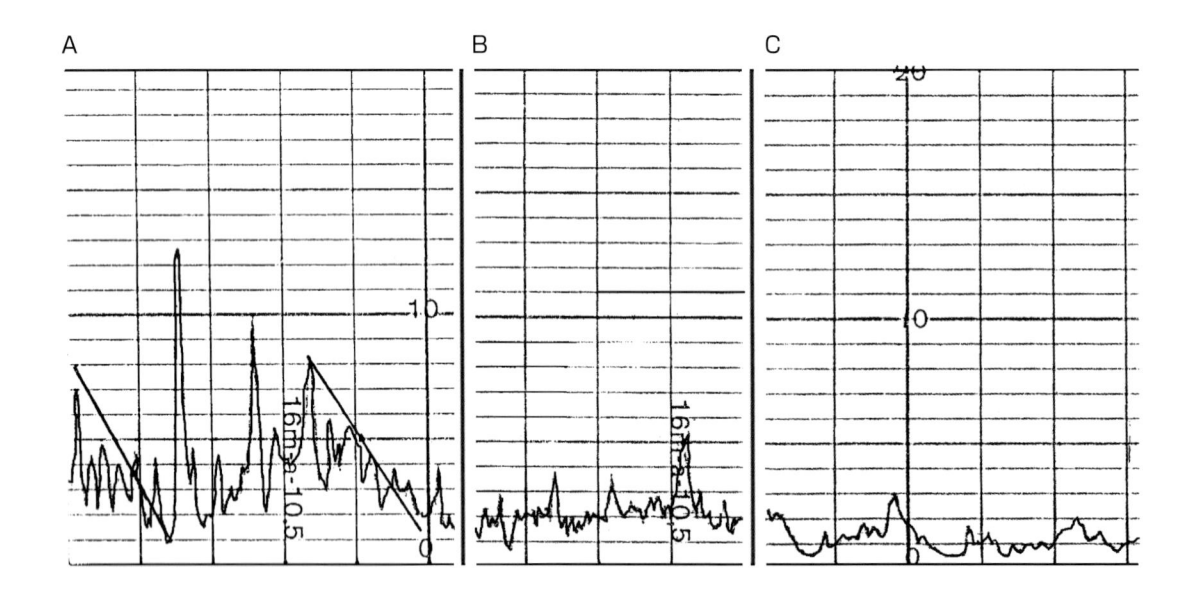

A　　　　　　　　　　B　　　　　　　　　　C

図11-6
坐位にてコンピュータでタイピングする際に，筋電図を使用して僧帽筋トレーニングを組み合わせる．
A．安定性訓練なしでの収縮（訓練前）：リラックスのない静的筋活動
B．姿勢を正しくした坐位での安定性訓練
C．姿勢を正しくした坐位での安定性訓練認知と訓練後：極短時間の休憩を伴う仕事の仕方

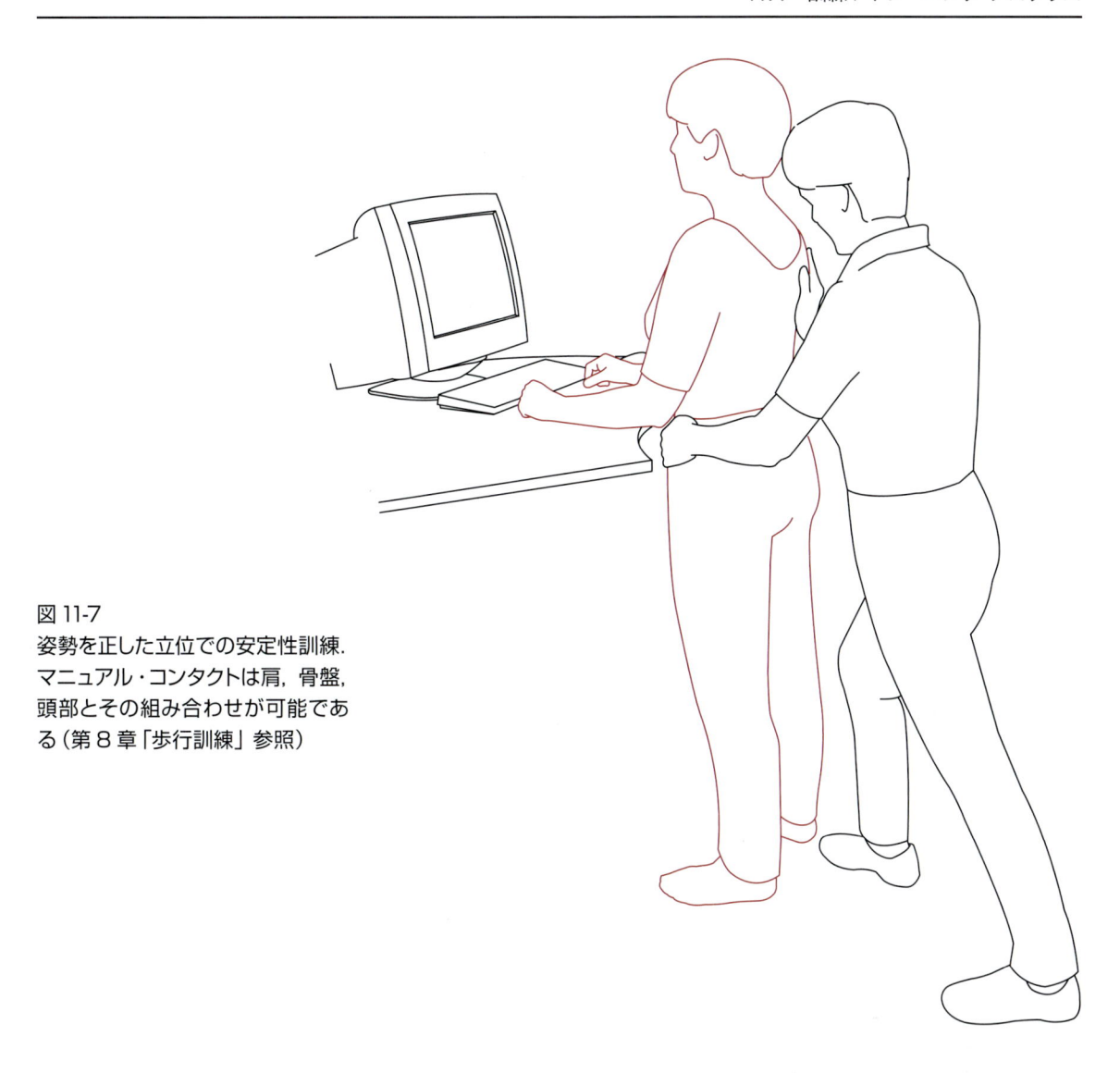

11.4 訓練／トレーニング プログラム

図 11-7
姿勢を正した立位での安定性訓練．マニュアル・コンタクトは肩，骨盤，頭部とその組み合わせが可能である（第 8 章「歩行訓練」参照）

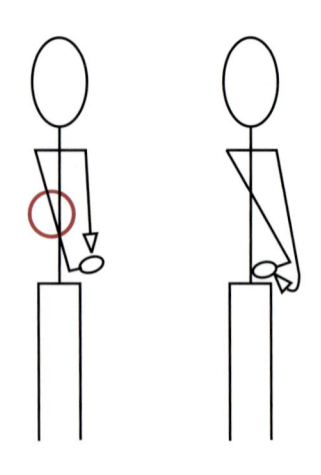

第11章 PNFとコンピュータ作業時の人間工学

図 11-8
前腕伸展筋群のリラクゼーション訓練．障害のある上肢を反対側の大腿骨に置く（上肢伸展—内転—内旋）．例えば，右手を左大腿の上．
左掌を，右手の甲に置く．右手を上に押し上げるようにし，その間，左手で抵抗を加える．その緊張を約5-10秒間保ち，伸張する．その後，徐々に力を抜き，リラックスする．次に約5-10秒，右掌を内側，手/指を可能な限り前腕に近づけ，肘を伸ばし伸張する

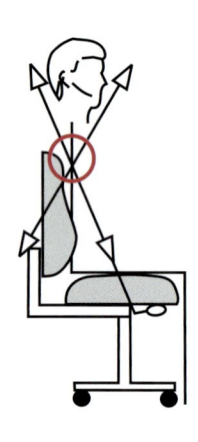

図 11-9
肩・頸部筋のリラクゼーション訓練
両手で椅子の端を掴む
a) （股関節の前を）静的に握る．肩を頭部/頸部の後ろ方向に引き上げ（肩甲骨パターン：後方挙上），約5-10秒保持する．徐々に力を抜き，リラックスする．握りを外し，指を前—下の床方向に押す（肩甲骨パターン：前方下制）
b) （股関節の前を）静的に握る．肩を耳の前方向に引き上げ（肩甲骨パターン：前方挙上），約5-10秒保持する．徐々に力を抜き，リラックスする．握りを外し，指を後ろ—下の床方向に押す（肩甲骨パターン：後方下制）

片方だけ伸張する場合は，頭部を反対方向に傾け，ストレッチを強調して行うことも可能である

図 11-10
セラバンドを使った肩関節周囲筋の持久力訓練．セラバンドは，上肢や肩関節周囲筋を強化するための簡単な手助けとなる．
頭上で固定したバンドを交差した手で握り，下―外―後方（上肢伸展―外転―内旋）に引く．最終域で少し保持し，ゆっくりと遠心性収縮を使って開始肢位に戻る（"動的筋活動の組み合わせ"第3章「テクニックと治療方法」参照）．この訓練を5-10回，3セット程度繰り返す

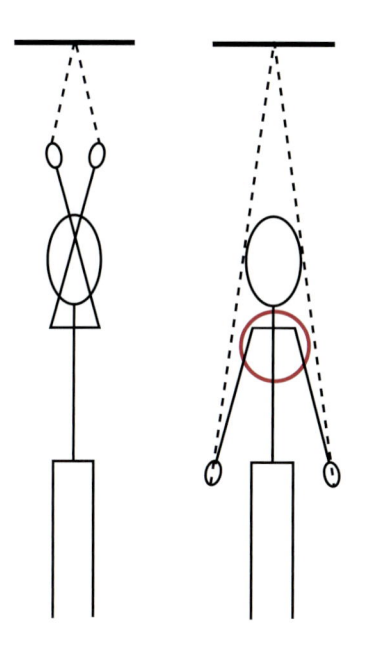

まとめ

上記のPNF訓練以外に，以下の項目をコンピューター使用時には注意するべきである．
— 机，椅子，明かりとスクリーンの角度をその人に合うようにする．
— 仕事中，座位と立位を頻回に替える．無理に体をひねるような姿勢を極力避ける！
— リラックスした（最適な）仕事の仕方をキーボードやマウスを使った仕事中にも使う．しばしば，特にマウス使用時に極短い休憩（各4~8秒）を取る！
— 問題のある上肢は伸ばしたままにせず，リラックスして，体の近くに置く．前腕は支持しておく．
— マウスよりもキーボードで短く打つようにする！
— 指の肢位が正しいか注意する．軽く屈曲する．手関節は，軽く背屈する．
— 仕事の変更時には，他の課題を考える．
— 自ら短い休憩を取る！

参考文献（第11章）

1. Schweden: Rekommendationen der Schutzwirksamkeit im Büro, SAF und SIF 1956, Verhandlungsprotokoll SAF und LO mit Richtlinien für vorbeugende Betriebswirtschaftsmedizin 1967.

2. Ekman, A./Andersson, A./Hagberg, M./Hjelm, E. W. (2000). Gender differences in musculoskeletal health of computer and mouse users in the Swedish workforce *Occup Med (Lond)*, **50**, 608–13.

3. Lindegård, A./Wahlström, J./Hagberg, M./Hansson, G-Å./Jonsson, J./Wigeus Tornqvist, E. (2001). The impact of working techniques on physical loads. An exposure profile among newspaper editors. *Submitted*.

4. Veiersted, K. B./Westgaard, R. H. (1993). Development of trapezius myalgia among female workers performing light manual work. *Scand J Work Environ Health*, **19**, 277–83.

5. Aarås, A./Horgen, G./Björset, HH., RO, O./Thoersen, M. (1998). Muscoloskeletal, visual and psychosocial stress in VPU operators before and after multidisiplinary ergonomic interventions. *Applied Ergonomics*, **vol 29**, page 335–54.

6. Hagberg, M., E. Wigaus Tornqvist, et al. Reduced computer operator productivity due to musceloskeletal symptoms – impact and associations to workplace and individual factors. B. o. Abstracts. Fourth International Scientific Conference on Prevention of Work-Related Musceloskeletal Disorders. Premus 2001. Amserdam, The Netherlands: ABN AMRO, 2001:251.

7. Punett, L./Bergqvist, U. (1997). Visual display unit work and upper extremity disorders. *Arbete och Hälsa*, **No. 16.**

用語の解説

あ

アンテリア（Anterior） 前，前方

安定性 関節や姿勢をある特定の位置で保つことができる筋肉の能力

一側性 片側だけ行うこと

イニシャル ストレッチ 運動開始時に行う，最初のストレッチ

イラディエーション（オーバーフロー） 放散．刺激が拡散すること．

運動パターン PNFの基本的な3次元運動．それぞれの対角線運動に対し屈曲と伸展の2方向の運動パターンがあり，2つの対角線，4つの運動パターンで成り立っている．

運動プログラム 例）歩行プログラム．脊髄レベルと中枢刺激によって，すでに発達・獲得している運動プログラムを活性化すること．この脊髄レベルでの活動は脳幹によってコントロールされる．

エロンゲーション 伸張肢位．運動パターンに含まれる全ての運動要素に対し，またか活性化させたい筋に対し治療者が伸張肢位に持っていくこと．

遠心性のエファレント 神経インパルスが中枢から末梢へ行くこと

か

外受容器 触覚，視覚，聴覚と平衡器官の受容器

下制 下方への肩甲骨，骨盤の運動

可動性 可動することができること（関節のコントロールや目的とした運動を実施するために筋肉が，てことなる骨を動かすことができる状態）．

拮抗筋 主動作筋に対し反対の作用をする筋肉（目的とする運動の反対方向に作用する筋肉）．

求心性のアファレント 神経インパルスが末梢から中枢部へ行くこと

協調性 中枢部による運動のコントロール．末梢器官が中枢部の刺激に応じて協調して反応をすること．また，可動性と安定性の釣り合いが取れていること．

共働 筋肉の共働作用．ひとつの目的動作のために複数の筋が共に活動すること．

筋・腱反射 伸張反射．ストレッチ・リフレックスとも呼ばれる．筋肉の長さが変わること，伸張されることが刺激となり，筋紡錘がその受容器である．IA求心性ニューロンが，その感覚神経である．反応として筋収縮が起こる．

緊張 筋の張り

クイックストレッチ す早く短いストレッチ（「ストレッチ」参照）

グルーブ （運動パターンの）軌道（軌跡）．「グルーブ上に位置している」とは「目的とする運動の軌道（軌跡）上に位置する」ということである．

牽引 引くこと．それぞれの関節面を引き離すこと．

効果器 反応が起こる器官

交叉性伸張反射 同側の伸筋群を抑制するために，屈筋群を収縮させること．反対側の屈筋群は抑制され伸群が収縮する．

口頭指示 音声による刺激

後発射 弛緩後の前角細胞による継続的なインパルス

固有受容器 筋・腱・靭帯・関節などの受容器

さ

刺激 興奮・活性化させること

刺激の加重 刺激をさらに加えていくこと

刺激の空間的加重 異なる様々な神経線維に，同時に素早く刺激を加えることにより興奮する運動ニューロンを増やすことができる．

刺激の時間的加重 ある一定の時間内に神経線維に数回，刺激を加えることにより，興奮する

運動ニューロンを増やすことができる．

自己抑制 （筋が過伸張されることを防ぐために）腱紡錘によって対象となる筋緊張のコントロールをすること．

姿勢筋緊張 姿勢を保つための筋緊張．不随意による姿勢保持のための筋群の緊張保持．つまり，重力に抗し対称的に平衡反応を維持し姿勢を保つための自動的な筋緊張保持．

姿勢反射 姿勢保持のための反射

収縮後の弛緩 拮抗筋が収縮，弛緩後に，作動筋の最適な収縮が行えること．

主動作筋 動作を行う筋（目的とする動作を静的，または動的に行う筋肉）

受容器 感覚刺激を受容する器官（外受容器と固有受容器がある．）

触覚刺激 触ることによる刺激．マニュアル・コンタクト

伸張刺激 「ストレッチ」参照

ストレッチ 伸張刺激．素早く短く他動的に筋肉の長さを変えること．または既に収縮している筋肉に刺激を加えること．

ストレッチ反射 伸張反射，筋・腱反射（筋・腱反射　参照）

静的筋活動 筋がほぼ一定の長さを保った状態で収縮を保つこと

相反性 反対方向の

相反性運動 両上・下肢または肩甲骨を相反する方向へ同時に動かすこと

相反抑制 （主）動筋を活性化することにより，拮抗筋の抑制をすること

促通 刺激を与え活性化すること

た

対称性相反性運動 両上・下肢または肩甲骨を同時に対称的に相反する方向へ動かすこと．

対角線運動 斜め方向の回旋を含む機能的，基礎的な運動

対側性 反対側の

タイミング 筋がどの順番で収縮していくかということ．

ノーマル・タイミング
　子供の場合　近位部から遠位部へ
　大人の場合　遠位部から近位部へ
PNFの場合　初めに，遠位部の運動要素に関する筋が収縮しているようにみえるが，運動パターンの中に含まれるすべての運動要素に関わる筋を同時に収縮させる．
タイミング フォー エンファシスを使用する場合　強い運動要素を用いて，他の部位の筋活動を変化させることが可能である（それをとおして，弱い運動要素に対しイラディエーション（放散，オーバーフロー）が起こるようにする）．

タップ 伸張刺激，ストレッチ

虫様筋握り PNFの基本的な握り方．MP関節を屈曲し，そのPIP関節は伸展した状態で握る．

チョッピング 両側性・非対称的な上肢屈曲と頭-頸部-屈曲を組み合わせた運動パターン（片側の前腕は基本的な運動パターンから外れ回内をし，反対側の上肢を握り，リードアームに追従する）．

治療法 PNF基本原理や基本的なテクニックを利用したひとつの治療方法（場合によっては，それぞれを組み合わせることも可能である）．

抵抗 運動方向に対し反対方向となるように与える力．
　動的筋活動　抵抗を加えても協調した運動が行われるような大きさの最適な抵抗を加える．
　静的筋活動　静止状態が崩れてしまわない程度の最適な抵抗を加える．

同時収縮 同時に作動筋と拮抗筋を活性化し収縮すること．

同側性 同じ側の

動的遠心性筋収縮 伸張されていく筋肉に起こる筋収縮

動的求心性筋収縮 短縮していく筋肉に起こる筋収縮

トーン 筋の基礎的な緊張

は

ハンドル てこ

非対称性相反性運動 両上・下肢または肩甲骨を同時に，非対称的に相反する方向へ動かすこと．

ピボット 運動の軸となるところ

ポステリア（Posterior） 後方

ま

末梢 体幹から離れたところ．

や

抑制 活動を抑え，弛緩させること

ら

リ・ストレッチ 新たに加えるストレッチ．イニシャル・ストレッチ後に行われるすべてのストレッチ．可能性としては

―エロンゲーションされた筋に対し，"イニシャル・ストレッチ"を繰り返す．

―運動パターンを行っている間に，収縮している筋に対しストレッチを繰り返す．

リフティング 非対称性両側性の頚部伸展を伴う上肢伸展運動パターン（握る手は回内をし，"リード・アーム"を握るため，パターンから一部外れている）

両側性 両側を動かすこと．

両側性，非対称性 両上肢・下肢・肩甲骨を同時に，しかし異なる運動方向へ動かすこと．

両側性，相対性 両上肢・下肢・肩甲骨をそれぞれ反対方向へ動かすこと．対称性の場合と，非対称性の場合がある．

両側性，対称性 両上肢・下肢・肩甲骨を同時に，同じ運動方向へ動かすこと．

文　献

ANGEL, R. W., EPPLER, W. G. JR.: Synergy of contralateral muscles in normal subjects and patients with neurologic disease. Arch Phys Med 48: 233–239, 1967.

BARTMES-KOHLHAUSEN, B.: PNF – ein Grundelement der Krankengymnastik. Krankengymnastik 10: 530–541, 1979.

BUCK, M., BECKERS, D., ADLER, S.: PNF in der Praxis. Eine Anleitung in Bildern. 4., überarb. Aufl. Springer-Verlag, Berlin.

BLAKELY, R. L., PALMER, L.: Analysis of shoulder rotation accompanying a proprioceptive neuromuscular facilitation approach. Phys Ther Aug; 66(8): 1244–7, 1986.

CHAN, C.: Neurophysiological basis underlying the use of resistance to facilitate movement. Physiotherapy Canada, april: 87–92, 1959.

CERNY, K.: Pathomechanics of stance. Clinical concepts of analysis. Phys Ther 64: 1851–1859, 1984.

CORNELIUS, W., EBRAHIM, K., WATSON, J., HILL, D.: The effects of cold application and modified PNF stretching techniques on hip joint flexibility in college males. Research Quaterly for Exercise and Sport 63: 311–314, 1992.

DE JERSEY, M. C.: An approach to the problems of orofacial dysfunction in the adult. Australian Journal of Physiotherapy, Vol XXI, No 1, March: 5–10, 1975.

DUNCAN, P.: The effect of a prior quadriceps contraction on knee flexor torque in normal subjects and multiple sclerosis patients with spastic paraparesis. Physiotherapy Practice 3: 11–17, 1987.

DUSTERHAUS-MINOR, M.: Proprioceptive neuromuscular facilitation and the approach of Rood. Proceedings of the II-STEP Conference, USA, 1990.

EBERHARDT, H. D., INMAN V. T., BRESLER, B.: The principal elements in human locomotion. In: Human Limbs & Their Substitutes, Klopteg PE & Wilson PD (ed). McGraw-Hill Book Co., Inc 1954.

ETNYRE, B. R., ABRAHAM, L. D.: Gains in range of ankle dorsiflexion using three popular stretching techniques. Am Phys Med 1986 Aug; 65(4): 189–96.

ETNYRE, B. R., ABRAHAM, L. D.: H-reflex changes during static stretching and two variations of proprioceptive neuromuscular facilitation techniques. Electroencephalogr Clin Neurophysiol 1986 Feb; 63(2): 174–9.

ETNYRE, B., LEE E.: Comments on proprioceptive neuromuscular facilitation stretching techniques. Research Quaterly for Exercise and Sport 58: 184–188, 1987.

FUJITA, M., NAKUMURA, R.: The effect of PNF position of the upper extremity on rapid knee extension. Tohoku J Exp Med 1986 Sep; 150(1): 31–5.

GAHERY, Y., MASSION, J.: Co-ordination between posture and movement. Trends in Neuro Sciences (4): 199–202, 1981.

GELLHORN, E.: Patterns of muscular activity in man. Arch Phys Med 28 568–574, 1947.

GELLHORN, E.: Proprioception and the motor cortex. Brain 72: 35–62, 1949.

GORDON, J.: Assumptions underlying physical therapy intervention: Theoretical and historical perspectives. In: CARR, J., SHEPERD, R., GORDON, J., GENTILE, A. M., HELO, J.: Movement Science: Foundations for physical therapy in rehabilitation. Heinemann physiotherapy, London, 1987.

GRIFFIN, J. W.: Use of proprioceptive stimuli in therapeutic exercixe. Phys Ther 54 (10): 1072–1079, 1974.

GUYMER, A. J.: The neuromuscular facilitation of movement. In PAIN, Management and Control in Physiotherapy: 55–70. Ed.: Wells, E., Framton, V., Bowsher, D. Heinemann Physiotherapy. London, 1988.

GUYTON, A.: Organ Physiology. Structure and function of the nervous system. W. B. Sanders Co. Philadelphia, London, Toronto, 1976.

HAGBARD, K. E.: Spinal withdrawal reflexes in human lower limb. J Neurol, Neurosurg, Psychiat 23: 222–227, 1960.

HARDY, I., JONES, D.: Dynamic flexibility and proprioceptive neuromuscular facilitation. Research Quaterly for Exercise and Sport 57: 150–153, 1986.

HARRIS, F. A.: Facilitation techniques in therapeutic exercise. Kap. 3. Therapeutic Exercise. Editor: Basmajian V. Williams and Wilkins, Baltimore, 1978.

HELLEBRANDT, F. A., PARRISH, A. M. HOUTZ, S. J.: Cross education. The influence of unilateral exercise on the contralateral limb. Arch of Phys Med 28: 76–85, 1947.

HELLEBRANDT, F. A.: Influence of alternate and reciprocal exercise work capacity. Arch. of Phys Med 32: 766–776, 1951.

HELLEBRANDT, F. A.: Influence of bimanual exercise on unilateral work capacity. Journal of applied Physiology 4: 136–144, 1951.

HELLEBRANDT, F. A.: Physiological effects of simultaneus static and dynamic exercise. Am Journal of Phys Med 35: 106–117, 1956.

HELLEBRANDT, F. A.: Application of the overload principle to muscle training in man. Intern Rew Phys Med & Rehab 37: 278–283, 1958.

HELLEBRANDT, F. A., WATERLAND, J. C.: Expansion of motor patterning under exercise stress. Am J Phys Med 41: 56–66, 1962.

HOESSLY, M.: Use of eccentric contraction of muscle to increase range of movement in the upper motor neurone syndrome. Physiotherapy Theory and Practice 7: 91–101, 1991.

HUMPHREY, T. L., HUDDLESTON, O. L.: Applying facilitation technics to self-care training. Phys Ther Rev 38 (9): 605–609, 1958.

HUTTON, R.: Neuromuscular basis of stretching exercises. Strength and Power in Sport, Kapitel 2C. Edited by Komi P.V., Blackwell Scientific Publications, Oxford 1992.

INMAN, V. T., RALSTON, H. J., TODD, F.: Human Walking. MD Williams & Wilkins, Baltimore 1981.

JOHANSSON, C. A., KENT, B. E., SHEPARD, K. F.: Relationship between verbal command, volume and magnitude of muscle contraction. Phys Ther 63 (8): 1260–1265, 1983.

KABAT, H.: Studies on neuromuscular dysfunction XII: New concepts and techniques of neuromuscular reeducation for paralysis. Perm Found Med Bull 8 (3): 121–143, 1950.

KABAT, H.: Analysis and therapy of cerebellar ataxia and asynergia. Arch Neurol Psychiatry, 375–382, 1955.

KABAT, H.: Central mechanism for recovery of neuromuscular function. Science 112: 23–24, 1960.

KABAT, H.: Proprioceptive facilitation in therapeutic exercise. Kapitel 13 in Therapeutic Expercise (2nd) ed). Editors: Licht S, Johnson E. W., Waverly Press InC., Baltimore, 1961.

KABAT, H., KNOTT, M.: Proprioceptive facilitation technics for treatment of paralysis, Phys Ther Rev 33 (2): 53–64, 1953.

KABAT, H., MC LEOD, M., HOLT, C.: The practical application of proprioceptive neuromuscular facilitation. Physiotherapy, april: 87–92, 1959.

KABAT, H., MC LEOD, M., HOLT, C.: Neuromuscular dysfunction and treatment of corticospinal lesions. Physiotherapy 45: 251–257, 1959.

KAPANDJI, A.: The Physiology of the Joints, Vol. 3. The Trunk and the Vertebral Column. 2nd ed., Churchill Livingstone 1978.

KNOTT, M.: Report of case of Parkinsonism treated with proprioceptive facilitation technics. Phys Ther Rev 37: 229, 1957.

KNOTT, M.: Neuromuscular facilitation in the treatment of rheumatoid arthritis. Journal of the Am Phys Ther Ass 44: 737–739, 1964.

KNOTT, M.: In the groove. Phys Ther Vol 53, Nr. 4 april: 365–372, 1973.

KNOTT, M., BARUFALDI, D.: Treatment of whiplash injuries. The Phys Ther Review 41: 573–577, 1961.

KNOTT, M., MEADS, S.: The use of ice in the treatment of joint restriction, spasticity and certain types of pain. Unpublished handout, Kaiser Foundation Rehabilitation Center, Vallejo, USA.

Knott, M., Mead, S.: Facilitation techniques in lower extremity amputations. The Phys Ther Review 40: 587–589, 1956.

Knott, M., Voss, D. E.: Proprioceptive Neuromuscular Facilitation, patterns and techniques (2nd ed). NY Hoeber Medical Division. Harper & Row, New York, 1968.

Knott, M., Toussaint, D.: The use of wall pulleys with mat activities. Phys Ther Rev 35: 477–483, 1955.

Knutsson, E.: Proprioceptive Neuromuscular Facilitation. Scand J Rehab Med, Supplement 7: 106–112, 1980.

Levine, M. G., Kabat, H.: Cocontraction and reciprocal innervation in voluntary movement in man. Science 116 (Aug): 115–118, 1952.

Levine, M. G., Kabat, H.: Patterns of voluntary movement in man. Arch Phys Med & Rehab, Nov: 691–697, 1953.

Levine, M. G., Kabat, H., Knott, M., Voss, D. E.: Relaxation of spasticity by physiological techniques. Arch Phys Med 35 (April): 214–223, 1954.

Loofbourrow, G. N., Gellhorn, H.: Proprioceptively induced reflex patterns. Am J Physiol 1954: 433–438, 1948.

Loofbourrow, G. N., Gellhorn, E.: Proprioceptive modification of reflex patterns. J Neuro Phys 12: 435–446, 1949.

Lucas, R. C., Koslow, R.: Comparative study of static, dynamic and proprioceptive neuromuscular facilitation stretching techniques on flexibility. Percept Mot Skills, Apr. 58 (2): 615–8, 1984.

Markos, P. D.: Ipsilateral and contralateral effects of proprioceptive neuromuscular facilitation techniques on hip motion and electromyographic activity. Phys Ther 59 (11): 1366–1373, 1979.

Meissner, L.: PNF und Sport. Krankengymnastik 32: 733–740, 1980.

Miglietta, O.: Electromyographic characteristics of clonus and influence of cold. Arch Phys Med Rehabil 45: 508–512, 1964.

Miglietta, O.: Evaluation of cold in spasticity. Am J Phys Med 41: 148–151, 1962.

Moore, J. C.: Excitation overflow: an electromyographic investigation. Arch Phys Med Rehab 56: 115–120, 1975.

Moore, M., Hutton, R.: Electromyographic investigation of muscle stretching techniques. Medicine and Science in sports and exercise, Vol. 12, No. 5: 322–329, 1980.

Moore, M., Kukulka, C. G.: Depression of Hoffmann reflexes following voluntary contraction and implications for proprioceptive neuromuscular facilitation therapy. Phys Ther 71: 321–329, 1991.

Mooris, S., Sharpe, M.: PNF revisited. Physiotherapy Theory and Practice vol 9, no 1: 43–51, 1993.

Mulder, T.: A process-oriented model of human motor behavior: Toward a theory-based rehabilitation approach. Phys Ther 71: 157–164, 1991.

Murray, M. P., Drought, A. B., Kory, R. C.: Walking Patterns of Normal Me. JBJS (Journal of Bone and Joint Surgery). 46–A (2): 335–360, 1964.

Murray, M. P., Kury, R. C., Septic, S. B.: Walking Patterns of normal women. Arch Phys Med & Rehab (Nov.): 637–650, 1970.

Murray, M. P., Wood, A. A., Septic, S. B.: Normal postural stability and steadiness: quantitative assessment. JBJS (Journal of Bone and Joint Surgery) 57 (A): 510–516, 1975.

Nashner, L. M.: Adapting reflexes controlling the human posture. Exp Brain Res. (26): 59–72, 1976.

Nashner, L. M.: Fixed patterns of rapid postural responses among leg muscles during stance. Exp. Brain Res (30): 13–24, 1977.

Nashner, L. M., Woolacott, M.: The organization of rapid postural adjustments of standing humans. An experimental-conceptual model. In: Posture and Movement. Editors: Talbott RE, Humphrey DR, New York Raven Press 1979.

Nashner, L. M.: Balance adjustments of humans perturbed while walking. J Neurophysiol 44 (4): 650–664, 1980.

Nashner, L. M.: Adaptation of human movement to altered enviroments. Trend in NeuroSciences (5): 358–361, 1982.

Nelson, A. G., Chambers, R. S., McGown, C. M., Penrose, K. W.: Proprioceptive neuromuscular facilitation versus weight training for enhancement of muscular strenght and athletic performance. JOSPT (Journal of Orthopedis and Sports Physical Therapy) (7): 250–253, 1986.

Nelson, K., Cornelius, W.: The relationship between isometric contraction duration and improvement in shoulder joint range of motion. Journal of Sports Med and Phys Fitness 31: 385–388, 1991.

Norkin, C., Levangie, P.: Joint structure and funcion, a comprehensive analysis. Kapitel 11: Posture and Kapitel 12: gait. F. A. Davis Company, Philadelphia, 1983/1986.

Oesternig, L., Robertson, R., Troxel, R. Hansen, P.: Differential responses to proprioceptive neuromuscular facilitation (PNF) stretch techniques. Medicine and Science in Sports and Exercise 22: 106–111, 1990.

Olson, J. E., Stravino, V. D.: A review of cryotherapy. Phys Ther 52 (8): 840–853, 1972.

Perricone, G., Granata, C., Merlini, L.: Proprioceptive neuromuscular facilitation in paralysis of the anterior serratus. Chir Orsani Mov 1980 Nov–Dec; (6): 775–7.

Perry, J., Hislop, H. F. (ed): The mechanics of walking, a clinical interpretation. In: Principles of Lower-Extremity Bracing. Am Phys Ther Ass, APTA, Washington, 1967.

Perry, J.: Kinesiology of Lower Extremity Bracing. Clin. Orthop. July–Aug 1974, Vol 102: 18–31.

Piercy, J.: The place of facilitation in non-neurological problems. Physiotherapy 59: 2–8, 1973.

Pink, M.: Contralateral effects of upper extremity proprioceptive neuromuscular facilitation patterns. Phys Ther 61 (8): 1158–1162, 1981.

Portney, I. G., Sullivan, P. E., Bachelder, M. E.: Analysis of exercise overflow to preferred and non-preffered lims. Phys Ther 64: 749, 1984. Abstract WCPT.

Prentice, W. E. Jr.: An electromyographic analysis of the effectiveness of heat or cold and stretching for inducing relaxation in injured muscle. J Orthop Sports Phys Ther 3: 133–140, 1982.

Quin, C. E.: Observation on the effects of proprioceptive neuromuscular facilitation techniques in the treatment of hemiplegia. Rheumatol Phys Med 1971 Nov; 11 (4): 186–92.

Rodgers, M., Cavanagh, P.: Glossary of Bimechanical Terms, Concepts and Units. Physiocal Therapy, Vol. 64, Nr. 12, Dec 1984: 82–98.

Roy, M. A., Sylvestre, M., Katch, F. I., Katch, V. L., Lagasse, P.: Proprioceptive facilitation of muscle tension during unilateral and bilateral knee extension. Intern J of Sports Med 11: 289–292, 1990.

Sabbahi, M. A., Powers, W. R.: Topical anesthesia; a possible treatment method for spasticity. Arch Phys Med Rehab 62: 310–314, 1981.

Sady, S. P., Wortman, M., Blanke, D.: Flexibility training: ballistic, static of proprioceptive neuromuscular facilitation? Arch Phys Med Rehabil 1982 Jun; 63 (6): 261–3.

Schmidt, R.: Fundamentals of Neurophysiology (3rd ed.). Springer-Verlag, New York 1978. (Rev. 1984). Deutsche Originalausgabe: Grundriß der Neurophysiologie.

Schmidt, R.: Fundamentals of Sensory Physiology. Springer-Verlag, New York 1978. (Rev. 1986). Deutsche Originalausgabe: Grundriß der Sinnesphysiologie. Heidelberger Taschenbücher, Band 136, 1977.

Schunk, M. C.: Electromyographic study of the peroneus longus muscle during bridging activities. Phys Ther 62 (7): 970–975, 1982.

Shellock, F. G., Prentice, W. E.: Warming up and stretching for improved performance and prevention of sports-related injuries. Sports Med 1985 Jul–Aug: 2 (4): 267–78.

SHERRINGTON, C.: The integrative action of the nervous system. Yale University Press, New Have. (1909). 2nd ed., 1947. Reprinted 1961.

SHUMWAY-COOK, A., WOOLLACOTT, M. H.: The growth of stability: postural control from a developmental perspective. J Motor Behavior 17 (27): 131–147, 1985.

SINGH, M., KARPOVICH, P.: Effect of eccentric training of agonists on antagonistic muscles. Journal of applied Physiology, 23: 742–745, 1967.

SUDEN-WEICKMANN, A. TUM: Kryotherapie in der Orthopädie – Praktische Anwendung in der Krankengymnastik. Vortrag. Z. Krankengymnastik (KG) 32, Nr. 2, 1980.

SULLIVAN, P. E., MARKOS, P. D., MINOR, M. A. D.: An Integrated Approach to Therapeutic Exercise, theory and clinical application. Reston VA Reston Publishing Co., 1982. Deutsche Übersetzung von L. Ozarcuk. SULLIVAN, P. E., MARKOS, P. D., MINOR, M. A. D.: PNF – Ein Weg zum therapeutischen Üben. Propriozeptive neuromuskuläre Fazilitation: Therapie und klinische Anwendung. Gustav Fischer Verlag, Stuttgart 1985.

SULLIVAN, P. E., PORTNEY, L. G.: Electromyographic activity of should muscles during unilateral upper extremity proprioceptive neuromuscular facilitation patterns. Phys Ther 60 (3): 283–288, 1980.

SUTHERLAND, D. H., COOPER, L., DANIEL, D.: The role of the ankle plantar flexors in normal walking. JBJS (Journal of Bone and Joint Surgery) 62–A (3): 354–363, 1980.

TANIGAWA, M. C.: Comparison of the Hold-Relax procedure and passive mobilization on increasing muscle length. Phys Ther 52 (7): 725–735, 1972.

TODD, J.: Facilitation of movement av taught at Vallejo. Physiotherapy 59: 415–419, 1973.

VOSS, D. E.: Proprioceptive neuromuscular facilitation. NUSTEP. AM J Phys Med, 46: 838–899, 1967.

VOSS, D. E.: Everything is there before you discover it. Phys Ther 62: 1617–1624, 1982.

VOSS, D. E., IONTA, M., MYERS, B.: Proprioceptive neuromuscular facilitation, patterns and techniques (3rd ed.). Harper & Row, Philadelphia 1985. Deutsche Übersetzung von A. Berlin: VOSS, D. E., IONTA, M., MYERS, B.: Propriozeptive Neuromuskuläre Fazilitation, Bewegungsmuster und Techniken. 4., neurbearbeitete deutsche Auflage. Gustav Fischer Verlag, Stuttgart 1988.

VOSS, D. E., KNOTT, M., KABAT, H.: The application of neuromusculqar facilitation of shoulder disabilities. Phys Ther Rev 33: 536–541, 1953.

WADDINGTON, P. J.: Proprioceptive neuromuscular facilitation techniques and plasticity. Physiotherapy, vol 70, august, no 8: 295–296, 1984.

WATERLAND, J. C., HELLEBRANDT, F. A.: Involuntary patterning associated with willed movement performed against progressively increasing resistance. Am J Phys Med 43: 12–30, 1964.

WILKINSON, A.: Stretching the truth. A review of the literature on muscle stretching. Australian Physiotherapy, 38: 283–297, 1992.

WELLOCK, L.: Development of bilateral muscular strength through ipsilateral exercise. Phys Ther Review vol 38: 10.

索引

4
4分割の分析 ……………………… 179, 243

A
ADL ……………… 61, 68, 99, 141, 346, 377, 380
Approximation ………………………………… 51

C
Change of pivots …………………………… 64
Combination of Isotonics ………………… 60
Contract-Relax ……………………………… 3
C－ポジション …………………………… 397

D
Dynamic Reversals ………………………… 47

H
Hold-relax ……………………… 3, 50, 53, 54

I
Irradiation …………………………… 8, 37

O
Overflow ……………………………………… 9

Q
Quadranten analysis ………………… 179, 243

R
Repeated Contraction ……………… 20, 43, 62
Repeated contractions with hold ………… 46
Repeated Stretch …………………………… 43
Repeated Stretch from beginning of range
 ……………………………………… 43, 44
Repeated Stretch through range ……… 43, 45
Rhythmic Initiation ………………………… 42

Ryhthmic Stabilisation …………………… 49

S
scooting …………………………………… 350
Slow Reversals …………………………… 47
Stabilizing Reversal ……………………… 59
Successive Induction ……………… 48, 49, 63

T
Timing for emphasis ………… 32, 62, 66, 152

あ
圧縮 ……19, 84, 123, 127, 130, 133, 136, 147, 199, 331
アプロキシメーション ……… 51, 59, 84, 123, 127, 130, 133, 136, 147, 199, 331
アライメント ………………………………… 143
安定性訓練 ………… 240, 265, 288, 307, 314, 317

い
移乗動作 …………………………… 233, 420
痛みを伴う患者 …………………………… 402
イニシャル ストレッチ ………… 45, 47, 48, 63
イラディエーション … 3, 8, 9, 36, 37, 68, 71, 233, 234, 334

う
運動学習 …………………………… 233, 236
運動軸 ……………………………………… 62
運動障害 …………………………………… 243
運動性言語障害 …………………………… 431
運動パターン ……… 66, 68, 70, 99, 102, 140, 141
運動発達 …………………………… 234, 243

え
エクステンション ………………… 180, 233

エロンゲーション ……… 61, 102, 104, 142, 156
遠位グリップ …………………………… 103
遠心性収縮 ……………………………… 61
エンド フィーリング ………………… 53, 55

お
オーバーフロー …………………………… 9

か
開始肢位 ………………………………… 102
外受容性刺激 …………………………… 15
外旋 ……………………………………… 31
回旋運動不足 ………………………… 189
階段降り ……………………………… 392
階段昇降 ……………………………… 392
階段昇り ……………………………… 392
外転 ……………………………………… 31
過可動性 ……………………………… 153
過緊張 ……………… 52, 53, 54, 153, 167
過緊張の抑制 ………………………… 180
荷重反応期 …………………………… 325
片膝立ち ………………………… 242, 265
片膝立ち位 …………………………… 314
可動域拡大 ……………………………… 54
下部体幹 ……………………………… 152
下部体幹筋群 ………………………… 167
下部体幹パターン ………………… 66, 223
緩徐な反復 ……………………………… 47
関節可動域制限 ………………………… 56
関節受容器 ……………………………… 6
関節症 ………………………………… 402
顔面筋の促通 ………………………… 431
顔面麻痺 ……………………………… 431
寒冷療法 ………………………………… 53, 56

き
義足患者 ……………………………… 395
求心性収縮 ……………………………… 61
協調運動 ……………………………… 189
強調のタイミング ……… 32, 62, 64, 66, 152, 202

近位グリップ …………………………… 103
筋緊張 …………………………… 52, 54, 99
筋緊張亢進 ……………… 42, 68, 180, 431
筋受容器 ………………………………… 6
緊張性頭痛 …………………………… 431
筋紡錘 …………………………………… 6
筋力強化 ………………………………… 61

く
クイック アイス ……………………… 433
クイック アプロキシメーション …… 21, 80, 120, 123, 127, 199, 331, 378
クイック ストレッチ ………………… 441
屈曲 ……………………………………… 31
繰り返し伸張刺激 ……………………… 45
グリップ ………………………………… 51, 61
グループ訓練 ………………………… 235
グループワーク ……………………… 235
車椅子 …………………… 233, 346, 349, 420
車椅子からトイレ …………………… 425
車椅子操作 …………………………… 427
クロス ブロッキング ………… 356, 368, 369

け
継時誘導 ………………………… 48, 49, 63
茎状突起 ……………………………… 127
痙性 …………………………… 68, 153, 167
頸部 ……………………………… 141, 142
頸部のパターン ……………………… 140
牽引 ……………………………………… 19
肩甲棘 ………………………… 114, 117, 127
肩甲骨 ………………………………… 179
肩甲帯 ………………………………… 182, 189
肩甲帯と骨盤帯の相反性運動 ……… 189
肩甲帯のパターン …………………… 152, 153
原始的運動 …………………………… 243
腱受容器 ………………………………… 6
腱紡錘 …………………………………… 6

こ

交差性歩行	386
高齢の患者	397
股関節	167
股関節屈曲	211
股関節伸展	214
呼吸運動	441
固縮	68, 153, 167
固縮のある患者	395, 397
誇張した歩行	333
骨盤	169, 179, 333
骨盤運動	367
骨盤前傾	361
骨盤帯	182, 189
骨盤帯の運動パターン	167
骨盤帯の単独運動	188
骨盤帯のパターン	152
骨盤帯パターン	188
骨盤の運動パターン	169
固有受容性刺激	19
ゴルジ腱器官	6
コントラクト–リラックス	3, 51, 56, 369, 402, 434
コンビネーション オブ アイソトニック	60

さ

坐位から立位へ	296
最終可動域	53, 55
最適な抵抗	19, 22
坐位での体幹の活動	198

し

肢位の変換	237
肢位変換	288, 307, 314, 317
視覚刺激	15, 16
弛緩	68
刺激の加重	36
四肢の運動パターン	66
四肢の対角線運動	35
自助具	404

姿勢コントロール	141
姿勢反射	331
持続的圧縮	21, 22
膝装具	405
失調患者	395
失調のある患者	399
自動運動	52, 53
自動可動域拡大	54
尺骨	127
自由神経終末繊維	6
上部体幹	152
上部体幹パターン	66, 216
ショートネック	143
初期接地	325
触覚刺激	15
神経生理学	3
人工関節	396
伸張	19, 61
伸張刺激	19, 20, 43, 88, 91, 123
伸展	31, 211
伸展制限	52

す

スクーティング	350
スタビライジング リバーサル	51, 58, 59, 199
スタビリゼーション	58
ストレッチ	19, 20, 43, 44, 91, 123
す早い圧縮	21, 22, 120, 123, 127, 331, 378
スライディングボード	420, 424
スロー リバーサル	47, 53, 55, 402

せ

正座	300
正常発達	233
正常歩行	325, 329
静的筋活動	24, 25, 27, 28, 56
静的筋活動の促通	198
セルフケア	236, 346, 377, 380
セルフケア トレーニング	414
セルフケア プログラム	234

そ

前進運動	237, 318
全身的屈曲	180, 182
全身的伸展	180, 184
前腕支持を伴う側臥位	288

そ

装具	405
相反性体幹運動	211
相反歩行	397
相反抑制	48
足装具	405
咀嚼困難	431
粗大運動	233

た

対角線運動	31
対角線運動パタン	140, 181
対角線基本パターン	156, 169
対角線の運動	29
体幹回旋	198
体幹回旋の促通	211
体幹機能	68
体幹筋群	189
体幹伸展	214
体幹の回旋	189
体幹パターン	152
体重移動	314, 317
体重支持	237
タイトネス	44
ダイナミック リバーサル	47, 156, 169, 398, 402
タイミング	32
タイミング フォー エンファシス	62, 64
高這い	265
立ち上がり	350, 361
タップ	44
他動運動	52
他動可動域拡大	54

ち

チェンジ オブ ピボット	64
中枢神経疾患	28
虫様筋握り	16, 23
聴覚刺激	15, 16
長下肢装具	405
長坐位	276, 278, 292, 294, 302
チョッピング	66, 152, 198, 202, 211, 216

と

等尺性収縮	24
等張性収縮	24
動的遠心性筋活動	25
動的遠心性筋収縮	26
動的遠心性収縮	62
動的求心性筋活動	25
動的求心性筋収縮	26
動的求心性収縮	62
動的筋活動	24, 26, 240
動的筋活動の促進	198
頭部	141, 142
頭部のパターン	140

な

内旋	31
内転	31

に

日常生活動作	99, 141

ね

寝返り	243, 244
寝返り訓練	245

の

ノーマル タイミング	32

は

パーキンソン患者	397
ハイ マット	233

バイオメカニクス ……………………… 24, 25
背臥位 …………………………………… 294
ハイマット ……………………… 414, 420
パターン学習 …………………………… 101
パチニ小体 ………………………………… 6
発火 ……………………………………… 44
反復的伸張刺激 ………………………… 20

ひ
膝・股関節術後 ………………………… 402
膝立ち位 ………………………………… 307
ピボット ………………………………… 62

ふ
腹臥位 ………………………… 256, 258, 278

へ
平衡反応 ………………………… 237, 240
平行棒 …………………………………… 425

ほ
放散 …………………………… 3, 8, 9, 36, 334
ポータブルトイレ ……………………… 425
ホールドーリラックス …… 3, 50, 53, 54, 56, 57, 369, 402, 434
歩行介助具 ……………………………… 404
歩行訓練 ………………………… 330, 335
歩行困難 ………………………………… 68
歩行時 …………………………………… 372
歩行周期 ………………………………… 325
歩行相 …………………………………… 325
歩行様式 ………………………………… 389
ポジティブ アプローチ ……………… 334
ポジティブ アプローチ ………………… 8
ボディ メカニズム ……………………… 23

ま
前歩き …………………………………… 372
マス エクステンション ………… 184, 186
マス フレクション ………… 180, 182, 186, 233

マスムーブメント ……………… 179, 180, 181
マット訓練 ……………………… 237, 240
マニュアル・コンタクト …… 15, 51, 60, 61, 62, 169

め
メインテインド アプロキシメーション ……… 21

ゆ
遊脚相 …………………………………… 326

よ
腰椎 ……………………………………… 167
腰痛 ……………………………………… 402
抑制 ……………………………… 68, 141, 153
横歩き …………………………………… 380
横座り ………………………… 274, 276, 290, 292, 298
四つ這い位 ……………………… 265, 274

り
リ・ストレッチ ………………… 20, 45, 46, 63
リズミック イニシエーション …… 42, 361, 374, 398
リズミック スタビリゼーション ……… 49, 51, 199
立位 ……………………………………… 317
立位での訓練方法 ……………………… 362
立位での骨盤運動 ……………………… 367
立脚相 …………………………………… 325
リピーティド イニシャル ストレッチ … 44, 45
リピーティド コントラクション 20, 46, 53, 55, 62, 63, 402
リピーティド ストレッチ …… 43, 47, 398, 434, 441
リピーティド ストレッチ スルー レンジ … 43, 45
リピーティド ストレッチ フロム ビギニング オブ レンジ ……………………… 43, 44
リフティング ……… 66, 152, 198, 202, 211, 216
両下肢骨折 ……………………………… 396
両下肢の切断 …………………………… 396

473

両側麻痺 …………………………………… 396
両膝立ち …………………………………… 242
両肘立て位 ………………………………… 258
リラクゼーション ………………………… 141
リラックス ………………………………… 153

る
ルフィニ小体 ……………………………… 6

ろ
ロングネック ……………………………… 143

【監訳者略歴】

市川 繁之
(いちかわ しげゆき)

1983	東京衛生学園 リハビリテーション科卒業 理学療法士の国家資格取得 三愛会 伊藤病院 リハビリテーション部勤務
1985	アメリカ カリフォルニア州 バレーホ・カイザー・ファウンデーション・リハビリテーション・センター（KFRC）にて PNF テクニック6カ月コース修了
1986	森山脳神経外科病院勤務 リハビリテーション部部長就任
1992	PNF研究所設立 取締役に就任（→1998年退任）
1997	有限会社ウイルを設立し，同代表就任
1999	ヒューマン・コンディショニングPNFセンター開設．アジア，日本で初めての 国際PNF協会認定インストラクターとなる
2000	日本PNF研究会を日本PNF協会と改め，同会会長に就任
2004	国際PNF協会認定アドバンスインストラクターとなる
2008	日本PNF協会会長よりNPO法人日本PNF協会理事長に就任

PNF 基本的手技と機能的訓練 原著第2版　ISBN978-4-263-21390-2

2012年2月10日　第1版第1刷発行　　　　　　日本語版翻訳出版権所有
2022年3月25日　第1版第4刷発行

原著者　Susanne Hedin
監　訳　市 川 繁 之
発行者　白 石 泰 夫
発行所　医歯薬出版株式会社
〒113-8612　東京都文京区本駒込1-7-10
TEL　(03)5395-7628(編集)・7616(販売)
FAX　(03)5395-7609(編集)・8563(販売)
https://www.ishiyaku.co.jp/
郵便振替番号　00190-5-13816

乱丁，落丁の際はお取り替えいたします　　印刷・三報社印刷／製本・榎本製本

© Ishiyaku Publishers, Inc., 2012. Printed in Japan

本書の複製権・翻訳権・翻案権・上映権・譲渡権・貸与権・公衆送信権（送信可能化権を含む）・口述権は，医歯薬出版㈱が保有します．
本書を無断で複製する行為（コピー，スキャン，デジタルデータ化など）は，「私的使用のための複製」などの著作権法上の限られた例外を除き禁じられています．また私的使用に該当する場合であっても，請負業者等の第三者に依頼し上記の行為を行うことは違法となります．

JCOPY <出版者著作権管理機構　委託出版物>
本書をコピーやスキャン等により複製される場合は，そのつど事前に出版者著作権管理機構（電話 03-5244-5088, FAX 03-5244-5089, e-mail：info@jcopy.or.jp）の許諾を得てください．